Jürgen Schubert
Gastroenterologische Zytopathologie

Jürgen Schubert

Gastroentero-logische Zytopathologie

Unter Mitarbeit von Christian Jenssen

DE GRUYTER

Autor
Dr. rer. nat. Jürgen Schubert
Neckarstraße 16, 95445 Bayreuth
E-Mail: juergen-schubert@gmx.de

ISBN 978-3-11-043820-8
e-ISBN (PDF) 978-3-11-042953-4
e-ISBN (EPUB) 978-3-11-042971-8

Library of Congress Cataloging-in-Publication Data
A CIP catalog record for this book has been applied for at the Library of Congress.

Bibliografische Information der Deutschen Nationalbibliothek
Die Deutsche Nationalbibliothek verzeichnet diese Publikation in der Deutschen
Nationalbibliografie; detaillierte bibliografische Daten sind im Internet über
http://dnb.dnb.de abrufbar.

© 2016 Walter de Gruyter GmbH, Berlin/Boston
Satz: le-tex publishing services GmbH, Leipzig
Druck und Bindung: Hubert & Co. GmbH & Co. KG, Göttingen
♾ Gedruckt auf säurefreiem Papier
Printed in Germany

www.degruyter.com

Meiner Frau Christel Schubert in Dankbarkeit gewidmet.

Vorwort

Die klinische Zytologie bezeichnet eine eigenständige diagnostische Methode, die hauptsächlich durch Kliniker begründet und entwickelt wurde und deren Anfänge bis in das 19. Jahrhundert zurückreichen. Entscheidend für das Interesse der Kliniker an der Zytologie waren sowohl die unkomplizierte Materialbearbeitung als auch die Möglichkeit einer zeitnahen Diagnostik.

In Deutschland erreichte die Entwicklung der gastroenterologischen Zytologie mit dem Erscheinen der Monografie „Gastroenterologische Zytodiagnostik" (Thieme, 1957) durch die Erlanger Gastroenterologen N. Henning und S. Witte einen beachtlichen Höhepunkt. Jedoch erst durch die Einführung der EUS-gestützten Feinnadelpunktion Mitte der neunziger Jahre festigte sich das Profil der gastroenterologischen Zytologie zu einer eigenständigen diagnostischen Disziplin. Mit Hilfe der EUS-gestützten Feinnadelpunktion wurde die Gewinnung repräsentativer Untersuchungsmaterialien auch aus sehr kleinen Läsionen ermöglicht. So ist es nicht verwunderlich, dass in den letzten zwei Jahrzehnten eine regelrechte Flut von Publikationen aus allen Bereichen der gastroenterologischen Zytologie zu verzeichnen ist. Einen besonderen Niederschlag hat diese Entwicklung in der Pankreaszytologie gefunden, die einen Paradigmenwechsel in der Diagnostik von Pankreastumoren darstellt und größtenteils die histologische Klärung ersetzt („disruptive innovation effect", Eltoum 2012). Während die klassischen Gebiete der klinischen Zytologie in Pneumologie, Hämatologie oder Urologie in Deutschland seit vielen Jahren zur diagnostischen Routine zählen, erfolgte eine vergleichbare Anwendung der gastroenterologischen Zytologie bisher eher zögerlich. Die vorliegende Monografie hat es sich daher zum Ziel gesetzt, die wichtigsten zytologischen Befunde relevanter Organe sowie ausgewählte Randbereiche zu beschreiben, wobei den tabellarisch aufgelisteten zytologischen Kriterien in der Regel eine korrespondierende Farbabbildung zugeordnet ist. Die Angabe zytologischer Kriterien in tabellarischer Form stellt immer einen Kompromiß dar, sodass aus Gründen der biologischen Variabilität auch Abweichungen keine Seltenheit darstellen. Darüber hinaus soll das Buch dem Kliniker, der nicht mit der zytologischen Routine vertraut ist, bei der Zuordnung und Gewichtung eines zytologischen Befundes in der täglichen Routine Hilfestellung leisten. Das vorliegende Buch möchte einerseits Grundlagen der gastroenterologischen Zytodiagnostik vermitteln und andererseits auch als Option mit dem Ziel der Weiterentwicklung verstanden werden. Für entsprechende Vorschläge und Hinweise sind daher Autor und Verlag sehr dankbar.

Die vorliegende Arbeit wäre ohne die Mithilfe und Zusammenarbeit mit Kolleginnen und Kollegen aus Klinik und Praxis nicht möglich gewesen, denen mein herzlicher Dank gilt.

DOI 10.1015/9783110438208-201

Besonders möchte ich folgenden Kollegen für ihr Engagement herzlich und aufrichtig danken:

Herrn Prof. Dr. med. Dr. h. c. Manfred Stolte, Kulmbach, für sein förderndes Interesse an der vorliegenden Publikation und der Durchsicht des Manuskripts aus der Sicht des Pathologen.

Herrn Dr. med. Christian Jenssen, Strausberg, für die Abfassung des Kapitels „Materialgewinnung", eine gelungene Brücke zwischen Klinik und Morphologie.

Herrn Dr. med. Michael Ecke, Eisenach, für wertvolle Anregungen und die Durchsicht des Manuskripts aus der Sicht des zytologisch tätigen Internisten.

Frau Dr. Britta Nagl und Frau Simone Witzel vom Lektorat Medizin des De Gruyter Verlages sowie Herrn Lucas Meinhardt (Book Production) für das stets entgegengebrachte Verständnis und die große Sorgfalt bei der Bearbeitung des Manuskripts und der Drucklegung dieses Buches.

Bayreuth, Mai 2016   Jürgen Schubert

Geleitwort

Die gastroenterologische Endoskopie und die Zytologie – das ist in Deutschland gegenwärtig keine Liebesgeschichte, eher eine schwierige Beziehung mit Höhen und Tiefen. Endoskopiker werden oftmals mit Befunden konfrontiert – beispielsweise nach endosonographischen Punktionen – in denen die gewonnenen Zellen als unzureichend aufbereitet, nicht aussagekräftig, verdächtig oder darüber hinaus im Ungefähren beurteilt werden. Wir wissen jedoch schon, dass eine Läsion verdächtig ist, bevor wie sie punktieren; deswegen tun wir es ja.

So liefert auch die Gallengangszytologie oft Ergebnisse, die noch verbesserungswürdig sind. Im Rahmen der gegenseitigen Schuldzuweisungen streben wir Endoskopiker dann mitunter verzweifelt nach histologischem Material, während die Zytologen uns in die Pflicht der sachgemäßen Aufbereitung der Präparate nehmen wollen. Im Vergleich zur histologischen Bearbeitung mit Zweitmeinungsprozessen und vielen anderen standardisierten Abläufen scheint uns die Zytologie bedauerlicherweise immer noch ein subjektives Fach zu sein, das nur wenige beherrschen. Viele Pathologen betrachten die Zytologie daher auch mit einem gewissen Abstand.

Das vorliegende Buch sehe ich daher als einen sehr gelungenen Versuch, die verfahrene Beziehungskiste zwischen Endoskopie und Zytologie wieder mit positivem Inhalt zu beleben. Es liefert übersichtliche Darstellungen der verschiedenen Einsatzgebiete in der Gastroenterologie, Anleitung zur Gewebeaufbereitung und zeigt in vielen anschaulichen Bildbeispielen die Vorteile der Zytologie. Eine gute Eheberatung, fürwahr! Lesen Sie es mit Genuss, dann steigt sicher das Verständnis für die zytologische Diagnostik. Und vielleicht, liebe Kolleginnen und Kollegen aus der Gastroenterologie, wollen Sie dann irgendwann auch einmal die selbst gewonnen Präparate unter dem Mikroskop beurteilen. Dieses Buch wird Ihnen dabei helfen!

Hamburg, 20. 07. 2016   Thomas Rösch

DOI 10.1015/9783110438208-202

Inhalt

Vorwort —— VII

Geleitwort —— IX

Autorenverzeichnis —— XV

Abkürzungsverzeichnis —— XVII

Jürgen Schubert
1   Historischer Abriss der gastroenterologischen Zytologie —— 1

Christian Jenssen
2   Methoden zur Materialgewinnung —— 7
2.1   Übersicht zu Entnahmetechniken und Zielläsionen —— 7
2.2   Bildgebend gestützte perkutane Feinnadelaspiration —— 8
2.2.1   Klinischer Stellenwert —— 10
2.2.2   Morphologische Charakterisierung und Auswahl der Zielläsionen —— 10
2.2.3   Risiken und Kontraindikationen —— 11
2.2.4   Sonographisch gestützte perkutane Feinnadelaspiration —— 12
2.2.5   Computertomographisch gestützte perkutane Feinnadelaspiration —— 13
2.2.6   Nadelwahl —— 13
2.2.7   Punktionstechnik —— 14
2.3   Endosonographische Feinnadelaspiration —— 14
2.3.1   Klinischer Stellenwert —— 16
2.3.1.1   Pankreas —— 16
2.3.1.2   Biliäre Strikturen —— 17
2.3.1.3   Subepitheliale Tumoren und Wandverdickungen —— 17
2.3.1.4   Lymphadenopathie unklarer Ätiologie —— 18
2.3.1.5   Staging maligner Tumoren von Pankreas, Gallenwegen und Gastrointestinaltrakt —— 19
2.3.2   Nadelwahl —— 20
2.3.3   Ablauf und Techniken der EUS-FNA —— 20
2.4   Endoskopisch gestützte Feinnadelaspiration —— 23
2.5   Abrasionszytologie —— 23
2.5.1   Klinischer Stellenwert —— 23
2.5.1.1   Oberer und unterer Verdauungstrakt —— 23
2.5.1.2   Pankratobiliäres Gangsystem —— 24
2.5.2   Technik der Abrasionszytologie —— 24

2.5.2.1   Oberer und unterer Verdauungstrakt —— **24**
2.5.2.2   Pankreatobiliäres Gangsystem —— **24**
2.6   Abtupfzytologie und Quetschzytologie —— **26**
2.7   Andere zytologische Entnahmeverfahren —— **27**
2.8   Herstellung der Präparate —— **27**
2.8.1   Präparation abhängig vom Material —— **27**
2.8.1.1   Flüssige Aspirate —— **27**
2.8.1.2   Aspirate aus soliden Läsionen —— **28**
2.8.1.3   Bürstenabstriche —— **28**
2.8.2   Anfertigung der Präparate —— **28**
2.8.2.1   Konventionelle Ausstriche —— **28**
2.8.2.2   Fixationsverfahren —— **30**
2.8.2.3   Flüssigkeitsbasierte Dünnschichtpräparationen —— **34**
2.8.2.4   Zellblock —— **35**
2.8.2.5   Materialverarbeitung bei speziellen Fragestellungen —— **36**
2.9   Schnelle Vor-Ort-Zytologie und Anzahl der Punktionsvorgänge —— **36**

Jürgen Schubert

3   Spezielle Organzytologie —— 45
3.1   Speicheldrüsen —— **45**
3.1.1   Indikationen zur Feinnadelaspiration der Speicheldrüsen —— **45**
3.1.2   Entzündliche und zystische Veränderungen —— **47**
3.1.3   Tumoren der Speicheldrüsen —— **49**
3.1.3.1   Benigne Speicheldrüsentumoren —— **53**
3.1.3.2   Maligne Speicheldrüsentumoren —— **58**
3.2   Ösophagus und Magen —— **75**
3.2.1   Zytologie des Ösophagus —— **76**
3.2.1.1   Indikationen zur zytologischen Diagnostik —— **77**
3.2.1.2   Zytologie entzündlicher Veränderungen —— **78**
3.2.1.3   Tumoren des Ösophagus —— **83**
3.2.2   Zytologie des Magens —— **94**
3.2.2.1   Indikationen zur zytologischen Diagnostik —— **94**
3.2.2.2   Zytologie entzündlicher Veränderungen —— **97**
3.2.2.3   Magentumoren —— **101**
3.3   Dünndarm und Kolorektum —— **116**
3.3.1   Tumoren des Dünndarms —— **116**
3.3.1.1   Adenokarzinom des Dünndarms —— **117**
3.3.1.2   Neuroendokrine Tumoren —— **117**
3.3.2   Tumoren des Kolorektums —— **120**
3.3.2.1   Adenome —— **120**
3.3.2.2   Kolorektales Karzinom —— **122**
3.3.2.3   Maligne Tumoren der Appendix —— **124**

3.3.2.4	Maligne Tumoren der Analregion —— **125**	
3.4	Submukosa —— **130**	
3.4.1	Gastrointestinale Stromatumoren —— **132**	
3.4.2	Leiomyogene Tumoren —— **137**	
3.4.2.1	Leiomyome —— **137**	
3.4.2.2	Leiomyosarkome —— **137**	
3.4.3	Schwannome —— **138**	
3.4.4	Weitere Tumoren —— **140**	
3.4.5	Feinnadelaspiration bei Linitis plastica —— **140**	
3.5	Leber und Gallenwege —— **146**	
3.5.1	Zytologie der Leber —— **146**	
3.5.1.1	Indikationen zur zytologischen Diagnostik —— **148**	
3.5.1.2	Zytologie entzündlicher Veränderungen —— **150**	
3.5.1.3	Zytologie zystischer Veränderungen —— **155**	
3.5.1.4	Tumoren der Leber —— **157**	
3.5.2	Zytologie der extrahepatischen Gallenwege —— **174**	
3.5.2.1	Indikationen zur zytologischen Diagnostik —— **175**	
3.5.2.2	Entzündliche Veränderungen —— **177**	
3.5.2.3	Tumoren der extrahepatischen Gallenwege —— **179**	
3.6	Pankreas —— **194**	
3.6.1	Indikationen zur Pankreaszytologie —— **195**	
3.6.2	Zytologie entzündlicher Veränderungen —— **198**	
3.6.2.1	Akute Pankreatitis —— **199**	
3.6.2.2	Chronische Pankreatitis —— **200**	
3.6.2.3	Autoimmunpankreatitis —— **201**	
3.6.3	Pankreaszysten —— **201**	
3.6.3.1	Nicht neoplastische Zysten —— **202**	
3.6.3.2	Neoplastische Zysten —— **205**	
3.6.4	Solide Pankreastumoren —— **212**	
3.6.4.1	Exokrine Pankreastumoren —— **213**	
3.6.4.2	Neuroendokrine Pankreastumoren —— **225**	
3.6.4.3	Sekundäre Pankreastumoren —— **228**	
3.7	Nebennieren —— **237**	
3.7.1	Indikationen zur Feinnadelaspiration —— **238**	
3.7.2	Zytologie benigner Läsionen —— **240**	
3.7.2.1	Zystische Veränderungen —— **240**	
3.7.2.2	Adrenokortikales Adenom —— **240**	
3.7.2.3	Myelolipom —— **241**	
3.7.3	Maligne Tumoren —— **242**	
3.7.3.1	Adrenokortikales Karzinom —— **242**	
3.7.3.2	Phäochromozytom —— **242**	
3.7.3.3	Neuroblastom —— **244**	

3.7.3.4   Metastatische Tumoren —— 247
3.8   Lymphknoten —— 252
3.8.1   Indikationen —— 252
3.8.2   Benigne Lymphadenopathien —— 255
3.8.2.1   Chronische Lymphadenitis —— 255
3.8.2.2   Neutrophile Lymphadenitis —— 258
3.8.2.3   Granulomatöse Lymphadenitis —— 259
3.8.3   Maligne Lymphadenopathien —— 260
3.8.3.1   Neoplasien des lymphatischen Systems —— 260
3.8.3.2   Metastatische Tumoren —— 273
3.9   Aszites —— 277
3.9.1   Ätiologie der Ergussbildung —— 278
3.9.2   Zytologie ortsständiger Zellen —— 280
3.9.2.1   Morphologie des Mesothels —— 280
3.9.2.2   Weitere Zellen in Ergüssen —— 283
3.9.3   Aszites bei entzündlichen Prozessen —— 283
3.9.3.1   Aszites bei Leberzirrhose —— 283
3.9.3.2   Befunde bei Peritonitis —— 284
3.9.3.3   Seltenere Entzündungen —— 285
3.9.4   Maligner Aszites —— 286
3.9.4.1   Primäre Neoplasien des Peritoneums —— 287
3.9.4.2   Metastatische Tumoren —— 288

Stichwortverzeichnis —— 317

Autorenverzeichnis

Kapitel 1 und 3

Dr. rer. nat. Jürgen Schubert
Neckarstraße 16, 95445 Bayreuth
E-Mail: juergen-schubert@gmx.de

Kapitel 2

Dr. med. Christian Jenssen
Chefarzt der Klinik für Innere Medizin
Krankenhaus Märkisch-Oderland GmbH, Betriebsteile Strausberg und Wriezen
Prötzeler Chaussee 5, 15344 Strausberg

E-Mail: c.jenssen@khmol.de

Abkürzungsverzeichnis

β-HCG	humanes Choriongonadotropin
AFP	α1-Fetoprotein
AIN	anale intraepitheliale Neoplasie
ASS	Azetylsalizylsäure
BiliN	biliäre intraepitheliale Neoplasie
CEA	carcinoembryonales Antigen
CEUS	contrast-enhanced ultrasound
CUP	carcinoma of unknown primary
CVID	variables Immundefektsyndrom
DGBZL	diffuses großzelliges B-Zell-Lymphom
EMA	epitheliales Membranantigen
ERD	erosive reflux disease
ERUS	endorektaler Ultraschall
EUS-FNA	endosonographisch gestützte Feinnadelaspiration
FNH	fokal-noduläre Hyperplasie
GCDFP	Gross Cystic Disease Fluid Protein
GERD	gastroösophageale Refluxkrankheit
GIST	gastrointestinaler Stromatumor
HCC	hepatozelluläres Karzinoms
IN	intraepitheliale Neoplasie
IPMN	intraduktale papillär-muzinöse Neoplasie
IPNB	intraduktale papilläre Neoplasie des Gallengangs
MALT	Mukosa assoziiertes lymphatisches Gewebe
MGG	May-Grünwald Giemsa
MMP-2	Matrixmetalloproteinase 2
MZN	muzinös-zystische Neoplasie
NERD	non-erosive reflux disease
PanIN	pankreatische intraepitheliale Neoplasie
PLAP	plazentale alkalische Phosphatase
PSA	prostataspezifisches Antigen
PSAP	Prostata-Saure-Phosphatase
PSC	primär sklerosierende Cholangitis
ROSE	rapid on-site evaluation, dt. Vor-Ort-Zytologie
SBP	spontane bakterielle Peritonitis
SCLC	kleinzelliges Bronchialkarzinom
SF-1	steroidogener Faktor
SMA	smooth muscle actin
SZA	seröses Zystadenom
TBNA	transbronchiale Nadelaspiration
TTF-1	thyreoidaler Transkriptionsfaktor
WT-1	Wilms-Tumorprotein
ZEN	zystische endokrine Neoplasie

Jürgen Schubert

1 Historischer Abriss der gastroenterologischen Zytologie

Die Erstbeschreibung atypischer Zellen verdanken wir Johannes Müller (1801–1858; Abb. 1.1), der in seiner legendären Schrift „Über den feineren Bau und die Formen der krankhaften Geschwülste" [1] erstmals auch Zellen und Zellverbände eines Magenkarzinoms beschrieb und zeichnerisch belegte (Abb. 1.2).

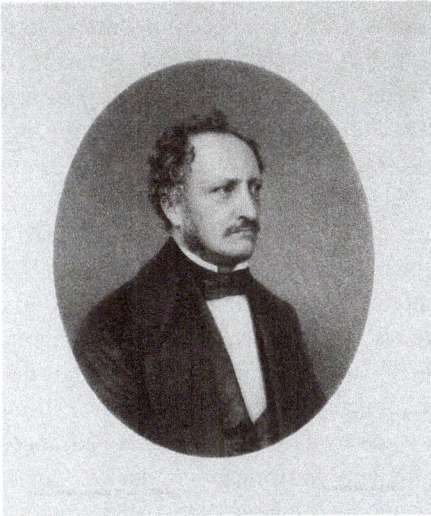

Abb. 1.1: Johannes Müller (1801–1858), (Original: Fritz-Dieter Söhn, Marburg).

Durch Rudolf Virchow (1821–1902), einem Schüler Johannes Müllers, wurde in Folge der Versuch unternommen, pathologische Zell-und Gewebsveränderungen wissenschaftlich zu erklären [2, 3], wodurch die Pathologie erstmals als eigenständige, diagnostische Disziplin definiert wurde. Erst die Entwicklung von Anilinfarbstoffen durch Paul Ehrlich 1877 [4] ermöglichte die färberische Darstellung und somit auch die sichere Differenzierung von Zellen und Zellbestandteilen. Mit Einführung der May-Grünwald-Giemsa-Färbung durch Romanowski in St. Petersburg 1891 [5] wurde eine wesentliche Grundlage für die klinische Zytologie geschaffen, sodass fortan Kliniker versuchten, die Zytologie in die klinische Diagnostik zu integrieren (Übersicht bei [6]). So sind die Anfänge der gastroenterologischen Zytologie bereits Ende des 19. Jahrhunderts belegt; diese beschränkten sich jedoch vorwiegend auf die Untersu-

DOI 10.1515/9783110429534-001

chung an gastroösophagealen Materialien [7–12]. Bereits 1897 berichtete Reineboth über den Nachweis von Zellen eines Magenkarzinoms im Erbrochenen, ein Befund, der am nachfolgenden Autopsiematerial bestätigt werden konnte [10]. Fast zeitgleich berichtete Hemmeter [11] über die Anhäufung von Mitosen beim Magenkarzinom als Hinweis auf ein progredientes Tumorwachstum, wobei die zeichnerische Darstellung pleomorpher, mitotischer Tumorzellen durch den Autor bemerkenswert ist (Abb. 1.3).

Die zytologische Beurteilung von Ergussmaterial beginnt mit der Beschreibung von Ovarialkarzinomen im Aszites durch Quincke [13] und Wells [14] im Jahr 1882. Auffällig ist, dass der Fokus des Interesses seitens der Kliniker bereits in der Frühphase der Ergussdiagnostik nicht allein auf die Tumordiagnostik, sondern auch auf die zytologische Differenzierung entzündlicher Ergüsse gerichtet war. So berichten einige Autoren bereits um 1900 [15–17] über die Differenzierung entzündlicher Zellbilder in Ergüssen zur Klärung der Ergussätiologie. Mit Anfertigung von Abtupfpräparaten (Imprintzytologie) normalen Frischgewebes, wie auch Tumorgewebes des Magens, durch Dudgeon und Barrett konnten 1938 erstmals regelrechte Drüsenepithelien, wie auch Tumorzellen, detailliert beschrieben werden, sodass es nunmehr möglich wurde, zytologische und histologische Befunde zu korrelieren [18]. Diese Methode hat bis heute ihren festen Stellenwert in der zytologischen Diagnostik beibehalten.

Mit der Entwicklung der Gastroskopie durch Schindler [19] und Hirschowitz [20] und der diagnostischen Laparoskopie durch Kelling [21] wurde eine Ausweitung der differenzierten Materialgewinnung ermöglicht. Zur Diagnostik des Ösophagus- und Magenkarzinoms, wie auch des Rektumkarzinoms, wurde in den frühen 1950er-Jahren der Bürstenausstrich mit Erfolg eingesetzt [22–24]. Die Gewinnung von Feinnadelaspiraten zur zytologischen Diagnostik [25–30] führte zu einer erheblichen Erweiterung des bislang üblichen Untersuchungsspektrums; die erste Anwendung einer 20-Gauge-Nadel verdanken wir Mannheim [27], einem Schüler Hans Hirschfelds, der 1931 durch Feinnadelpunktionen ein breites Spektrum maligner Tumoren diagnostizierte. Vorwiegend durch schwedische Arbeitskreise erfolgte die weitere Entwicklung der Technik und Standardisierung der Aspirationszytologie, wobei in den skandinavischen Ländern vor allem die Feinnadelzytologie von Schilddrüse, Prostata und Mamma in die klinische Diagnostik integriert wurde [31–33]. Erste Versuche zur endoskopischen Untersuchung mittels Ultraschall wurden 1980 durch mehrere Arbeitskreise publiziert [34–36]. Anfang der 1990er-Jahre wurde die EUS-Feinnadelaspirationszytologie als eigenständige diagnostische Disziplin mit hoher Treffsicherheit etabliert [37, 38] und gilt gegenwärtig als die wichtigste Methode zur sicheren Materialgewinnung in der gastroenterologischen Zytologie [39, 40]. In der nachfolgenden Tab. 1.1 sind ausgewählte Beispiele für die Entwicklung der gastroenterologischen Zytodiagnostik aufgeführt.

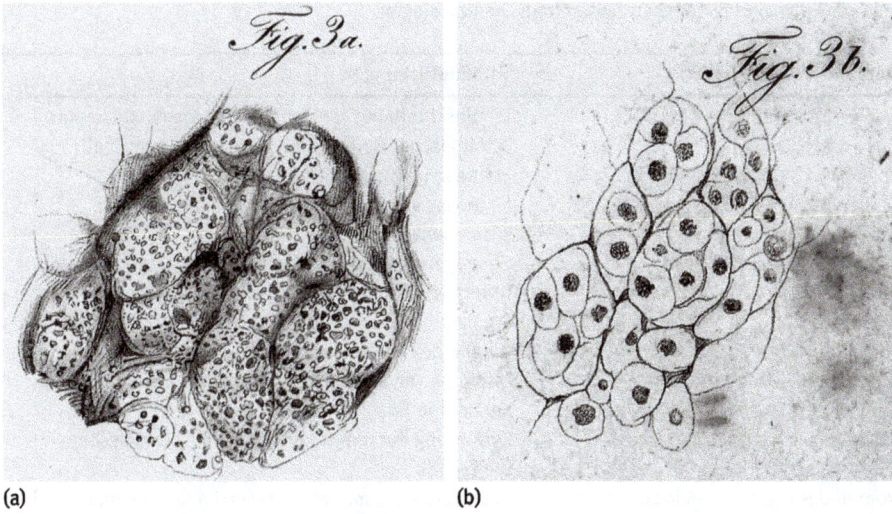

Abb. 1.2: Erstbeschreibung eines Magenkarzinoms durch Johannes Müller (1938). (a) „3a: Zellen eines Carcinoma alveolare des Magens, bei 100maliger Vergrößerung"; (b) „3b: noch kleinere und kleinste Zellen aus demselben Carcinoma alveolare bei 450maliger Vergrößerung".

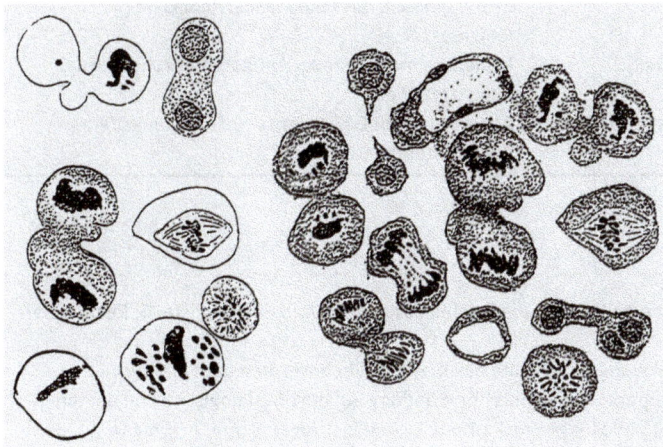

Abb. 1.3: Nachweis atypischer Mitosen an Zellen eines Magenkarzinoms (Hemmeter, 1900). „This gives a number of cells in the state of atypical mitosis…above the center is a mitotic form showing a cell with a hugh vacuole and three nuclei".

Tab. 1.1: Entwicklung der gastroenterologischen Zytologie .

Autoren	Veröffentlichungen
Müller, 1838 [1]	Erstbeschreibung von Zellen eines Magenkarzinoms
Rosenbach, 1882 [7]	Zytologischer Befund eines Carcinoma ventriculi
Quincke, 1882; Wells, 1882 [13, 14]	Erstbeschreibung von Tumorzellen im Aszites
Reineboth, 1897 [10]	Nachweis von Zellen eines Magenkarzinoms im Erbrochenen
Hemmeter, 1900 [11]	Gesteigerte mitotische Aktivität beim Magenkarzinom
Widal und Ravout, 1900; Königer, 1907 [15, 17]	Differenzierung zur ätiologischen Klärung entzündlicher Ergüsse
Hirschfeld, 1912 [25]	Diagnostische Feinnadelpunktion des Lymphknotens
Martin und Ellis, 1930, 1934 [29, 30]	Zytologie von Feinnadelaspiration gastrointestinaler Karzinome
Dudgeon und Barrett, 1934 [18]	Einführung der Imprintzytologie zur zytologischen Diagnostik
Rohr und Hegglin, 1936 [41]	Nachweis von Tumormetastasen im Knochenmarkaspirat
Andersen et al., 1949 [22]	Diagnostik des Ösophaguskarzinoms durch Bürstungen
Lemon und Byrnes, 1949 [42]	Diagnostik des Gallengangs-und Pankreaskarzinoms (Duodenalaspirat)
Ayre, 1950, 1955 [23, 43]	Diagnostik des Rektumkarzinoms durch Bürstenzytologie
Ayre und Oren, 1953 [24]	Diagnostik des Magenkarzinoms durch Bürstenzytologie
Lüdin, 1955 [48]	Diagnostische Organpunktion von Leber und Milz
Bertalanfy von, 1956 [44]	Methodische Grundlagen der Fluoreszenzmikroskopie
Henning & Witte, 1957 [45]	Atlas der gastroenterologischen Cytodiagnostik
Rosen et al., 1968 [46]	Zytodiagnostik des Pankreaskarzinoms im Pankreassekret
Köhler und Milstein, 1975 [47]	Isolierung monoklonaler Antikörper (Grundlage der Immunzytologie)
Vilmann et al., 1992; Wiersema et al., 1992 [37, 38]	Anwendung der EUS-Feinnadelaspiration in der Gastroenterologie

Literatur

[1] Müller J. Über den feineren Bau und die Formen der krankhaften Geschwülste. G. Reimer, Berlin, 1838.

[2] Virchow R. Zur Entwickelungsgeschichte des Krebses. Virchows Arch path Anat 1847,1,94.

[3] Virchow R. Die Cellularpathologie in ihrer Begründung auf die physiologische und pathologische Gewebelehre. 20 Vorlesungen im Pathologischen Institut zu Berlin. A. Hirschwald, Berlin 1858.

[4] Ehrlich P. Beiträge zur Kenntnis der Anilinfärbungen und ihrer Verwendung in der mikroskopischen Technik. Arch mikrosk Anat 1877,13,263.

[5] Romanowski D. Zur Frage der Parasitologie und Therapie der Malaria. St. Petersburger Med Wochenschr 1891,16,297–302.

[6] Grunze H, Spriggs Al. History of Clinical Cytology. G-I-T Verlag, Darmstadt 1980.

[7] Rosenbach O. Über die Anwesenheit von Geschwulstpartikeln in dem durch die Magenpumpe entleerten Mageninhalte bei Carcinoma ventriculi. Dtsch med Wochenschr 1882,8,452.

[8] Ewald CA. Klinik der Verdauungskrankheiten. Bd. II, A. Hirschwald, Berlin 1893.

[9] Boas I. Allgemeine Diagnostik und Therapie der Magenkrankheiten. Thieme, Leipzig 1896.

[10] Reineboth D. Die Diagnose des Magencarcinoms aus Spülwasser und Erbrochenem. Dtsch Arch klin Med 1897,58,62.

[11] Hemmeter JC. The diagnosis of cancer of the stomach. Ann Surg 1900,32,96–122.

[12] Marini G. Über die Diagnose des Magenkarzinoms auf Grund der cytologischen Untersuchung des Spülwassers. Arch Verdauungskrankh 1909,15,251.

[13] Quincke H. Über die geformten Bestandteile von Transsudaten. Dtsch Arch klin Med 1882,30,580.

[14] Wells TS. On Ovarian and Uterine Tumors. Churchill, London 1882.

[15] Widal F, Ravaut P. Applications cliniques de l'etude histologique des epanchements sero-fibri-neux de la Plevre. C R Soc Biol 1900,50,648,651,653.

[16] Sawayer JEH. The value of cytodiagnosis in practical medicine. Lancet 1908,I,283.

[17] Königer H. Die zytologische Untersuchungsmethode. Gustav Fischer, Jena 1907.

[18] Dudgeon LS, Barrett NR. The examination of fresh tissues by the wet-film method. Br J Surg 1934,22,250–261.

[19] Schindler R. Die diagnostische Bedeutung der Gastroskopie. Münch Med Wochenschr 1922, Heft 15, 535–537.

[20] Hirschowitz BI, Curtiss LE, Peters CW, Pollard HM. Demonstration of a new gastroscope, the „fiberscope". Gastroenterology 1958,35,50–53.

[21] Kelling G. Über Oesophagoskopie, Gastroskopie und Kolioskopie. Münch Med Wochenschr 1902;49,21.

[22] Andersen HA, McDonald JR, Olsen AM. Cytologic diagnosis of the esophagus and cardia of the stomach. Proc Staff Meet Mayo Clin 1949,24,245–253.

[23] Ayre JE. Diagnosis of cancer of the rectum by cytology. Amer J Surg 1950,80,316–317.

[24] Ayre JE, Oren BG. A new rapid method for stomach-cancer diagnosis: The gastric brush. Cancer 1953,6,1177–1181.

[25] Hirschfeld H. Über isolierte aleukämische Lymphadenose der Haut. Z Krebsforsch 1912,11,397.

[26] Dudgeon LS, Patrick CV. A new method for rapid microscopical diagnosis of tumors: with an account of 200 cases so examined. Brit J Surg 1927,15,250.

[27] Mannheim E. Die Bedeutung der Tumorpunktion für die Tumordiagnose. Z Krebsforsch 1931,34,572–593.

[28] Stewart FW. The diagnosis of tumors by aspiration. Am J Pathol 1933,9,801–808.

[29] Martin H, Ellis E. Biopsy by needle puncture and aspiration. Ann Surg 1930,92,169–181.

[30] Martin H, Ellis E. Aspiration biopsy. Surg Gynecol Obstet 1934,59,578–589.

[31] Diamantis A; Magiorkinis E, Koutselini H. Fine-needle aspiration (FNA) biopsy: historical as-pects. Fol Histochem Cytobiol 2009,47,191–197.

[32] Söderström N. Puncture of goiters for aspiration biopsy. Acta med Scand 1952,144,237–244.

[33] Franzen S, Giertz G, Zajicek J. Cytological diagnosis of prostatic tumors by transrectal aspirati-on biopsy. A preliminary report. Brit J Surg 1960,32,193–196.

[34] DiMagno EP, Buxton JL, Regan PT, Hattery RR, Wilson DA, Suarez JR, Green PS. Ultrasonic endo-scope. Lancet 1980,629–631.

[35] Hisanaga K, Hisanaga A, Nagata K, Ichie Y. High speed rotating scanner for transgastric sono-graphy. Am J Roentgenol 1980,935,627–639.

[36] Strohm WD, Phillip J, Hagenmüller F, Classen M. Ultrasonic tomography by means of an ultraso-nic fiberendoscope. Endoscopy 1980,12,241–244.

[37] Vilmann P, Jacobsen GK, Henriksen FW, Hancke S. Endoscopic ultrasonography with guided fine needle aspiration biopsy in pancreatic disease. Gastrointest Endosc 1992,38,172–173.

[38] Wiersema MJ, Hawes RH, Tao L et al. Endoscopic ultrasonography as an adjunct to fine needle aspiration cytology of the upper and lower gastrointestinal tract. Gastrointest Endosc
1992,38–35–39.

[39] Bhutani MS, Deutsch JC. EUS Pathology with Digital Anatomy Correlation. Textbook and Atlas.
People's Medical Publishing House Shelton, Conneticut 2010.

[40] Gress FG, Savides TJ, Bounds BC, Deutsch JC (Hg). Atlas of Endoscopic Ultrasonography. Black-
well Publishing Ltd. 2012.

[41] Rohr K, Hegglin R. Tumorzellen im Sternalmark. Metastasennachweis maligner Geschwülste im
Knochenmark. Dtsch Arch klin Med 1936,179,61–79.

[42] Lemon HM, Byrnes WW. Cancer of the biliary tract and pancreas: Diagnosis from cytology of
duodenal aspirations. JAMA 1949,141,254–257.

[43] Ayre JE. A new diagnostic procedure for cancer of the rectum using the rectal brush. Amer J
Surg 1955,90,668–670.

[44] Bertalanffy von L, Masin F, Masin M. Use of acridine-orange fluorescence technique in exfoliative cytology. Science 1956,124,1024.

[45] Henning N, Witte S. Atlas der gastroenterologischen Cytodiagnostik. Thieme, Stuttgart 1957.

[46] Rosen RG, Garrett M, Aka E. Cytologic diagnosis of pancreatic cancer by ductal aspiration. Ann
Surg 1968,167,427–432.

[47] Köhler G, Milstein C. Continuous cultures of fused cells secreting antibody of predefined speci-
ficity. Nature 1975,256,495–497.

[48] Lüdin H. Die Organpunktion in der klinischen Diagnostik. Karger 1955.

Christian Jenssen

2 Methoden zur Materialgewinnung

2.1 Übersicht zu Entnahmetechniken und Zielläsionen

Das in der aktuellen klinischen Praxis in Deutschland mit Abstand häufigste Verfahren zur Gewinnung von zytologischem Material in der Gastroenterologie ist die endosonographisch gestützte Feinnadelaspiration (EUS-FNA), die grundsätzlich mit Feinnadeln von 22 Gauge (G) bis 19 G erfolgt. Nach den Daten aus dem Deutschen Endosonographieregister stehen als Zielläsionen dabei solide und zystische Pankreasläsionen (zusammen 41 %) sowie Lymphknoten (38 %) im Vordergrund, gefolgt von gastrointestinalen Wandläsionen (7 %, z. B. subepithelialen Tumoren und suspekten Wandverdickungen), linker Nebenniere (3 %) und Leber (2 %) (Tab. 2.1.1) (www.eus-degum.de). Bei bildgebend gestützten perkutanen Punktionen ist in den letzten Jahrzehnten die auf zytologische Präparate abzielende Feinnadelaspiration (Nadeldurchmesser < 1 mm) überwiegend durch die Punktion mit schmallumigen Histologienadeln (20 G = 0,9 mm bis 18 G = 1,2 mm) ersetzt worden. In den 80er und 90er Jahren wurde in Umfragen und Übersichten noch fast ausschließlich über den Einsatz von Feinnadeln berichtet [1]. In einer 2015 publizierten multizentrischen Studie aus 30 deutschen Zentren (8172 ultraschallgestützte abdominelle Punktionen) wurden Feinnadeln dagegen nur in 12,1 % der Fälle genutzt, in 61,6 % der Fälle Nadeln mit einem Durchmesser zwischen 20 G und 18 G. Die Leber (fokale Läsionen und Parenchym; 72 %) war in dieser Studie das häufigste Zielorgan der perkutanen sonographisch gestützten Biopsie, gefolgt von Pankreas (6 %), Niere (5 %), Lymphknoten (3 %), biliärem System (2 %) und Gastrointestinaltrakt (1 %) (Tab. 2.1.1) [2].

Wir haben es hier mit zwei auch international zu beobachtenden gegenläufigen Trends zu tun: während für Pankreasläsionen die endosonographische Feinnadelaspiration in geradezu dramatischer Weise perkutan-bioptische und chirurgische Methoden der diagnostischen Materialgewinnung ersetzt und damit einen Paradigmenwechsel hin zur zytologischen Diagnostik von Pankreasläsionen ausgelöst hat [3], wird in der perkutanen Biopsie aufgrund der im Regelfall immunhistochemische Methoden erfordernden differenzialdiagnostischen Fragestellungen eher auf die Gewinnung von histologischen Verfahren zugänglichen Materials gesetzt [1, 4].

Neben der endosonographischen und bildgebend-perkutanen Biopsie spielt unter den für die Gastroenterologie relevanten Verfahren zur Gewinnung zytologischen Materials die Bürstenzytologie eine wichtige Rolle. Anwendung findet sie ganz überwiegend am Gallengangsystem, seltener am Pankreasgang, sehr selten an den intestinalen Hohlorganen [5–8]. Eine untergeordnete Bedeutung haben in der klinisch-gastroenterologischen Routine in Deutschland Spülzytologie und Abtupfzytologie (Tab. 2.1.2).

DOI 10.1515/9783110429534-002

Tab. 2.1.1: Zielläsionen der endosonographisch gestützten Biopsie (*n* = 3742; Daten aus dem Deutschen Endosonographieregister; www.eus-degum.de [9]) und sonographisch gestützten Biopsie (*n* = 8172), aktuelle Daten aus Deutschland [2].

Zielorgan	Endosonographisch gestützte Biopsie	Sonographisch gestützte Biopsie[1]
Anzahl	*n* = 3742	*n* = 8172
Pankreas	40,7 %	6,1 %
– Solide Pankreasläsionen	26,7 %	k. A.
– Zystische Pankreasläsionen	14,0 %	k. A.
Leber	2,3 %	72,2 %[1]
– Fokale Leberläsionen	k. A.	41,6 %
– Leberparenchym	k. A.	21,8 %
Lymphknoten	38,4 %	3,3 %
– Abdominell-retroperitoneal	13,4 %	k. A.
– Mediastinal	25,0 %	nicht erfasst
Gastrointestinale Wandläsionen	7,3 %	1,4 %
Niere	k. A.	5,4 %
Nebennieren	3,4 %	0,05 %
Biliäres System	k. A.	1,9 %[1]
Milz	k. A.	0,08 %
Andere	5 %	8,4 %

[1] In den Zahlenangaben enthalten sind neben diagnostischen Biopsien auch therapeutische Punktionen, insgesamt ca. 18 % der Punktionen (z. B. Leber: 12,2 %; Pankreas: 19,4 %, biliäres System: nahezu 100 %) [2].

2.2 Bildgebend gestützte perkutane Feinnadelaspiration

Als bildgebende Verfahren zur Steuerung der perkutanen Feinnadelaspiration werden überwiegend Sonographie und Computertomographie (CT) genutzt. Vorteile der Sonographie sind fehlende Strahlenbelastung, technisch und logistisch einfache, ggf. auch bettseitige Durchführbarkeit durch den Gastroenterologen selbst sowie die komplette real-time Kontrolle über die Nadel. Die CT ermöglicht dagegen den Zugang auch zu Zielläsionen, die beispielsweise aufgrund der Interposition lufthaltiger Strukturen sonographisch nicht darstellbar oder schwer zugänglich sind (Lunge, kleines Becken, Retroperitoneum). Nachteilig sind der deutlich längere Zeitbedarf und die damit verbundene Strahlenbelastung (bei der CT-Fluoroskopie auch für den Interventionalisten), weil die Nadel ggf. nach CT-Kontrolle mehrfach repositioniert werden muss [10–12]. Fusionstechniken erlauben die sonographisch gestützte Biopsie auch von im CT oder MRT nachgewiesenen Läsionen, die nicht oder schlecht im Ultraschallbild darstellbar oder abgrenzbar sind. Die erste perkutane Punktion unter B-Bild-Ultraschallkontrolle wurde 1972 durch eine dänische Arbeitsgruppe um

Tab. 2.1.2: Sinnvoller Einsatz zytologischer Methoden bei häufigen Indikationen in der gastroenterologischen Diagnostik.

Indikation	Standardmethode	Komplementär- und Alternativmethoden	Relevante Anwendungsaspekte
Leberherd	Bildgebend gestützte perkutane histologische Biopsie	Bildgebend gestützte perkutane FNA EUS-FNA	Abtupfzytologie der Histologiepräparate für ROSE[1] sinnvoll
Pankreastumor	EUS-FNA	Bildgebend gestützte perkutane FNA oder histologische Biopsie	Berücksichtigung der therapeutischen Möglichkeiten (kurativ vs. palliativ)
Lymphknoten	EUS-FNA	Bildgebend gestützte perkutane FNA oder histologische Biopsie	
Biliäre Striktur	Bürstenzytologie	EUS-FNA Intraduktale Zangenbiopsie (Spülzytologie)	Kombination steigert Sensitivität
Pankreasgangstriktur	Bürstenzytologie	EUS-FNA Intraduktale Zangenbiopsie (Spülzytologie)	Kombination steigert Sensitivität
Hohlorgantumor	Zangenbiopsie	Bürstenzytologie EUS-FNA Bildgebend gestützte perkutane FNA oder histologische Biopsie (Spülzytologie)	Bürstenzytologie vor Zangenbiopsie Hoher Stellenwert der Bürstenzytologie bei stenosierenden Tumoren Abtupfzytologie der Histologiepräparate für ROSE[1] sinnvoll
Subepithelialer Gastrointestinaltrakt-Tumor	Keine	EUS-FNA Tiefe Zangenbiopsie	Limitierte diagnostische Effektivität aller Methoden
Gastrointestinale Infektion	Zangenbiopsie	Bürstenzytologie	Zytologie sensitiver als Zangenbiopsie
Unklare Ergüsse (Aszites)	Aspirationszytologie	Laparaskopische Biopsie	
Peritoneale Plaques/Verdacht auf Peritonealkarzinose	Operative Biopsie	Spülzytologie Bildgebend gestützte perkutane FNA oder histologische Biopsie EUS-FNA	Priorität abhängig vom klinischen Setting Abtupfzytologie der Histologiepräparate für ROSE[1] sinnvoll

[1] ROSE = rapid onsite cyopathological evaluation

H. H. Holm und S. N. Rasmussen publiziert [13, 14]. Die ersten Veröffentlichungen zur CT-gestützten Biopsie abdomineller Läsionen stammen von einer US-amerikanischen Arbeitsgruppe um J. R. Haaga und R. J. Alfidi aus dem Jahr 1976 [15].

2.2.1 Klinischer Stellenwert

Die bildgebend gestützte perkutane Aspirationszytologie hat in der Gastroenterologie ihren wesentlichen Stellenwert in der Diagnostik von Leberraumforderungen (siehe Kap. 3.5), von Ergüssen (siehe Kap. 3.9) und von größeren abdominellen und retroperitonealen Lymphknoten (siehe Kap. 3.8). Sie ist darüber hinaus eine wertvolle Methode für die feingewebliche Klärung von Milzherden und im Einzelfall von soliden Pankreasläsionen (siehe Kap. 3.6), gastrointestinalen Hohlorgantumoren (siehe Kap. 3.2 und 3.3) und peritonealen Knoten [6].

2.2.2 Morphologische Charakterisierung und Auswahl der Zielläsionen

Moderne kontrastgestützte Bildgebungstechniken ermöglichen heute aufgrund der dualen Blutversorgung der Leber eine Differenzierung benigner von malignen Leberherden mit einer Genauigkeit von mehr als 85 %. Leberhämangiome und fokal-noduläre Hyperplasien (FNH) beispielsweise weisen in ihrer großen Mehrzahl typische sonographische Kriterien auf und sind in der Kontrastmittelsonographie (contrast-enhanced ultrasound, CEUS) durch spezifische arterielle Anflutungsmuster sowie in der Spätphase durch Iso- oder Hypervaskularität im Vergleich zum umgebenden Leberparenchym charakterisiert. Maligne Leberläsionen sind dagegen morphologisch deutlich variabler und haben sehr unterschiedliche Anflutungsmuster- und Kinetiken in der CEUS. Allen malignen Läsionen gemeinsam ist die Hypovaskularität (Kontrastmittel-„Auswaschphänomen") eventuell bereits in der portalvenösen, aber auf jeden Fall in der Spätphase [16]. Daher werden solide benigne Leberherde (insbesondere Hämangiom und FNH) heute nur noch selten bioptiert, und bei malignen Läsionen erfolgt die Biopsie vorwiegend aus differenzialdiagnostischen Gründen mit dem Ziel der Festlegung eines spezifischen Therapiekonzeptes (hepatozelluläres Karzinom vs. cholangiozelluläres Karzinom vs. Lebermetastasen; feingewebliche Differenzierung von Lebermetastasen). Die bildgebend morphologischen Kriterien für die verschiedenen Typen von Leberläsionen sind an anderer Stelle ausführlich dargestellt (Abb. 2.2.1) [17, 18]. Problematischer als an der Leber ist die Differenzierung benigner von malignen soliden Läsionen in Organen ohne duale Blutversorgung wie beispielsweise in Milz, Nieren und Nebennieren. Die Unterscheidung zwischen dem in 90 % der Fälle hypovaskulären duktalen Adenokarzinom des Pankreas und der insgesamt viel kleineren Gruppe (ca. 10 %) alternativer Entitäten solider Pankreasläsionen (insbesondere neuroendokrine Tumoren, Metastasen, fokale Pankreatitis,

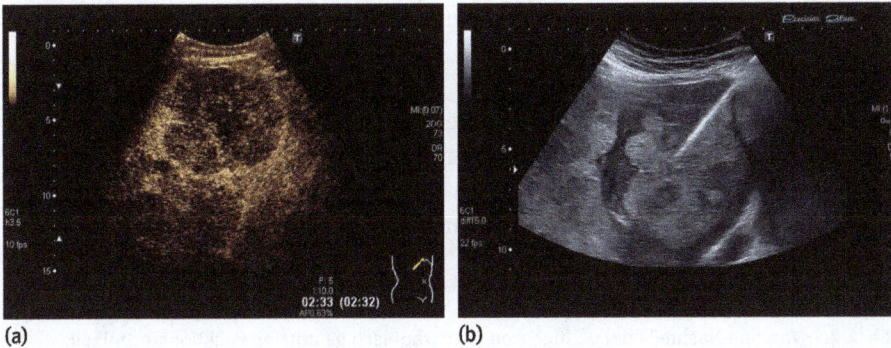

(a)   (b)

Abb. 2.2.1: US-gestützte FNA einer unklaren malignen Leberraumforderung bei einem Patienten ohne Tumoranamnese. (a) In der CEUS wird die Raumforderung durch ihre Spätphasen-Hypovaskularität als maligne charakterisiert, (b) die Feinnadelaspiration mit einer 19 G-Nadel erbringt den Nachweis eines Adenokarzinoms. Koloskopisch wird als Primärtumor ein Kolonkarzinom diagnostiziert.

intrapankreatische Milzheterotopie: alle im Regelfall iso- oder hypervaskulär) sowie scheinbar soliden Organnekrosen (avaskulär) gelingt dagegen mit der CEUS in etwa 85 %–90 % der Fälle [19].

2.2.3 Risiken und Kontraindikationen

Die perkutane Feinnadelaspiration ist eine sehr sichere Intervention. Die Inzidenz schwerwiegender Komplikationen wird mit bis zu 0,81 % angegeben, dabei handelt es sich ganz überwiegend um Blutungen [2]. Schmerzen und vasovagale Reaktionen treten postinterventionell bei bis zu 10 % der Patienten auf. Schwer zu quantifizieren ist das Risiko von Impfmetastasen im Punktionsweg. Ältere Zahlen aus Umfragen (0,003–0,009 %) unterschätzen methodenbedingt vermutlich das Risiko erheblich. Lediglich für die Biopsie des hepatozellulären Karzinoms (HCC) liegen aus Meta-Analysen gut belegte Inzidenzraten im Bereich von 2,3 %–2,9 % vor [20]. Eine anamnestisch erfragte Blutungsneigung, eine INR > 1,5, eine Thrombozytopenie < 50,00–100,00/µl, eine effektive therapeutische Antikoagulation sowie eine nicht unterbrochene Medikation mit Thrombozyten-Aggregationshemmern mit Ausnahme von Azetylsalizylsäure (ASS) erhöhen das Risiko von Blutungskomplikationen und gelten daher als (relative) Kontraindikation für eine Feinnadelpunktion [20]. Keine Kontraindikationen für eine Feinnadelpunktion sind die Interposition von Magen, Dünndarm oder Aszites. Die Nadelpassage des Kolon sollte ebenso wie eine Passage großer (insbesondere venöser) Gefäße vermieden werden. Fokale Leberläsionen und die Gallenblase sollten nach Möglichkeit nur über einen Nadelweg durch Leberparenchym punktiert werden [20].

2.2.4 Sonographisch gestützte perkutane Feinnadelaspiration

Ultraschallgestützte Punktionen können in Freihand-Technik, unter Verwendung von an Standardschallköpfe adaptierbaren Punktionsaufsätzen sowie mit speziellen Punktionsschallköpfen mit integrierter Nadelführung erfolgen. In Deutschland dominiert die Freihandtechnik (57 % der sonographisch gestützten abdominellen Punktionen). Punktionsaufsätze werden in 20 % und Punktionsschallköpfe in 23 % der Fälle genutzt (Tab. 2.2.1) [2].

Tab. 2.2.1: Vor- und Nachteile der verfügbaren sonographisch gestützten Punktionstechniken.

Punktionstechnik	Vorteile	Nachteile
Freihandtechnik	– Preiswert – einfach und schnell durchführbar – alle Schallkopftypen sind einsetzbar – Punktion in der Längsachse des Schallkopfes („in plane", „lange Achse") und quer zum Schallkopf („out of plane", „kurze Achse") möglich – Punktionswinkel und Zugangsweg nahezu beliebig wählbar	– hohe Anforderung an Auge-Hand-Koordination und Erfahrung – relativ hohes Risiko der Abweichung der Nadelspitze aus dem intendierten Punktionsweg
Punktionsaufsatz	– für nahezu alle Schallkopftypen verfügbar – sichere Auswahl von Punktionsweg und Nadelführung (Markierungslinie auf dem Monitor)	– relativ hohe Kosten (Einwegmaterial) – zeitlicher Aufwand (Montage und sterile „Verpackung") – durch den Aufsatz fest definierter, nur bei einigen Aufsatztypen in engen Grenzen variierbarer Einstichwinkel – oberflächlicher Anteil des Punktionsweges nicht darstellbar
Punktionsschallkopf	– sehr sichere Auswahl von Punktionsweg und Nadelführung (Markierungslinie auf dem Monitor) – Punktionswinkel wählbar (–30 Grad/0 Grad/30 Grad) – optimale Nadelkontrolle – kürzestmöglicher Punktionsweg	– hoher Anschaffungspreis – hoher Aufwand für steriles Arbeiten – etwas reduzierte Bildqualität gegenüber Standardschallköpfen – schlechte Darstellung der Nadel bei einem Punktionswinkel von 0 Grad

2.2.5 Computertomographisch gestützte perkutane Feinnadelaspiration

Die CT-gestützte Feinnadelpunktion kann in konventioneller CT-Technik nach Anfertigung eines CT-Planungsbildes und Definition von Punktionsziel, Punktionsweg und Einstichstelle erfolgen. Die Punktion selbst erfolgt außerhalb der Gantry anhand der zuvor vorgenommenen Hautmarkierung und der ausgemessenen Tiefe der Zielläsion unter Kontrolle durch sequenzielle Einzelschichtaufnahmen. Nach primärer Nadelpositionierung wird die Lage der Nadelspitze durch eine erneute CT-Aufnahme in dieser Ebene verifiziert und ggf. korrigiert, bis schließlich die unmittelbare Materialentnahme außerhalb der Gantry vorgenommen werden kann. Traditionell finden bei der CT-gestützten Feinnadelaspiration überwiegend Coaxial-Nadeln Anwendung, die nach erfolgreicher Positionierung mehrfache Materialentnahmen ermöglichen. Die CT-Durchleuchtung mit der Möglichkeit der kontinuierlichen Darstellung der Nadelspitze und der Nadelführung mit einer Führungshilfe ist mit einer deutlich höheren Strahlenbelastung insbesondere auch für den Untersucher verbunden und im Regelfall verzichtbar. Insbesondere komplizierte Zugangswege sind mögliche Gründe für den Einsatz dieser Technik [11].

2.2.6 Nadelwahl

Auf speziell für die Gewinnung histologisch zu verarbeitender Gewebezylinder geeignete Nadeltypen wird in dieser der Zytologie gewidmeten Darstellung nicht eingegangen, sondern auf publizierte Übersichten verwiesen [6, 12, 21]. Mit Feinnadeln mit einem Durchmesser zwischen 22 G und 19 G können neben dem für Ausstriche geeigneten Material auch kleine Gewebezylinder gewonnen werden. In zahlreichen Studien ist gezeigt worden, dass die Kombination aus Ausstrichzytologie und Mikrozylinder-Histologie Ausbeute und diagnostische Treffsicherheit der Feinnadelbiopsie geringfügig steigert [1]. Für die Gewinnung von ausschließlich zytologischen Präparaten aus soliden Läsionen werden Aspirationsfeinnadeln (Durchmesser 25 G = 0,5 mm–20 G = 0,9 mm) mit einem Innenmandrin (Chiba-Nadel) verwendet, für die Aspiration von oberflächlich gelegenen liquiden Läsionen oder Ergüssen können alternativ auch einfache Hohlnadeln ohne Mandrin eingesetzt werden. Der scharfe Mandrin erhöht die Nadelstabilität (wichtig bei langen Punktionswegen) und verhindert Kontamination bzw. Verstopfung der Nadel mit Material aus dem Punktionsweg. Bei der Wahl der Nadellänge müssen die Tiefe der Läsion und der Einstichwinkel berücksichtigt werden, zusätzlich bei Verwendung von Aufsätzen oder Punktionsschallköpfen die dadurch bedingte Verlängerung des Punktionsweges. Der Durchmesser der Nadel wird von der gewünschten Verarbeitung des Materials (nur Ausstriche oder zusätzlich Formalinfixierung von Gewebezylindern?), einer individuellen Risikoanalyse (z. B. riskanter Zugangsweg? Erhöhtes Blutungsrisiko?), der Tiefe der Läsion und den Gewebeeigenschaften abhängig gemacht.

2.2.7 Punktionstechnik

Unter *Real-time*-Ultraschallkontrolle oder auf der Grundlage des Planungs-CT wird die Chiba-Nadel mit dem von der vorschiebenden Hand oder einer Arretierungshilfe fixiertem Mandrin bzw. die Coaxial-Nadel bis unmittelbar vor die Zielläsion vorgeführt oder geringfügig in diese vorgeschoben. Nach Herausziehen des Mandrins wird eine Spritze (2–10 ml) möglichst mit Luer-Lock mit der Nadel konnektiert und ein geringer Sog (z. B. 5 ml) durch Zurückziehen des Spritzenkolbens aufgebaut. Vereinfacht wird dieser Vorgang entweder durch einen speziellen Aspirationshandgriff (z. B. Aspir Gun, Sonocan, Cameco) oder durch eine Spritze mit arretierbarem Kolben (z. B. VacLok). Danach erfolgt das mehrfache Durchfächern der soliden Zielläsion mit kurzen schnellen Vorwärts- und langsameren Rückwärtsbewegungen, um ein möglichst für die gesamte Läsion repräsentatives Aspirat mit minimalem sampling error zu erhalten. Die Aspiration wird bei Erscheinen von Aspirat im transparenten Nadelkonus abgebrochen. Danach wird bei noch in der Läsion befindlicher Nadel der Sog durch langsames Lösen des Zuges am Spritzenkolben aufgehoben. Schlagartige Beendigung des Soges durch Vorschnellen des Spritzenkolbens kann zum Materialaustritt innerhalb des Körpers mit dem Risiko von Materialverlust und Tumorzellverschleppung führen. Andererseits führt das Herausziehen der Nadel unter Sog dazu, dass das Material in die Aspirationsspritze spritzt, dort schwer zugänglich ist und durch Spritz- und Trocknungsartefakte diagnostisch unbrauchbar werden kann. Das aspirierte zelluläre Material sollte sich nach Beendigung eines Punktionsvorganges überwiegend im Innern der Nadel und im Spritzenkonus befinden, wo es vor Austrockung relativ gut geschützt ist. In der Folge wird das Material je nach gewünschter zytologischer Präparation entweder in kleinen Mengen auf Objektträger und/oder in Behältnisse mit Transport- oder Fixierungmedien eingebracht. Sollten die Aspirate sehr blutig sein, empfiehlt sich ein Punktionsversuch ohne Sog.

Bei Aspiration von Flüssigkeiten aus Ergüssen oder Läsionen mit liquidem Inhalt sind Fächern und mehrfache Nadelpassagen nicht erforderlich. Zystische Läsionen sollten nach Möglichkeit komplett aspiriert werden. Verschiedene Untersuchungen zeigen einen Einfluss des zur Untersuchung gelangenden Ergussvolumens auf die diagnostische Ausbeute. Materialmengen zwischen 50 und 100 ml scheinen optimal zu sein [22–24].

2.3 Endosonographische Feinnadelaspiration

Die endoskopische Feinnadelaspiration (EUS-FNA) hat sich seit der Erstbeschreibung Anfang der 90er-Jahre [25] zu einer der wichtigsten Techniken für die feingewebliche Diagnostik in der Gastroenterologie und darüber hinaus für die gesamte Viszeralmedizin einschließlich der Pneumologie entwickelt und wird sowohl zur Primärdiagnose benigner, maligner und potenziell maligner Läsionen ebenso wie im Staging von Tumoren breit eingesetzt. Genutzt werden longitudinale und prograd orientierte Echoendoskope verschiedener Hersteller, mit denen unter Nutzung von Aspirations- nadeln mit Durchmessern von 25 G bis 19 G ultraschallgezielte Biopsien von Läsionen in der Wand des oberen und unteren Gastrointestinaltrakts und in dessen Umgebung möglich sind (Tab. 2.4). Im Regelfall findet die EUS-FNA unter intravenöser tiefer Se- dierung statt [9, 26, 27]. Die Komplikationsrate liegt bei etwa 1 % (prospektive Stu- dien bei 2 %) und ist vorwiegend vom Zielorgan abhängig. Die höchsten Komplikati- onsraten weist die EUS-FNA von Aszites, zystischen Pankreasläsionen, perirektalen Läsionen und Leberherden auf, sehr selten sind Komplikationen nach EUS-FNA von Lymphknoten und Nebennieren. Die viel diskutierte Tumorzellverschleppung ist eine Rarität [28]. Die Kontraindikationen entsprechen im Wesentlichen denen der perku- tanen Feinnadelaspiration (Tab. 2.3.1).

Tab. 2.3.1: Indikationen und Kontraindikationen der EUS-FNA in der Gastroenterologie (modifiziert nach [27]).

Etablierte und häufige Indika- tionen[1]	Sinnvolle mögliche Indikatio- nen[2]	Kontraindikationen
Solide Pankreasläsionen	Leberraumforderungen	Durch zytologisches Ergebnis keine Änderung des Patientenmanagements zu erwarten
Zystische Pankreasläsionen	Kleine Aszitesmengen und peritoneale Knoten	Fehlendes Patienten-Einverständnis
Peri-intestinale Lymphknoten	Peri-intestinale Raumforderun- gen	Mediastinalzysten
Subepitheliale Tumoren des Gastrointestinaltrakts	Wandverdickungen des Gastro- intestinaltrakts	Nicht korrigierbare schwere Gerinnungsstörung
Suspekte Gallenwegsläsionen	Milzraumforderungen	Fortgesetzte orale Antikoagulation und Plättchen- aggregationshemmung mit Clopidogrel, Prasugrel und Ticagrelor[3]
	Raumforderungen der Neben- nieren	Große Gefäße im Punktionsweg[3]

[1] Primäre Diagnosemethode,
[2] Alternative Diagnosemethode insbesondere bei Versagen oder Unmöglichkeit der etablierten Ver- fahren,
[3] Relative Kontraindikation

2.3.1 Klinischer Stellenwert

2.3.1.1 Pankreas

Die Einführung der EUS-FNA hat zu einer dramatischen Verbesserung der Treffsicherheit der feingeweblichen Diagnostik bei Verdacht auf Pankreaskarzinom geführt und perkutane sowie chirurgische Biopsieverfahren erheblich verdrängt [3]. Meta-Analysen zeigen eine Sensitivität von 85 %–93 % und eine Spezifität von 96 %–100 % für die zytologische Diagnose des Pankreaskarzinoms durch EUS-FNA. Der negativ-prädiktive Wert liegt allerdings nur bei 72 % [27]. Die Indikation zur feingeweblichen Diagnose besteht bei allen nicht resektablen soliden Pankreasläsionen, für die eine palliative oder neoadjuvante (Radio-) Chemotherapie in Frage kommt. Darüber hinaus ist eine EUS-FNA angezeigt, wenn bei resektablen Tumoren aufgrund einer Größe ≤ 15 mm, Bildgebungskriterien (glatte Kontur, kein Gangaufstau), Hyper- oder Isovaskularität in der kontrastverstärkten Endosonographie, geringer Härte in der real-time Elastographie und/oder anamnestischen Informationen (z. B. Vorgeschichte eines Nierenzellkarzinoms) alternative Diagnosen zum duktalen Adenokarzinom in Betracht gezogen werden [27, 29]. Die EUS-FNA-Zytologie ist unter Nutzung immunzytochemischer Verfahren für die Differenzierung seltener Pankreasneoplasien (neuroendokrine Tumoren, Metastasen, solid-pseudopapillärer Tumor, Lymphome, andere) vom duktalen Adenokarzinom sehr gut geeignet und hat einen herausragenden Stellenwert für Diagnose und Grading neuroendokriner Pankreastumoren (siehe Kap. 3.6) [30, 31].

Die zunehmende zufallsbefundliche Diagnose zystischer Pankreasläsionen hat zu einem zunehmenden Einsatz der EUS-FNA zur Differentialdiagnostik (muzinös vs. non-muzinös) und Risikobewertung muzinöser Zysten (insbesondere der intraduktalen papillär-muzinösen Neoplasie vom Seitenast-Typ, BD-IPMN) geführt [32]. Die EUS-FNA ist nur dann erforderlich, wenn durch Bildgebung (insbesondere MRT und Endosonographie) eine Differenzierung nicht gelingt und differenzialdiagnostisch eine prämaligne (muzinöse) Läsion in Erwägung gezogen werden muss. Prädiktoren eines hohen Malignitätsrisikos sind ein Durchmesser ≥ 30 mm, Kontrastmittel aufnehmende solide Anteile bzw. noduläre Wandstrukturen, eine deutliche Aufweitung des Pankreasgangs und klinische Symptome [32]. Endosonographisch-morphologische Kriterien, makroskopische Aspiratbeurteilung, biochemische Analyse (Pankreasenzyme; karzinoembryonales Antigen, CEA) und zytologische Diagnose werden komplementär eingesetzt [27, 32, 33]. Aufgrund der relativen Zellarmut der Aspirate hat die EUS-FNA nur eine Sensitivität von 51 %–65 % bei einer Spezifität von 88 %–97 % für die Differenzierung muzinöser von non-muzinösen zystischen Pankreasläsionen bzw. die Differenzierung benigner von malignen muzinösen zystischen Neoplasien [27]. Der zytologische Nachweis hochgradiger Atypien hat einen hohen positiv-prädiktiven Wert für die Diagnose maligner zystischer Neoplasien [34]. Allerdings ist die Interobserver-Variabilität relativ hoch [35, 36]. Die Kombination von Zytologie, CEA-Wert und molekularbiologischen Verfahren verbessert die Sicherheit der Diagnose muzinöser neoplastischer Pankreaszysten und ihres malignen Potenzials und kann so die oft schwierigen Entscheidungen zum klinischen Management der betroffenen Patienten erleichtern (siehe Kap. 3.6) [37, 38].

2.3.1.2 Biliäre Strikturen
Die unbefriedigende Sensitivität der Bürstenzytologie und Zangenbiopsie in der Diagnose maligner Gallenwegstumoren (s. unten) hat dazu geführt, die EUS-FNA zur Differenzierung suspekter biliärer Strikturen einzusetzen (siehe Kap. 3.5). In besonderer Weise suspekt sind Strikturen mit bildgebend darstellbarer Raumforderung, während eine irreguläre radiologische Stenosemorphologie, Wandverdickungen und vergrößerte regionäre Lymphknoten auch bei primär sklerosierender Cholangitis und Autoimmuncholangitis vorkommen. Aktuelle Meta-Analysen berichten bei einer Spezifität von 100 % bzw. 97 % eine Sensitivität der EUS-FNA von 66 % bzw. 80 %. Nach negativer Bürstenzytologie ist der Einsatz der EUS-FNA auf jeden Fall sinnvoll, weil so noch eine 59 %ige Sensitivität erreicht werden kann [39, 40]. Bezieht man auch Gallenblasentumoren mit ein, liegt die Sensitivität der EUS-FNA suspekter biliärer Läsionen bei 84 % [41].

2.3.1.3 Subepitheliale Tumoren und Wandverdickungen
Die artdiagnostische Klassifikation subepithelialer Tumoren des Verdauungstraktes ist endoskopisch und endosonographisch schwierig. Das gilt insbesondere für die von der Muscularis propria ausgehen echoarmen mesenchymalen Tumoren. Hier sind die potenziell malignen gastrointestinalen Stromatumoren (GIST) sowie Leiomyosarkome von benignen Leiomyomen, Schwannomen und anderen seltenen Neoplasien zu differenzieren. Die Endosonographie ist die am besten zur Charakterisierung subepithelialer Tumoren geeignete Bildgebung, vermag aber zwischen Leiomyomen (sehr echoarm, homogen oder verkalkt, hypovaskulär) und GIST (variable Echogenität, echoarmer Halo, strukturelle Inhomogenität, Hypervaskularität) nur mit einer Genauigkeit um 80 % zu differenzieren. Die Malignitätskriterien von GIST (Größe, irreguläre Außenkontur/Ulzeration/fokale Infiltration, inhomogene Binnenstruktur, Hypervaskularität mit avaskulären Zonen) haben als Einzelkriterien eine geringe Spezifität, die Kombination geht zu Lasten der Spezifität [42, 43].

Alle Verfahren zur feingeweblichen Differenzierung haben methodenimmanente Limitationen. Die Gewinnung aussagekräftigen Materials mit der EUS-FNA ist aufgrund der hohen Gewebekohäsion dieser Tumoren schwierig und gelang in prospektiven Studien in nur 34–82 %, in einer eigenen Studie mit 19 G-Nadeln in 52 % (siehe Kap. 3.5) [43]. Eine aktuelle Meta-Analyse von 17 Studien ermittelte eine Diagnoserate subepithelialer gastrointestinaler Tumoren von 59,9 % [44]. Für die artdiagnos-

tische Differenzierung und die Bestimmung der Proliferationsaktivität muss ausreichend Material gewonnen werden, um ein Panel immunozytochemischer Untersuchungen (CD 117 oder DOG-1, Desmin oder Aktin, S100, CD 34, Ki67) und ggf. zusätzlich bei Nachweis eines GIST molekularbiologische Analysen durchführen zu können.
Daher ist neben Ausstrichen die Anfertigung von Zellblöcken bzw. Gewinnung von Gewebezylindern sinnvoll [27, 42, 43, 45].

Selten wird die EUS-FNA zur Diagnostik unklarer Wandverdickungen genutzt,
kann aber insbesondere bei mehrfach negativem Ergebnis der Zangenbiopsie eine
sinnvolle Option sein, um bei Riesenfaltengastropathie beispielsweise ein Siegelringzellkarzinom des Magens zu sichern. Prädiktiv für eine maligne Ätiologie ist eine
Verdickung der tiefen Wandschichten (Submukosa, Muscularis) [46].

2.3.1.4 Lymphadenopathie unklarer Ätiologie

Einen hohen Stellenwert hat die EUS-FNA in der Abklärung der peri-intestinalen
Lymphadenopathie unklarer Genese (siehe Kap. 3.8) [47–50]. Die Malignitätskriterien
beschränken sich im CT vorwiegend auf die Größe, während (endo-)sonographisch
neben einem Durchmesser (kurze Achse) ≥ 10 mm eine runde/rundovale Konfigurati-
on, glatte Kontur, Echoarmut und homogene Binnenstruktur für Malignität sprechen
(Abb. 2.3.1a). Mit diesen vorwiegend bei Patienten mit Lungen- und Ösphaguskar-
zinom validierten klassischen Kriterien können allerdings nur etwa 25 % aller mediastinalen Lymphknoten sicher als maligne bzw. benigne klassifiziert werden [51].
Auf Lymphknoten im Ligamentum hepatoduodenale oder im Perirektalraum sind sie
nicht uneingeschränkt übertragbar. Weitere Kriterien, die für Malignität sprechen,
sind der Nachweis echoreicher Koagulationsnekrosen, eine fehlende hiläre Vasku-
larisation, eine periphere Neovaskularisation und ein hoher intranodaler arterieller

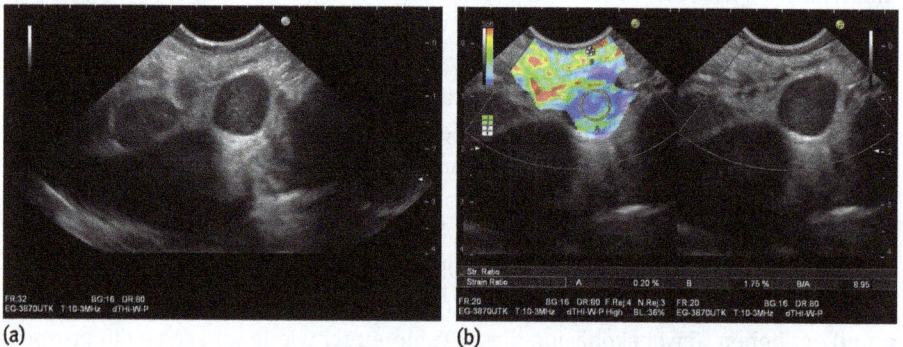

(a)   (b)

Abb. 2.3.1: Staging-Endosonographie bei einem Patienten mit Magenkarzinom. (a) 10 mm kleiner,
homogen-echoarmer Lymphknoten im Mediastinum ohne Hilusreflex, (b) der sich in der Elastographie als sehr hart erweist (blau-grüne Färbung, strain ratio ca. 9). Eine EUS-FNA ist indiziert, da der
Malignitätsbeweis das Therapiekonzept ändern würde.

Flusswiderstand (farbkodierte Duplexsonographie), inhomogenes peripheres Enhancement und avaskuläre Anteile (kontrastverstärkte (Endo-)sonographie) sowie eine hohe Gewebesteifigkeit oder harte intranodale Areale ((endo-)sonographische Elastographie) (Abb. 2.3.1b) [51–54]. Jedoch sind auch Lymphknoten bei Sarkoidose groß, echoarm und hart und lassen sich daher bildmorphologisch kaum von jenen beispielsweise bei Non-Hodgkin-Lymphom differenzieren [51]. Studien zur EUS-FNA auffälliger Lymphknoten bei aktuell und in der Vorgeschichte nicht bekannter maligner Erkrankung zeigen eine hohe Prävalenz klinisch relevanter Ätiologien: abhängig vom Patientenkollektiv von der reaktiven Lymphadenopathie über Sarkoidose, Tuberkulose, Metastasen bis hin zu malignen Lymphomen. Daraus ergibt sich die Notwendigkeit, bei ätiologisch unklarer Lymphadenopathie für immunzytochemische und ggf. molekularbiologische Untersuchungen ausreichendes Material zu gewinnen, das beispielsweise auch für die Subtypisierung von malignen Lymphomen geeignet ist [27].

2.3.1.5 Staging maligner Tumoren von Pankreas, Gallenwegen und Gastrointestinaltrakt

Zahlreiche Metastasierungsstationen pankreatobiliärer und gastrointestinaler maligner Tumoren sind durch die EUS-FNA erreichbar. Dies betrifft mediastinale und abdominell-retroperitoneale Lymphknotenstationen ebenso wie den linken Leberlappen und hilusnahe Anteile des rechten Leberlappens, Milz, Peritonealhöhle sowie beide Nebennieren. Mediastinale Lymphknotenmetastasen finden sich beispielsweise bei bis zu 15 % aller Patienten mit pankreatobiliären Karzinomen und schließen diese von kurativen Therapiekonzepten aus [9, 27, 55]. Bei Patienten mit Magen- und Ösophaguskarzinom verändert das Staging mit EUS-FNA möglicher Fernmetastasen TNM-Klassifikation und Therapiekonzept in 13 %–15 % der Patienten (Abb. 2.3.1) [46]. Sowohl die EUS-FNA als auch die transbronchiale Nadelaspiration (TBNA) im Rahmen einer endobronchialen Ultraschalluntersuchung (EBUS-TBNA) können sinnvoll zur Diagnostik mediastinaler Lymphknotenmetastasen extrathorakaler Malignome eingesetzt werden [27, 56]. Die EBUS-TBNA hat in dieser Indikation nach den Ergebnissen einer Meta-Analyse eine Sensitivität von 88 % und eine Spezifität von 99 % [57]. Die Endosonographie ist in der Detektion kleiner Lebermetastasen dem CT überlegen und hat eine hohe diagnostische Effektivität (80–98 %) für deren zytologische Verifikation. Der Nachweis einer Peritonealkarzinose ist ebenfalls durch EUS-FNA (maligner Aszites; Malignitätsnachweis in peritonealen Noduli) möglich [9, 27, 55]. Ein wichtiges Einsatzgebiet der EUS-FNA ist der Nachweis posttherapeutischer Rezidive gastrointestinaler Tumoren [27]. Neben morphologischen Kriterien können elastographische Merkmale und Vaskularisationsmuster zur Auswahl von Läsionen für die EUS-FNA genutzt werden [27]. Kürzlich wurde ein Score veröffentlicht, der mit einem positiv-prädiktiven Wert von 88 % für Malignität die Auswahl von Leberherdbefunden für die EUS-FNA erleichtern soll. In diesen Score gehen mit zunehmender Wertigkeit neben einer Größe ≤ 10 mm Echoarmut, Verdrängung/Infiltration von benachbarten Strukturen, dorsale Schallverstärkung und insbesondere unterschiedliche Schallqualitäten innerhalb einer Läsion (z. B. echoarmer Randsaum und zentrale Echogenität) ein [58].

2.3.2 Nadelwahl

Standard für die EUS-FNA ist die 22 G-Aspirationsnadel, mit der neben für zytologische Präparationen geeignetem Material in etwa 80 % der Fälle auch kleine Gewebezylinder aspiriert werden können [26, 27, 59]. Für die Gewinnung zytologischer Aspirate ist die 25 G-Aspirationsnadel insgesamt mindestens gleichwertig und bietet bei schwer zugänglichen Läsionen im Pankreaskopf Vorteile [60]. 19 G-Aspirationsnadeln, Nadeln mit speziellen Konfigurationen (Trucut-Design, angeschliffene Seitöffnung, Haifischmaulspitze) oder auch Kombinationen aus Nadel und Biopsiezange werden mit dem Ziel der Gewinnung histologisch bearbeitbaren Materials eingesetzt und kommen daher insbesondere dann zum Einsatz, wenn differenzialdiagnostische Fragestellungen mit hohem Anspruch an immunzytochemische/immunhistologische Methoden zu beantworten sind [26, 27, 61, 62]. Die verfügbaren Aspirationsnadeln unterscheiden sich in Ergonomie, Materialeigenschaften, Sichtbarkeit der Nadelspitze und Preis teilweise erheblich.

2.3.3 Ablauf und Techniken der EUS-FNA

Ablauf und Technik der EUS-FNA sind an anderer Stelle ausführlich beschrieben [26, 27, 62]. Unterschiede ergeben sich zwischen Nadeln mit stumpfem und scharfem Mandrin. Bei Nadeln mit stumpfem Mandrin muss dieser vor der Penetration der Wand des Gastrointestinaltrakts um wenige Millimeter zurückgezogen werden. Ist die Nadelspitze in die Zielläsion eingedrungen, kommen verschiedene Techniken zur Materialgewinnung zum Einsatz, die vom Charakter der Zielläsion, von der spezifischen Nadelkonstruktion, aber auch von den Erfahrungen und Vorlieben des Untersuchers abhängen (Abb. 2.3.2). Bei Standardaspirationsnadeln wird die Nadel nach Entfer-

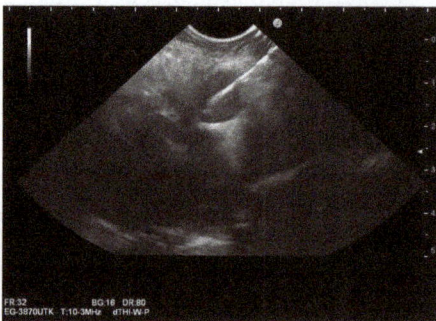

Abb. 2.3.2: EUS-FNA. Endosonographisches Bild einer 22 G-Aspirationsnadel in einem mediastinalen Lymphknoten bei einem Patienten mit Magenkarzinom (vergl. Abb. 2.3.1).

nung des Mandrins mehrfach (ca. 10 ×) mit schnellen Vorwärtsbewegungen und etwas langsameren Rückzugsbewegungen fächerartig durch die Läsion bewegt, wobei entweder der zur Materialaspiration erforderliche Unterdruck durch die Kapillarkräfte des dünnen Nadellumens (ohne Sog), durch den langsamen Rückzug des Mandrins während des Punktionsvorganges (ca. 30–40 Sekunden: „slow pull") oder durch eine Spritze mit anliegendem Vakuum hervorgerufen wird. Mit einer 20 ml-Vakuumspritze wird der maximale Sog an der Nadelspitze bei Verwendung bei Verwendung einer 19 G-Nadel bereits nach weniger als 5 Sekunden erreicht, mit einer 22 G-Nadel nach knapp 10 Sekunden, mit einer 25 G-Nadel aber erst nach 90 Sekunden. Bei der slow pull-Technik werden sehr geringe Aspirationskräfte von 1,4 % (25 G) bis 4,8 % (19 G) der mit einer 20 ml-Vakuumspritze erreichten erzielt [63]. Dennoch gilt für die Gewin-

Tab. 2.3.2: Technische Aspekte der EUS-FNA und ihre Bedeutung für Ausbeute und Materialqualität, zusammengestellt nach [27, 62, 64].

Technische Variable	Ausprägung	Effekt
Sog	Kein Sog	Zellarmes, aber auch unblutiges Material, geringere diagnostische Ausbeute bei soliden Pankreasläsionen im Vergleich zu Sog
	Slow pull	Sehr gute Materialqualität und -ausbeute bei Lymphknoten und anderen stark vaskularisierten Läsionen, auch bei soliden Pankreasläsionen höhere Sensitivität als Standardtechnik
	5–10 ml	Standard bei soliden Läsionen ohne starke Vaskularisation (z. B. Pankreaskarzinom), bei Lymphknoten stärkere blutige Kontamination als ohne Sog
	≥ 20 ml	Verbesserte Gewinnung von Gewebszylindern, Einsatz bei sehr kohäsiven Zellverbänden (z. B. subepitheliale mesenchymale Tumoren), schnelle Aspiration liquider Läsionen
Mandrin	Mit	Standard, schützt Nadel vor Materialkontamination aus dem Punktionsweg, stabilisiert Nadel bei langem Punktionsweg, aber hoher Zeitbedarf bei mehrfacher Punktion
	Ohne	In Studien kein Nachteil bzgl. Materialqualität und -menge, Zeitersparnis
	ohne, Nadelfüllung mit NaCl 0,9 % („wet suction")	In einer prospektiven Studie mehr adäquate Aspirate mit erhöhter Zellularität
Fächern	Mit	Schnellere Gewinnung adäquaten Materials, in sehr harten Läsionen oft nur eingeschränkt möglich
	Ohne	In sehr harten Läsionen gelegentlich der einzige Weg, durch kraftvollen Vorschub immer wieder über den gleichen Nadelweg in die Läsion einzudringen

nung adäquater und qualitativ guter Aspirate bezogen auf den Sog keineswegs die Regel „je stärker, desto besser". Bei stark vaskularisierten Läsionen kann starker Sog zu die zytopathologische Beurteilung störender Blutkontamination führen. In Tab. 2.3.2 sind verschiedene technische Varianten dargestellt, die auf Ausbeute und Qualität des Materials Einfluss haben.

Der Punktionsvorgang sollte bei soliden Läsionen grundsätzlich abgebrochen werden, wenn Blut oder Material im Spritzenkonus erscheinen. Das gewonnene Material kann – abhängig auch von der geplanten weiteren Bearbeitung – mit verschiedenen Methoden aus der Nadel entfernt werden. Ist die Anfertigung von Ausstrichen geplant, hat sich das kontrollierte Ausstoßen des Aspirats auf Objektträger gewährt (Abb. 2.3.3). Danach können Reste in der Nadel entweder mit Luft auf weitere Objektträger aufgesprüht und/oder mit NaCl 0,9 % zur Herstellung von Zellblöcken in eine Transportlösung (NaCl 0,9 % oder ein Fixativ) ausgespült werden (Abb. 2.8.6) [26, 27, 62]. Eine Kontamination der Nadel oder von Ausstrichen mit Formalin muss vermieden werden, da insbesondere mit May-Grünwald-Giemsa (MGG) gefärbte Ausstriche wegen der resultierenden Fixationsartefakte nicht mehr sinnvoll zu beurteilen sind. Im Regelfall werden mehrere Punktionsvorgänge (Nadelpassagen) durchgeführt. Die Anzahl der Nadelpassagen wird entweder auf der Grundlage der mikroskopischen Beurteilung des Aspirates nach Schnellfärbung noch während des Eingriffs (rapid on-site evaluation, ROSE) oder nach makroskopischer Materialbeurteilung festgelegt. Alternativ erfolgt abhängig von der Zielläsion eine feste Anzahl von Nadelpassagen (siehe Kap. 2.8.3) [26, 27, 59].

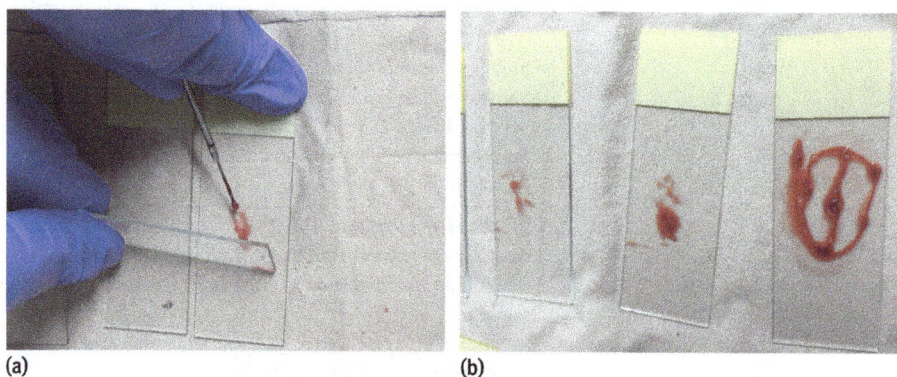

(a)   (b)

Abb. 2.3.3: Entfernen des Aspirates aus einer EUS-FNA-Nadel. (a) Dosiertes Ausstoßen des Materials mit dem Mandrin auf mehrere Objektträger; (b) Neben Blut sind auf dem rechten Objektträger winzige weißliche Gewebepartikeln innerhalb von Koagelzylindern sichtbar.

Im Staging maligner Tumoren muss die Reihenfolge der EUS-FNA verschiedener suspekter Läsionen onkologischen Gesichtspunkten folgen und mit der im Falle eines positiven Ergebnisses prognostisch schwerwiegendsten erreichbaren Läsion begonnen werden (inverses TNM-Konzept) [9, 27, 46].

2.4 Endoskopisch gestützte Feinnadelaspiration

Die endoskopisch gestützte Feinnadelaspiration ist nahezu vollständig durch die EUS-FNA verdrängt worden, obwohl Arbeiten aus den späten 80er und frühen 90er Jahren eine hohe diagnostische Sensitivität für die Charakterisierung gastrointestinaler Tumorprozesse in Ergänzung zur Zangenbiopsie zeigen konnten. Ähnliches gilt für die zytologische Diagnostik biliärer Strikturen [6].

2.5 Abrasionszytologie

2.5.1 Klinischer Stellenwert

2.5.1.1 Oberer und unterer Verdauungstrakt

Die endoskopisch gezielte Entnahme von Bürstenabstrichen unter endoskopischer oder radiologischer Sicht hat bis weit in die 90er Jahre hinein eine sehr große Rolle nicht nur für die Diagnose malignitätsverdächtiger Läsionen des oberen und unteren Verdauungstraktes und die Überwachung von Patienten mit flächigen prämalignen Neoplasien (Barrett-Ösophagus) gespielt, sondern sich auch für die Diagnostik von Infektionen (z. B. Herpes, *Helicobacter pylori*) als wertvoll erwiesen (siehe Kap. 3.2 und 3.3) [5]. Ein erster Bericht beschrieb 1969 die Nutzung der Bürstenzytologie zur Diagnose stenosierender Prozesse des Ösophagus [65]. Spätere Untersuchungen belegten einen Zugewinn an diagnostischer Ausbeute und Sensitivität in der Diagnostik von Neoplasien und bei der Differenzierung benigner vs. maligner Ulzerationen des oberen Verdauungstrakts durch die Kombination von Zangenbiopsie und Bürstenzytologie [5]. In einer aktuellen prospektiv-vergleichenden Studie wurden diese Ergebnisse zu einer Zeit bestätigt, als zumindest in Deutschland die Bürstenzytologie am Verdauungstrakt schon nahezu komplett durch die Zangenbiopsie verdrängt worden ist [66]. Obwohl das technisch einfache Verfahren weitgehend in Vergessenheit geraten ist, ermutigen diese Ergebnisse zum Einsatz der Bürstenzytologie bei inkonklusiv-negativer Zangenbiopsie oder auch bei schwierigem Zugang mit der Biopsiezange zu stenosierenden gastrointestinalen Prozessen [67, 68]. In der Überwachung des Barrett-Ösophagus hat sich die Bürstenzytologie im Vergleich zur 4-Quadrantenbiopsie als weniger sensitiv erwiesen und spielt daher dafür keine Rolle mehr [69].

2.5.1.2 Pankratobiliäres Gangsystem

Im Unterschied zum Verdauungstrakt ist die Bedeutung des Bürstenabstrichs für die Dignitätsbeurteilung unklarer Gallengangs-Strikturen ungebrochen (siehe Kap. 3.5) [8, 70]. Die Sensitivität ist allerdings unbefriedigend, wenngleich nicht signifikant schlechter als die der intraduktalen Zangenbiopsie. Eine aktuelle Meta-Analyse berichtet für die biliäre Bürstenzytologie malignitätsverdächtiger Gallengangsstrikturen eine gepoolte Sensitivität von nur 45 %, für die intraduktale Zangenbiopsie von 48 % (Spezifität jeweils 99 %) [71]. Im Vergleich zum biliären Gangsystem ist die Sensitivität der Bürstenzytologie für die Differenzierung unklarer Pankreasgangstrikturen und von malignen vs. benignen intraduktalen papillär-muzinösen Neoplasien (IPMN; gepoolt 35 %) noch geringer (siehe Kap. 3.6) [72, 73].

2.5.2 Technik der Abrasionszytologie

2.5.2.1 Oberer und unterer Verdauungstrakt

Zur Abrasion diagnostischer Zellen von der Oberfläche suspekter gastrointestinaler Läsionen können verschiedene Hilfsmittel eingesetzt werden: Abrasionsballons, Abrasionssysteme aus Schwamm- oder Schwamm-Netzmaterial, vor allem aber durch einen Katheter geschützte Zytologiebürsten, die im Regelfall ohne Drahtführung auskommen. Der Führungskatheter wird mit der im Innern befindlichen Bürste über den Arbeitskanal eines Endoskops in das gastrointestinale Lumen vorgebracht, dann im Läsionsbereich aus dem Katheter vorgeschoben und mehrfach in verschiedenen Bereichen auf der Oberfläche der zu charakterisierenden Läsion entlanggeführt, um einen repräsentativen Zellabrieb zu erhalten. Danach wird die Bürste in den schützenden Katheter zurückgezogen und mit diesem aus dem Endoskop entfernt. Ausstriche werden gefertigt, in dem die Bürste mehrfach über Objektträger gezogen wird. Auch flüssigkeitsbasierte Dünnschichtpräparationen insbesondere aus Restmaterial an der Bürste sind sinnvoll [7]. Werden Bürstenzytologie und Zangenbiopsie kombiniert, sollte zuerst gebürstet und dann bioptiert werden. Zwei prospektive Studien zeigen eine signifikant höhere Sensitivität dieses Vorgehens als bei umgekehrter Reihenfolge [74, 75].

2.5.2.2 Pankreatobiliäres Gangsystem

Auch am pankreatobiliären Gangsystem werden kathetergeschützte Bürsten genutzt, allerdings erfolgt die Applikation hier im Regelfall drahtgestützt. Zunächst wird nach radiologischer Darstellung der Striktur via ERCP oder PTC diese mit einem Führungsdraht passiert, mit dessen Hilfe die geschützte Bürste über die Stenose eingeführt wird. Dort wird die Bürste aus dem Katheter vorgeschoben und dann mehrfach unter Durchleuchtungskontrolle in der Stenose hin- und her bewegt. Danach erfolgt der Rückzug der Bürste in den Katheter, die Entfernung des Katheters aus dem Gerät und die Anfertigung von Ausstrichen oder flüssigkeitsbasierten Dünnschichtpräparationen [7]. Auf jeden Fall ist es sinnvoll, nach dem Ausstreichen die Bürste abzuschneiden und in eine Transportlösung (z. B. NaCl 0,9 %) zu geben, um das noch an den Zangenborsten hängende Material abzulösen und für flüssigkeitsbasierte Präparationen nutzbar zu machen [7, 8] (Abb. 2.5.1). Als Alternative zur Bürste kann für die Materialgewinnung auch ein spezielles Dormia-Körbchen eingesetzt werden. Ungeachtet der positiven Ergebnisse einer randomisierten Studie [76] hat sich dieses Verfahren jedoch nicht in der klinischen Praxis durchsetzen können.

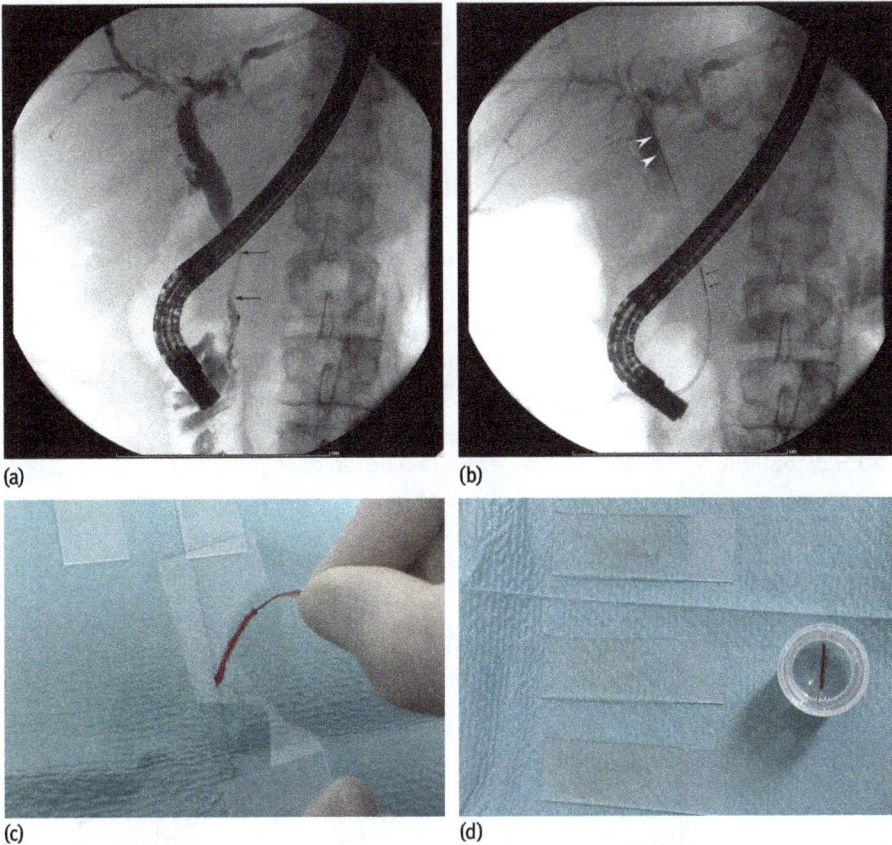

(a) (b) (c) (d)

Abb. 2.5.1: Materialgewinnung mit der Zytologiebürste aus einer ätiologisch unklaren distalen Gallengangstriktur. ERCP-Durchleuchtungsbilder mit (a) der etwa 25 mm langen Stenose des Ductus choledochus (zwischen den Pfeilmarkierungen) und (b) der drahtgeführten Bürste in der Gallengangs-Striktur (Pfeilspitzen: Terumo-Spitze des Führungsdrahtes nach Passage der Stenose, Pfeile: noch durch den Katheter geschützte Drahtbürste); (c) Anfertigung von Ausstrichen von der Zytologiebürste und (d) fertige Ausstriche und abgeschnittene Zytologiebürste in Transportlösung zur Ermöglichung von zusätzlichen flüssigkeitsbasierten oder Zellblockpräparationen.

Die Kombination von Bürstenzytologie und intraduktaler Zangenbiopsie erhöht die Sensitivität [71]. Das gilt auch für weitere Kombinationen, beispielsweise Bürstenzytologie und Spülzytologie [77, 78], Bürstenzytologie, Zangenbiopsie und Spülzytologie [79] oder die Durchführung einer Bürstenzytologie nach Dilatation [80, 81], u. U. auch in Kombination mit der endoskopischen Nadelbiopsie [82]. Sinnvoll ist auch der Einsatz molekularbiologischer Methoden [83]. Die Spülzytologie sollte nach Bürstenzytologie oder Zangenbiopsie durchgeführt werden [77, 78]. Wegen des signifikanten Pankreatitisrisikos wird nach Bürstenzytologie aus dem Pankreasgang die protektive Platzierung eines Kunststoffstents empfohlen [8, 72].

2.6 Abtupfzytologie und Quetschzytologie

Die Abtupfzytologie (imprint cytology, touch smear cytology) ist in der klinisch-gastroenterologischen Praxis zu Unrecht weitgehend in Vergessenheit geraten. Gegenüber der Quetschzytologie (crush smear cytology, smash cytology) ist sie klar zu favorisieren, da zangenbioptisch oder durch Grobnadelbiopsie gewonnene Präparate für eine histologische Untersuchung erhalten bleiben. Auch neuere prospektiv-vergleichende Untersuchungen berichten über eine sehr hohe diagnostische Sensitivität beider Methoden in der Diagnostik gastro-ösophagealer Tumorerkrankungen. Die Sensitivität der feingeweblichen Diagnostik kann durch Kombination von Histologie und Abtupfzytologie gegenüber der alleinigen Zangenbiopsie gesteigert werden (siehe Kap. 3.2) [66]. Ein Vorteil gegenüber der Histologie ist, dass noch während der Unter-

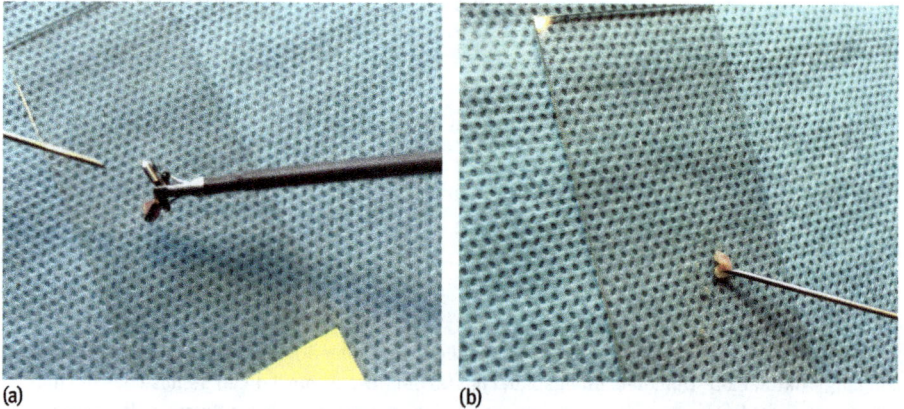

(a)   (b)

Abb. 2.6.1: Abtupfzytologie einer Zangenbiopsie: (a) das Bioptat wird mit einer Nadelspitze oder Pinzette aus der geöffneten Biopsiezange entnommen und (b) auf dem Objektträger hin- und her gewendet bzw. abgetupft, bevor es abschließend für die weitere histologische Verarbeitung in Formalinlösung gegeben wird. Cave: direkten oder indirekten Kontakt der Ausstriche mit Formalinlösung unbedingt vermeiden!

suchung eine vorläufige Diagnose gestellt werden kann. Aufgrund der hohen Konkordanz (80 %–91 %) zwischen den Ergebnissen von Abtupfzytologie und histologischer Untersuchung wird die Abtupfzytologie auch eingesetzt, um beispielsweise noch während einer perkutanen Grobnadelbiopsie die Adäquatheit histologischer Gewebeproben zu prüfen (ROSE) [84–89]. Die Technik ist einfach: vor Einbringen in die Fixationslösung werden die Bioptate auf einen Objektträger aufgebracht und vorsichtig mit einer dünnen Injektionsnadel oder einer Pinzette auf diesem abgetupft bzw. hin- und her gewendet (Abb. 2.6.1). Dabei ist darauf zu achten, dass das Bioptat unmittelbar frisch nach der Entnahme auf den Objektträger gelangt, da es sonst austrocknet. Ein starkes Quetschen des Bioptats muss vermieden werden, wenn das Präparat noch sinnvoll histologisch untersucht werden soll. Unmittelbar danach wird das Bioptat mit Nadel oder Pinzette in das Fixativ verbracht und der Objektträger vor Färbung trocken oder feucht fixiert.

2.7 Andere zytologische Entnahmeverfahren

Zytologische Untersuchungen können auch an Material durchgeführt werden, das von aus suspekten biopankreatischen Strikturen entfernten Kunststoffendoprothesen gewonnen wird [90]. Die exfoliative Zytologie von Gallen- und Pankreassaft ist aufgrund der im Vergleich zu aktiven Materialgewinnungstechniken (Bürstenzytologie, Zangenbiopsie, EUS-FNA) signifikant geringeren diagnostischen Sensitivität (6–32 %) weitgehend verlassen [7]. Sie ist allerdings technisch einfach: ein Katheter wird im Gallen- oder Pankreasgang platziert und (ggf. nach Stimulation mit Sekretin) Galle oder Pankreassaft aspiriert und dann ausgestrichen oder zytozentrifugiert. In ähnlicher Weise kann mit Magensaft oder Spüllösungen aus Hohlorganen verfahren werden [7]. Ältere Arbeiten berichten über eine im Vergleich zur Zangenbiopsie bessere oder vergleichbare diagnostische Sensitivität der exfoliativen Zytologie für die Diagnose des Magenkarzinoms [7].

2.8 Herstellung der Präparate

2.8.1 Präparation abhängig vom Material

2.8.1.1 Flüssige Aspirate
Bei muzinösen oder dickflüssigen Aspiraten bietet sich das Aufbringen auf Objektträgern an, wobei sich kleine Flüssigkeitsmengen zwischen zwei übereinanderliegenden Objektträgern ohne Druck sehr schön verteilen. Bei serösen, zellarmen Flüssigkeiten sind dagegen Methoden der Zellanreicherung sinnvoll.

Ist gewährleistet, dass flüssige Aspirate zügig in das Labor weitergeleitet und dort auch sofort weiterverarbeitet werden, kann auf Zusätze verzichtet werden. Eine

Ausnahme bilden sehr blutige Aspirate, denen zur Verhinderung der Koagelbildung Natrium citricum 3,8 % (2 ml auf 20 ml Punktat) oder Heparin (z. B. 5000 IE Standardheparin) zugesetzt werden sollten. Liegen zwischen Entnahme und weiterer Verarbeitung mehr als ca. 4 Stunden, muss mit dem Labor ein Verfahren abgesprochen werden, dass die Autolyse zellulärer Bestandteile verhindert. Dazu gehört die Lagerung im Kühlschrank und ggf. auch der Zusatz eines Fixativs (absoluter Alkohol im Verhältnis 1:2). Die Anreicherung diagnostisch relevanter Zellen aus zellarmen Ergüssen in Dünnschichtpräparaten gelingt im zytopathologischen Labor durch Zytozentrifugation (Cytospin™) oder Filtration durch einen Millipore™-Filter [1].

2.8.1.2 Aspirate aus soliden Läsionen

Für die Verarbeitung von Aspiraten aus soliden Läsionen kommen neben konventionellen Ausstrichen auch flüssigkeitsbasierte Dünnschichttechniken (z. B. Thin Prep™) und verschiedene Zellblocktechniken in Frage. Welche Verfahren eingesetzt werden, hängt von der klinischen Fragestellung, aber auch der Erfahrung und den Möglichkeiten des zytopathologischen Labors ab [1].

2.8.1.3 Bürstenabstriche

Nach Durchführung von Bürstenabstrichen sollte die Bürste möglichst zügig direkt auf einem oder zwei Objektträgern ausgestrichen werden. Der Katheter, in den die Bürste nach Materialentnahme zurückgezogen wird, bietet zeitlich nur begrenzten Schutz vor Materialaustrocknung. Wird bei komplexen pankreatobiliären Interventionen die Bürste erst nach Eingriffsende ausgestrichen, gelingt es unter Umständen nicht mehr, qualitativ gute Ausstriche anzufertigen. Es kann sinnvoll sein, zusätzlich den nach Ausstreichen auf dem Objektträger abgetrennten Bürstenkopf in einer Transportlösung (NaCl 0,9 %, Cytolyt®) einzusenden, um die zusätzliche Anfertigung von Zellblock- bzw. Dünnschichtpräparaten zu ermöglichen (Abb. 2.5.1) [7].

2.8.2 Anfertigung der Präparate

2.8.2.1 Konventionelle Ausstriche

Auf einer sauberen Oberfläche (z. B. ein Tablett mit Unterlage aus saugfähigem Material) werden mehrere saubere Objektträger so bereitgelegt, dass die angeraute (beschriftbare oder bereits beschriftete) Mattrandseite oben zu liegen kommt. Für einen optimalen Arbeitslauf ist es sinnvoll, wenn alle Objektträger in gleicher Weise ausgerichtet sind und nicht zu eng beieinander liegen (Abb. 2.8.1).

Als erster Schritt wird das bei der Feinnadelpunktion gewonnene Material mit der Aspirationsnadel auf einen (Feuchtfixierung) oder zwei bis vier (Lufttrocknung) Objektträger aufgebracht. Dazu wird das Aspirat nach schrägem Aufsetzen der Nadelspitze auf die mattrandnahe Glasoberfläche des Objektträgers mit dem Mandrin oder

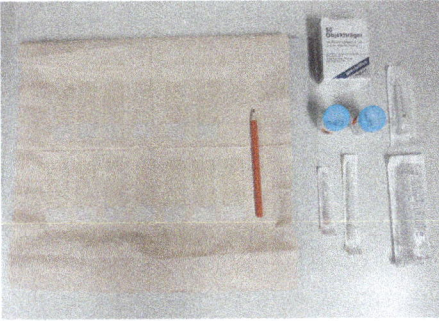

Abb. 2.8.1: Vorbereitung auf die Anfertigung von Präparaten bei einer EUS-FNA. Das Tablett enthält auf einer saugfähigen Unterlage Objektträger, deren Mattrand mit Bleistift beschriftet wird, Injektionsnadeln zum Absammeln solider Gewebebestandteile, Spritzen zum Ausspritzen von Aspirat aus der Punktionsnadel und Container mit Formalinlösung 4 %.

durch langsames Vorschieben des Kolbens einer luftgefüllten Spritze (2 ml) langsam und in kleinen Einzelmengen auf den/die Objektträger aufgebracht (Abb. 2.3.4). Je geringer und frischer die Materialmenge, desto eher ist ein dünnschichtiger Ausstrich möglich.

Größere Materialmengen können durch lockeres Aufsetzen eines zweiten Objektträgers geteilt werden. Keinesfalls darf das Aspirat mit Schwung oder aus dem Abstand von mehr als 10 mm auf den Objektträger aufgespritzt werden, da sonst das Material außerhalb der Objektträgerfläche auf dem Tablett verteilt wird und der Bearbeitung verloren geht. Auf der Objektträgeroberfläche bilden sich bei zu forciertem Ausspritzen zahlreiche kleine Aspirattröpfchen, die schon vor dem Ausstreichen antrocknen. Restmaterial wird zunächst in der Nadel bzw. in Nadelkonus belassen, wo es vor Austrocknung geschützt ist. Im Kanülenkonus befindliches Aspirat sollte nicht zusammen mit der Nadel verworfen, sondern durch Ausklopfen des Konus oder mit der sogenannten „Flip-Technik" auf den Objektträger verbracht werden.

Zum Anfertigen von Ausstrichen fassen Zeigefinger und Daumen der linken Hand den mit einer kleinen Aspiratmenge befüllten Objektträger auf der Mattrandseite. Ein zweiter, leerer Objektträger wird in gleicher Weise mit Daumen und Zeigefinger der rechten Hand an der Mattrandseite (angeraute Fläche nach unten) gegriffen. Der transparente Anteil des leeren Objektträgers wird in Längs- oder Querrichtung in einem Winkel von 30–45 Grad auf den unteren Objektträger aufgesetzt und der Winkel zwischen beiden Objektträgern verkürzt, bis beide parallel übereinander liegen. Bei relativ feuchtem Material kommt es durch die Oberflächenspannung bei leichtem Andruck zu einer zirkulären Ausbreitung des Materials zwischen den Objektträgern. Verteilt sich das Material dünn und gleichmäßig, kann auf ein Ausstreichen verzichtet werden, beide Objektträger werden voneinander abgehoben und fixiert (Abb. 2.8.2). Bei unzureichender Materialverteilung werden die aufeinanderliegenden Oberflächen beider Objektträger mit nur leichtem Andruck in einer gleichmäßigen zügigen Bewegung gegeneinander so verschoben, dass sich beide Mattränder voneinander entfernen. Dabei wird das Material auf dem unteren Objektträger in einer meist ovalen dünnen Schicht verteilt (Abb. 2.8.3). In der Peripherie des Ausstriches finden sich bevorzugt Einzelzellen, im Zentrum dagegen eher kohäsive Zellverbände. Gelegentlich entsteht auch auf dem oberen Objektträger ein verwertbarer Ausstrich.

Ausstriche sollten dünnschichtig und frei von Artefakten sein. Kohäsive Zellverbände dürfen durch zu starken Druck („Quetschen") nicht zerstört werden. Starke Blutbeimengungen, solide Materialpartikel und viel Flüssigkeit führen durch Artefakte zu qualitativ schlechten Ausstrichen (Abb. 2.8.4 und Abb. 2.8.5). Wir haben gute Erfahrungen damit gemacht, vor dem Ausstreichen Beimengungen von Blut oder Körperflüssigkeiten mit Löschpapier, Filterpapier oder einer Mullkompresse vorsichtig am Rand des schräg gehaltenen Objektträgers abzusaugen. Weniger ist bei Ausstrichen mehr! Blutkoagel oder winzige Gewebepartikelchen lassen sich nicht sinnvoll ausstreichen und sollten zuvor mit einer Kanüle vom Objektträger abgehoben und für die Herstellung von Zellblockmaterial in ein Fixativ (z. B. Formalin 4 %) eingebracht werden [1, 91]. Wie bereits ausgeführt, muss die Kontamination von Ausstrichen mit Fixativa strikt vermieden werden.

Ausstriche werden im Regelfall durch den das Material entnehmenden Kliniker, das Assistenzpersonal oder selten durch Labor-MTA angefertigt. Die Ausstrichqualität ist maßgebliche Grundlage für eine qualifizierte zytopathologische Beurteilung. Daher empfehlen wir auf der Grundlage eigener guter Erfahrungen, im Rahmen von Teamübungen vor Einführung von Feinnadelaspirationen in das diagnostische Spektrum oder bei Qualitätsproblemen Ausstreichübungen mit Blut, anderem biologischem Material (z. B. Aspirate aus frischer Schweinemilz oder Schweineleber) oder auch Himbeer-Sauce oder Mango-Mark durchzuführen. Übung macht den Meister! Die Kommunikation mit dem Zytopathologen ist von großer Bedeutung, um gemeinsam die möglichen Ursachen qualitativ unzureichender Ausstriche und enttäuschender diagnostischer Ergebnisse zu analysieren [1, 92] (Tab. 2.8.1).

Unabdingbar für die Vermeidung von Zuordnungs- und Interpretationsfehlern ist die eindeutige Beschriftung der Objektträger (mit Bleistift auf dem Mattrand). Aspirate verschiedener Entnahmeorte eines Patienten müssen voneinander getrennt und eindeutig gekennzeichnet werden [1, 91].

2.8.2.2 Fixationsverfahren

Die Fixation beendet die sofort nach Materialentnahme beginnende Autolyse und dient der Stabilisierung des zellulären Strukturgefüges und der dauerhaften Adhäsion der Zellen auf dem Objektträger. An Ausstrichen von Feinnadelaspiraten sind Feucht- und Trockenfixation möglich. Die Entscheidung für die eine oder andere Fixationsmethode legt die in der Folge möglichen Färbemethoden fest. Die gewünschte Färbemethode wiederum wird vorrangig von der Präferenz und Erfahrung des zytopathologischen Labors bestimmt. In der gastroenterologischen Zytologie sind die MGG-Färbung und damit auch die Trockenfixation Standard.

Die Lufttrocknung von Präparaten nimmt abhängig von der Feuchtigkeit des Präparates etwa 1 Stunde in Anspruch. Etwa 5 Minuten nach Anfertigung sollte ein gu-

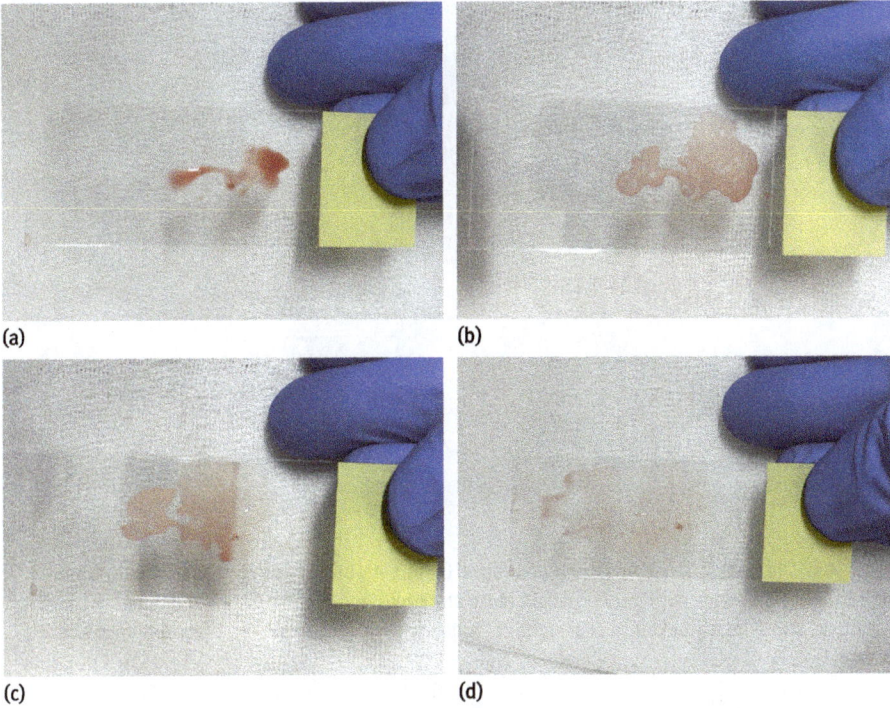

(a)

(b)

(c)

(d)

Abb. 2.8.2: Anfertigen von Ausstrichen: (a) geeignetes Material auf dem Objektträger, (b) nach Auflegen eines zweiten Objektträgers breitflächige Verteilung des Materials zwischen beiden Glasflächen, (c) Abheben des oben liegenden Objektträgers, (d) gleichmäßige, dünnschichtige Materialverteilung auf dem unteren Objektträger.

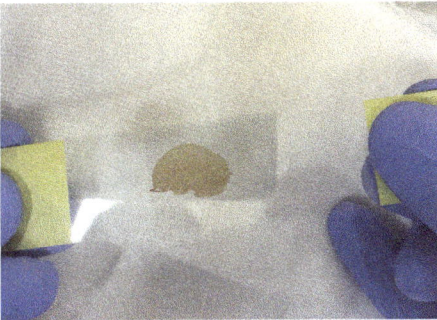

Abb. 2.8.3: Ausstrichmethode: die Oberflächen beider Objektträger werden mit leichtem Andruck in einer gleichmäßigen zügigen Bewegung gegeneinander verschoben. Das Material verteilt sich auf dem unteren Objektträger in einer meist ovalen dünnen Schicht (Abb. 2.8.4, oberer Ausstrich und 2.8.5a).

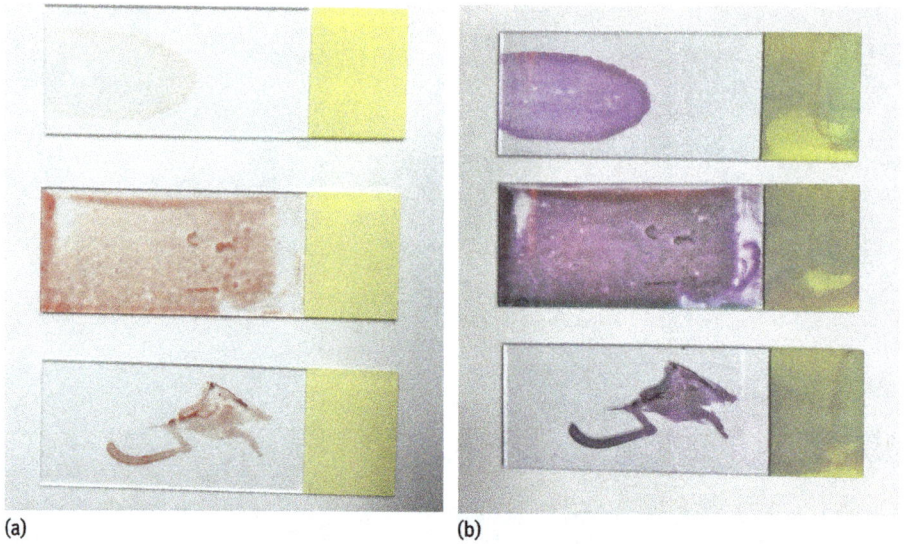

(a)

(b)

Abb. 2.8.4: Unterschiedliche Ausstrichqualitäten: (a) ungefärbt, (b) nach Schnellfärbung. Oben gleichmäßiger, dünnschichtiger Ausstrich, Mitte stark blutiger, nicht ausreichend dünnschichtiger Ausstrich, unten missglückter, dickschichtiger Ausstrich mit zerquetschten Zellverbänden bzw. Koageln.

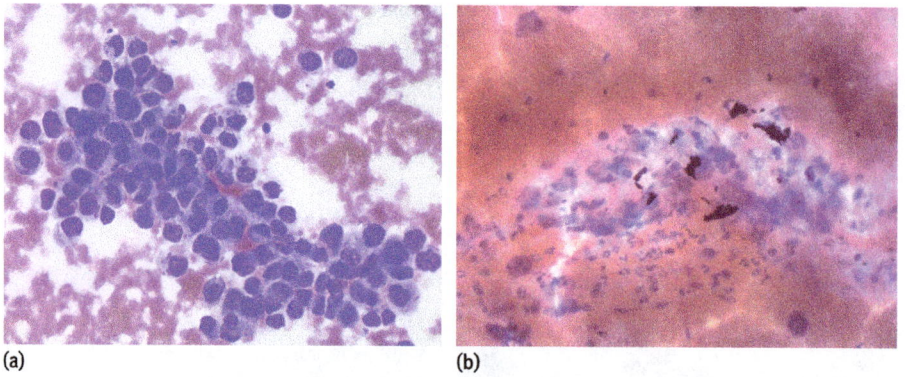

(a)

(b)

Abb. 2.8.5: Unterschiedliche Ausstrichqualitäten: (a) mikroskopische Ansicht des gleichmäßigen, dünnschichtigen Ausstrichs aus Abb. 2.8.4 oben: gute Erkennbarkeit der zellulären Details, EUS-FNA einer Lymphknotenmetastase eines gastralen Adenokarzinoms (Abb. 2.3.1 und 2.3.2); (b) mikroskopische Ansicht des missglückten, dickschichtigen Ausstrichs mit zerquetschen Zellverbänden bzw. Koageln aus Abb. 2.8.4 unten: stark blutiger Hintergrund, überlagerte zelluläre Details (Die Abbildungen verdanke ich J. Schubert.).

Tab. 2.8.1: Mögliche Ursachen für qualitativ unzureichende Ausstriche.

Artefakt-Typ	Folge	Fehleranalyse	Optimierung
Dickschicht-artefakt	Beurteilung zellulärer Merkmale erschwert/unmöglich	Zu viel Material auf einem Objektträger	Aspirat auf mehrere Objektträger verteilen Solide Gewebepartikelchen und Blutkoagel vor dem Ausstreichen vom Objektträger abheben und in einem Fixativ asservieren
Quellartefakt	Artefizielle Zellgrößen-veränderungen können Atypien vortäuschen	Zu viel Flüssigkeitsbeimengung	Flüssigkeit auf anderen Objektträger „dekantieren" oder mit saugfähigem Material am Rand absaugen
Blutartefakte	Überdeckung diagnostisch relevanter Zellverbände und des extrazellulären Hintergrundes durch eine Koagelschicht	Zu blutiges Material	Flüssiges Blut mit saugfähigem Material am Rand absaugen Blutkoagel vom Objektträger absammeln und nicht ausstreichen (= zerquetschen) Aspiration ohne/mit geringerem Sog
Antrocknungs-artefakte	Artefizielle Zellgrößen-veränderungen, ungleichmäßige Ausstrichdicke mit erschwerter Beurteilung zellulärer Merkmale	Verzögertes Ausstreichen Sehr geringe Materialmenge auf dem Objektträger Verspritzen des Aspirats auf dem Objektträger	Weniger Objektträger auf einmal beschicken Geringe Materialmengen sofort ausstreichen Dosiertes Aufbringen von Aspirat auf den Objektträger (Mandrin)
Quetsch-artefakte	Zerstörung diagnostischer zellulärer Details, Entstehung von hyperchromatischen Nacktkernen mit prominenten Nukleoli	Zu starker Andruck beider Objektträger	Materialverteilung durch Oberflächenspannung allein abwarten „Leichte Hand" beim Ausstreichen
Kratzartefakte	Zerstörung diagnostischer zellverbände	Nicht parallele Bewegung beider Objektträger gegeneinander beim Ausstreichen	Optimierung der Ausstrichtechnik

ter dünnschichtiger Ausstrich aber bereits optisch trocken wirken. Der Versand ist jedoch erst nach kompletter Trocknung möglich, die gegebenenfalls durch vorsichtiges Fönen beschleunigt werden kann. Da Enzyme und Antigenstrukturen für die Immunzytochemie optimal erhalten bleiben, können immunzytochemische Verfahren sehr gut eingesetzt werden. An trockenfixierten Ausstrichen können neben der MGG-Färbung als Standard problemlos auch Papanicolaou- und Hämatoxylin-Eosin–Färbung (HE) durchgeführt werden. Luftgetrocknete Ausstriche sind nahezu unbegrenzt lagerbar [1, 91].

Die Feuchtfixation erfolgt im Regelfall durch sofortiges Besprühen der noch feuchten Ausstriche mit alkoholischen Fixationssprays (Cyto-Fixx®, CytoRAL®, Merckofix®). Fixationssprays führen auch zur Versiegelung der Objektträger, sodass sprayfixierte Präparate bereits nach etwa 10–20 Minuten versandfertig sind. Die alternative Immersion in alkoholischen Lösungen oder Mischlösungen aus Alkohol und Äther oder Azeton ist in der Versandzytologie wenig praktikabel, weil die Präparate während des Versandes in der Immersionslösung verbleiben müssen. Die Feuchtfixation muss innerhalb von Sekunden nach dem Ausstrich erfolgen, da Trocknungsartefakte die morphologische Beurteilung erheblich einschränken können. Vorteil der Feuchtfixation von Ausstrichen sind die weitgehende Erhaltung der Zell- und Kernmorphologie und der geringe Zeitbedarf. Bevorzugte Färbungen an feuchtfixierten Ausstrichen sind Papanicolaou- und HE-Färbung. Nach Papanicolaou gefärbte Ausstriche überzeugen durch eine exzellente Darstellung der nukleären Chromatinstruktur. Zytoplasmadetails gehen jedoch verloren. In dünnen Ausstrichen wird die Zellbeurteilung durch extrazellulären Mukus, Schleim oder Blut weniger beeinträchtigt. Nachteilig sind der relativ große Arbeits- und Zeitaufwand im zytopathologischen Labor, die Lichtempfindlichkeit der Präparate sowie Einschränkungen für einige immunzytochemische Reaktionen durch fixationsbedingte Denaturierung von Strukturproteinen der Zellmembran [1, 91].

2.8.2.3 Flüssigkeitsbasierte Dünnschichtpräparationen

Als Alternative oder Ergänzung zu konventionellen Ausstrichpräparaten können flüssigkeitsbasierte Dünnschichtpräparationen genutzt werden, die mit teilautomatisierten Systemen wie ThinPrep™ oder SurePath™ gefertigt werden. Das Aspirat oder nicht für konventionelle Ausstriche eingesetztes Restmaterial wird dazu in einem spezifischen Transport- und Fixationsmedium (z. B. Cytolyt®) in das zytopathologische Labor gebracht und dort nach Ultrazentrifugation in einem Automaten als einschichtiges Präparat auf einen Objektträger übertragen. Zu überdenken ist der Einsatz flüssigkeitsbasierter Dünnschichtpräparationen trotz der hohen Kosten insbesondere in der Versandzytologie und bei unzureichender Erfahrung der Einsender mit der Ausstrichtechnik. Störende Beimengungen von Erythrozyten und Proteinpräzipitaten werden durch Dünnschichtpräparation aus dem Aspirat entfernt und diagnostisch relevantes zelluläres Material konzentriert. Immunozytochemische und molekularbiologische Verfahren lassen sich an diesen Präparaten ausgezeichnet durchführen. Nachteile sind die etwas geringere Zellularität der Präparate, der Verlust diagnostisch relevanten extrazellulären Hintergrundes (z. B. Muzin, Nekrose), die Unmöglichkeit bestimmter Färbemethoden (Romanowsky-Färbungen, insbesondere May-Grünwald Giemsa) und die Zerstörung der architektonischen Integrität kleiner Zellverbände [93]. Die Beurteilung von Dünnschichtpräparaten erfordert daher auch eine besondere Erfahrung des Zytopathologen. Der routinemäßige Stellenwert von Dünnschichtverfahren für Feinnadelaspirate wird kontrovers beurteilt [1].

2.8.2.4 Zellblock

Zellblockpräparationen können aus flüssigen Aspiraten, aus Nadelspülflüssigkeit, aus direkt in Formalin eingebrachten Aspiratmaterial oder aus dem für die Gewinnung von Dünnschichtpräparaten benutzten Fixations- und Transportmedium gewonnen werden. Dies erfolgt durch mehrschrittige Zentrifugation und/oder die Aggregation von Einzelzellen in bestimmten Gels (Fibrin, Cellient, Histogel). Von „natürlichen Zellblöcken" spricht man, wenn durch den natürlichen Gerinnungsprozess in bluthaltigen Feinnadelaspiraten Fibrin- und Blutgerinnsel entstehen, die im Regelfall auch kleine Zellverbände enthalten (Abb. 2.8.6). Das durch diese Zellaggregationsprozesse gewonnene „Pellet" kann in einer Biopsiekassette in Paraffin eingebettet und analog zu histologischen Präparaten weiter bearbeitet werden. Es entstehen wie bei primär histologischem Material zahlreiche 3–5 µm dünne Schnitte, an denen neben

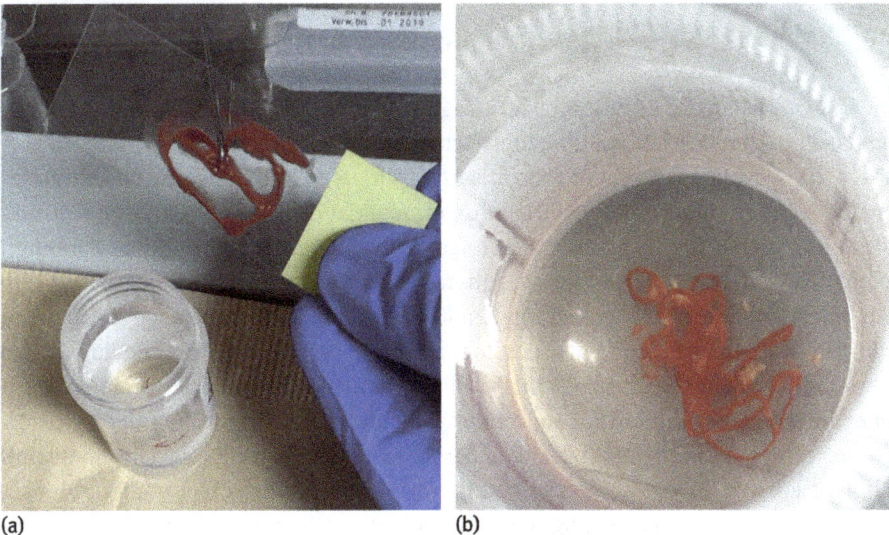

(a)   (b)

Abb. 2.8.6: „Natürlicher Zellblock": (a) bei einer EUS-FNA gewonnene Koagelzylinder mit kleinen (weißlichen) Zellverbänden auf dem Objektträger (Abb. 2.3.3b, rechter Objektträger) werden mit einer Injektionsnadel abgehoben und (b) in Formalinlösung eingebracht.

traditionellen Färbungen auch zahlreiche immunohistochemische und molekularbiologische Untersuchungen möglich sind und die nahezu unbegrenzt aufbewahrt und für Nachuntersuchungen verwendet werden können. Dies spielt insbesondere dann eine Rolle, wenn eine Artdiagnose solider Neoplasien erforderlich ist, beispielsweise in der Differenzialdiagnose von Leber- und Lymphknotenmetastasen bei mehreren möglichen Primärtumoren. Insofern sind Zellblöcke eine ideale Ergänzung zu konventionellen Ausstrichen [1, 26, 27, 59, 61, 92]. Eine klare definitorische Abgrenzung „natürlicher Zellblöcke" zu histologischen Präparaten von kleinen Gewebezylindern, wie sie mit Feinnadeln häufig gewonnen werden können, ist nicht möglich [1]. Die mikroskopische Beurteilung von Zellblockmaterial folgt histologischen Kriterien, da zelluläre Details durch die Fixation erheblich modifiziert werden und so zytodiagnostische Kriterien häufig nicht anwendbar sind („histologisierte" Zytologie). Daher empfiehlt sich immer die Kombination mit Ausstrichpräparaten, um die Vorteile beider diagnostischer Ansätze kombinieren zu können [27].

2.8.2.5 Materialverarbeitung bei speziellen Fragestellungen

Für mikrobiologische Untersuchungen werden Aspirate aus soliden Läsionen (z. B. Lymphknoten) im Regelfall in Behälter mit steriler physiologischer Kochsalzlösung eingebracht, Aspirate aus liquiden Läsionen werden ohne Zusätze in sterilen Behältnissen zur mikrobiologischen Untersuchung eingesandt. Für PCR-Untersuchungen ist in Formalin fixiertes Aspirat gut geeignet [1, 27].

2.9 Schnelle Vor-Ort-Zytologie und Anzahl der Punktionsvorgänge

Die Vor-Ort-Zytologie (ROSE) soll noch vor Abschluss der Feinnadelaspiration klären, ob das entnommene Material diagnostisch adäquat ist. Damit wird vor allem angestrebt, die Anzahl der Punktionsvorgänge zu optimieren und die diagnostische Effizienz zu erhöhen. Eine vorläufige Diagnose ermöglicht es darüber hinaus, ggf. gezielt weiteres Material für Zusatzuntersuchungen zu entnehmen und mit dem Patienten zügig das weitere diagnostische oder therapeutische Vorgehen zu vereinbaren [91]. Vor allem aufgrund der zunehmenden Konzentration und Dezentralisierung der zytopathologischen Labore sowie des hohen personellen und logistischen Aufwandes ist die vor-Ort-Zytologie in Deutschland leider nur an wenigen Zentren etabliert. Routinemäßig kommt sie dann zur Anwendung, wenn Materialgewinnung und zytomorphologische Befundung in der Hand eines Untersuchers liegen (klinische Zytologie). Kliniker können in einem kurzen standardisierten Trainingsprogramm zumindest die makroskopische Beurteilung der Adäquatheit von Feinnadelaspiraten [94], aber auch Schnellfärbetechniken und die mikroskopische Beurteilung der Adäquatheit von Aspiraten erfolgreich erlernen [95, 96]. Bei ausreichender Übung kann darüber hinaus für die Differenzierung maligner von benignen Befunden eine mit der endgülti-

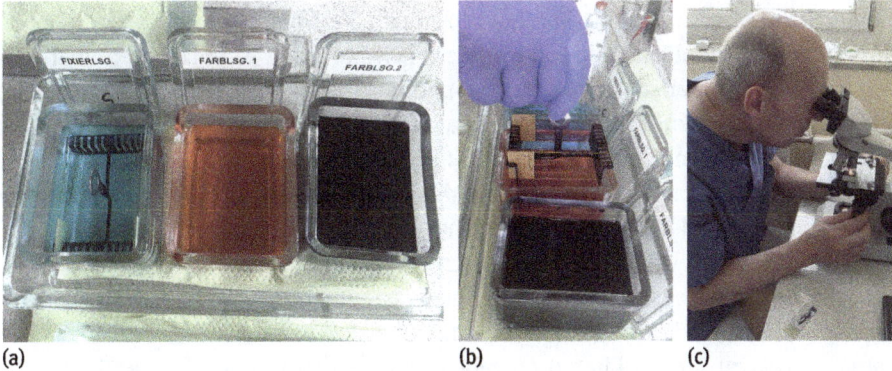

(a) (b) (c)

Abb. 2.9.1: ROSE: schnelle Vor-Ort-Zytologie (*rapid onsite cytolopathological evaluation*). (a) Vorbereitete Lösungen der Hemacolor®-Schnellfärbung. (b) die Objektträger werden für jeweils wenige Sekunden nacheinander in Fixier- und Färbelösungen eingetaucht, anschließend in destilliertem Wasser gespült und dann luftgetrocknet. (c) Nach etwa 2 Minuten stehen sie dem Untersucher im Untersuchungsraum zur mikroskopischen vor-Ort-Beurteilung zur Verfügung.

gen zytopathologischen Beurteilung vergleichbare diagnostische Sicherheit erworben werden [97].

Praktisch werden für ROSE ein oder zwei der angefertigten Ausstriche genutzt oder Abtupfpräparate von histologischen Bioptaten angefertigt. Diese Ausstriche werden noch im Untersuchungsraum nach (ggf. durch Trockenfönen beschleunigter) Lufttrocknung mit einer MGG-basierten Schnellfärbung gefärbt und anschließend kurz gewässert (Abb. 2.8.4, Abb. 2.8.5 und Abb. 2.9.1). Neben kommerziell erhältlichen Lösungen (DiffQuik®, Hemacolor®) hat sich diese unkomplizierte Vorgehensweise bewährt, die zu einer kräftigen, aber transparenten Färbung führt:

– Mischen von 1 Teil Giemsa-Stammlösung + 1 Teil May-Grünwald-Lösung (unverdünnt) mischen, Filtration der Mischlösung durch Mull,
– Objektträger etwa 1 Minute in dieser Lösung färben,
– gefärbten Objektträger etwa 30 Sekunden in Aqua dest. schwenken,
– nasse Objektträger mit einem Deckglas eindecken.

Alternativ können nach Feuchtfixation auch modifizierte ultraschnelle Papanicolaou-Färbungen oder Haematoxylin-Eosin-Färbungen zum Einsatz kommen. Nach 2–3 Minuten stehen die fertigen Ausstriche zur Verfügung und können von einem vor Ort befindlichen Zytopathologen, Zytologie-Assistenten oder dem klinischen Untersucher selbst mikroskopisch beurteilt werden (Abb. 2.9.1). Alternativ kommt auch eine telezytopathologische Beurteilung in Frage [1].

Ohne Vor-Ort-Zytologie empfiehlt sich die Durchführung mehrerer Punktionsvorgänge, bis nach makroskopischem Eindruck etwa 12 qualitativ gute Ausstriche und nach Möglichkeit auch für die Anfertigung eines Zellblocks geeignetes Material bzw.

kleine Gewebefragmente zur Verfügung stehen. Die Kombination konventioneller Ausstriche mit Zellblöcken oder auch flüssigkeitsbasierten Dünnschichtpräparationen erhöht die Gesamtsensitivität der zytopathologischen Diagnostik und ermöglicht insbesondere auch zusätzliche differenzialdiagnostische Aussagen und Subtypisierungen maligner Neoplasien [1, 27, 91, 98]. Die Anzahl der erforderlichen Punktionsvorgänge ist stark von den Eigenschaften der Zielläsion abhängig. Bei Leberläsionen reichen im Regelfall 1–2 Punktionsvorgänge und bei Lymphknoten 2–3 Punktionsvorgänge für die Gewinnung diagnostisch adäquater Aspirate, während das sehr kohäsive Gewebe subepithelialer mesenchymaler Tumoren des Gastrointestinaltrakts und das desmoplastische Pankreaskarzinom meist eine höhere Anzahl von Nadelpassagen (bis zu 7 nach Literaturangaben) erforderlich machen [1, 26, 27, 59, 61]. Zahlreiche Studien und Meta-Analysen zum Stellenwert von ROSE bei der (E)US-FNA vermitteln kein einheitliches Bild. Aktuelle Leitlinien empfehlen die Nutzung von ROSE insbesondere dann, wenn in einem Zentrum der Anteil inadäquater Aspirationen > 10 % liegt [27, 99]. Zwei multizentrische randomisiert-prospektive Studien haben zeigen können, dass die vor-Ort-Zytologie bei der EUS-FNA von Pankreasläsionen im Vergleich zu einer standardisierten Anzahl von Punktionsvorgängen keine signifikanten Vorteile für die Adäquatheit des Materials und die diagnostische Genauigkeit hat. Allerdings verringerte ROSE die Anzahl der diagnostisch notwendigen Nadelpassagen [100, 101].

Literatur

[1]   Jenssen C, Beyer T. Feinnadelaspirations-Zytologie. In: Dietrich CF, Nürnberg D (Hg). Interventioneller Ultraschall. Lehrbuch und Atlas für die Interventionelle Sonographie. Stuttgart, New York: Georg Thieme Verlag, 2011, 75–98.

[2]   Strobel D, Bernatik T, Blank W, Will U, Reichel A, Wustner M, Keim V, et al. Incidence of bleeding in 8172 percutaneous ultrasound-guided intraabdominal diagnostic and therapeutic interventions – results of the prospective multicenter DEGUM interventional ultrasound study (PIUS study). Ultraschall Med 2015,36,122–131.

[3]   Eltoum IA, Alston EA, Roberson J. Trends in pancreatic pathology practice before and after implementation of endoscopic ultrasound-guided fine-needle aspiration: an example of disruptive innovation effect? Arch Pathol Lab Med 2012,136,447–453.

[4]   Sidhu PS, Brabrand K, Cantisani V, Correas JM, Cui XW, D'Onofrio M, Essig M, et al. EFSUMB Guidelines on Interventional Ultrasound (INVUS), Part II. Ultraschall Med 2015,36,E15–35.

[5]   Jhala N, Jhala D. Gastrointestinal tract cytology: advancing horizons. Adv Anat Pathol 2003,10,261–277.

[6]   Kocjan G, Chandra A, Cross P, Denton K, Giles T, Herbert A, Smith P, et al. BSCC Code of Practice–fine needle aspiration cytology. Cytopathology 2009,20,283–296.

[7]   Chandra A, Cross P, Denton K, Giles T, Hemming D, Payne C, Wilson A, et al. The BSCC code of practice–exfoliative cytopathology (excluding gynaecological cytopathology). Cytopathology 2009,20,211–223.

[8]   Brugge W, Dewitt J, Klapman JB, Ashfaq R, Shidham V, Chhieng D, Kwon R, et al. Tech-
        niques for cytologic sampling of pancreatic and bile duct lesions. Diagn Cytopathol
        2014,42,333–337.
[9]   Jenssen C, Hollerbach S. EUS-FNP: Indikationen, Kontraindikationen, Risiken. In: Jenssen C,
        Gottschalk U, Schachschal G, Dietrich CF (Hg). Kursbuch Endosonografie. Stuttgart, New York:
        Georg Thieme Verlag, 2014, 292–310.
[10]   Sheafor DH, Paulson EK, Kliewer MA, DeLong DM, Nelson RC. Comparison of sonographic
        and CT guidance techniques: does CT fluoroscopy decrease procedure time? Am J Roentgenol
        2000,174,939–942.
[11]   Mahnken AH, Wallnöfer A, Helmberger T. CT-gesteuerte diagnostische Punktionen. In: Homola
        G, Küttner A, Flohr T (Hg). Mehrschicht-CT – Ein Leitfaden. Volume 1. Berlin: Springer-Verlag,
        2008, 381–388.
[12]   Feuerbach S, Schreyer A, Schlottmann K. Standards radiologisch bildgesteuerter Biopsien –
        Indikationsstellung, Technik, Komplikationen. Radiologie up2date 2003,3,207–228.
[13]   Holm HH, Kristensen JK, Rasmussen SN, Northeved A, Barlebo H. Ultrasound as a guide in
        percutaneous puncture technique. Ultrasonics 1972,10,83–86.
[14]   Rasmussen SN, Holm HH, Kristensen JK, Barlebo H. Ultrasonically-guided liver biopsy. Br Med
        J 1972,2,500–502.
[15]   Haaga JR, Alfidi RJ. Precise biopsy localization by computer tomography. Radiology
        1976,118,603–607.
[16]   Claudon M, Dietrich CF, Choi BI, Cosgrove DO, Kudo M, Nolsoe CP, Piscaglia F, et al. Guide-
        lines and good clinical practice recommendations for contrast enhanced ultrasound (CEUS)
        in the liver–update 2012: a WFUMB-EFSUMB initiative in cooperation with representatives of
        AFSUMB, AIUM, ASUM, FLAUS and ICUS. Ultraschall Med 2013,34,11–29.
[17]   Dietrich C, Jenssen C. Kontrastmittelsonografie (CEUS) der Leber. Gastroenterologie up2date
        2014,10,113–128.
[18]   Chiorean L, Cantisani V, Jenssen C, Sidhu PS, Baum U, Dietrich CF. Focal masses in a
        non-cirrhotic liver: The additional benefit of CEUS over baseline imaging. Eur J Radiol
        2015,84,1636–1643.
[19]   D'Onofrio M, Biagioli E, Gerardi C, Canestrini S, Rulli E, Crosara S, De Robertis R, et al. Dia-
        gnostic Performance of Contrast-Enhanced Ultrasound (CEUS) and Contrast-Enhanced Endo-
        scopic Ultrasound (ECEUS) for the Differentiation of Pancreatic Lesions: A Systematic Review
        and Meta-Analysis. Ultraschall Med 2014,35,515–521.
[20]   Jenssen C, Dietrich CF. Kontraindikationen, Komplikationen, Komplikationsmanagement. In:
        Dietrich CF, Nürnberg D (Hg). Interventioneller Ultraschall. Lehrbuch und Atlas für die inter-
        ventionelle Sonographie. Stuttgart, New York: Georg Thieme Verlag, 2011, 127–160.
[21]   Gottschalk U, Dietrich CF. Materialkunde. In: Dietrich CF, Nürnberg D (Hg). Interventioneller
        Ultraschall. Lehrbuch und Atlas für die Interventionelle Sonographie. Stuttgart, New York:
        Georg Thieme Verlag, 2011, 15–38.
[22]   Swiderek J, Morcos S, Donthireddy V, Surapaneni R, Jackson-Thompson V, Schultz L, Kini S, et
        al. Prospective study to determine the volume of pleural fluid required to diagnose malignan-
        cy. Chest 2010,137,68–73.
[23]   Rooper LM, Ali SZ, Olson MT. A minimum fluid volume of 75 mL is needed to ensure ade-
        quacy in a pleural effusion: a retrospective analysis of 2540 cases. Cancer Cytopathol
        2014,122,657–665.
[24]   Rooper LM, Ali SZ, Olson MT. A minimum volume of more than 60 mL is necessary for adequa-
        te cytologic diagnosis of malignant pericardial effusions. Am J Clin Pathol 2016,145,101–106.
[25]   Vilmann P, Jacobsen GK, Henriksen FW, Hancke S. Endoscopic ultrasonography with guided
        fine needle aspiration biopsy in pancreatic disease. Gastrointest Endosc 1992,38,172–173.

[26] Jenssen C, Dietrich CF. Endoscopic ultrasound-guided fine-needle aspiration biopsy and trucut biopsy in gastroenterology – An overview. Best Pract Res Clin Gastroenterol 2009,23,743–759.

[27] Jenssen C, Hocke M, Fusaroli P, Gilja OH, Buscarini E, Havre RF, Ignee A, et al. EFSUMB Guidelines on Interventional Ultrasound (INVUS), Part IV – EUS-guided Interventions: General aspects and EUS-guided sampling (Long Version). Ultraschall Med 2016,37,E33–E76.

[28] Jenssen C, Alvarez-Sanchez MV, Napoleon B, Faiss S. Diagnostic endoscopic ultrasonography: assessment of safety and prevention of complications. World J Gastroenterol 2012,18,4659–4676.

[29] Dietrich CF, Sahai A, D'Onofrio M, Will U, Arciadacono P, Petrone MC, Hocke M, et al. Differential diagnosis of small solid pancreatic lesions. Gastrointest Endosc 2016, published ahead of print.

[30] Krishna SG, Li F, Bhattacharya A, Ladha H, Porter K, Singh A, Ross WA, et al. Differentiation of pancreatic ductal adenocarcinoma from other neoplastic solid pancreatic lesions: a tertiary oncology center experience. Gastrointest Endosc 2015 Feb,81(2),370–9.

[31] Fujimori N, Osoegawa T, Lee L, Tachibana Y, Aso A, Kubo H, Kawabe K, et al. Efficacy of endoscopic ultrasonography and endoscopic ultrasonography-guided fine-needle aspiration for the diagnosis and grading of pancreatic neuroendocrine tumors. Scand J Gastroenterol 2016,51,245–252.

[32] Jenssen C, Kahl S. Management of Incidental Pancreatic Cystic Lesions. Viszeralmedizin 2015,31,14–24.

[33] Tanaka M, Fernandez-del Castillo C, Adsay V, Chari S, Falconi M, Jang JY, Kimura W, et al. International consensus guidelines 2012 for the management of IPMN and MCN of the pancreas. Pancreatology 2012,12,183–197.

[34] Pitman MB, Yaeger KA, Brugge WR, Mino-Kenudson M. Prospective analysis of atypical epithelial cells as a high-risk cytologic feature for malignancy in pancreatic cysts. Cancer Cytopathol 2013,121,29–36.

[35] Pitman MB, Centeno BA, Genevay M, Fonseca R, Mino-Kenudson M. Grading epithelial atypia in endoscopic ultrasound-guided fine-needle aspiration of intraductal papillary mucinous neoplasms: an international interobserver concordance study. Cancer Cytopathol 2013,121,729–736.

[36] Sigel CS, Edelweiss M, Tong LC, Magda J, Oen H, Sigel KM, Zakowski MF. Low interobserver agreement in cytology grading of mucinous pancreatic neoplasms. Cancer Cytopathol 2015,123,40–50.

[37] Al-Haddad MA, Kowalski T, Siddiqui A, Mertz HR, Mallat D, Haddad N, Malhotra N, et al. Integrated molecular pathology accurately determines the malignant potential of pancreatic cysts. Endoscopy 2015,47,136–142.

[38] Guo X, Zhan X, Li Z. Molecular Analyses of Aspirated Cystic Fluid for the Differential Diagnosis of Cystic Lesions of the Pancreas: A Systematic Review and Meta-Analysis. Gastroenterol Res Pract 2016,2016,3546085.

[39] Navaneethan U, Njei B, Venkatesh PG, Lourdusamy V, Sanaka MR. Endoscopic ultrasound in the diagnosis of cholangiocarcinoma as the etiology of biliary strictures: a systematic review and meta-analysis. Gastroenterol Rep (Oxf) 2015,3,209–215.

[40] Sadeghi A, Mohamadnejad M, Islami F, Keshtkar A, Biglari M, Malekzadeh R, Eloubeidi MA. Diagnostic yield of EUS-guided FNA for malignant biliary stricture: a systematic review and meta-analysis. Gastrointest Endosc 2016,83,290–298 e291.

[41] Wu LM, Jiang XX, Gu HY, Xu X, Zhang W, Lin LH, Deng X, et al. Endoscopic ultrasound-guided fine-needle aspiration biopsy in the evaluation of bile duct strictures and gallbladder masses: a systematic review and meta-analysis. Eur J Gastroenterol Hepatol 2011,23,113–120.

[42] Jenssen C, Dietrich CF. Endoscopic ultrasound of gastrointestinal subepithelial lesions. Ultraschall Med 2008,29,236–256; quiz 257–264.

[43] Eckardt AJ, Jenssen C. Current endoscopic ultrasound-guided approach to incidental subepithelial lesions: optimal or optional? Ann Gastroenterol 2015,28,160–172.

[44] Zhang XC, Li QL, Yu YF, Yao LQ, Xu MD, Zhang YQ, Zhong YS, et al. Diagnostic efficacy of endoscopic ultrasound-guided needle sampling for upper gastrointestinal subepithelial lesions: a meta-analysis. Surg Endosc 2016;30:2431–2441.

[45] Stelow EB, Murad FM, Debol SM, Stanley MW, Bardales RH, Lai R, Mallery S. A limited immunocytochemical panel for the distinction of subepithelial gastrointestinal mesenchymal neoplasms sampled by endoscopic ultrasound-guided fine-needle aspiration. Am J Clin Pathol 2008,129,219–225.

[46] Jenssen C, Dietrich CF, Burmester E. [Malignant neoplasias of the gastrointestinal tract–endosonographic staging revisited]. Z Gastroenterol 2011,49,357–368.

[47] Fritscher-Ravens A, Sriram PV, Bobrowski C, Pforte A, Topalidis T, Krause C, Jaeckle S, et al. Mediastinal lymphadenopathy in patients with or without previous malignancy: EUS-FNA-based differential cytodiagnosis in 153 patients. Am J Gastroenterol 2000,95,2278–2284.

[48] Krishna NB, Gardner L, Collins BT, Agarwal B. Periportal lymphadenopathy in patients without identifiable pancreatobiliary or hepatic malignancy. Clin Gastroenterol Hepatol 2006,4,1373–1377.

[49] Coe A, Conway J, Evans J, Goebel M, Mishra G. The yield of EUS-FNA in undiagnosed upper abdominal adenopathy is very high. J Clin Ultrasound 2013,41,210–213.

[50] Yasuda I, Tsurumi H, Omar S, Iwashita T, Kojima Y, Yamada T, Sawada M, et al. Endoscopic ultrasound-guided fine-needle aspiration biopsy for lymphadenopathy of unknown origin. Endoscopy 2006,38,919–924.

[51] Götzberger M, Jenssen C. Lymphknoten, Ganglion coeliacum, Milz: Einstellungen, Normalbefunde, Varianten, Charakterisierung. In: Jenssen C, Gottschalk U, Schachschal G, Dietrich CF (Hg). Kursbuch Endosonografie. Stuttgart, New York: Georg Thieme Verlag, 2014, 139–149.

[52] Jenssen C. [Clinical value of lymph node sonography]. Praxis (Bern 1994) 2009,98,581–588.

[53] Dietrich CF, Hocke M, Jenssen C. [Ultrasound for abdominal lymphadenopathy]. Dtsch Med Wochenschr 2013,138,1001–1018.

[54] Chiorean L, Cui X-W, Klein SA, Budjan J, Sparchez Z, Radzina M, Jenssen C, et al. Clinical value of imaging for lymph nodes evaluation with particular emphasis on ultrasonography. Z Gastroenterol 2016,54,774–790.

[55] Jenssen C, Siebert C, Gottschalk U. The Role of Endoscopic Ultrasound in M-Staging of Gastrointestinal and Pancreaticobiliary Cancer. Video Journal and Encyclopedia of GI Endoscopy 2013,1,105–109.

[56] Jenssen C, Annema JT, Clementsen P, Cui XW, Borst MM, Dietrich CF. Ultrasound techniques in the evaluation of the mediastinum, part 2: mediastinal lymph node anatomy and diagnostic reach of ultrasound techniques, clinical work up of neoplastic and inflammatory mediastinal lymphadenopathy using ultrasound techniques and how to learn mediastinal endosonography. J Thorac Dis 2015,7,E439–458.

[57] Yang B, Li F, Shi W, Liu H, Sun S, Zhang G, Jiao S. Endobronchial ultrasound-guided transbronchial needle biopsy for the diagnosis of intrathoracic lymph node metastases from extrathoracic malignancies: a meta-analysis and systematic review. Respirology 2014,19,834–841.

[58] Fujii-Lau LL, Abu Dayyeh BK, Bruno MJ, Chang KJ, DeWitt JM, Fockens P, Forcione D, et al. EUS-derived criteria for distinguishing benign from malignant metastatic solid hepatic masses. Gastrointest Endosc 2015,81,1188–1196 e1181–1187.

[59]   Jenssen C, Moller K, Wagner S, Sarbia M. [Endoscopic ultrasound-guided biopsy: diagnostic yield, pitfalls, quality management part 1: optimizing specimen collection and diagnostic efficiency]. Z Gastroenterol 2008,46,590–600.

[60]   Madhoun MF, Wani SB, Rastogi A, Early D, Gaddam S, Tierney WM, Maple JT. The diagnostic accuracy of 22-gauge and 25-gauge needles in endoscopic ultrasound-guided fine needle aspiration of solid pancreatic lesions: a meta-analysis. Endoscopy 2013,45,86–92.

[61]   Jenssen C, Moller K, Wagner S, Sarbia M. [Endoscopic ultrasound-guided biopsy: diagnostic yield, pitfalls, quality management. Part 2: Opportunities of differential diagnosis, pitfalls, and problem solutions]. Z Gastroenterol 2008,46,897–908.

[62]   Möller K, Jenssen C. EUS-FNP: Vorbereitung, Nadeln, Techniken. In: Jenssen C, Gottschalk U, Schachschal G, Dietrich CF (Hg). Kursbuch Endosonografie. Stuttgart, New York: Georg Thieme Verlag, 2014,312–326.

[63]   Katanuma A, Itoi T, Baron TH, Yasuda I, Kin T, Yane K, Maguchi H, et al. Bench-top testing of suction forces generated through endoscopic ultrasound-guided aspiration needles. J Hepatobiliary Pancreat Sci 2015,22,379–385.

[64]   Hollerbach S, Juergensen C, Hocke M, Freund U, Wellmann A, Burmester E. [EUS-FNA: how to improve biopsy results? An evidence based review]. Z Gastroenterol 2014,52,1081–1092.

[65]   Cohen NN, Flowers W. Diagnosis of stenosing lesions of the esophagus using brush cytology. Gastrointest Endosc 1969,15,213–214.

[66]   Batra M, Handa U, Mohan H, Sachdev A. Comparison of cytohistologic techniques in diagnosis of gastroesophageal malignancy. Acta Cytol 2008,52,77–82.

[67]   Witzel L, Halter F, Gretillat PA, Scheurer U, Keller M. Evaluation of specific value of endoscopic biopsies and brush cytology for malignancies of the oesophagus and stomach. Gut 1976,17,375–377.

[68]   Hanson JT, Thoreson C, Morrissey JF. Brush cytology in the diagnosis of upper gastrointestinal malignancy. Gastrointest Endosc 1980,26,33–35.

[69]   Falk GW, Ours TM, Richter JE. Practice patterns for surveillance of Barrett's esophagus in the united states. Gastrointest Endosc 2000,52,197–203.

[70]   Chadwick BE. Beyond cytomorphology: expanding the diagnostic potential for biliary cytology. Diagn Cytopathol 2012,40,536–541.

[71]   Navaneethan U, Njei B, Lourdusamy V, Konjeti R, Vargo JJ, Parsi MA. Comparative effectiveness of biliary brush cytology and intraductal biopsy for detection of malignant biliary strictures: a systematic review and meta-analysis. Gastrointest Endosc 2015,81,168–176.

[72]   Vandervoort J, Soetikno RM, Montes H, Lichtenstein DR, Van Dam J, Ruymann FW, Cibas ES, et al. Accuracy and complication rate of brush cytology from bile duct versus pancreatic duct. Gastrointest Endosc 1999,49,322–327.

[73]   Suzuki R, Thosani N, Annangi S, Komarraju A, Irisawa A, Ohira H, Obara K, et al. Diagnostic yield of endoscopic retrograde cholangiopancreatography-based cytology for distinguishing malignant and benign intraductal papillary mucinous neoplasm: systematic review and meta-analysis. Dig Endosc 2014,26,586–593.

[74]   Zargar SA, Khuroo MS, Jan GM, Mahajan R, Shah P. Prospective comparison of the value of brushings before and after biopsy in the endoscopic diagnosis of gastroesophageal malignancy. Acta Cytol 1991,35,549–552.

[75]   Keighley MR, Thompson H, Moore J, Hoare AM, Allan RN, Dykes PW. Comparison of brush cytology before or after biopsy for diagnosis of gastric carcinoma. Br J Surg 1979,66,246–247.

[76]   Dumonceau JM, Macias Gomez C, Casco C, Genevay M, Marcolongo M, Bongiovanni M, Morel P, et al. Grasp or brush for biliary sampling at endoscopic retrograde cholangiography? A blinded randomized controlled trial. Am J Gastroenterol 2008,103,333–340.

[77] Sugimoto S, Matsubayashi H, Kimura H, Sasaki K, Nagata K, Ohno S, Uesaka K, et al. Dia-
      gnosis of bile duct cancer by bile cytology: usefulness of post-brushing biliary lavage fluid.
      Endosc Int Open 2015,3,E323–328.
[78] Yamaguchi T, Shirai Y, Nakamura N, Sudo K, Nakamura K, Hironaka S, Hara T, et al. Usefulness
      of brush cytology combined with pancreatic juice cytology in the diagnosis of pancreatic
      cancer: significance of pancreatic juice cytology after brushing. Pancreas 2012,41,1225–1229.
[79] Lee SJ, Lee YS, Lee MG, Lee SH, Shin E, Hwang JH. Triple-tissue sampling during endoscopic
      retrograde cholangiopancreatography increases the overall diagnostic sensitivity for cholan-
      giocarcinoma. Gut Liver 2014,8,669–673.
[80] Mohandas KM, Swaroop VS, Gullar SU, Dave UR, Jagannath P, DeSouza LJ. Diagnosis of mali-
      gnant obstructive jaundice by bile cytology: results improved by dilating the bile duct strictu-
      res. Gastrointest Endosc 1994,40,150–154.
[81] Ornellas LC, Santos Gda C, Nakao FS, Ferrari AP. Comparison between endoscopic brush cyto-
      logy performed before and after biliary stricture dilation for cancer detection. Arq Gastroente-
      rol 2006,43,20–23.
[82] Farrell RJ, Jain AK, Brandwein SL, Wang H, Chuttani R, Pleskow DK. The combination of stric-
      ture dilation, endoscopic needle aspiration, and biliary brushings significantly improves
      diagnostic yield from malignant bile duct strictures. Gastrointest Endosc 2001,54,587–594.
[83] Barr Fritcher EG, Voss JS, Brankley SM, Campion MB, Jenkins SM, Keeney ME, Henry MR, et al.
      An Optimized Set of Fluorescence In Situ Hybridization Probes for Detection of Pancreatobilia-
      ry Tract Cancer in Cytology Brush Samples. Gastroenterology 2015,149,1813–1824 e1811.
[84] Appelbaum L, Kane RA, Kruskal JB, Romero J, Sosna J. Focal hepatic lesions: US-guided
      biopsy—lessons from review of cytologic and pathologic examination results. Radiology
      2009,250,453–458.
[85] Tsou MH, Tsai SF, Chan KY, Horng CF, Lee MY, Chuang AY, Chern MC. CT-guided needle biopsy:
      value of on-site cytopathologic evaluation of core specimen touch preparations. J Vasc Interv
      Radiol 2009,20,71–76.
[86] Tong LC, Rudomina D, Rekhtman N, Lin O. Impact of touch preparations on core needle biop-
      sies. Cancer Cytopathol 2014,122,851–854.
[87] Kubik MJ, Bovbel A, Goli H, Saremian J, Siddiqi A, Masood S. Diagnostic value and accura-
      cy of imprint cytology evaluation during image-guided core needle biopsies: Review of our
      experience at a large academic center. Diagn Cytopathol 2015,43,773–779.
[88] Li Z, Tonkovich D, Shen R. Impact of touch imprint cytology on imaging-guided core needle
      biopsies: An experience from a large academic medical center laboratory. Diagn Cytopathol
      2016,44,87–90.
[89] Varadarajulu S, Bang JY, Hasan MK, Navaneethan U, Hawes R, Hebert-Magee S. Improving the
      diagnostic yield of single-operator cholangioscopy-guided biopsy of indeterminate biliary
      strictures: ROSE to the rescue? (with video). Gastrointest Endosc 2016,84,681–687.
[90] Simsir A, Greenebaum E, Stevens PD, Abedi M. Biliary stent replacement cytology. Diagn
      Cytopathol 1997,16,233–237.
[91] Hebert-Magee S. How can an endosonographer assess for diagnostic sufficiency and options
      for handling the endoscopic ultrasound-guided fine-needle aspiration specimen and ancillary
      studies. Gastrointest Endosc Clin N Am 2014,24,29–56.
[92] Jhala NC, Jhala DN, Chhieng DC, Eloubeidi MA, Eltoum IA. Endoscopic ultrasound-guided fine-
      needle aspiration. A cytopathologist's perspective. Am J Clin Pathol 2003,120,351–367.
[93] Dey P, Luthra UK, George J, Zuhairy F, George SS, Haji BI. Comparison of ThinPrep and conven-
      tional preparations on fine needle aspiration cytology material. Acta Cytol 2000,44,46–50.

[94]   Kim HJ, Jung YS, Park JH, Park DI, Cho YK, Sohn CI, Jeon WK, et al. Endosonographer's macro-
        scopic evaluation of EUS-FNAB specimens after interactive cytopathologic training: a single-
        center prospective validation cohort study. Surg Endosc 2016,30,4184–4192.
[95]   Harada R, Kato H, Fushimi S, Iwamuro M, Inoue H, Muro S, Sakakihara I, et al. An expanded
        training program for endosonographers improved self-diagnosed accuracy of endoscopic
        ultrasound-guided fine-needle aspiration cytology of the pancreas. Scand J Gastroenterol
        2014,49,1119–1123.
[96]   Varadarajulu S, Holt BA, Bang JY, Hasan MK, Logue A, Tamhane A, Hawes RH, et al. Training
        endosonographers in cytopathology: improving the results of EUS-guided FNA. Gastrointest
        Endosc 2015,81,104–110.
[97]   Hocke M, Ignee A, Topalidis T, Dietrich CF. Back to the roots – should gastroenterologists
        perform their own cytology? Z Gastroenterol 2013,51,191–195.
[98]   Layfield LJ, Ehya H, Filie AC, Hruban RH, Jhala N, Joseph L, Vielh P, et al. Utilization of an-
        cillary studies in the cytologic diagnosis of biliary and pancreatic lesions: the Papanico-
        laou Society of Cytopathology guidelines for pancreatobiliary cytology. Diagn Cytopathol
        2014,42,351–362.
[99]   Hebert-Magee S, Bae S, Varadarajulu S, Ramesh J, Frost AR, Eloubeidi MA, Eltoum IA. The
        presence of a cytopathologist increases the diagnostic accuracy of endoscopic ultrasound-
        guided fine needle aspiration cytology for pancreatic adenocarcinoma: a meta-analysis. Cy-
        topathology 2013,24,159–171.
[100] Lee LS, Nieto J, Watson RR, Hwang AL, Muthusamy VR, Walter L, Jajoo K, et al. Randomized
        Noninferiority Trial Comparing Diagnostic Yield of Cytopathologist-guided versus 7 passes for
        EUS-FNA of Pancreatic Masses. Dig Endosc 2015, published ahead of print.
[101] Wani S, Mullady D, Early DS, Rastogi A, Collins B, Wang JF, Marshall C, et al. The clinical im-
        pact of immediate on-site cytopathology evaluation during endoscopic ultrasound-guided
        fine needle aspiration of pancreatic masses: a prospective multicenter randomized controlled
        trial. Am J Gastroenterol 2015,110,1429–1439.

Weiterführende Literatur

[1]   Bubendorf L, Feichter GE, Obermann EC, Dalquen P. Zytopathologie. Berlin, Heidelberg: Sprin-
       ger-Verlag, 2011.
[2]   Kocjan G. Fine Needle Aspiration Cytology. Diagnostic Principles and Dilemmas. Berlin, Heidel-
       berg: Springer-Verlag, 2006.
[3]   Koss LG, Melamed MR (Hg): Koss' Diagnostic Cytology and its Histopathologic Bases. 5th edn.
       Philadelphia, Baltimore: Lippincott, Williams & Wilkins, 2006.
[4]   Nasuti JF, Gupta PK, Baloch ZW. Diagnostic value and cost-effectiveness of on-site evaluation of
       fine-needle aspiration specimens: review of 5,688 cases. Diagn Cytopathol 2002,27(1),1–4.
[5]   Nathan NA, Narayan E, Smith MM, Horn MJ. Cell block cytology. Improved preparation and its
       efficacy in diagnostic cytology. Am J Clin Pathol 2000,114(4),599–606.
[6]   Schubert, J. Leitfaden der Zytopathologie für Internisten. Freiburg: S. Karger, 2014.
[7]   Varadarajulu S, Hawes R. Comprehensive Primer on EUS-Guided Tissue Acquisition. Gastrointest
       Endosc Clin N Am 2014; 24(1).

Jürgen Schubert

3 Spezielle Organzytologie

3.1 Speicheldrüsen

Die Speicheldrüsen (Glandulae salivariae) der Mundhöhle umfassen die großen Speicheldrüsen (Glandula parotidea, Glandula submandibularis und Glandula sublingualis) sowie ca. 600–1000 kleine Speicheldrüsen der Mundschleimhaut. Als exkretori-
sche Drüsen zeigen sie einen charakteristischen tubulo-azinären Drüsenaufbau, an
dem folgende Epithelien beteiligt sind:
- azinäres Epithel (Drüsenazini),
- duktales Epithel (Speichelgangsystem) in unterschiedlicher Differenzierung,
- myoepitheliale Zellen (Drüseninterstitium).

Das azinäre Epithel, verantwortlich für die Bildung von Speichel und Enzymen
(α-Amylase), ist über ein verzweigtes Gangsystem duktalen Epithels als duktulo-azi-
näre Funktionseinheit miteinander verbunden, das von Myoepithelien umkleidet ist.
Neben serösen Azini kommen auch muzinöse Azini vor, jedoch ist die zytologische
Unterscheidung beider Differenzierungen schwierig. Das Duktusepithel zeigt eine
Differenzierung in drei Abschnitte: Ductus intercalaris, Ductus striatus und Ductus
excretorius. Die morphologische Unterscheidung azinärer und duktaler Epithelien
sowie Myoepithelien bereitet in der Regel kaum Schwierigkeiten. Die Abb. 3.1.1 gibt
einen Überblick über die normale Histologie und Zytologie der Speicheldrüsen; die
entsprechenden zytologischen Kriterien sind der Tab. 3.1.1 zu entnehmen.

3.1.1 Indikationen zur Feinnadelaspiration der Speicheldrüsen

Auf Grund der Topographie gilt die zytologische Untersuchung der Speicheldrüsen
mittels Feinnadelaspiration als die Methode der Wahl zur schnellen, orientierenden
Diagnostik, wobei sich folgende Indikationen bzw. Fragestellungen ergeben [1–4]:
- Abklärung unklarer Schwellungen (Sialomegalie)
- entzündliche oder maligne Veränderungen?
- spezifische oder unspezifische Entzündungen?
- benigner oder maligner Tumor?
- Rezidiv eines vorbehandelten Tumors?

In der Zytologie der Speicheldrüsen sind einige Pitfalls bekannt, deren Beachtung
vor möglichen Fehldiagnosen schützt [5–7]. Typische Fallstricke ergeben sich aus der
Beurteilung wenig repräsentativen Materials sowie der Fehleinschätzung und/oder

DOI 10.1515/9783110429534-003

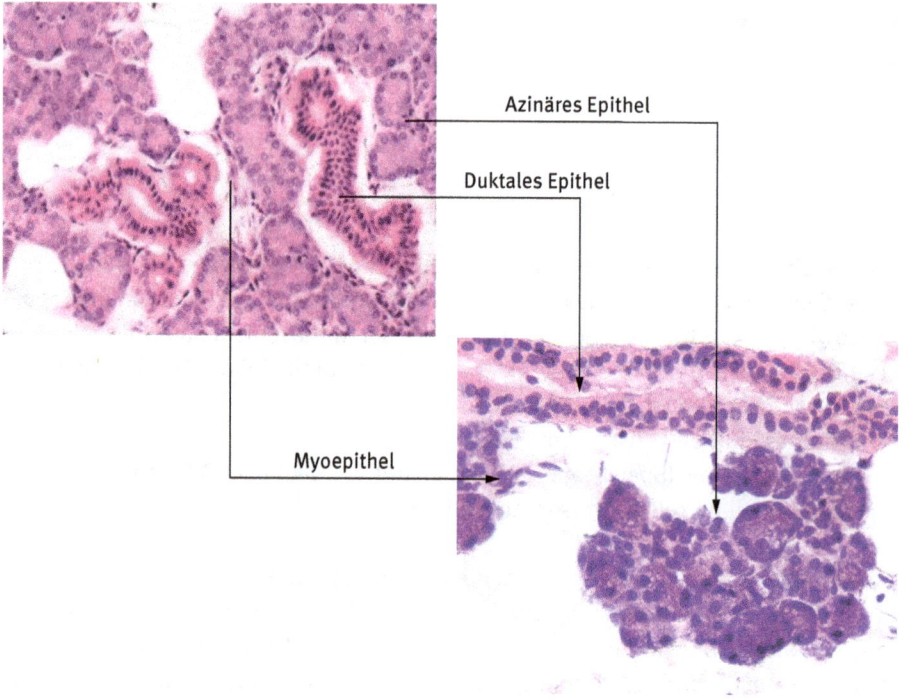

Abb. 3.1.1: Regelrechte Histologie und Zytologie der Speicheldrüsen.
Links: histologischer Befund; Rechts: zytologisches Korrelat (Zellblock).
Drüsenparenchym mit der funktionellen Einheit von Azini und Ausführungsgang. Azinuszellen mit basalständigenen Kernen und basophilen zytoplasmatischen Granula. Prismatische, eosinophile, duktale Zellen mit zentralen Kernen. Umgeben sind Azini und duktale Anteile von einer Basalmembran. Zwischen der basalen Oberfläche und der Basalmembran liegen Myoepithelien mit elongierten Zellkernen.

Tab. 3.1.1: Zytologische Kriterien ortsständiger Epithelien der Speicheldrüsen.

Epithelien	Morphologische Charakteristik
Azinäres Epithel	mittelgroße Drüsenzellen mit basophilem, granuliertem Zytoplasma (seröse Acini), muzinöse Acini mit vakuolisiertem Zytoplasma, exzentrische Lagerung der kleinen rund-ovalen Kerne, häufiger Nachweis von flächigen Verbänden
Duktales Epithel	Ductus intercalaris: kleine kuboide Zellen mit zentralem Kern, Ductus striatus: zylindrische Epithelien mit eosinophilem Zytoplasma
Myoepithelien	sternförmige Zellen mit kleinen pyknotischen Kernen, anhaftend an azinären und duktalen Epithelien

Tab. 3.1.2: Sensitivität und Spezifität in der Diagnostik maligner Speicheldrüsentumoren.

Autoren	Sensitivität	Spezifität
Filopoulos et al., 1998 [8]	95 %	98 %
Postema et al., 2004 [9]	88 %	96 %
Höbling & Balon, 2007 [10]	91,6 %	99,4 %
Tandon et al., 2008 [11]	89,6 %	96,5 %
Kraft et al., 2008 [12]	90 %	95 %
Christensen et al., 2010 [13]	83 %	99 %
Mairembam et al., 2015 [14]	89 %	97 %

Fehlinterpretation von Zellproliferaten in repräsentativen Feinnadelaspiraten. Die Aspirate sollten zunächst auf ihren Gehalt an repräsentativem Zellmaterial untersucht werden, da einige Läsionen auch eine Vergrößerung der Speicheldrüsen vortäuschen können, so z. B. Lymphknoten, branchiogene Zysten, Weichteiltumoren und andere. Weiterhin ergeben sich Fallstricke bei der Beurteilung zystischer Läsionen hinsichtlich deren Dignität (maligne oder nicht-maligne Zysten, bei der Differenzierung plattenepithelialer Läsionen und bei der Dignitätsklärung onkozytärer Proliferate). Auch können lymphozytenreiche Punktate diagnostische Probleme bereiten, sodass im Zweifelsfall immunzytologische Zusatzuntersuchungen indiziert sind. Die häufig schwierige Unterscheidung zwischen benignen und malignen Tumoren kann ebenfalls zu Fehleinschätzungen führen; die wichtigsten Differenzierungskriterien hierfür werden bei den Beschreibungen der jeweiligen Tumorentitäten berücksichtigt. Unter strikter Anwendung zytologischer Kriterien zeigt die Speicheldrüsenzytologie jedoch insgesamt eine gute Sensitivität und Spezifität in der Diagnostik maligner Tumoren (s. Tab. 3.2).

3.1.2 Entzündliche und zystische Veränderungen

Entzündliche Veränderungen der Speicheldrüsen (Sialadenitiden) gehören zu den häufigsten Erkrankungen und Ursachen für Vergrößerungen der Speicheldrüsen.

Hinsichtlich der Pathogenese der Speicheldrüsenentzündungen werden drei Möglichkeiten unterschieden [15]:
- duktale Pathogenese (Verbreitung von Erregern über das Speichelgangsystem),
- hämatogene Pathogenese (Verbreitung von Erregern über das Kapillarsystem),
- lymphogene Pathogenese (Ausbreitung über intra- und periglanduläre Lymphadenitiden).

Neben akuten Entzündungen, der häufigsten Entzündungsart der Speicheldrüsen, existiert eine Reihe chronischer Entzündungsformen, die durch charakteristische

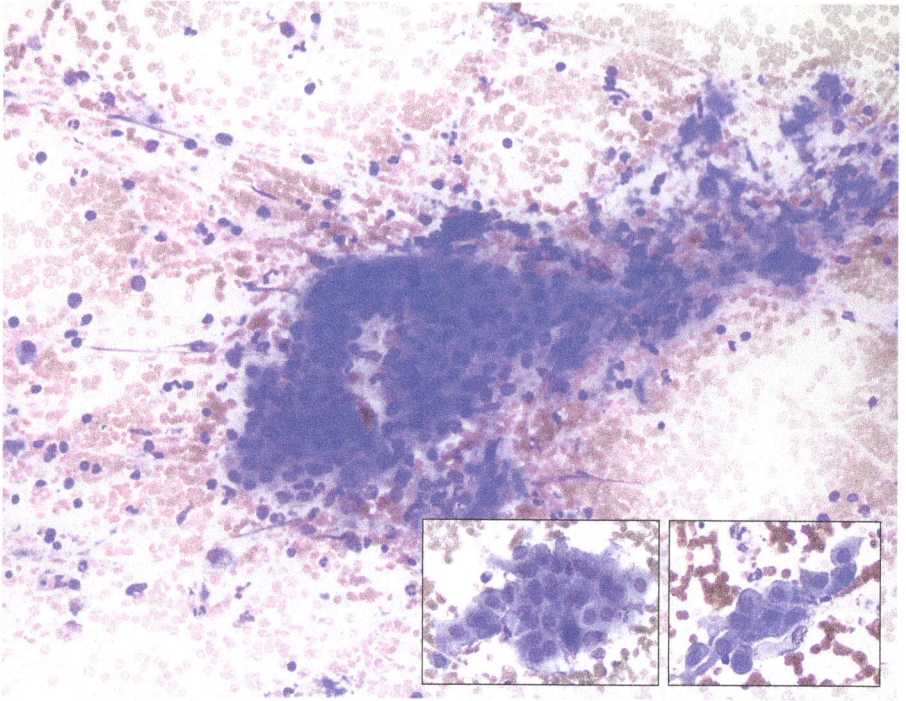

Abb. 3.1.2: Chronische Sialadenitis.
Lympho-granulozytäres Entzündungsbild mit Anhäufung duktaler Epithelien sowie eingestreuten ausreifender Metaplasien (Inset) mit teils zipflig ausgezogenem Zytoplasma.

Zellbilder imponieren. Akute Sialadenitiden zeigen fast immer eine deutliche Reaktion neutrophiler Granulozyten, während chronische Sialadenitiden durch eine eher gemischtzellige Entzündungsreaktion gekennzeichnet sind. Nicht selten kommen Plattenepithelmetaplasien zur Darstellung, wobei unreife und ausreifende Metaplasien nicht immer leicht von atypischen Plattenepithelien abgegrenzt werden können [16]. Der zytologische Befund bei chronischer Sialadenitis ist der Abb. 3.1.2 zu entnehmen. Mitunter finden sich bei chronisch-rezidivierenden Sialadenitiden Fibroblasten als Hinweis auf eine Begleitfibrose. Hiervon abzugrenzen ist die fibrosierende Sklerose (Küttner-Tumor, Mikulicz-Syndrom), die auf Grund des vermehrten Nachweises IgG4-positiver Plasmazellen gegenwärtig den Autoimmunopathien zugerechnet wird [17–19]. Mehrkernige Riesenzellen, Fremdkörperriesenzellen, osteoklastenartige Riesenzellen und Tumorriesenzellen, können mit einer Häufigkeit von 2–3 % bei entzündlichen wie auch bei malignen Erkrankungen nachgewiesen werden [20]. Während Tumorriesenzellen und Fremdkörperriesenzellen sicher zu diagnostizieren sind, können osteoklastenartige Riesenzellen mit zipfligen Zytoplasmaausläufern durch Ortsfremdheit imponieren und mit einem mesenchymalen Tumor verwechselt werden. Da osteoklastäre Riesenzellen auch assoziiert mit verschiedenen Tumoren nachgewiesen werden können, sollten die entsprechenden Präparate gründlich durchgemustert werden. Geläufige Formen mehrkerniger Riesenzellen sind aus der Abb. 3.1.3 ersichtlich.

In Feinnadelaspiraten akuter viraler Sialadenitiden kommen gehäuft Drüsenzellen mit abnormen Kernveränderungen zur Darstellung [21], welche leicht mit Tumorzellen verwechselt werden können (Aspekt der Pseudomalignität). Die Tab. 3.1.3 gibt einen Überblick über zytologische Befunde der häufigsten Entzündungsformen der Speicheldrüsen sowie deren bekannte Ursachen.

Benigne Speicheldrüsenzysten werden unter allen Speicheldrüsenerkrankungen mit einer Häufigkeit von ca. 9,5 % beziffert, wobei die Mukozelen der kleinen Speicheldrüsen mit etwa 70 % am häufigsten diagnostiziert werden [15]. Unter histogenetischem Aspekt lassen sich benigne Zysten wie folgt untergliedern:
- Mukozelen der kleinen Speicheldrüsen,
- Speichelgangzysten der Glandula parotis,
- lymphoepitheliale Zysten,
- dysontogenetische Zysten.

In Feinnadelaspiraten von Mukozelen findet sich reichlich Schleim, amorpher Detritus und eingestreute Makrophagen (zytologischer Befund s. Abb. 3.1.4). Speichelgangzysten entstehen als Folge eines Sekretstaus der Drüsengänge; neben zerfallenen Epithelien und Zelldebris findet sich nicht selten Kalkkonkrement. Lymphoepitheliale Zysten entwickeln sich aus Lymphfollikeln und sind unter anderem auch durch eingestreute metaplastische Plattenepithelien charakterisiert [16]; ihr multifokaler Nachweis wird bei HIV-infizierten Patienten als pathognomonisch für die Frühphase der Infektion gewertet. Dysontogenetische Zysten bezeichnen primäre Fehlbildungen des Gangsystems und sind eine häufige Ursache für chronisch-rezidivierende Parotitiden im Kindesalter. Punktate aus lateralen Halszysten (branchiogene Zysten) nehmen eine Sonderstellung ein, da sie auf Grund ihrer Topografie nicht selten als Speicheldrüsenzysten fehleingeschätzt werden. In der Regel handelt es sich um eher visköse Punktate, welche neben Detritus und Zelldebris auch eingestreute Plattenepithelien enthalten (zytologischer Befund s. Abb. 3.1.5).

3.1.3 Tumoren der Speicheldrüsen

Die Inzidenz aller Speicheldrüsentumoren wird mit 0,4–2,5 Erkrankungen pro 100.000 Einwohner pro Jahr angegeben. Als ein gesicherter ätiologischer Faktor für benigne und maligne Tumoren der Glandula parotis gilt die Belastung durch ionisierende Strahlen; die Latenzzeit wird hier mit 15–20 Jahren veranschlagt [15, 22]. Daneben

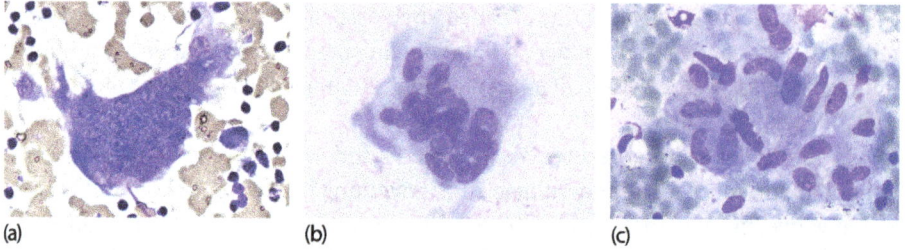

(a)　　　　　　　　　　　(b)　　　　　　　　　　　(c)

Abb. 3.1.3: Verschiedene Formen von Riesenzellen.
(a) Osteoklastäre Riesenzelle mit zahlreichen aktivierten Zellkernen und zipflig ausgezogenem Zytoplasma mit kräftiger Granulation. (b) histiozytäre Riesenzelle mit fein granuliertem Zytoplasma und leicht aktivierten Zellkernen. (c) mehrkernige Epitheloidzelle mit konfluierendem Zytoplasma und elongierten Zellkernen mit kleinen Nukleoli.

Tab. 3.1.3: Entzündungsformen der Speicheldrüsen (Auswahl).

Entzündungen der Speicheldrüsen	Zytologische Befunde (*Ursachen*)
Akute bakterielle Sialadenitis	Zellzerfall mit ausgeprägter Reaktion neutrophiler Granulozyten, Exsudat, Zelldebris, zerfallenes Epithel (*Staphylokokken, Streptokokken, gramnegative Keime*)
Akute virale Sialadenitis	lymphozytäre Reaktion, vereinzelte Plasmazellen, Epithelien mit abnormen Kernveränderungen (Aspekt der Pseudomalignität), Schleim, Kerneinschlüsse bei CMV-Infektion (Papanicolaou-Färbung) (*Mumpsviren, Cytomegalievirus, Coxackieviren, HIV*)
Chronische Sialadenitis	gemischtzellige Entzündung, azinäre Epithelien vermindert, duktale Epithelien mit regressiven Veränderungen, Fibroblasten (Cave: Küttner-Tumor!), Stromafragmente, nicht selten Nachweis von Plattenepithelmetaplasien (*Dyschylie, angeborene Störungen des Gangsystems, Obstruktion*)
Granulomatöse Sialadenitis	epitheloidzellige Reaktion, Epitheloidriesenzellen, wichtige Unterscheidung: nekrotisierende/nichtnekrotisierende Granulome (*Tuberkulose, Sarkoidose, Heerfordt-Syndrom*)
Autoimmune Sialadenitis (lymphoepitheliale/myoepitheliale Sialadenitis)	lymphozytäre Reaktion, Plasmazellen mit Expression von IgG4, Exsudat, reaktive Ductusepithelien, Atrophie azinären Epithels, Myoepithelien (Histo: myoepitheliale Inseln!) metachromatisches hyalines Material, Küttner-Tumor: eingestreute Fibroblasten (*M.Sjögren, Küttner-Tumor, Mikulicz-Syndrom*)

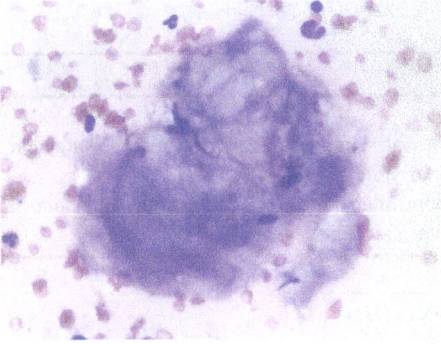

Abb. 3.1.4: Mukozele.
Mukozelenpunktat mit reichlich Schleimantei-
len und vereinzelten Entzündungszellen.

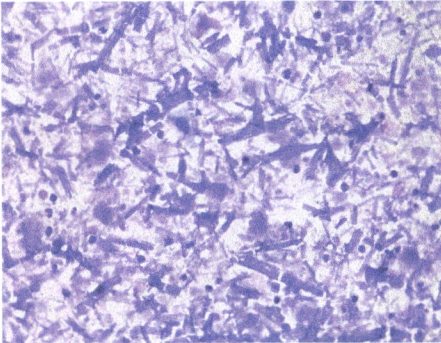

Abb. 3.1.5: Laterale Halszyste (branchiogene
Zyste).
Reichlich Zelldebris und amorpher Detritus
sowie vereinzelte erhaltene Plattenepithelien.

werden auch der Einfluss von Gummiprodukten und Asbest sowie eine virale Ätiologie diskutiert.

Die Verteilung von Tumoren auf die einzelnen Speicheldrüsen wird durch das
Hamburger Speicheldrüsenregister wie folgt beziffert [15]:
– Glandula parotis: ca. 80 %,
– Glandula submandibularis: ca. 10 %,
– Glandula sublingualis: ca. 1 %,
– kleine Speicheldrüsen: ca. 9 %.

Eine Klassifikation von Speicheldrüsentumoren erfolgt unter Berücksichtigung nach-
stehender Kriterien:
– Ursprungsgewebe (epithelial, nicht epithelial),
– Lokalisation (betroffene Speicheldrüse),
– Dignität (benigne, maligne).

Hinsichtlich der Histogenese werden azinäre und duktale Epithelien sowie Myoepithelien als Ausgangszellen in Zusammenhang gebracht, wobei sich aus den unterschiedlich differenzierten, duktalen Epithelien die für Speicheldrüsen charakteristischen Tumoren in ihrer morphologischen Vielfalt herleiten lassen. In der Tab. 3.1.4

Tab. 3.1.4: Epitheldifferenzierungen und assoziierte Tumoren der Speicheldrüse.

Epitheldifferenzierungen	Assoziierte Tumoren
Azinäres Epithel	Azinäres Karzinom
Ductus intercalaris	Pleomorphes Adenom, Basalzelladenom, adenoid-zystisches Karzinom
Ductus striatus	Zystadenolymphom, Onkozytom
Ductus excretorius	Mukoepidermoidkarzinom, Adenokarzinom, Plattenepithelkarzinom
Myoepithelien	Epithelial-myoepitheliales Karzinom

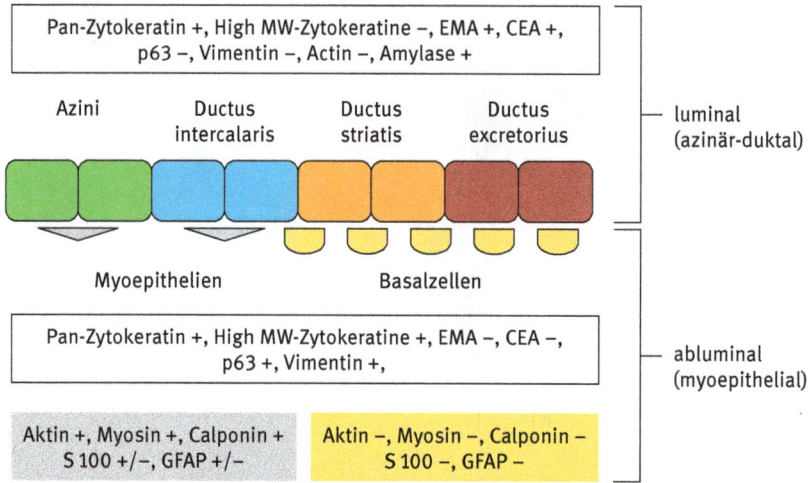

Abb. 3.1.6: Antigenprofil der Drüsenepithelien (nach [41]).
Durch ein spezifisches Antigenspektrum (helle Kästchen) können luminale und abluminale Epithelien differenziert werden; myoepitheliale Antigene (graues Kästchen) und Basalzellantigene (gelbes Kästchen).

sind die verschiedenen Speicheldrüsenepithelien nebst den sich daraus ableitbaren Tumoren zusammengefasst; Abb. 3.1.6 gibt einen Überblick über die entsprechende Expression typischer Antigene mit Relevanz für die Tumordifferenzierung [41]. Auf Grund der häufigen phänotypischen Variabilität der Speicheldrüsentumoren sind immunzytologische Untersuchungen mitunter unerlässlich [41, 42]. Dies betrifft auch die histologische Diagnostik, insbesondere dann, wenn ein invasives Wachstum oder eine lymphogene Metastasierung für einen Tumor nicht nachweisbar ist.

In Anlehnung an die aktuelle WHO-Klassifikation lassen sich Tumoren der Speicheldrüsen zytologisch wie folgt untergliedern (Tab. 3.1.5). Unberücksichtigt sind hier die nicht epithelialen (mesenchymalen) Tumoren sowie Metastasen. Im Hamburger Speicheldrüsenregister wird die Häufigkeitsverteilung der Speicheldrüsentumoren wie folgt beziffert [15]:
- benigne epitheliale Tumoren: ca. 66 %,
- maligne epitheliale Tumoren: ca. 26 %,

Tab. 3.1.5: WHO-Klassifikation der benignen und malignen Speicheldrüsentumoren.

Benigne epitheliale Tumoren	Maligne epitheliale Tumoren
Pleomorphes Adenom	Mukoepidermoidkarzinom
Zystadenolymphom (Warthin-Tumor)	Azinuszellkarzinom
Myoepitheliom	Adenoid-zystisches Karzinom
Basalzelladenom	Karzinom aus pleomorphem Adenom
Onkozytom (oxyphiles Adenom)	Polymorphes low grade Adenokarzinom
Zystadenom	Epithelial-myoepitheliales Karzinom
Duktales Papillom	Klarzelliges Karzinom
Kanalikuläres Adenom	Basalzell-Adenokarzinom
Talgdrüsenadenom	Talgdrüsenkarzinom
Lymphadenom	Zystadenokarzinom
Hämangiom	Muzinöses Adenokarzinom
	Onkozytäres Karzinom
	Duktales Karzinom
	Adenokarzinom NOS
	Kleinzelliges Karzinom
	Myoepitheliales Karzinom
	Lymphoepitheliales Karzinom

- nicht epitheliale Tumoren: ca. 4,5 %,
- sekundäre und periglanduläre Tumoren: ca. 3,5 %.

Für die Zytodiagnostik der Speicheldrüsentumoren wurden einige orientierende Leitbefunde beschrieben, die mit verschiedenen Tumoren assoziiert sind, jedoch auch bei entzündlichen Prozessen und zystischen Läsionen nachgewiesen werden können (Tab. 3.1.6, siehe auch [2, 5]). Der Nachweis solcher Befunde dient, auch bei Fehlen ortsständiger Epithelien, als Beleg für die diagnostische Brauchbarkeit des gewonnenen Feinnadelaspirates.

3.1.3.1 Benigne Speicheldrüsentumoren

Benigne Speicheldrüsentumoren sind fast ausschließlich epithelialen Ursprungs. Hierzu werden alle Adenome gezählt, wobei das pleomorphe Adenom mit 68 % und das Zystadenolymphom (Whartin-Tumor) mit einer Häufigkeit von 22 % beziffert werden [15]. Unter die benignen mesenchymalen Tumoren fallen einige seltene Entitäten, wie z. B. Angiome, Sialolipome und fibröse Histiozytome. Nachfolgend werden die häufigsten Adenome und deren Differentialdiagnosen vorgestellt.

Pleomorphes Adenom

Das pleomorphe Adenom ist mit Abstand der häufigste Speicheldrüsentumor, der vorwiegend in der Glandula parotis lokalisiert ist. Es handelt sich um einen pleomorphen

Tab. 3.1.6: Differentialdiagnostische Bedeutung einiger zytologischer Leitbefunde[a].

Zytologischer Leitbefund	Diagnostischer Hinweis
Metachromatische Stromafragmente	Pleomorphes Adenom, Adenoid-zystisches Karzinom, Basalzelladenom, Basalzellkarzinom, fibrosierende Sialadenitis, Küttner-Tumor
Zystische Flüssigkeit	Zystadenolymphom, Azinuszellkarzinom, benigne zystische Läsionen, Low grade Mukoepidermoidkarzinom, einschmelzende Sialadenitis
Lymphatische Proliferate	Lymphoepitheliale Tumoren, intraglanduläre Lymphknoten, chronische Sialadenitis, Zystadenolymphom, maligne Lymphome
Plattenepitheliale Proliferate	Mukoepidermoidkarzinom, Plattenepithelkarzinom, chronische Sialadenitis, Zystadenolymphom
Onkozytäre Proliferate	onkozytäre Neoplasien, Zystadenolymphom, Mischtumoren
Basaloide Epithelien	Basalzelladenom, Basalzellkarzinom, Adenoid-zystisches Karzinom, Polymorphes Low grade Adenokarzinom

[a] (verändert nach [2, 5, 25])

Tab. 3.1.7: Zytologische Kriterien des pleomorphen Adenoms.

Zytologische Kriterien des pleomorphen Adenoms

- Zellkerne: (Myo)epithelien mit rund-ovalen Kernen, feingranuläres Chromatin, mitunter Nachweis eines kleinen Nukleolus, nur vereinzelter Nachweis von Atypien, Kernlagerung zentral oder exzentrisch, gehäuft dissoziierte Nacktkerne
- Zytoplasma: Zytoplasma hellgrau bzw. eosinophil tingiert
- Kern-Plasma-Relation: kaum oder nur gering kernverschoben
- Zellverbände: diagnoseweisende, charakteristische szirrhusartige Verbände mit reichlich metachromatischem, fibrillärem Stroma und anhaftenden Epithelien, Myoepithelien mit spindelförmiger, polygonaler und plasmazytoider Morphologie, Epithelien und Myoepithelien zeigen einen fließenden Übergang und sind daher häufig nicht sicher zu unterscheiden
- Besonderheiten: nicht selten Nachweis eingestreuter Tyrosinkristalle, Plattenepithelmetaplasien, onkozytäre Proliferate, gelegentlich onkozytäre Metaplasien mit markanten Kernvarianzen, Gefahr der Verwechselung mit einem Plattenepithelkarzinom oder onkozytärem Karzinom, weißschaumige Makrophagen und amorpher Detritus als Hinweis auf zystische Veränderungen
- Immunzytologie: epithelial: EMA +, CEA +, CD 117; myoepithelial: S 100 +, GFAP +, p63 +, Calponin +, Ki67 < 10 %, [41, 42]
- Differentialdiagnosen: Adenoid-zystisches Karzinom, Basalzelladenom, Myoepitheliom, Polymorphes Low grade Adenokarzinom [25, 26]

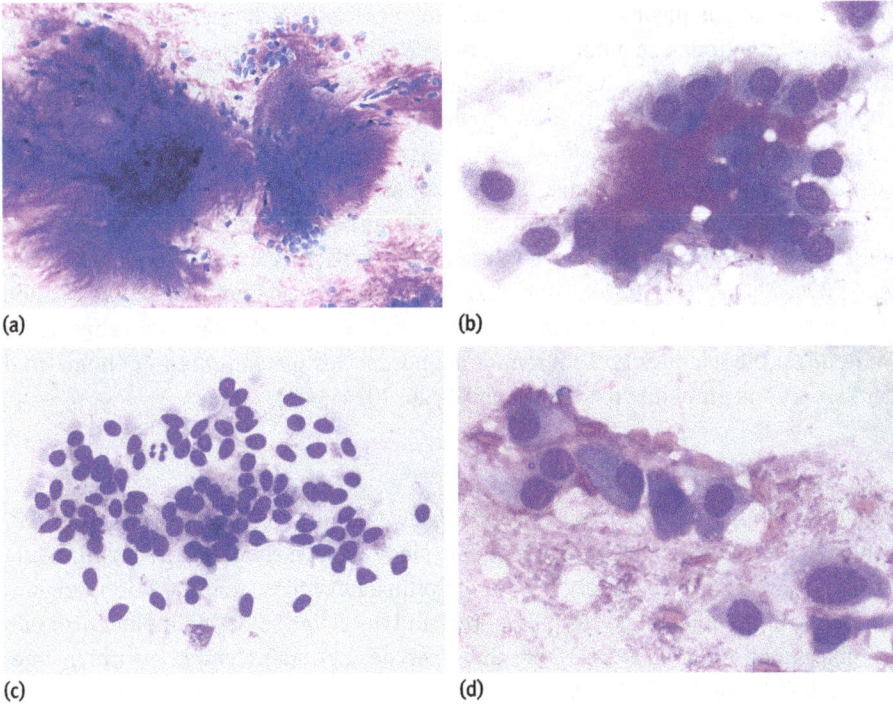

Abb. 3.1.7: Zytologie des pleomorphen Adenoms.
Zellbild mit reichlich charakteristischem, fibrillärem Matrixmaterial mit Metachromasie (a). Neben häufig elongierten+(a+c) und polygonalen Tumorzellen (b) auch Nachweis von Tumorzellen mit plasmazytoidem Aspekt (d).

Mischtumor, der sich aus inneren duktalen Zellen (epithelialer Anteil) und äußeren Myoepithelzellen (mesenchymaler Anteil) des Ductus intercalaris herleitet ([15, 23], siehe auch Tab. 3.1.4, Abb. 3.1.6). Im Verlauf der Histogenese des pleomorphen Adenoms kommt es zum Verlust duktaler Epithelien bei gleichzeitiger Anhäufung myoepithelialer Zellen [23], woraus sich auch der typische histologische sowie zytologische Befund ergibt. Myoepitheliale Zellen sind verantwortlich für die Bildung des metachromatischen Stromas (mukoid, myxoid oder chondroid), welche fast immer das Zellbild prägen. Durch das Verhältnis von Stromaanteilen zu Epithelanteilen werden stromaarme und stromareiche Subtypen pleomorpher Adenome unterschieden, wobei die stromaarmen Subtypen eher zu einem malignen Tumor transformieren [15]. Charakteristisch und diagnoseweisend für das pleomorphe Adenom ist die Ausbildung szirrhusartiger Strukturen aus fibrillärer, metachromatischer Matrix, nebst anhaftenden Epithelien. Zusätzlich finden sich nicht selten Plattenepithelmetaplasien bzw. onkozytäre Proliferate. Die Tab. 3.1.7 fasst die wichtigsten zytologischen Kriterien pleomorpher Adenome zusammen; zytologische Befunde pleomorpher Adenome sind der Abb. 3.1.7 zu entnehmen.

Karzinome aus pleomorphen Adenomen entwickeln sich über sekundäre, maligne Transformationen zu einer intraduktalen Neoplasie, aus welcher in weiteren Entwicklungsstufen das invasive, duktale Karzinom entsteht [23]. Da das intraduktale Frühkarzinom in der Regel bereits markante Kernatypien aufweist, sollte bei Nachweis dieser Veränderungen die histologische Klärung gefordert werden. Neben Karzinomen aus pleomorphen Adenomen können differentialdiagnostisch auch onkozytäre Proliferate mit markanten Kernvarianzen Probleme bereiten; auch ist die Abgrenzung zellreicher, pleomorpher Adenome von adenoid-zystischen Karzinomen nicht immer leicht ([24, 25, 35, 45, 46], siehe auch Tab. 3.1.15). Durch die Immunzytologie können Myoepithelien über die Expression von Vimentin, S-100, Myosin oder Aktin abgegrenzt werden [23].Die wichtigsten Differentialdiagnosen: des pleomorphen Adenoms sind der Tab. 3.1.7 zu entnehmen (siehe auch [25, 26, 30, 45, 46]).

Zystadenolymphom (Warthin-Tumor)

Zystadenolymphome zählen mit einer Häufigkeit von ca. 15 % zu den zweithäufigsten, benignen Tumoren der Speicheldrüsen. Sie sind fast ausschließlich in der Glandula parotis lokalisiert. Histogenetisch werden Epitheleinschlüsse in intra- oder periglandulären Lymphknoten diskutiert. Entsprechend der Relation der epithelialen zu den lymphatischen Anteilen werden vier Subtypen des Zystadenolymphoms unterschieden ([15], siehe auch Tab. 3.1.8). Der epitheliale Anteil wird durch Onkozyten geprägt,

Tab. 3.1.8: Klassifikation und zytologische Kriterien des Zystadenolymphoms.

Subtyp	Häufigkeit	Tumoranteile	Zytologische Befunde
1	77 %	Verhältnis EA zu LA ca. 1:1	Siehe Subtypen 2 und 3
2	13,5 %	EA ca. 70–80 %	onkozytäre Epithelien mit häufig regressiven Veränderungen, Zytoplasma granuliert bzw. auch eosinophil tingiert, Kerne hyperchromatisch, nicht selten Nachweis von Kernvarianzen
3	2 %	LA ca. 70–80 %	lymphatische Proliferate aller Reifestufen („buntes" Zellbild wie bei einem Lymphknoten), neben ausgereiften kleinzelligen Lymphozyten auch ausreifende Lymphozyten, blastäre Vorstufen
4	7,5 %	dominierende Metaplasie	fast ausschließlicher Nachweis von metaplastischen Plattenepithelien, vereinzelt finden sich ausgeprägte Kernvarianzen (Cave: Verwechselung mit einem Plattenepithelkarzinom!, [5, 15, 16]), reichlich nekrotisches Material

EA: Epithelanteil,
LA: Lymphatischer Anteil

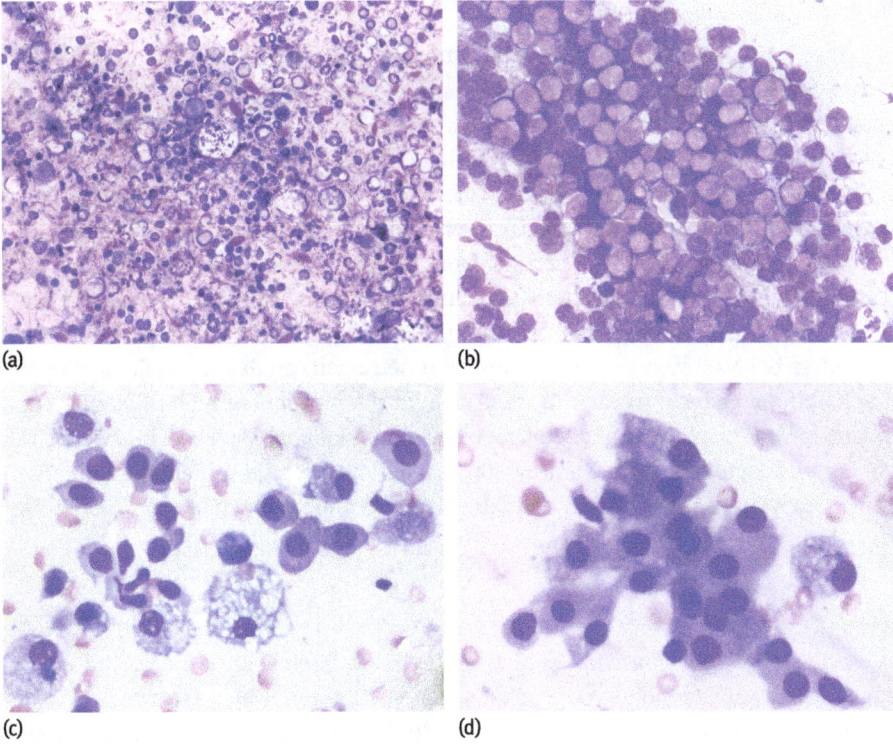

Abb. 3.1.8: Zytologie des Zystadenolymphoms.
Zellzerfallsbild mit reichlich amorphem Detritus und Zelldebris, nebst eingestreuten Lymphoidzellen und Makrophagen (a+c); andernorts größere Nester von Lymphozyten aller Reifestufen, vergleichbar dem Aspirat eines Lymphknotens (b); eingestreute onkozytäre Verbände und einzelne Onkozyten (c+d).

welche durch größere flächige Verbände imponieren. Nicht selten können onkozytische Metaplasien nachgewiesen werden, welche durch ihre teils ausgeprägten Kernvarianzen durchaus mit einer onkozytären Neoplasie verwechselt werden können. Die Tab. 3.1.8 gibt einen Überblick über die Subtypen der Zystadenolymphome, mit Angabe der jeweiligen zytologischen Korrelate (siehe auch [27–30, 35]; zytologische Befunde sind aus der Abb. 3.1.8 ersichtlich. Entsprechend der zystischen Natur der Zystadenolymphome können in den viskösen wie auch wässrigen Aspiraten regelmäßig amorpher Detritus, Zelldebris sowie weißschaumige Makrophagen nachgewiesen werden. Die wichtigsten Differentialdiagnosen des Zystadenolymphoms sind vor allem Onkozytome, onkozytische Karzinome, Mukoepidermoidkarzinome, Lymphome und lymphoepitheliale Sialadenitiden [25, 29, 35].

Onkozytäres Adenom

Mit einer Häufigkeit von ca. 1% gilt das onkozytäre Adenom der Speicheldrüsen als seltene Entität, welches vorzugsweise in der Glandula parotis entsteht. Histogenetisch entstammt es vermutlich dem hochprismatischen Epithel der Streifenstücke des duktalen Systems, also denjenigen Zellen, welche funktionell eine Anhäufung von Mitochondrien zeigen, ein auch für Onkozytome gültiger Befund [15, 25, 42]. Charakteristisch für den zytologischen Befund ist der reichliche Nachweis von Onkozyten und onkozytären Verbänden bei Fehlen von Lymphozyten und Detritus [30]. Die Tab. 3.1.9 fasst die prägenden zytologischen Kriterien zusammen, korrespondierende, zytologische Befunde sind aus der Abb. 3.1.9 ersichtlich. Differentialdiagnostisch sollte immer, besonders bei Nachweis abnormer Kernveränderungen, an das sehr seltene onkozytäre Karzinom gedacht werden. Da eine sichere zytomorphologische Differenzierung zwischen benignen und malignen Onkozyten kaum möglich ist, kann im Zweifelsfall die DNA-Bildzytometrie für Klärung sorgen. Weitere wichtige Differentialdiagnosen zum onkozytären Adenom sind der Tab. 3.1.9 zu entnehmen (siehe auch [25, 26, 28, 30, 31]).

Basalzelladenom

Mit einer Häufigkeit von ca. 2% aller epithelialen Speicheldrüsentumoren zählen auch die Basalzelladenome zu den eher seltenen Tumoren, welche vorwiegend in der Glandula parotis lokalisiert sind. Bezüglich der Histogenese wird vermutet, dass sich Basalzelladenome aus Epithelien der Schaltstücke des Gangsystems ableiten [15]. Histologisch wird zwischen soliden, tubulären, trabekulären, membranösen und gemischten Basalzelladenomen unterschieden. Der Tumor ist durch monomorphe basaloide Zellen gekennzeichnet, denen etwas metachromatisches Stromamaterial anhaftet. Eine sichere Unterscheidung zwischen Basalzelladenomen und Basalzellkarzinomen ist zytologisch nicht möglich. Die wichtigsten zytologische Kriterien und Differentialdiagnosen der Basalzelladenome sind der Tab. 3.1.10 zu entnehmen (siehe auch [25, 30–35]).

3.1.3.2 Maligne Speicheldrüsentumoren

Mit einer Inzidenz von jährlich 0,8 Erkrankungen bei Frauen und 1,2 Erkrankungen bei Männern pro 100.000 Einwohner zählen maligne Speicheldrüsentumoren zu den eher seltenen Erkrankungen, wobei Karzinome am häufigsten registriert werden. Angaben zur Häufigkeit der einzelnen Speicheldrüsenkarzinome ist der Tab. 3.1.11 zu entnehmen (nach [36]).

Entsprechend der WHO-Nomenklatur für maligne Speicheldrüsentumoren können diese, unter Berücksichtigung des Grading in *Low-grade-*, *Intermediate-grade-* und *High-grade-*Tumoren unterteilt werden (siehe Tab. 3.1.12).

Nicht epitheliale, maligne Speicheldrüsentumoren werden mit einer Häufigkeit von ca. 4,5% beziffert und umfassen vor allem Lymphome und Sarkome. Haupt-

Tab. 3.1.9: Zytologische Kriterien des onkozytären Adenoms.

Zytologische Kriterien des onkozytären Adenoms

- Zellkerne: leicht hyperchromatisch, vorwiegend monomorph, mitunter Nachweis von Kernvarianzen
- Zytoplasma: reichlich Zytoplasma mit kräftiger Granulation und eosinophiler Tingierung
- Kern-Plasma-Relation: regelrecht oder gering kernverschoben
- Zellverbände: räumliche, wie auch flächige Verbände, Einzelzellen
- Besonderheiten: Fehlen von Lymphozyten und Detritus
- Differentialdiagnosen: Zystadenolymphom, Azinuszellkarzinom, Mukoepidermoidkarzinom (onkozytische Variante), onkozytisches Karzinom [25, 28, 31]

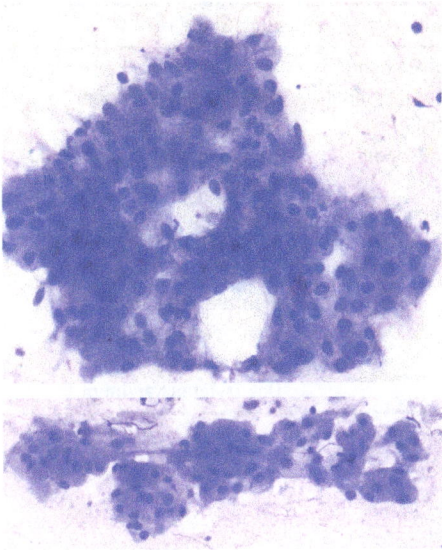

Abb. 3.1.9: Zytologie des Onkozytoms. Reichlicher Nachweis von onkozytären Verbänden mit charakteristischer Granulation des Zytoplasmas bei Fehlen von Detritus und Lymphozyten.

Tab. 3.1.10: Zytologische Kriterien des Basalzelladenoms.

Zytologische Kriterien des Basalzelladenoms

- Zellkerne: unauffällige, kleine rund-ovale Kerne mit feingranulärem Chromatin, sehr diskrete Chromozentren
- Zytoplasma: kleine Zellen mit wenig gräulichem Zytoplasma
- Kern-Plasma-Relation: kernverschoben (basaloider Zelltyp)
- Zellverbände: zumeist größere Zellverbände in trabekulärer, solider, wie auch tubulärer Ausrichtung mit anhaftendem metachromatischem Stroma, wenige dissoziierte monomorphe Einzelzellen mit basaloidem Aspekt
- Besonderheiten: Einzelzellen sind nur selten nachweisbar
- Differentialdiagnosen: Basalzelladenokarzinom, Adenoid-zystisches Karzinom (stromaarm), pleomorphes Adenom (zellreich), Plattenepithelkarzinom (Basalzelltyp), [25, 31–35]

Tab. 3.1.11: Häufigkeitsverteilung der Speicheldrüsenkarzinome[a].

Karzinomtyp	Häufigkeit
Adenoid-zystisches Karzinom	27 %
Adenokarzinom	24 %
Mukoepidermoidkarzinom	16 %
Azinuszellkarzinom	12 %
Karzinom aus pleomorphen Adenomen	8 %
Sonstige Karzinome	13 %

[a] zusammengestellt nach [36]

Tab. 3.1.12: WHO-Klassifikation und Grading der Speicheldrüsenkarzinome[a].

Low Grade	Intermediate Grade	High Grade
Mukoepidermoidkarzinom	Mukoepidermoidkarzinom	Mukoepidermoidkarzinom
Azinuszellkarzinom	Adenoid-zystisches Karzinom	Speichelgangkarzinom
Adenokarzinom NOS	Adenokarzinom NOS	Adenokarzinom NOS
Epithelial-myoepitheliales Karzinom	Myoepitheliales Karzinom	Karzinom aus pleomorphem Adenom
Basalzelladenokarzinom	Talgdrüsenkarzinom	Karzinosarkom
Polymorphes Low grade Adenokarzinom		Plattenepithelkarzinom
Cystadenokarzinom		Kleinzelliges Karzinom
Klarzellkarzinom NOS		Lymphoepitheliales Karzinom
		Großzelliges Karzinom
		Onkozytäres Karzinom

[a] in Anlehnung an [35]

schwierigkeiten in der Diagnostik und Differenzierung maligner Speicheldrüsentumoren liegen einerseits in der sicheren Unterscheidung zwischen benignen und malignen Tumoren und andererseits in der Diagnostik biphasischer Tumoren. Biphasische Karzinome [15] bezeichnen jene Karzinome der Speicheldrüsen, welche sich aus zwei verschiedenen Ursprungszellen herleiten. Hierunter fallen folgende Entitäten:
– epithelial-myoepitheliales Karzinom,
– Mukoepidermoidkarzinom,
– basaloid-squamöses Karzinom,
– adeno-squamöses Karzinom,
– Karzinosarkom.

Nachfolgend wird die Zytodiagnostik einiger maligner Speicheldrüsentumoren mit den entsprechenden Differentialdiagnosen vorgestellt.

Epitheliale Tumoren

Azinuszellkarzinom. Das seltene Azinuszellkarzinom bezeichnet einen malignen Tumor niedrigen Malignitätsgrades, der vorwiegend in der Glandula parotis lokalisiert ist. Seine Häufigkeit. wird mit etwa 2–4 %, bezogen auf alle Speicheldrüsentumoren, angegeben [15].

Histologisch werden für den Aufbau des Karzinoms fünf verschiedene Zelltypen beschrieben, wobei neben duktalen Epithelien der Schaltstücke, vakuolige, klarzellige und drüsenartige Zellen, vor allem serös-azinäre Epithelien als charakteristisch gelten [15]. Am Aufbau des Tumors sind myoepitheliale Zellen nicht beteiligt. Auf Grund der unterschiedlichen Expression von Zytokeratin 7 durch die Tumorzellen (azinäre Epithelien: Zytokeratin 7 negativ, duktale Epithelien: Zytokeratin 7 positiv) lassen sich drei histologische Subtypen des Azinuskarzinoms unterscheiden [37]:

– azinärer Typ,
– duktaler Typ (Schaltstück-Typ),
– duktulo-azinärer Typ.

Entsprechend gestaltet sich auch der zytologische Befund in Feinnadelaspiraten. So imponieren neben azinären Zellverbänden regelmäßig auch solche mit duktaler Differenzierung. Nicht selten finden sich reichlich Lymphozyten. Durch die ringförmige Anordnung der Kerne in azinären Strukturen ist auch die Verwechslung mit einem follikulären Schilddrüsenkarzinom möglich. Die zytologischen Kriterien sowie Differentialdiagnosen für Azinuszellkarzinome sind in der Tab. 3.1.13 zusammengestellt; zytologische Befunde sind der Abb. 3.1.10 zu entnehmen (siehe auch [25, 26, 30, 35, 38–40]).

Adenoid-zystisches Karzinom Das adenoid-zystische Karzinom gehört zu den hoch malignen Speicheldrüsentumoren, welches bevorzugt in den kleinen Speicheldrüsen lokalisiert ist und dessen Häufigkeit mit etwa 8 % beziffert ist. Histogenetisch leitet es sich von duktalen Epithelien und basaloiden Myoepithelien ab, wobei zwischen 3 Subtypen unterschieden wird [15], die mit einer unterschiedlichen Prognose behaftet sind:

– glandulärer Subtyp
– tubulärer Subtyp
– basaloider Subtyp

In den Feinnadelaspiraten finden sich reichlich kubische Epithelien, die einer metachromatischen Matrix, welche unter anderem aus Laminin, Fibronektin, Kollagentyp IV, Heparansulfat und Proteoglykanen besteht, in meist kugeliger Form anhaften. Diese zylindromartigen Strukturen sind charakteristisch für das adenoid-zystische Karzinom, welches ursprünglich auch Zylindrom bezeichnet wurde. Daneben findet sich regelmäßig auch ästig verzweigtes Matrixmaterial mit angelagerten Epithelanteilen. Die Zellkerne zeigen in der Regel nur eine geringe Anisokaryose bei eher unauf-

Tab. 3.1.13: Zytologische Kriterien des Azinuszellkarzinoms.

Zytologische Kriterien des Azinuszellkarzinoms
– Zellkerne: kleine, vorwiegend runde Zellkerne in zentraler wie exzentrischer Lagerung mit Atypien, unruhige bis kompakte Chromatinstruktur, vereinzelter Nachweis von Nukleoli.
– Zytoplasma: deutlich granuliert bzw. auch eosinophil tingiert (Zymogengranula) sowie fein vakuolisiert (schaumiges Zytoplasma)
– Kern-Plasma-Relation: gering kernverschoben
– Zellverbände: mittelgroße, wie auch größere Zellverbände mit azino-duktalem Aspekt, mikroazinäre Verbände
– Besonderheiten: nicht selten reichlich eingestreute Lymphozyten, mitunter auch Nachweis onkozytärer Proliferate (Cave: Verwechselung mit einem Zystadenolymphom !)
– Immunzytologie: α_1-Antitrypsin +, α_1-Chymotrypsin +, CEA, Amylase +[a], Pan-Zytokeratin +, DOG 1 + [41, 42]
– Differentialdiagnosen: Zystadenolymphom, metastatisches Nierenzellkarzinom, Onkozytom, Onkozytäres Karzinom, metastatisches follikuläres Schilddrüsenkarzinom, regelrechtes azinäres Epithel (!)

[a] ca. 15 %

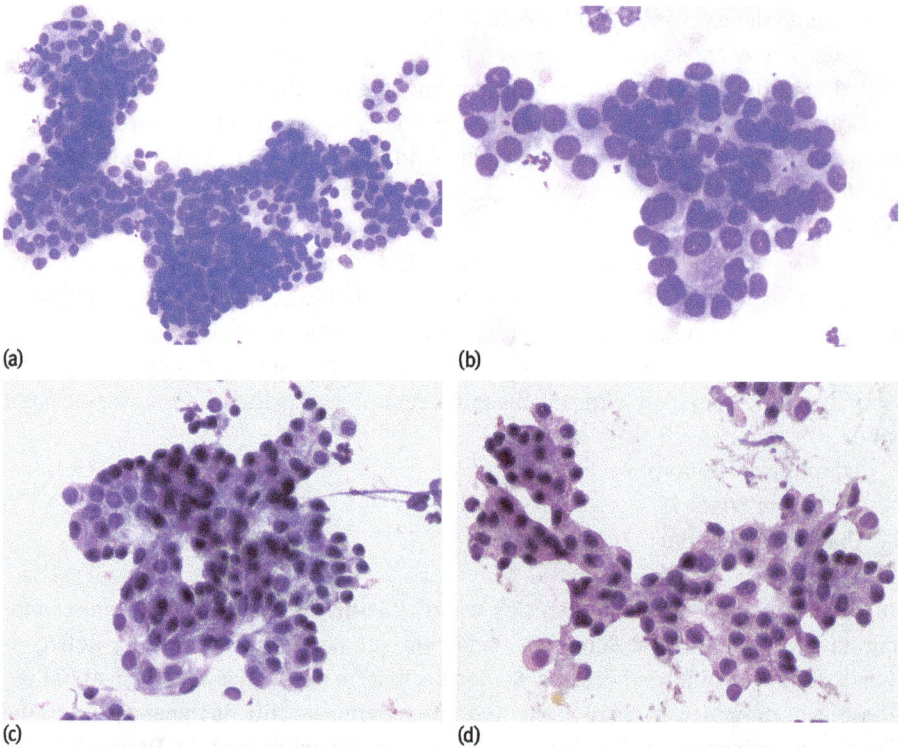

(a)

(b)

(c)

(d)

Abb. 3.1.10: Zytologie des Azinuszellkarzinoms.
(a–c) Tumorverbände mit duktulo-azinärem und wie (d) auch flächigem Aspekt; Einzelzellen mit zentraler und exzentrischer Kernlagerung bei geringer Verschiebung der Kern-Plasma-Relation. Das Zytoplasma zeigt eine charakteristische Granulation.

fälliger, leicht körniger Chromatinstruktur. Die zytologischen Kriterien und Differentialdiagnosen des adenoid-zystischen Karzinoms sind der Tab. 3.1.14 zu entnehmen (siehe auch [25, 30, 31, 35, 43, 44]); zytologische Befunde sind aus der Abb. 3.1.11 ersichtlich.

Von besonderer Bedeutung für die Diagnose des adenoid-zystischen Karzinoms ist die nicht immer einfache zytologische Abgrenzung von einem pleomorphen Adenom, da beide Entitäten durch den Nachweis metachromatischen Matrixmaterials charakterisiert sind. Eine Auflistung von hilfreichen Unterscheidungskriterien des pleomorphen Adenoms und des adenoid-zystischen Karzinoms sind der Tab. 3.1.15 zu entnehmen.

Mukoepidermoidkarzinom. Das Mukoepidermoidkarzinom, dessen Häufigkeit in der Literatur sehr unterschiedlich beziffert wird, ist vorwiegend in der Glandula parotis lokalisiert. Nach Angaben des Hamburger Speicheldrüsenregisters sind über 20 % aller Speicheldrüsenkarzinome Mukoepidermoidkarzinome [15]. Es handelt sich um einen biphasischen Tumor, der neben schleimbildenden Epithelien auch plattenepitheliale Anteile aufweist. Zytologisch besteht das Mukoepidermoidkarzinom aus schleimproduzierenden Zellen, Epidermoidzellen mit Ausbildung von Interzellularbrücken sowie aus Intermediärzellen [15]. Die schleimproduzierenden Zellen sind sehr unterschiedlich; neben zylindrischen kommen auch kubische Epithelien vor, deren Schleim sich in Zysten ansammelt. Diese werden durch eine Schicht von Epidermoidzellen ausgekleidet. Der Tumor weist drei histologische Differenzierungsgrade auf, die durch den Anteil der schleimbildenden Zellen und Zysten definiert werden [15]:

- Hoch differenzierte Tumoren: ca. 55 %,
- Mittelgradig differenzierte Tumoren: ca. 25 %,
- Gering differenzierte Tumoren: ca. 20 %.

Während der hoch differenzierte Typ vorwiegend aus zystischen Anteilen und schleimbildenden Epithelien besteht, zeigt der gering differenzierte Typ einen soliden Aufbau mit dominierenden Epidermoid und/oder Intermediärzellen. Neben diesen Differenzierungskriterien unterscheiden sich diese drei Tumortypen besonders durch die unterschiedliche Ausprägung von Atypien, sodass sich hier eine Differenzierung in Low grade-, Intermediate grade- und High grade-Tumoren auch für die zytologische Diagnostik bewährt hat [30, 35, 46]. In Analogie zum histologischen Befund ist auch das zytologische Bild durch das Nebeneinander von schleimbildenden Epithelien, Epidermoidzellen sowie Intermediärzellen bestimmt [46–48]. Während High grade-Tumoren zumeist sicher diagnostiziert werden, ergeben sich bei Low grade-Tumoren häufig diagnostische Probleme [47, 48]. Zytologische Kriterien und Differentialdiagnosen des Mukoepidermoidkarzinoms sind der Tab. 3.1.16 zu entnehmen (siehe auch [5, 6, 16, 25, 26, 30, 35, 43, 46, 47, 49]); korrespondierende, zytologische Befunde sind der Abb. 3.1.12 zu entnehmen.

Speichelgangkarzinom (Duktales Karzinom). Das Speichelgangkarzinom, das sich von duktalen Epithelien ableitet, bezeichnet einen hoch malignen Tumor, der vorwiegend in der Glandula parotis lokalisiert ist und dessen Häufigkeit mit ca. 9 %

Tab. 3.1.14: Zytologische Kriterien des adenoid-zystischen Karzinoms.

Zytologische Kriterien des adenoid-zystischen Karzinoms

– Zellkerne: rund-ovale hyperchromatische Kerne mit mäßigen Kernvarianzen und Ausbildung eines kleinen Nukleolus, leicht körniges Chromatin, ausgeprägte Atypien eher selten
– Zytoplasma: wenig helles Zytoplasma
– Kern-Plasma-Relation: gering bis deutlich kernverschoben
– Zellverbände: uniforme Epithelverbände, welche dem metachromatischen Matrixmaterial anhaften; neben drüsigen Verbänden auch Nachweis typischer tubulärer Strukturen
– Besonderheiten: in der Regel massenhafter Nachweis von vorwiegend kugeligem, myoepithelialem Matrixmaterial mit kräftiger Metachromasie (MGG-Färbung)
– Immunzytologie[a]: basaloide Myoepithelien: S 100 +, Actin +/−, Calponin +, p63 +; duktale Epithelien: Zytokeratin 7 +, CEA +, EMA +, CD 117 +, [41, 42]
– Differentialdiagnosen: pleomorphes Adenom, Basalzelladenom, Basalzellkarzinom, Karzinom aus pleomorphem Adenom

[a] Der Nachweis der Expression von CD 34 durch adenoid-zystische Karzinome gilt als spezifisch und dient auch der Abgrenzung pleomorpher Adenome [44]

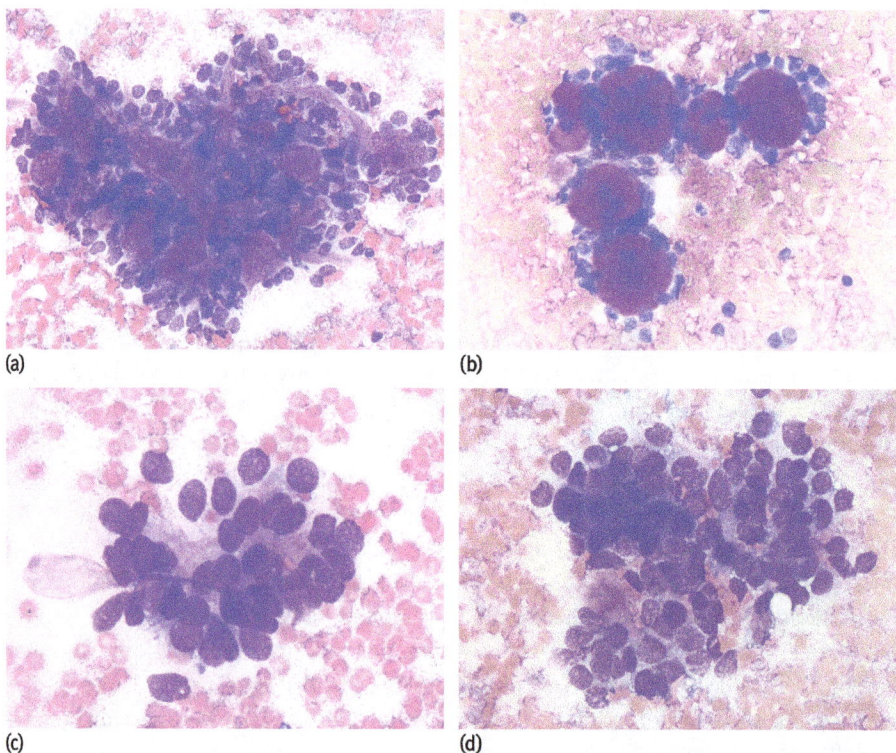

(a)

(b)

(c)

(d)

Abb. 3.1.11: Zytologie des adenoid-zystischen Karzinoms.
Nachweis von metachromatischem Matrixmaterial, häufig in Kugelform (b) mit anhaftenden Tumorzellen, wie auch in Form verzweigter Verbände. Tumorzellen mit kernbetonter Verschiebung der Kern-Plasma-Relation bei granuliertem Zytoplasma (c+d).

Tab. 3.1.15: Unterscheidungskriterien pleomorpher Adenome und adenoid-zystischer Karzinome[a].

Zytologischer Befund	Pleomorphes Adenom	Adenoid-zystisches Karzinom
Metachromatische Matrix[b]	Vorwiegend fibrilläre Matrix nebst anhaftenden Myoepithelzellen mit typischen unscharfen Zellgrenzen	gehäuft in scharf abgegrenzter kugeliger oder auch tubulärer Form mit anhaftenden Tumorzellen
Epithelien	Vorzugsweise myoepitheliale Zellen	Basaloide Epithelien
Kernatypien	Kaum nachweisbar, ca. 20 % mit fokalen, leichten Atypien	kernbetonte Verschiebung der Kern-Plasma-Relation, Hyperchromasie

[a]: in Anlehnung an [35, 45];
[b]: ca. 5 % der pleomorphen Adenome zeigen fokale zylindromähnliche, kugelige Matrixanteile mit anhaftenden Tumorzellen, jedoch kann hier durch den Nachweis typischer Adenomanteile mit fibrillärem Matrixmaterial im Präparat ein adenoid-zystisches Karzinom ausgeschlossen werden [45, 46].

Tab. 3.1.16: Zytologische Kriterien des Mukoepidermoidkarzinoms.

Zytologische Kriterien des Mukoepidermoidkarzinoms

- Zellkerne: Low-grade-Karzinome mit Nachweis tumortypischer, schleimbildender Zellen und Plattenepithelien ohne Nachweis nennenswerter Atypien, High grade-Karzinome mit Nachweis markanter Kernatypien mit Anisokaryose und Kernpleomorphie, Hyperchromasie, Ausbildung prominenter Nukleoli
- Zytoplasma: Low-grade-Karzinome: Zellen mit intrazellulärer Schleimbildung und randständiger Kernlagerung, Plattenepithelien mit grau-opakem Zytoplasma; High grade-Karzinome mit Nachweis von basophilem Zytoplasma
- Kern-Plasma-Relation: Low-grade-Karzinome mit regelrechter, High grade-Karzinome mit deutlich verschobener Kern-Plasma-Relation
- Zellverbände: Low grade-Karzinome mit flächigen, epithelialen Verbänden und Gruppen von Intermediärzellen mit intrazellulärer Schleimbildung, High grade-Karzinome: kleine bis mittelgroße Verbände atypischer Plattenepithelien, vergleichbar den Verbänden von Plattenepithelkarzinomen anderer Organe
- Besonderheiten: azellulärer Schleim, Detritus, Makrophagen; Low grade-Karzinome: häufig hypozelluläre Aspirate mit Überwiegen schleimbildender Zellen; eher zellreiche Aspirate bei High grade-Karzinomen mit Anhäufung atypischer Intermediärzellen
- Immunzytologie: Zytokeratine +, EMA +, CEA +, S 100 +/−, p63 +, [41, 42]
- Differentialdiagnosen: Zystadenolymphom, Pleomorphes Adenom, Plattenepithelkarzinom, Zystadenom, Zystadenokarzinom

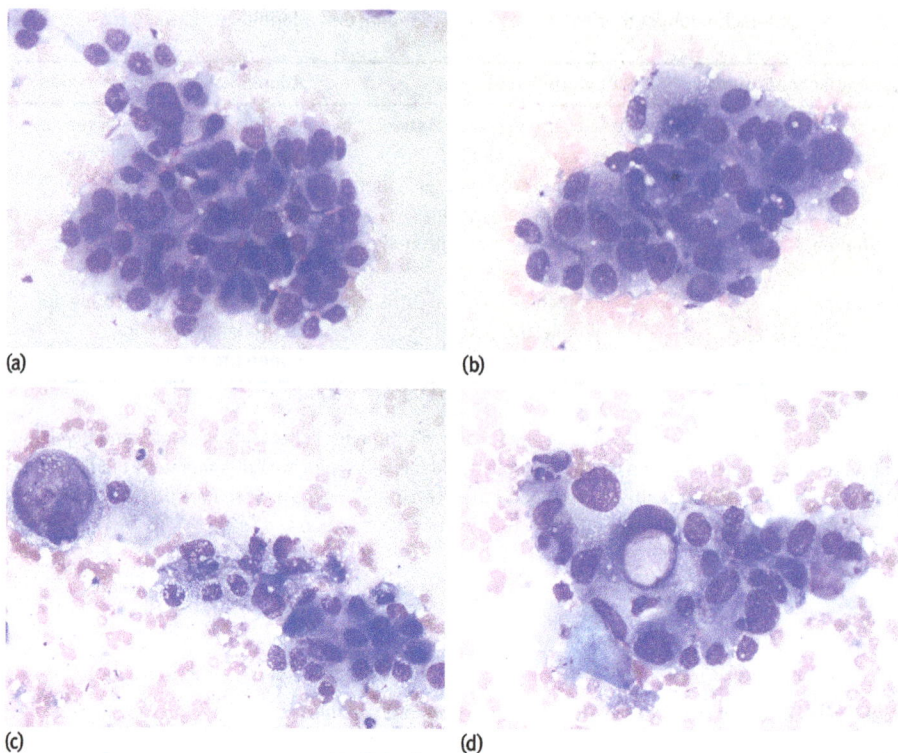

(a)

(b)

(c)

(d)

Abb. 3.1.12: Zytologie des Mukoepidermoidkarzinoms.
Tumorzellen mit teils plattenepithelialem Aspekt, Nachweis intrazellulärer Schleimbildung (c+d),
grau-opakes bis basophiles Zytoplasma, häufig auch vakuolisiert, Zellkerne mit nur mäßiger Größenvarianz.

aller malignen Speicheldrüsentumoren angegeben wird [35]. Histologisch wie auch zytologisch ist das Speichelgangkarzinom dem duktalen Mammakarzinom sehr ähnlich (Abb. 3.1.13a). Neben typischen duktalen Tumorverbänden finden sich auch regelmäßig solide Zellkomplexe (Abb. 3.1.13c). Die Tumorzellen weisen immer markante Kernatypien auf; eingestreute Zellen einer onkozytären Metaplasie sind keine Seltenheit [50–56]. Die Abgrenzung von anderen High grade-Tumoren bzw. metastatischen Tumoren kann erhebliche Probleme bereiten, sodass hier immunzytologische Zusatzuntersuchungen weiterhelfen können [41, 54, 56–58]. Da der zytologische Befund des duktalen Speicheldrüsenkarzinoms dem des duktalen Mammakarzinoms sehr ähnelt, sollte, besonders bei vordiagnostiziertem Mammakarzinom, mittels Immunzytologie ein metastasierendes Mammakarzinom ausgeschlossen werden (siehe [42]). Zytologische Kriterien sowie Differentialdiagnosen des duktalen Speicheldrüsenkarzinoms sind der Tab. 3.1.17 zu entnehmen, korrespondierende, zytologische Befunde sind aus der Abb. 3.1.13 ersichtlich.

Tab. 3.1.17: Zytologische Kriterien des duktalen Speicheldrüsenkarzinoms.

Zytologische Kriterien des duktalen Speicheldrüsenkarzinoms

- Zellkerne: ovaläre Kerne mit ausgeprägter Anisokaryose und Kernpleomorphie, Hyperchromasie, unruhige Chromatinstruktur mit Ausbildung von Chromozentren, prominente Nukleoli, nicht selten Doppelkernigkeit
- Zytoplasma: granuliertes Zytoplasma mit eosinophiler Tingierung, öfter auch vakuolisiert
- Kern-Plasma-Relation: deutlich kernbetont verschoben
- Zellverbände: Verbände mit duktalem, auch papillär anmutendem Aspekt, polygonale Einzelzellen
- Besonderheiten: Zellbild ähnelt dem des duktalen Mammakarzinoms
- Immunzytologie: Zytokeratin +, EMA +, CEA +, GCDFP-15 +, Ki 67 + (> 20 %), Androgenrezeptor + (ca. 70 %), [41, 42]
- Differentialdiagnosen: Mukoepidermoidkarzinom, Plattenepithelkarzinom, onkozytäres Karzinom, metastatisches duktales Mammakarzinom

---

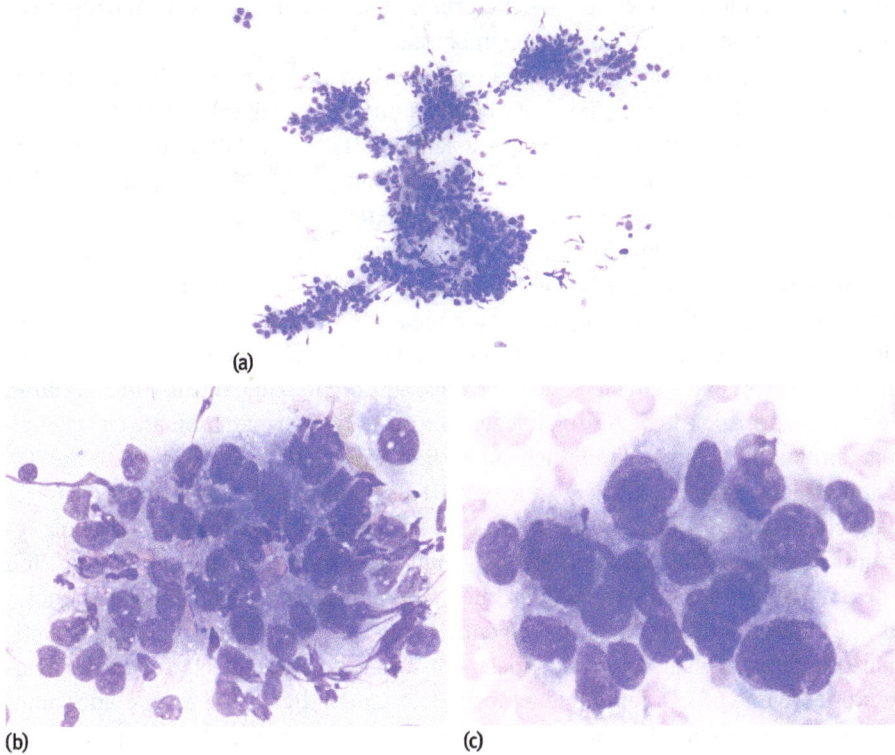

(a)

(b)   (c)

Abb. 3.1.13: Zytologie des Speichelgangkarzinoms (duktales Karzinom) .
Tumorzellverbände mit duktalem Aspekt (a); Tumorzellen mit markanten Kernatypien, Anisokaryose und Kernpleomorphie, Hyperchromasie, unruhiger Chromatinstruktur sowie exzentrischer Kernlagerung. Zytoplasma deutlich granuliert (b+c).

Adenokarzinom NOS. Unter dem Begriff Adenokarzinom NOS (Not Otherwise Specified) wurden durch die WHO jene Adenokarzinome zusammengefasst, welche nicht über die morphologischen Kriterien aller anderen Adenokarzinome der Speicheldrüsen zu diagnostizieren sind. Insofern stellen diese Entitäten ein „Sammelbecken" für morphologisch nicht sicher bestimmbare Karzinome glandulärer Differenzierung dar und sind daher nicht unbedingt als selten einzuschätzen. Die Möglichkeit einer sicheren zytologischen Differenzierung ist hier äußerst eingeschränkt. Histomorphologisch und hinsichtlich ihrer prognostischen Relevanz werden diese Adenokarzinome in Low grade-, Intermediate grade- und High grade-Tumoren unterteilt. Der zelluläre Aufbau des Tumors lässt eine spezifische Differenzierung nicht erkennen, neben muzinösen und onkozytären können auch klarzellige Tumorzellen nachgewiesen werden [41, 59]. Auf Grund ihrer Kernatypien können jedoch Intermediate grade- und High grade-Tumoren zytologisch abgegrenzt werden. Die definitive Diagnose sollte nachfolgend am histologischen Material gestellt werden. Die Abb. 3.1.14 zeigt den zytologischen Befund eines histologisch verifizierten High grade-Adenokarzinoms NOS. Neben anderen High grade-Tumoren der Speicheldrüsen kommen differentialdiagnostisch vor allem metastatische Adenokarzinome in Betracht.

Plattenepithelkarzinom. Primäre Plattenepithelkarzinome der Speicheldrüsen werden mit einer Häufigkeit von 1,6–3,6 % beziffert und sind somit seltene Entitäten, welche gehäuft in der Glandula parotis lokalisiert sind [15]. In der Literatur wird nur sehr vereinzelt über zytologische Befunde dieses Karzinoms berichtet [25, 50, 60, 61], sicher bedingt durch die schwierige morphologische Abgrenzung von metastatischen Plattenepithelkarzinomen anderer Organe. Mit einer Rezidivquote von über 50 % zeichnen sich primäre Plattenepithelkarzinome der Speicheldrüsen durch eine hohe maligne Potenz aus [15]. In der Histologie sind die meisten Tumoren gut bis mäßig differenziert und imponieren durch typische Interzellularbrücken und eine partielle Verhornung. Entsprechend stellt sich auch der zytologische Befund dar. Die rund-ovalären Zellkerne zeigen deutliche Anisokaryosen und sind betont hyperchromatisch bei dichtem Chromatin. Mitunter finden sich auch spindelförmig differenzierte Zellkerne. Das Zytoplasma ist grau-opak wie auch meerblau als Ausdruck der Verhornung. Der Präparatehintergrund reflektiert Nekrosen und Zellzerfall mit reichlich amorphem, keratinhaltigem Detritus wie auch pleomorphen Nacktkernen. Nicht selten findet sich an Tumorzellverbänden angelagertes, metachromatisches Material. Typische zytologische Befunde sind der Abb. 3.1.15 zu entnehmen. In der Immunzytologie zeigen primäre Plattenepithelkarzinome der Speicheldrüsen eine typische Expression der Zytokeratine 5/6 und p63. Differentialdiagnostisch kommen High grade-Mukoepidermoidkarzinome, metastatische Karzinome sowie atypische Plattenepithelmetaplasien bei pleomorphen Adenomen in Betracht.

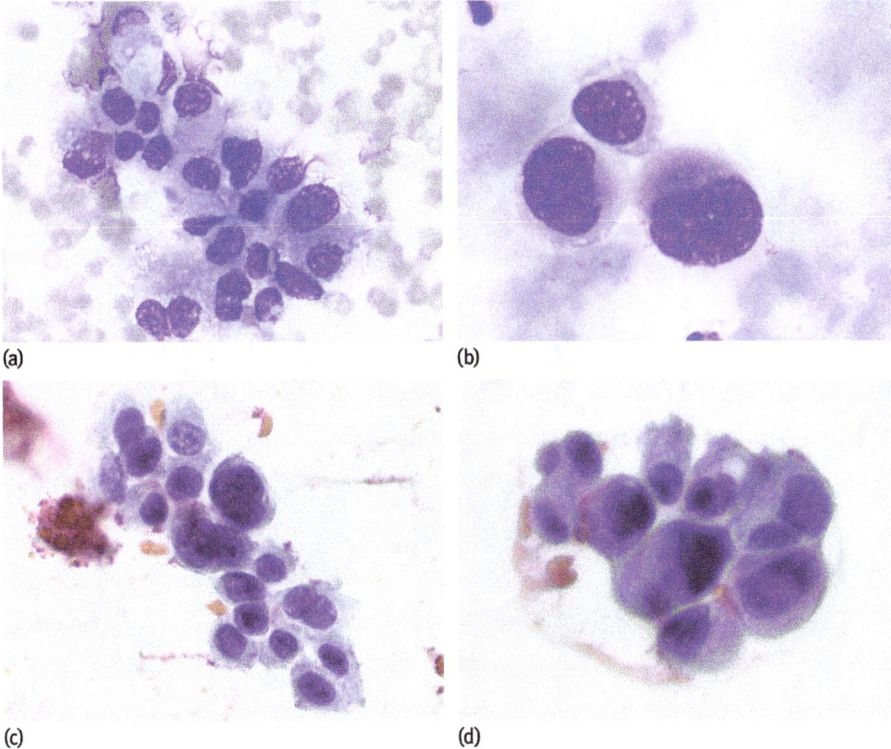

(a) (b) (c) (d)

Abb. 3.1.14: Zytologie des Adenokarzinoms NOS, High grade.
Adenoide Tumorzellverbände mit Dissoziationsneigung (a); ausschließlich pleomorphe Tumorzellen mit markanten Kernatypien (a–d) und ausgeprägter eosinophiler Granulation des Zytoplasmas (b).

Nicht epitheliale (mesenchymale) und metastatische Tumoren

Nicht epitheliale (mesenchymale) Tumoren umfassen im Wesentlichen Hämangiome, Lymphangiome, Neurinome (Schwannome), Neurofibrome, Granularzelltumoren, Lipome, fibröse Histiozytome sowie einige seltene Entitäten. Diese Tumoren haben ihren Ursprung im Interstitium der Speicheldrüsen (Bindegewebe, Fettgewebe, Blut- und Lymphgefäße, Nervenfasern) und nicht im ortsständigen Drüsengewebe und werden daher in den nachfolgenden Organkapiteln mit einigen anderen Weichteiltumoren ausführlicher beschrieben. Ausführliche Angaben zur Häufigkeit der einzelnen Entitäten siehe [15].

Primäre Lymphome der Speicheldrüsen sind selten und werden in der Literatur mit einer Häufigkeit von 2,4–4,5 % angegeben. Sie sind bevorzugt in der Glandula parotis und Glandula submandibularis lokalisiert [41]. Es handelt sich hierbei vorwiegend um MALT-Lymphome (MALT = Mukosa assoziiertes lymphatisches Gewebe) und diffuse, großzellige B-Zell-Lymphome, welche auch durch Transformation aus MALT-

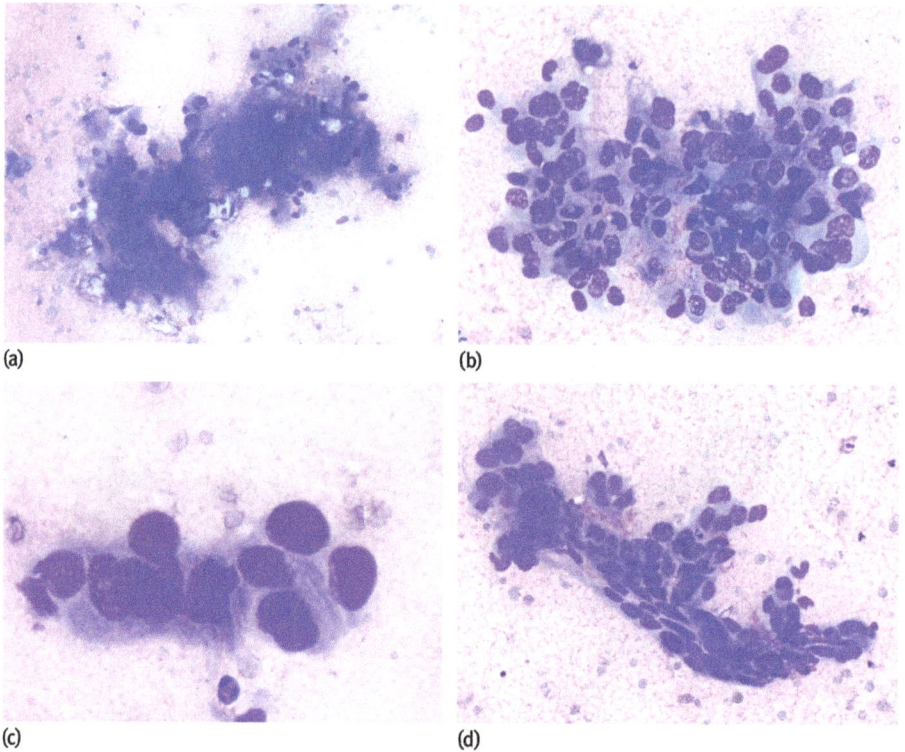

Abb. 3.1.15: Zytologie des Plattenepithelkarzinoms.
Tumorzellen mit rund-ovalen, hyperchromatischen Kernen mit dichtem Chromatin und Zeichen einer partiellen Verhornung (a+b) sowie Hinweisen auf nekrotische Veränderungen (c).

Lymphomen entstehen können. Angaben zur Zytomorphologie und Immunzytologie dieser Lymphome sind dem Kapitel 3.8 (Lymphknotenzytologie) zu entnehmen.

Metastatische Karzinome werden mit etwa 5 % aller malignen Speicheldrüsentumoren beziffert und gelten somit als seltene Tumoren, über deren zytologische Diagnostik bzw. immunzytologische Differenzierung in der Literatur bisher nur vereinzelt berichtet wurde [60, 61]. Sie lassen sich in zwei große Gruppen aufteilen, verbunden mit einer prognostischen wie therapeutischen Bedeutung (nach [15]):

- gering differenzierte Karzinome, deren alleinige morphologische Zuordnung schwierig ist und daher immunzytologische Untersuchungen notwendig sind;
- Karzinome, die den Speicheldrüsentumoren (Plattenepithelkarzinome, duktale Speicheldrüsenkarzinome und hellzellige Karzinome) ähneln und somit ebenfalls allein morphologisch schwer zu differenzieren sind.

Die meisten metastatischen Tumoren sind in der Glandula parotis (ca. 70 %) und in der Glandula submandibularis (ca. 30 %) lokalisiert und umfassen überwiegend Tu-

Tab. 3.1.18: Metastatische Tumoren der Speicheldrüsen[a].

Tumoren der Kopf- und Halsregion	Tumoren der Brust- und Bauchorgane
Plattenepithelkarzinom	Bronchialkarzinom
Melanom	Nierenzellkarzinom
Nasopharynxkarzinom	Mammakarzinom
Schilddrüsenkarzinom	Kolonkarzinom
	Uteruskarzinom
	Magenkarzinom

[a] in absteigender Häufigkeit zusammengestellt nach [15]

moren des Kopf-Hals-Bereiches (ca. 80 %) wie auch in geringerer Häufigkeit Tumoren der Brust- und Bauchorgane. Die wichtigsten metastatischen Tumoren sind in der Tab. 3.1.18 in absteigender Häufigkeit aufgelistet.

Literatur

[1] Wong DSY, Li GHK. The role of fine-needle aspiration cytology in the management of parotid tumors: a critical clinical appraisal. Head Neck 2000,22,469–473.

[2] Koss L, Melamed MR. Salivary glands. In: Koss' Diagnostic Cytopathology and its Histopathologic Bases. Vol. II. Philadelphia. Lippincott Williams & Wilkins, 2005, 1231.

[3] Al-Abbadi MA (Hg). Salivary Gland Cytology. A color Atlas. Wiley-Blackwell, New Jersey 2011.

[4] Bubendorf L, Feichter GE, Obermann EC, Dalquen P. Speicheldrüsen. In: Klöppel G, Kreippe HH, Remmele W (Hg). Zytopathologie, Reihe Pathologie. Springer 2011, 379.

[5] Young JA. Diagnostic problems in fine needle aspiration cytopathology of the salivary glands. J Clin Pathol 1994,47,193–198.

[6] Hughes JH, Volk EE, Wilbur DC. Pitfalls in salivary gland fine-needle aspiration cytology. Lessons from the college of american pathologists interlaboratory comparison program in non-gynecologic cytology. Arch Pathol Lab Med 2005,129,26–31.

[7] Rajwanski A, Gupta K, Gupta N, Shukla R, Srinivasan R, Nijhawan R, Vashishta R. Fine-needle aspiration cytology of salivary glands: diagnostic pitfalls-revisited. Diagn Cytopathol 2005,34,580–584.

[8] Filopoulos E, Angeli S, Dakalopoulos D, Kelessis N, Vassilopoulos P. Pre-operative evaluation of parotid tumors by fine-needle biopsy. Eur J Surg Oncol 1998,24,180–183.

[9] Postema RJ, van Veltuysen MLF, van den Brekel MWM, Balm AJM, Peterse JL. Accuracy of fine-needle aspiration cytology of salivary gland lesions in the Netherland Cancer Institute. Head Neck 2004,26,418–424.

[10] Höbling W, Balon R. Zytologie der Speicheldrüsentumoren. Pathologe 2007,28,360–367.

[11] Tandon S, Shahab R, Benton JI, Ghosh SK, Sheard J, Jones TM. Fine-needle aspiration cytology in a regional head and neck cancer center: comparison with a systematic review and meta-analysis. Head Neck 2008,30,1246–1252.

[12] Kraft M, Lang H, Schmutziger N, Arnoux A, Gürtler N. Comparison of ultrasound-guided core-needle biopsy and fine-needle aspiration in the assessment of head and neck lesions. Head Neck 2008,30,1457–1463.

[13] Christensen RK, Björndahl K, Godballe C, Krogdahl A. Value of fine-needle aspiration biopsy of salivary gland lesions. Head Neck 2010,32,104–108.

[14] Mairembam P, Jay A, Beale T, Morley S, Vaz F, Kalavrezos N, Kocjan G. Salivary gland FNA cytology: role as a triage tool and an approach to pitfalls in cytomorphology. Cytopathol 2015, doi: 10.1111/cyt.12232.

[15] Seifert G. Oralpathologie I. Pathologie der Speicheldrüsen. In: Spezielle pathologische Anatomie, Band 1/I, 2. Aufl. Springer 1996.

[16] Mooney EE, Dodd LG, Lyafield LJ. Squamous cells in fine-needle aspiration biopsies of salivary gland lesions: potential pitfalls in cytologic diagnosis. Diagn Cytopathol 1996,15,447–452.

[17] Kitagawa S, Zen Y, Harada K, Sasaki M, Sato Y, Minato H, Watanabe K, Kurumaya H, Katayanagi K, Masuda S, Niwa H, Tsuneyama K, Saito K, Haratake J, Takagawa K, Nakanuma Y. Abundant IgG-4-positive plasma cell infiltration characterizes chronic sclerosing sialadenitis (Küttner's tumor) Am J Surg Pathol 2005,29,783–791.

[18] Geyer JT, Deshpande V. IgG4-associated sialadenitis. Curr Opin Rheumatol 2011,23,95–101.

[19] Gupta R, Balasubramanian D, Clark JR. Salivary gland lesions: recent advances and evolving concepts. Oral Surg Oral Med Oral Pathol Oral Radiol 2015 doi: 10.1016/jooo0.2015.02481.

[20] Daneshbod Y, Khademi B, Kadivar M, Ganjei-Azar P. Fine needle aspiration of salivary gland lesions wit multinucleated giant cells. Acta Cytol 2008,52,671–680.

[21] Wachs TD, Layfield LJ, Zaleski S, Bhergava V, Cohen M, Lyerly HK, Fisher SR. Cytomegalovirus sialadenitis in patients with acquired immunodeficiency syndrome: a potential diagnostic pitfall with fine-needle aspiration cytology. Diagn Cytopathol 1994,10,169–174.

[22] Marres HAM, Kaanders JHAM, Werner JA, Wendt TG, Bruaset I, Pop LAM, De Mulder PHM, Schmoll HJ. Speicheldrüsenmalignome. In: Kompendium Internistische Onkologie. Bd. 2, Springer 2006,3326–3341.

[23] Ihrler S, Schwarz S, Zengel P, Guntinas-Lichius O, Kirchner T, Weller C. Das pleomorphe Adenom. Pitfalls in der Diagnostik und klinisch-pathologische Progressionsformen. Pathologe 2009,30,446–456.

[24] Verma K, Kapila K. Role of fine needle aspiration cytology in diagnosis of pleomorphic adenomas. Cytopathol 2002,13,121–127.

[25] Mukunyadzi P. Review of fine-needle aspiration cytology of salivary neoplasms, with emphasis on differential diagnosis. Am J Clin Pathol 2002,118,S100–S115.

[26] Aan ul N, Tanwani AK. Pitfalls in salivary gland fine-needle aspiration cytology. Intern J Pathol 2009,7,61–65.

[27] Chai C, Dodd LG, Glasgow BJ, Layfield LJ. Salivary gland lesions with a prominent lymphoid component: cytologic findings and differential diagnosis by fine-needle aspiration biopsy. Diagn Cytopathol 1997,17,183–190.

[28] Verma K, Kapila K. Salivary gland tumor with a prominent oncocytic component. Cytologic findings and differential diagnosis of oncocytomas and Whartin's tumor on fine needle aspirates. Acta Cytol 2003,47,221–226.

[29] Klijanienko J, Viehl P. Fine-needle sampling of salivary gland lesions. II. Cytology and histology correlation of 71 cases of Whartin's tumor (adenolymphoma). Diagn. Cytopathol. 1997,16,221–225.

[30] Krane JF, Faquin WC. Salivary Glands. In: Cibas ES, Ducatman BS (Hg). Cytology. Diagnostic Principles and Clinical Correlates. Saunders Elsevier 2009,285–318.

[31] Stanley MW. Selected problems in fine needle aspiration of head and neck masses. Mod Pathol 2002,15,342–350.

[32] Hara H, Oyama T, Saku T. Fine needle aspiration cytology of basal cell adenoma of the salivary gland. Acta Cytol 2007,51,685–691.

[33] Gonzales-Garcia R, Nam-Cha SH, Munoz-Guerra MF, Camallo-Amat C. Basal cell adenoma of the parotid gland. Case report and review of the literature. Med Oral Patol Oral Cir Bucal 2006,11,E206–E209.

[34] Kiljanienko J, El-Naggar AK, Viehl, P. Comparative cytologic and histologic study of fifteen salivary basal-cell tumors: differential diagnostic considerations. Diagn Cytopathol 199,21,30–34.

[35] Faquin WC, Powers CN. Salivary Gland Cytopathology. Springer, 2008.

[36] Terhaard CHJ, Lubsen H, Van der Tewel I, Hilger FJM, Eijkenboom WMH, Marres HAM, Tjho-Heslinga RE, De Jong JMA, Roodenburg JLN. Salivary gland carcinoma: independent prognostic factors for locoregional control, distant metastasis, and overall survival: results of the dutch head and neck oncology cooperative group (NWHHT). Head Neck 2004,26,681–693.

[37] Schwarz-Furlan S. Speicheldrüsenkarzinome. Pathologie und Prognose. Pathologe 2011,32,310–315.

[38] Hattab EM, Cramer HM. Acinic cell carcinoma. In: Al-Abbadi MA (Hg). Salivary Gland Cytology. A Color Atlas. Wiley-Blackwell 2011,97–108.

[39] Jain R, Gupta R, Kudesia M, Singh S. Fine needle aspiration cytology in diagnosis of salivary gland lesions: A study with histologic comparison. CytoJournal 2013, doi: 10.4103/1742-6413.109547.

[40] Nagel H, Laskawi R, Büter JJ, Schröder M, Chilla R, Droese M. Cytologic diagnosis of acinic-cell carcinoma of salivary glands. Diagn Cytopathol 1997,16,402–412.

[41] Chan JKC, Cheuk W. Tumors of the salivary glands. In: Fletcher CD (Hg). Diagnostic Histopathology of Tumors, Vol. 1. Elsevier Saunders 2013.

[42] Nagao T, Sato E, Inoue R, Oshiro H, Takahashi RH, Nagai T, Yoshida M, Suzuki F, Obikane H, Yamashina M, Matsubayashi J. Immunohistochemical analysis of salivary gland tumors: application for surgical pathology practice. Acta Histochem Cytochem 2012,45,269–282.

[43] Sun J, Yang X. A review of cytology of salivary gland lesions: old, updated and new. N A J Med Sci 2015,8,31–37.

[44] Woo VL, Bhuija T, Kelsch R. Assessment of CD43 expression in adenoid cystic carcinomas, polymorphous low-grade adenocarcinomas, and monomorphic adenomas. Oral Surg Oral Med Oral Pathol Oral Radiol Endod 2006,102,495–500.

[45] Viguer JM, Vicandi B, Jeminez-Heffernan JA, Lopez-Ferrer P, Limeres MA. Pleomorphic adenoma. An analysis of 212 cases. Acta Cytol 1997,41,786–794.

[46] Klijanienko J, Viehl P. Fine-needle sampling of salivary gland lesions IV. Review of 50 cases of mucoepidermoid carcinoma with histologic correlation. Diagn Cytopathol 1997,17,92–98.

[47] Kumar N, Kapila K, Verma K. Fine needle aspiration cytology of mucoepidermoid carcinoma. A diagnostic problem. Acat Cytol 1991,35,357–359.

[48] Zajicek J, Eneroth CM, Jakobsson P. Aspiration biopsy of salivary gland tumors. VI. Morphologic studies on smears and histologic sections from mucoepidermoid carcinoma. Acta Cytol 1976,20,35–41.

[49] Fernandes H, D'Souza CRS, Khosla C, George L, Katte NH. Role of FNAC in the preoperative diagnosis of salivary gland lesions. J Clin Diagn Res 2014,8,FC01–FC03.

[50] Orell SR, Klijanienko J. Head and neck; salivary glands. In: Orell SR, Sterrett GF (Hg). Fine Needle Aspiration Cytology, 5th edn. Churchill Livingstone 2012,49–76.

[51] Klijanienko J, Vielh P. Cytologic characteristics and histomorphologic correlations of 21 salivary duct carcinomas. Diagn Cytolpathol 1998,19,333–337.

[52] Elsheikh TM, Bernacki EG, Pisharodi L. Fine-needle aspiration cytology of salivary duct carcinoma. Diagn Cytopathol 1994,11,47–51.

[53] Garcia-Bonafe M, Catala I, Tarragona J, Tallada N. Cytologic diagnosis of salivary gland ductal carcinoma: e review of seven cases. Diagn Cytopathol 1998,19,120–123.

[54] Hirai K, Kawaguchi N, Nambu K et al. Salivary duct carcinoma: a case report with cytological and pathological features. Pathol Discovery 2014, doi: 10.7243/2052-7896-2-6.

[55] Khurana KK, Pitman MB, Powers CN, Korourian S, Bardales R, Stanley MW. Diagnostic pitfalls of aspiration cytology of salivary duct carcinoma. Cancer 1997,81,373–378.

[56] Moriki T, Ueta S, Takahashi T, Mitani M, Ichien M. Salivary duct carcinoma. Cytologic characteristics and application of androgen receptor immunostaining for diagnosis. Cancer 2001,93,344–350.

[57] Etges A, Pinto DS, Kowalski LP, Soares FA, Araujo VC. Salivary duct carcinoma: immunohistochemical profile of an aggressive salivary gland tumour. J Clin Pathol 2003,56,914–918.

[58] Kawahar A, Harada H, Akiba J, Kage M. Salivary duct carcinoma cytologically diagnosed distinctly from salivary gland carcinomas with squamous differentiation. Diagn Cytopathol 2008,36,485–493.

[59] Cameron R, Kocjan G, Domanski HA. Head and Neck: Salivary Glands. In: Domanski HA (Hg). Atlas of Fine Needle Aspiration Cytology. Springer 2014, 87–121.

[60] Klijanienko J, Vielh P. Fine-needle sampling of salivary gland lesions. VI. Cytological review of 44 cases of primary squamous-cell carcinoma with histological correlation. Diagn Cytopathol 1998,18,174–178.

[61] Akhtar K, Ray SP, Sherwani R, Siddiqui S. Primary squamous cell carcinoma of the parotid gland: a rare entity. BMJ 2013, doi: 10.1136/bcr-2013-009467.

Weiterführende Literatur

[1] Al-Abbadi MA. Salivary Gland Cytopathology. Wiley-Blackwell 2011.

[2] Bardales R. The Invasive Cytopathologist: Ultrasound Guided Fine-Needle Aspiration of Superficial Masses (Essentials in Cytopathology). Springer 2014.

[3] Faquin WC, Powers CN. Salivary Gland Cytopathology (Essentials in Cytopathology). Springer 2008.

[4] Hellquist HB, Skalova A. Histopathology of Salivary Glands. Springer 2014.

[5] Klijanienko J, Vielh P. Salivary Gland Tumors. Karger 2000.

[6] Kocjan G. Clinical Cytopathology of the Head and Neck: A Text and Atlas. Greenwich Medical Media 2001.

[7] Koss L, Melamed MR. Salivary glands. In: Koss' Diagnostic Cytopathology and its Histopathologic Bases. Vol. II. Philadelphia. Lippincott Williams & Wilkins, 2005, 1231.

[8] Krane JF, Faquin WC. Salivary Glands. In: Cibas ES, Ducatman BS (Hg). Cytology. Diagnostic Principles and Clinical Correlates. Saunders Elsevier 2009, 285–318.

[9] Seifert G. Oralpathologie I. Pathologie der Speicheldrüsen. Springer 1996.

3.2 Ösophagus und Magen

Obwohl die Erstbeschreibung pathologischer Zellveränderungen des oberen Verdauungstraktes bereits in die Frühphase der Zytopathologie fällt, dauerte es Jahrzehnte bis zur Einführung der zytologischen Diagnostik in die Gastroenterologie (siehe Kap. 1). Im Zeitraum der etwa letzten 30 Jahre wurden bewährte Methoden der Materialentnahme (Bürstungen, Imprintzytologien) durch bildgebende Verfahren und EUS-gesteuerte Feinnadelaspirationen verfeinert und ergänzt, wodurch die zytologische Diagnostik des oberen Verdauungstraktes zu einer aussagefähigen Methode heranreifte [1–6]. Neben der gezielten Gewinnung repräsentativen Untersuchungsmaterials haben auch adjuvante Methoden das Profil der gastroenterologischen Zytologie mitgeprägt. Als zweifellos wichtigste diagnostische Ergänzung gilt die Immunzytologie, mit deren Hilfe die Zuordnung von Zellproliferaten unklaren Ursprungs möglich ist, eine Methode, welche für die Bestimmung der Histogenese eines unbekannten Tumors unerlässlich ist. Wenngleich entzündliche wie maligne Erkrankungen von Ösophagus und Magen durch eine bewährte standardisierte histologische Diagnostik erfolgt, wird der Zytologe zunehmend mit der Diagnostik entsprechender Tumoren konfrontiert, sei es in der Primärdiagnostik wie auch in der Diagnostik metastatischer Tumoren. Durch die Kombination von zytologischer und histologischer Diagnostik wird zudem eine deutliche Steigerung der Sensitivität erreicht (Tab. 3.2.1, nach [7]).

Tab. 3.2.1: Steigerung von Sensitivität und Spezifität durch Kombination von Zytologie und Histologie[a].

Untersuchte Organe	Methoden	Sensitivität	Spezifität
Ösophagus	Zytologie	70 %	100 %
n = 100	Histologie	80 %	100 %
20 Karzinome	Zytologie + Histologie	95 %	100 %
Magen	Zytologie	61 %	100 %
N = 225	Histologie	83 %	100 %
49 Karzinome	Zytologie + Histologie	89 %	100 %
Dünndarm	Zytologie	62 %	100 %
n = 31	Histologie	62 %	100 %
8 Karzinome	Zytologie + Histologie	75 %	100 %
Kolon	Zytologie	83 %	98 %
N = 105	Histologie	67 %	100 %
62 Karzinome	Zytologie + Histologie	95 %	98 %

[a] zusammengestellt aus [7]

3.2.1 Zytologie des Ösophagus

Der Ösophagus ist ein ca. 25–28 cm messendes, zwischen Pharynx und Magen gelegenes Hohlorgan, welches eine Dreiteilung aufweist: Pars cervicalis, Pars thoracalis und Pars abdominalis. Histologisch zeigt der Ösophagus denselben Wandaufbau wie der gesamte Gastrointestinaltrakt, Mukosa, Submukosa, Muskularis und Serosa, die einem entsprechenden Korrelat im Ultraschall zuzuordnen sind (siehe Kap. 3.4 „Submukosa"). Die Lamina epithelialis des Ösophagus lässt drei Schichten erkennen:
– Basalzellschicht
– Intermediärzellschicht
– Superfizialzellschicht

Dementsprechend imponieren im regelrechten Bürstenausstrich vorwiegend Superfizialzellen, sowie vereinzelte Intermediärzellen und nicht selten auch kubische Magenepithelien. Aus der Abb. 3.2.1 sind Histoarchitektur, sowie typische zytologische Befunde einer Ösophagusbürstung mit unverhornten Plattenepithelien der Lamina epithelialis ersichtlich. Am distalen Ende des Ösophagus geht das unverhornte Plattenepithel scharf in das makroskopisch erkennbare Zylinderepithel des Magens über (Z-Linie, gastroösophagealer Übergang).

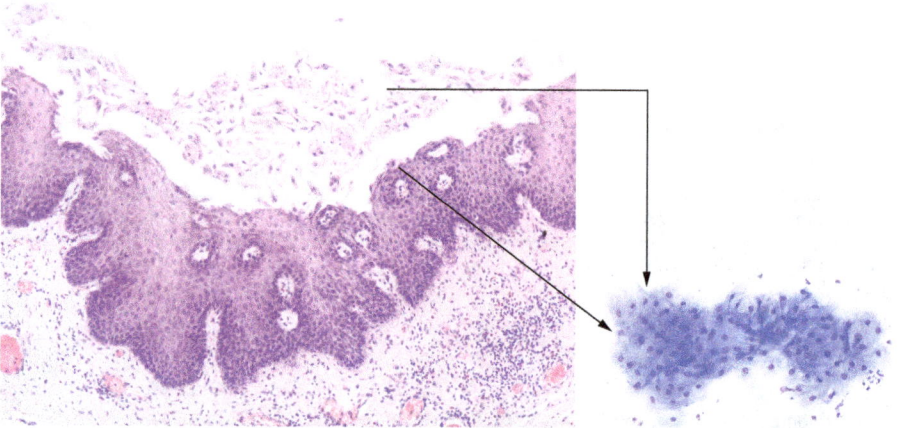

Abb. 3.2.1: Histologie und Zytologie der regelrechten Ösophagusschleimhaut. Histologischer Befund mit mehrschichtigem unverhorntem Plattenepithel und Nachweis exfoliierter Plattenepithelien (HE-Färbung, Präparat Prof. Dehghani, Halle/S.). Zytologischer Befund regelrechter unverhornter Plattenepithelien mit unauffälligen Kernen und reichlich gräulich-blauem Zytoplasma. Zellverband regelrechter Plattenepithelien der oberen Schicht der Mukosa.

3.2.1.1 Indikationen zur zytologischen Diagnostik

Unabhängig von der standardisierten histologischen Diagnostik gastrointestinaler Tumoren, kommt der Zytologie mittlerweile ein eigener Stellenwert zu, sowohl in der Primärdiagnostik mittels Bürsten- und Imprintzytologien wie auch im Staging durch EUS-Feinnadelaspirate. Für zytologische Untersuchungen des Ösophagus werden, in Abhängigkeit von der klinischen Fragestellung und Möglichkeiten der hiermit verbundenen Materialgewinnung, Bürstungen, EUS-Feinnadelaspirate, und Imprintzytologien eingesetzt.

Für das Screening auf prämaligne und maligne Veränderungen hat der Einsatz zytologischer Untersuchungsmaterialien mittlerweile eine weite Verbreitung gefunden [8]. Neben endoskopischen Untersuchungsmethoden (Ösophagoskopie, Chromoendoskopie mit Lugol'scher Lösung, Methylenblau oder Essigsäure, Autofluoreszenzendoskopie) und Biopsie werden für zytologische Untersuchungen folgende Materialien verwendet:

- Konventionelle Bürstenausstriche.
- Ballonzytologien [9]: Ungezielte Materialgewinnung durch Abstreichen der Schleimhaut mittels eines aufblasbaren Ballons, der an einem 65 cm-Katheter befestigt ist und somit auch positioniert werden kann.
- Cytosponge: Abstreichen der Schleimhaut mittels eines an einer Schnur befestigten Kunststoffschwämmchens, das in einer Gelatinekaspel eingeschlossen ist und nach Auflösung dieser Kapsel herausgezogen wird. Dadurch wird eine großflächige, ungezielte Materialgewinnung ermöglicht [10, 11].
- Dünnschichtzytologie [12].

Die Tab. 3.2.2 fasst die Indikationen sowie die verschiedenen Möglichkeiten der Materialgewinnung zusammen.

Wie Paralleluntersuchungen von Biopsien und Imprintzytologien ergaben, werden ösophageale Tumoren zytologisch mit einer Sensitivität von 94,3 %, bei einer Spezifität von 100 % sicher diagnostiziert [13]. Wie der Literatur auch zu entnehmen ist, wird die Sensitivtät und Spezifität in der Diagnostik dieser Tumoren durch die Kombi-

Tab. 3.2.2: Indikationen zur Ösophaguszytologie.

Indikationen	Untersuchungsmaterialien
V. a. prämaligne oder maligne Veränderungen	Bürstungen, Imprintzytologien, EUS-FNA[a]
Staging von Ösophagustumoren	EUS-FNA, Imprintzytologien
Screening auf maligne und prämaligne Veränderungen	Bürstungen, Cytosponge, Ballonzytologien, Dünnschichtzytologie
Diagnostik und Differenzierung von Ösophagitiden	Bürstungen, Imprintzytologien

[a] EUS-FNA: endosonografische Feinnadelaspiration

Tab. 3.2.3: Fallstricke in der Ösophaguszytologie[a].

Häufige Fallstricke in der Ösophaguszytologie (Auswahl)
– Reaktive und regeneratorische Epithelveränderungen: reaktive Kernveränderungen an ortsständigen Epithelien bei Entzündungen, besondere Vorsicht ist bei regeneratorischen Epithelien geboten, da hier neben reaktiven Kernveränderungen der proliferative Charakter der Verbände zu Fehleinschätzungen führen kann (Aspekt der Pseudomalignität)
– Kernveränderungen nach Radio- oder Chemotherapie: therapieassoziierte Kernveränderungen sind eine häufige Ursache für Fehlinterpretationen, im Zweifelsfall kann z. B. eine DNA-Zytologie zur Klärung beitragen
– Fehleinschätzung spindelförmiger Differenzierungen: Fibrozyten, Fibroblasten können mit einem GIST bzw. oder einem spindelförmig differenzierten amelanotischen Melanom verwechselt werden
– Lymphknotenanteile in Feinnadelaspiraten: Verwechslung mit einem MALT-Lymphom
– Fehleinschätzung von heterotopem Epithel: z. B. Fehlinterpretation von heterotopem Pankreasepithel in der Submukosa als Anteile eines Adenokarzinoms

[a] Kriterien zur Differenzierung zwischen reaktiven und dysplastischen Veränderungen siehe Tab. 3.2.13

Tab. 3.2.4: Sensitivität und Spezifität in der Diagnostik von malignen Osophagustumoren.

Autoren	Sensitivität	Spezifität
Lazarus et al., 1992 [18]	90 %	99,9 %
Hardwick et al., 1997 [19]	89 %	89 %
Batra et al., 2008 [20]	89,71 %	
Vidayavathi et al., 2008 [21]	98,03 %	81,11 %
Kumaravel et al., 2010 [22]	82 %[a]	95 %
Katti et al., 2012 [23]	92,3 %	82 %

[a] bezogen auf die Diagnostik von High-grade-Dysplasien und Adenokarzinomen; die Diagnostik von Low-grade- Dysplasien ist lediglich mit 31 % (!) beziffert

nation von Biopsie und Zytologie deutlich gesteigert [7, 14–17]; (siehe auch Tab. 3.2.1). Fallstricke in der Ösophaguszytologie liegen unter anderem in der Fehleinschätzung von reaktiven Epithelveränderungen bei verschiedenen Formen der Ösophagitiden und vor allem in der Beurteilung geringgradiger Dysplasien. Die wichtigsten Ursachen für Fehldiagnosen sind in der Tab. 3.2.3 zusammengefasst (s. a. [14]). Bei strikter Anwendung zytologischer Kriterien sowie gezielter Einbeziehung adjuvanter Methoden können jedoch Fehldiagnosen deutlich reduziert werden. So werden von erfahrenen Arbeitskreisen für die zytologische Diagnostik von malignen Ösophagustumoren vertretbare Angaben zur Sensitivität und Spezifität publiziert (s. Tab. 3.2.4).

3.2.1.2 Zytologie entzündlicher Veränderungen
Entzündliche Erkrankungen des Ösophagus sind nicht selten und werden somit auch regelmäßig in zytologischen Ausstrichen diagnostiziert, wobei der zytologische Be-

Tab. 3.2.5: Entzündungszellreaktionen bei verschiedenen Formen von Ösophagitiden[a].

Eosinophile Reaktion	Neutrophile Reaktion	Lymphozytäre Reaktion	Granulombildung
– GERD	– Infektionen	– GERD	– M. Crohn
– Eosinophile Ösophagitis	– GERD	– Infektionen	– Sarkoidose
– Hypereosinoph.- Syndrom	– Medikamente	– HIV, CVID	– Infektionen
– Infektionen		– Autoimmunerkrankungen	– Medikamente
		– Zöliakie	
		– M. Crohn	

[a] abgeändert nach [24]; GERD: gastroösophageale Refluxkrankheit; CVID: variables Immundefektsyndrom, seltene Ursachen (Kollagenosen, Amyloidosen etc.) sind hier nicht berücksichtigt, da sie für die zytologische Diagnostik nicht relevant sind.

fund hierbei nicht minder aussagekräftig ist als der histologische. Dies gilt vor allem für die Diagnostik der relativ häufigen Candida-Ösophagitis. Bei der zytologischen Beurteilung entzündlicher Veränderungen ist zunächst auf die zu Grunde liegende Entzündungszellreaktion zu achten, wodurch bereits eine weitere diagnostische Orientierung ermöglicht wird (siehe Tab. 3.2.5). Entzündliche Veränderungen können auch als Randreaktionen bei Tumoren auftreten; daher sollte auch bei der Diagnostik eines entzündlichen Prozesses auf den Ausschluss eines Tumors geachtet werden. Andererseits können entzündlich bedingte Veränderungen des ösophagealen Plattenepithels deutliche Kernveränderungen bewirken, die jedoch von malignen Zellproliferaten abgegrenzt werden können.

Die Abb. 3.2.2 zeigt entzündlich-reaktive Kernveränderungen des Plattenepithels.

Refluxösophagitis (GERD = gastroesophageal reflux disease)

Unter der Refluxösophagitis werden entzündliche Veränderungen im distalen Teil des Ösophagus verstanden, die durch längeren Kontakt mit Refluxflüssigkeit verursacht werden. Entsprechend des endoskopischen, wie histologischen Befundes wird zwischen erosiven Schleimhautveränderungen (ERD, erosive reflux disease) und nicht-erosiven Schleimhautveränderungen (NERD, non-erosive reflux disease) unterschieden. Als frühe Schleimhautveränderung gilt die hyperregeneratorische Ösophagopathie, welche histologisch durch eine gesteigerte Proliferation des Plattenepithels mit charakteristischer Basalzellhyperplasie gekennzeichnet ist. Als Hauptursache dieser Proliferation gilt das Absterben des Oberflächenepithels durch vermehrt gebildete Magensäure; als Kofaktoren werden neben dem Reflux von Gallensäuren unter anderem auch eine verminderte Sekretion der Speicheldrüsen, eine verzögerte Magenentleerung sowie ein Defekt des unteren Ösophagusschließmuskels verantwortlich gemacht. Neben der Hyperplasie des Plattenepithels imponiert häufig eine gemischtzellige Entzündungsreaktion aus neutrophilen und eosinophilen Granulo-

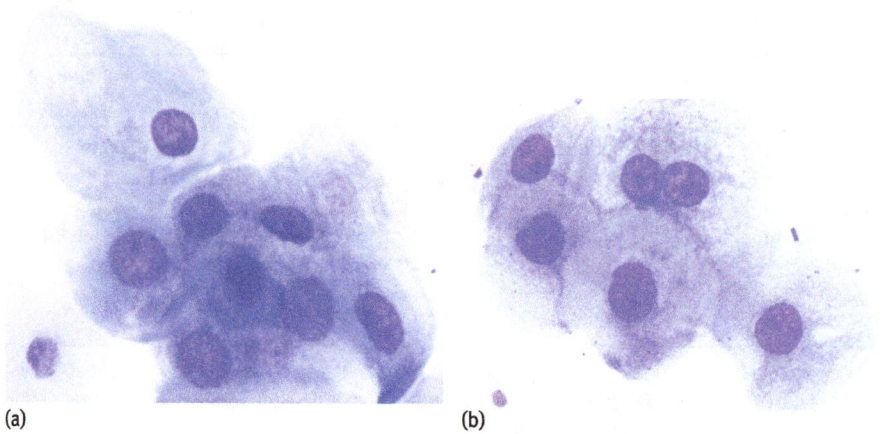

(a)   (b)

Abb. 3.2.2: Entzündlich-reaktive Veränderungen des ösophagealen Plattenepithels. Plattenepithelien mit deutlich vergrößerten Kernen und verdichtetem Chromatin ohne nennenswerte Kernvarianzen, mitunter Nachweis eines kleiner Nukleolus.

zyten, wie auch vereinzelten Lymphozyten. Für eine morphologische Diagnostik der Refluxösophagitis hat die Zytologie primär kaum eine praktische Bedeutung, jedoch stellt sich in entsprechenden Ausstrichpräparaten nicht selten die Frage nach der Differenzierung zwischen reaktiv-hyperplastischen und dysplastischen Epithelveränderungen. Kriterien zur Differenzierung beruhen auf der Zunahme von Anisokaryose, Kernpleomorphie, Hyperchromasie, wie auch auf der unregelmäßigen Kernmembran dysplastischer Epithelien [25].

Infektiöse Ösophagitis
Ösophagusinfektionen können durch Bakterien, Viren, Pilze oder seltener auch durch Protozoen verursacht werden [26–30], wobei der Erregernachweis mit Hilfe von Spezialfärbungen, wie auch mittels immunzytologischer Reaktionen, problemlos am zytologischen Ausstrichmaterial durchgeführt werden kann. Tab. 3.2.6 vermittelt einen Überblick über häufige Erreger, sowie gebräuchliche Nachweismethoden. Bakterielle Ösophagitiden verursachen ein typisches Zellbild mit meist deutlicher Reaktion neutrophiler Granulozyten, zerfallenen Epithelien und reichlichem Nachweis von amorphem Detritus, wie auch Zelldebris. Virale Infektionen bewirken charakteristische Kernveränderungen, u. a. intranukleäre Einschlüsse, Mehrkernigkeit sowie Kernmoulding. So gelten sogenannte „Milchglaskerne" (strukturlose Kerne, welche an Milchglas erinnern) bei Infektionen mit dem Herpesvirus bzw. „Eulenaugenzellen" (Zellen mit einem großen und scharf abgegrenzten perinukleärem Halo) bei Infektion mit dem Zytomegalievirus als pathognomisch. Unter den Mykosen des Ösophagus nimmt die Candidiasis schon auf Grund ihrer Häufigkeit eine Sonderstellung ein. Diese Form der Mykose wird zytologisch sensitiver diagnostiziert, verglichen mit biopti-

Tab. 3.2.6: Erreger infektiöser Ösophagitiden (Auswahl).

Bakterien	Viren	Pilze
– Staphylococcus aureus – Staphylococcus epidermidis – Streptococcus viridans – Bacillus spec. – Actinomyces	– Zytomegalieviren – Herpes-simplex-Viren – Humane Papillomaviren	– Candida albicans – Candida tropicalis – Candida glabrata – Aspergillus spec.
Zusatzfärbung: Gram-Färbung	Zusatzfärbung: Immunzytologie	Zusatzfärbung: PAS, GMS[a]

[a] PAS: Perjodsäure-Schiff-Färbung; GMS: Gomori-Methenamin-Silber-Färbung

schen Befunden [26]. Eine Candida-Ösophagitis kann gehäuft bei immunsupprimierten Patienten, wie auch nach längerer antibiotischer Therapie diagnostiziert werden. In den Bürstungen zeigen sich neben Zellzerfall auch reaktiv-reparative Epithelveränderungen. Daneben finden sich Parakeratosezellen und eingestreute neutrophile Granulozyten. Die typischen Pseudohyphen und Pseudosporen weisen in der MGG-, wie auch in der Papanicolaou-Färbung eine charakteristische, begrenzende helle Zone auf; die Pseudohyphen sind deutlich septiert. Im Zweifel kann die Diagnose durch die PAS-Färbung gesichert werden.

Typische zytologische Befunde einer Candida-Ösophagitis an Bürstenausstrichen vermittelt die Abb. 3.2.3.

Nicht-infektiöse Ösophagitis

Zu den nicht-infektiösen Ösophagitiden werden unter anderem Ösophagitiden nach Radio- und Chemotherapie, die eosinophile Ösophagitis, Ösophagitiden bei Autoimmunerkrankungen und granulomatösen Entzündungen gezählt, wobei die Ösophagitiden nach Radio und Chemotherapie und die eosinophile Ösophagitis von zytodiagnostischer Relevanz sind.

Entzündliche Veränderungen des ortsständigen Epithels nach Radio- und Chemotherapie werden zumeist durch Zellzerfall und fast immer durch eine Reaktion neutrophiler Granulozyten begleitet. In der Papanicolaou-Färbung zeigt das Zytoplasma des Plattenepithels eine charakteristische Amphophilie. Entzündliche Veränderungen nach Radiochemotherapie werden häufig durch reaktive Kernveränderungen begleitet. Therapieassoziierte Kernveränderungen zählen unter anderem zu bekannten Fallstricken in der Ösophaguszytologie [30, 31]; hilfreiche morphologische Kriterien zur Differenzierung zwischen reaktiven und malignen Veränderungen sind der Tab. 3.2.7 zu entnehmen.

Die eosinophile Ösophagitis [32–34] bezeichnet eine allergische Ösophagitis mit atopischen Symptomen, welche Anfang der 1990iger Jahre erstmals als eigenständi-

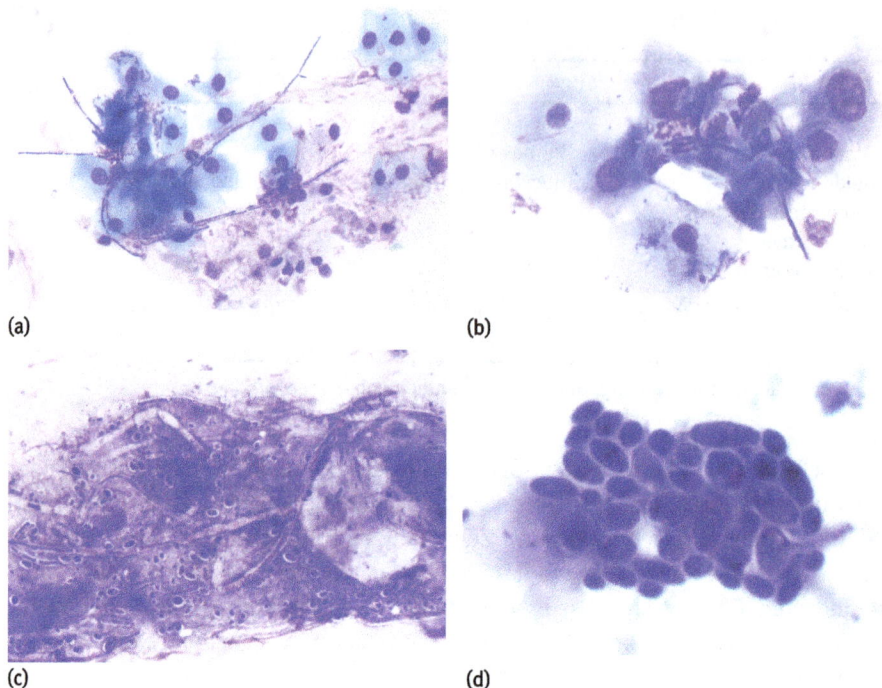

(a)

(b)

(c)

(d)

Abb. 3.2.3: Zytologischer Befund bei Candida-Ösophagitis.
Zellbild mit eingestreuten Pseudohyphen (a, b+c) und Pseudosporen (c+d) von Candida spec., reichlich amorpher Detritus (a+c) und Nachweis reaktiver Kernveränderungen (b).

Tab. 3.2.7: Abgrenzung therapieassoziierter Epithelveränderungen von Karzinomzellen[a].

Radiogene Veränderungen	Veränderungen n. Chemotherapie	Karzinomzellen
vergrößerte Zellen, blasse Zellkerne, Vakuolisierung von Zytoplasma und Zellkernen, Mehrkernigkeit, Kern-Plasma-Relation: regelrecht	vergrößerte Zellen, hyperchromatische Zellkerne, verdichtetes Chromatin, Nukleoli, Mehrkernigkeit, Kern-Plasma-Relation: regelrecht	hyperchromatische Zellkerne mit Anisokaryose, Kernpleomorphie, Hyperchromasie, prominente Nukleoli mit Aniso- und Poikilonukleolose), Kern-Plasma-Relation: kernbetont verschoben

[a] nach [1, 25, 30]

ges Krankheitsbild definiert wurde. Die Erkrankung tritt zumeist in jüngeren Lebensjahren auf, wobei Männer deutlich häufiger als Frauen betroffen sind. Es zeigt sich zumeist eine typische Klinik mit Symptomen ösophagealer Dysfunktion. Endoskopisch auffällig sind weißliche Exsudate der Schleimhaut sowie die Ösophagusstenose mit typischer Ringbildung, „Trachealisierung", im fortgeschrittenen Stadium [35, 36]. In der Biopsie fällt in den oberen Schichten des Plattenepithels eine Anhäufung eosinophiler Granulozyten auf, welche die Diagnose bestätigt. Daneben finden sich Zeichen der Parakeratose, sowie Hinweise auf eine Basalzellhyperplasie [37, 38]. Für die histologische Diagnostik sind verschiedene Haupt- und Nebenkriterien beschrieben worden. Als ein Hauptkriterium für die eosinophile Ösophagitis gilt die Dichte der eosinophilen Infiltrate, wobei ≥ 15 Eosinophile/400-facher Vergrößerung (HPF: high power field) als diagnostisch relevant gilt [34]. Da sich die Infiltrate der eosinophilen Granulozyten besonders in den oberen Schichten des Plattenepithels nachweisen lassen, wird im gegenwärtigen Schrifttum auch die Möglichkeit einer zytologischen Diagnostik der eosinophilen Ösophagitis diskutiert. So wird vor allem die Gewinnung von zytologischem Untersuchungsmaterial durch die Cytosponge-Technik favorisiert, wodurch eine vertretbare Sensitivität in der Diagnostik der eosinophilen Ösophagitis erreicht wird [39–41]. Auch korreliert die intraluminale Zahl der Eosinophilen mit dem histologischen Befund. In Analogie zur histologischen Diagnostik wurden folgende Werte für die Semiquantifizierung der eosinophilen Granulozyten aufgestellt [39]:

- Aktive eosinophile Ösophagitis: ≥ 15 Eosinophile/400-facher Vergrößerung
- Eosinophile Ösophagitis in Remission: $15 \leq$ Eosinophile/400-facher Vergrößerung

Differentialdiagnostisch sollte, insbesondere bei grenzwertiger Anhäufung von eosinophilen Granulozyten im unteren Ösophagus, auch an eine Refluxösophagitis gedacht werden [34].

3.2.1.3 Tumoren des Ösophagus
Benigne Tumoren des Ösophagus
Benigne Ösophagustumoren sind selten und werden hinsichtlich ihrer Lokalisation in mukosal-intraluminale und extramukosal-intramurale Tumoren unterschieden. Mit etwa 75 % werden Leiomyome am häufigsten diagnostiziert; daneben werden Polypen, Lipome und Fibrome mit einer Häufigkeit von ca. 12 % registriert. Als sehr selten gelten Neurinome, Granularzelltumoren, Hämangiome und gastrointestinale Stromatumoren. Leiomyome und gastrointestinale Stromatumoren werden nachfolgend im Kapitel 3.4 („Submukosa") ausführlich besprochen.

Maligne Tumoren des Ösophagus
Ösophaguskarzinome zählen zu den seltenen Tumoren; die Inzidenz ist für das Jahr 2004 mit 7,5/100.000 für Männer und 2/100.000 für Frauen beziffert. Plattenepithel-

karzinome werden mit 50–60 % etwas häufiger diagnostiziert als Adenokarzinome, deren Häufigkeit mit etwa 40–50 % angegeben wird, wobei die Adenokarzinome des distalen Ösophagus hinsichtlich der Häufigkeit eine ansteigende Tendenz zeigen [42]. Die WHO unterteilt die Plattenepithelkarzinome noch in basaloide, spindelzellige und verruköse Karzinome; daneben werden die ausgesprochen seltenen adenosquamösen Karzinome, adenoidzystische Karzinome, neuroendokrine und undifferenzierte Karzinome aufgeführt.

Adenokarzinom (Barrett-Karzinom)

Mit einer Häufigkeit von ca. 5000 Erkrankungen pro Jahr ist das Ösophaguskarzinom in Deutschland ein eher seltener Tumor, wobei für das Barrett-Adenokarzinom eine ansteigende Häufigkeit verzeichnet wird. Als Risikofaktor gilt vor allem die Refluxösophagitis, wobei die Dauer der Refluxösophagitis mit einem ansteigenden Malignitätsrisiko korreliert. Als weitere Risikofaktoren gelten Adipositas, Nikotin- und Alkoholabusus sowie das männliche Geschlecht.

Präkanzerosen des Barrett-Karzinoms: Das Barrett-Epithel gilt als Präkanzerose für die Entstehung des ösophagealen Adenokarzinoms. Es entsteht in Folge einer chronischen Refluxösophagitis durch Transformation des ösophagealen Plattenepithels in ein metaplastisches Zylinderepithel. Dieses metaplastische Epithel wird nach dem Autor der Erstbeschreibung als Barrett-Epithel, Barrett-Ösophagus bzw. auch als Barrett-Metaplasie bezeichnet [43]. Histologisch werden drei Differenzierungen dieses metaplastischen Zylinderepithels unterschieden:
- Fundus-Typ: entspricht der Morphologie der regelrechten Mukosa des Magenfundus,
- Cardia-Typ: entspricht der Morphologie der regelrechten Mukosa der Magencardia,
- Intestinaler Typ mit Becherzellen (goblet cells).

Der genaue Mechanismus der Morphogenese des Barrett-Epithels ist nicht restlos geklärt. Durch die Einwirkung proinflammatorischer Faktoren, unter anderem Desoxycholsäure, Magensäure u. a., kommt es zu einer vermehrten Bildung des bone morphogenetic protein 4 (BMP4) durch mesenchymale Stammzellen, wodurch eine Aktivierung von Stammzellen der Basalzellschicht des Ösophagusepithels mit anschließender Differenzierung in ein metaplastisches Zylinderepithel erfolgt [43, 44]. Durch Gallensäuren, speziell Desoxycholsäure, werden sowohl der intestinale Differenzierungsfaktor CDX2 und auch das gobletspezifische Gen MUC2 aktiviert, was zur Bildung von schleimgefüllten Becherzellen führt. Die Unterscheidung zwischen Zylinderepithelmetaplasien mit und ohne Becherzellen stellt einen wichtigen prognostischen Faktor dar. Entsprechend gesicherten Erkenntnissen gilt das Barrett-Epithel vom intestinalen Typ mit goblet cells als Präkanzerose, die mit einem etwa 30–40-fachen Risiko für das Entstehen eines ösophagealen Adenokarzinoms, auch als Barrett-Karzinom bezeichnet, behaftet ist [45–50]. Als weitere Risikofaktoren für die maligne Transformation des intestinalen Typs des Barrett-Epithels gelten unter anderem der Nachweis und der Grad dysplastischer Veränderungen (s. nachfolgendes Kapitel) sowie die DNA-Aneuploidie. Nach der Ausdehnung des Barrett-Epithels wird zwischen Short-Segment-Barrett-Ösophagus (Länge bis 3 cm) und Long-Segment-Barrett-Ösophagus (Länge über 3 cm) unterschieden. Wie gegenwärtige Studien belegen konnten, besteht bei Vorliegen eines Long-Segment-Barrett-Ösophagus ein um ca. 11 % höheres Risiko für eine maligne Entartung [45, 52]. Die zytologischen Kriterien des Barrett-Epithels sind in der Tab. 3.2.8 aufgelistet; typische zytologische Befunde sind aus der Abb. 3.2.4 ersichtlich.

Tab. 3.2.8: Zytologische Kriterien des regelrechten Barrett-Epithels[a].

Zytologische Kriterien des regelrechten Barrett-Epithels
– Zellkerne: ovaläre Kerne in uniformer Ausrichtung, regelmäßige Kernmembran, nur geringe Größenvarianzen, mitunter Kernüberlagerungen bei Erhaltung der Kernpolarität
– Zytoplasma: vakuolisiert bzw. granulär mit eosinophiler Tingierung, goblet cells mit großen Schleimvakuolen
– Kern-Plasma-Relation: regulär
– Zellverbände: größere flache Verbände mit typischer Honigwabenstuktur in scharfer Begrenzung
– Immunzytologie: CK 7+, CK 20–, CDX2 +, MUC2 +

[a] nach [14, 27, 59, 60]

Zytologie des Barrett-Karzinoms: Die Morphogenese des Adenokarzinoms erfolgt auf dem Boden der intestinalen Metaplasie im unteren Drittel der ösophagealen Mukosa über eine Metaplasie-Dysplasie-Karzinom-Sequenz [51–54]. Diese Metaplasie-Dysplasie-Karzinom-Sequenz beschreibt die Morphogenese des Barrett-Karzinoms durch dysplastische Vorstufen (Low-grade- und High-grade-Dysplasien); eine vereinfachte Übersicht vermittelt die Abb. 5. In Analogie zur Klassifikation histologischer Befunde intraepithelialer Neoplasien durch die WHO und die Wien-Klassifikation [75, 76] können auch für zytologische Befunde vergleichbare Kategorien zu Grunde gelegt werden, welche vereinfacht in der Tab. 3.2.9 zusammengefasst sind.

Tab. 3.2.9: Klassifikation von Präkanzerosen des Barrett-Karzinoms[a].

Befundkategorien
– kein Nachweis glandulärer Dysplasien (regelrechtes Epithel intestinaler Metaplasie)
– fragliche glanduläre Dysplasien (metaplastische Epithelien mit Kernveränderungen unklarer Dignität)
– glanduläre Dysplasien, Low grade
– glanduläre Dysplasien, High grade

[a] stark vereinfacht nach [75, 76]

Zu einer effizienten Frühdiagnostik zählt der Nachweis dysplastischer Veränderungen des Barrett-Epithels. Da der Nachweis dysplastischer Veränderungen sowohl in der Zytologie wie in der Histologie auch über Veränderungen der Kerneigenschaften an Einzelzellen erfolgt, ist ein Screening auf prämaligne Veränderungen, wie auch eine entsprechende Verlaufskontrolle am zytologischen Material, weltweit in Anwendung [10, 11, 55, 56, 58]. Es umfasst somit auch einen Schwerpunkt der Ösophaguszytologie. In der zytologischen Differenzierung ergeben sich hierbei die folgenden Fragestellungen:

– Abgrenzung reaktiver von dysplastischen Epithelveränderungen,
– Diagnostik von Low-grade-Dysplasien,
– Differenzierung zwischen High-grade-Dysplasien und invasivem Adenokarzinom.

Die Differenzierung zwischen reaktiven und dysplastischen Epithelveränderungen kann erhebliche Probleme bereiten; bei zweifelhaften Befunden sollte daher immer (!) eine histologische Klärung angestrebt werden. Auch wenn zur Abgrenzung von Low grade-Dysplasien die in der Histologie geforderte morphologische Beurteilung der Kryptenarchitektur zytologisch nicht möglich ist, können hier jedoch zytologische Dysplasiekriterien angewandt werden. Die Tab. 3.2.10 fasst die morphologischen Kri-

Tab. 3.2.10: Zytologische Kriterien intraepithelialer Neoplasien des Barrett-Ösophagus[a].

Reaktiv-reparative Epithelien	Low grade-IEN[b]	High grade-IEN
– Zellkerne: mäßig vergrößert, leicht unregelmäßige Kernmembran feingranuläres Chromatin, kleiner zentraler Nukleolus, Fehlen atypischer Mitosen – Zytoplasma: Schleimbildung reduziert – Kern-Plasma-Relation: regelrecht bis gering kernverschoben – Zellverbände: kleinere bis größere Verbände, mitunter fischzugartig, selten dreidimensionale Verbände, geringe Dissoziationsneigung	– Zellkerne: vergrößerte Kerne mit geringer Pleomorphie, leichte Hyperchromasie, feingranuläres Chromatin, vereinzelte kleine Nukleoli, wenige atypische Mitosen – Zytoplasma: zylindrisch/kuboid begrenzt – Kern-Plasma-Relation: gering kernverschoben – Zellverbände: kleinere Verbände mit polarer Kernausrichtung, auch dreidimensionale Verbände, mäßige Dissoziationsneigung	– Zellkerne: vergrößerte Kerne mit deutlicher Anisokaryose und Pleomorphie, Hyperchromasie, unruhige Chromatinstruktur, Chromozentren, prominente Nukleoli, häufig atypische Mitosen – Zytoplasma: polygonal begrenzt – Kern-Plasma-Relation: deutlich kernbetont verschoben – Zellverbände: kleinere Verbände mit Aufhebung der Kernpolarität, deutliche Dissoziationsneigung

[a] s. a. [1, 14, 27, 46, 47, 50, 59, 62, 63];
[b] IEN: Intraepitheliale Neoplasie

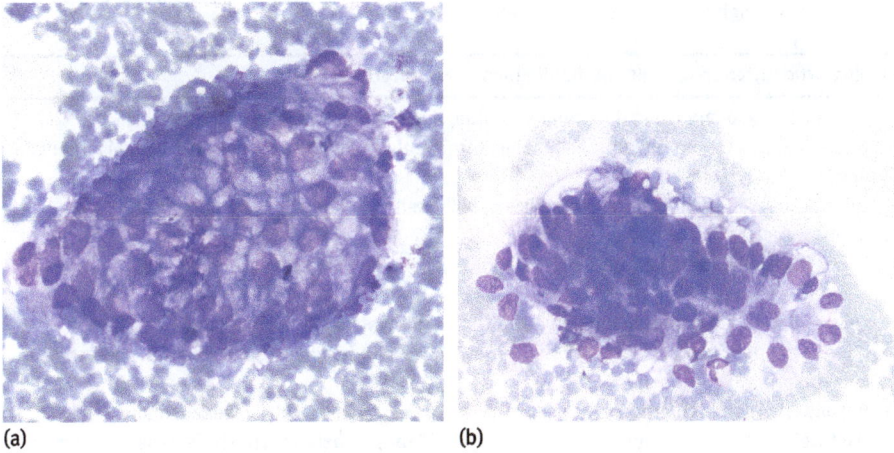

(a) (b)

Abb. 3.2.4: Zytologie des Barrett-Epithels.
Drüsenepithel mit typischer wabenartiger Struktur in der Aufsicht und bipolar differenzierten Drüsenzellen mit basalständigen Zellkernen in der Seitenansicht.

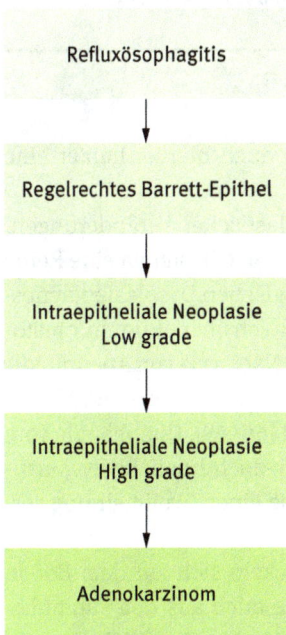

Refluxösophagitis

↓

Regelrechtes Barrett-Epithel

↓

Intraepitheliale Neoplasie
Low grade

↓

Intraepitheliale Neoplasie
High grade

↓

Adenokarzinom

Abb. 3.2.5: Morphogenese des Barrett-Karzinoms.
Morphogenese des Barrett-Karzinoms über intraepitheliale Neoplasien des Barrett-Epithels.

terien für Low-grade- und High grade-Dysplasien zusammen (s. a. [1, 27, 46, 47, 50, 59, 62, 63]. Leider ist die zytologische Diagnostik von Low-grade-Dysplasien durch eine schlechte Sensitivität gekennzeichnet, höhergradige Dysplasien werden jedoch zytologisch sicher erkannt [22, 61]. Ein weiteres Problem kann sich aus der Dignitätsklärung von High grade-Dysplasien ergeben, welche durchaus mit einem invasiven

Tab. 3.2.11: Zytologische Kriterien des Barrett-Karzinoms[a].

Zytologische Kriterien und Differentialdiagnose des Barrett-Karzinoms
– Zellkerne: Anisokaryose und Kernpleomorphie, Hyperchromasie, feingranuläres bis grobscholliges Chromatin, unregelmäßige Kernmembran, häufig prominente Nukleoli mit Aniso- und Poikilonukleolose
– Zytoplasma: feingranulär bzw. vakuolisiert, nicht selten Schleimbildung mit exzentrischer Kernlagerung
– Kern-Plasma-Relation: kernbetont verschoben, jedoch nicht immer erkennbar, z. B. an Siegelringzellen!
– Zellverbände: häufig dreidimensionale Verbände mit typischem nuclear crowding (Kernüberlappungen), azinäre, wie auch papilläre Verbände, nicht selten Nachweis dissoziierter Einzelzellen
– Besonderheiten: high grade-Dysplasien und Adenokarzinome sind schwer zu unterscheiden: Nachweis einer Tumorrandreaktion (Nekrose, Zelldebris, Präzipitat etc.) bei Adenokarzinomen!
– Immunzytologie: CK 7+, CK 20 – (selten auch +), CDX2 +/–, MUC 5AC, MUC 6: +/–
– Differentialdiagnosen: Nicht-Barrett-Adenokarzinome aus heterotopem Magenepithel oder ösophagealen Drüsen der Submukosa (adenoid-zystische Karzinome), dissoziierte Einzelzellen schlecht differenzierter Barrett-Adenokarzinome: Verwechselung mit einem Magenkarzinom vom diffusen Typ, Lymphomen oder amelanotischen Melanomen (Immunzytologie: HMB45 +, Melan A: +)

[a] s. a. [1, 5, 14, 30, 62, 73]

Karzinom verwechselt werden können; im Zweifel sollte auch hierbei immer eine histologische Klärung angeraten werden.

Zur Absicherung der histologischen Diagnostik dysplastischer Veränderungen, hier wird eine hohe Interobservervariabilität mitgeteilt [53, 64, 65], stehen eine Reihe adjuvanter Methoden zur Verfügung, die auch in der zytologischen Dysplasiediagnostik angewendet werden können. So wird in der Literatur vielfach über die immunhistochemische Bestimmung von p53, Cyclin A wie auch auf den Nachweis von Aneuploidie hingewiesen, woraus eine signifikante Steigerung der Sensitivität und Spezifität in der Diagnostik bzw. Dignitätsklärung von Dysplasien resultiert [66–69]. Unabhängig vom gezielten Einsatz erfolgversprechender Biomarker sollten jedoch fragliche dysplastische Befunde immer einem Fachkollegen zwecks Einholung einer Zweitmeinung vorgelegt werden [53, 70].

Über 95 % der ösophagealen Adenokarzinome entwickeln sich auf dem Boden des Barrett-Epithels. Sehr selten können Adenokarzinome auch aus den submukosalen Drüsen sowie aus heterotopem Epithel des Magens entstehen (Nicht-Barrett-Karzinome). Das Barrett-Karzinom imponiert histologisch durch papilläre oder tubuläre Verbände, wie auch sehr selten durch Verbände mit typischer Siegelringzelldifferenzierung. Die zytologische Diagnostik erfolgt zumeist an Bürstungen oder Imprintausstrichen; für das Staging eignen sich EUS-Feinnadelaspirate [71, 72]. Die diagnostische Sensitivität in der Zytologie ist der Histologie durchaus vergleichbar, jeweils 96 % bzw. 91 % [27], wobei die Kombination von Zytologie und Histologie mit

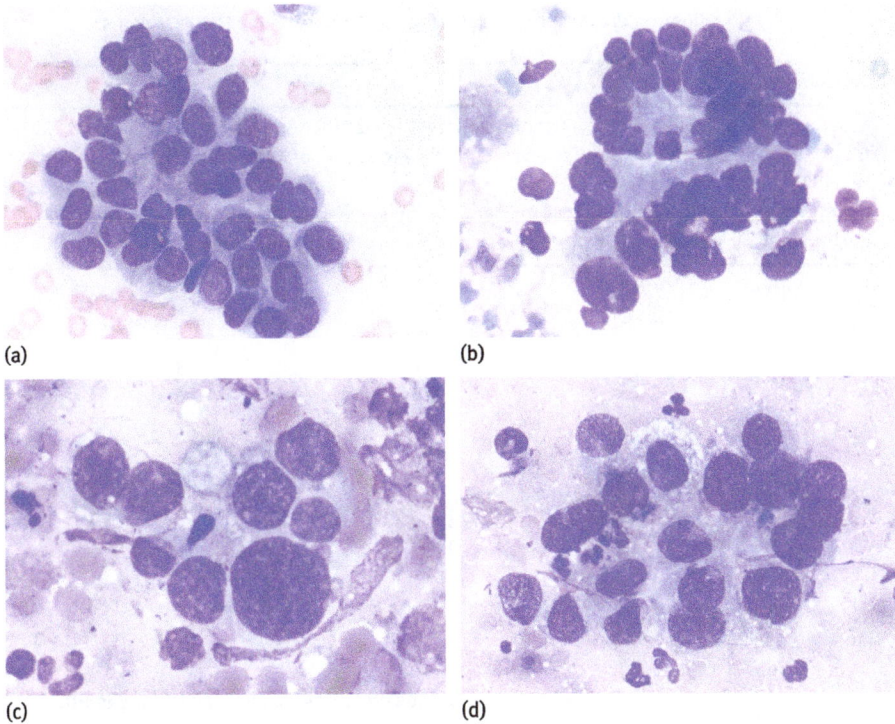

(a)

(b)

(c)

(d)

Abb. 3.2.6: Zytologie des Barrett-Karzinoms.
(a+b) Gut differenziertes Barrett-Karzinom mit Ausbildung adenoider Zellverbände bei mäßigen Kernvarianzen und kompakter Chromatinstruktur, (c+d) Mäßig differenziertes Barrett-Karzinom mit markanter Anisokaryose, Kernpleomorphie, grobscholliger Chromatinstruktur mit Chromozentren bei Erhalt adenoider Strukturen.

einer diagnostischen Genauigkeit von 100 % beziffert wird [20]. Zytologisch ergibt sich das charakteristische Bild eines drüsigen Tumors mit den entsprechenden zytologischen Kriterien, welche in der Tab. 3.2.11 aufgelistet sind (s. a. [1, 5, 14, 30, 62, 73]); korrespondierende zytologische Befunde sind der Abb. 3.2.6 zu entnehmen.

Plattenepithelkarzinom

Plattenepithelkarzinome des Ösophagus gelten als die häufigsten malignen Ösophagustumoren; ihre Inzidenz wird gegenwärtig für Männer mit 5–6 Erkrankungen und für Frauen unter 1 Erkrankung/Jahr/100.000 Einwohnern beziffert [74]; Männer erkranken somit wesentlich häufiger als Frauen. Plattenepithelkarzinome sind bevorzugt im mittleren und unteren Drittel des Ösophagus lokalisiert, während Adenokarzinome ausschließlich im distalen Bereich nachgewiesen werden. Hinsichtlich der Ätiologie gelten Alkohol- und Nikotinabusus als hauptsächliche Risikofaktoren; ein Ausschalten dieser beiden Noxen gilt daher auch als die wichtigste präventive Maß-

Tab. 3.2.12: Klassifikation von Präkanzerosen des ösophagealen Plattenepithelkarzinoms[a].

Befundkategorien

– kein Nachweis plattenepithelialer Dysplasien (regelrechtes Plattenepithel)
– fragliche plattenepitheliale Dysplasien (z. B. Nachweis abnormer Kernveränderungen unklarer Dignität)
– niedriggradige plattenepitheliale Dysplasien (leichte und mäßige Dysplasien)
– hochgradige plattenepitheliale Dysplasien (schwere Dysplasien, Carcinoma in situ)

[a] stark vereinfacht nach [75, 76]

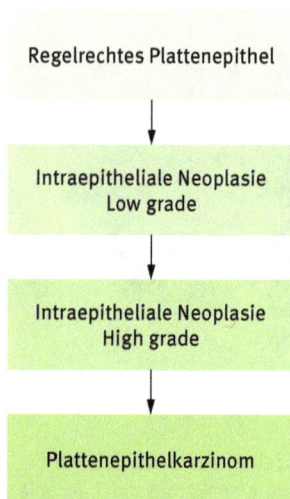

Abb. 3.2.7: Morphogenese des ösophagealen Plattenepithelkarzinoms.
Stufenweise Morphogenese des ösophagealen Plattenepithelkarzinoms über intraepitheliale Neoplasien Low grade und High grade.

nahme. Zu weiteren Risikofaktoren zählen unter anderem verschiedene Toxine (z. B. Nitrosamine), Infektionen (Papillomaviren) und Vitaminmangel; auch gelten Patienten mit einer Achalasie oder Tylosis als risikobehaftet [74].

Präkanzerosen des ösophagealen Plattenepithelkarzinoms: Die Morphogenese des ösophagealen Plattenepithelkarzinoms verläuft stufenweise über nichtinvasive, intraepitheliale Neoplasien unterschiedlichen Schweregrades (Dysplasie-Karzinom-Sequenz). Mit der Entwicklung des ösophagealen Plattenepithelkarzinoms sind molekulare Veränderungen verbunden, so z. B. die Expression von p53, p16, Cyclin D1 sowie EGFR, welche auch diagnostisch relevant sind [84].

Die Abb. 3.2.7 zeigt die formale Pathogenese des ösophagealen Plattenepithelkarzinoms. Entsprechend der Empfehlungen der WHO [75] und der revidierten Wien-Klassifikation [76] wird zur Untergliederung dieser Präkanzerose auf die klassische, dreistufige Einteilung der Dysplasien (leichtgradig, mittelgradig, schwergradig) zugunsten einer zweistufigen Graduierung verzichtet; Tab. 3.2.12 gibt diese Empfehlungen in vereinfachter Form wieder. Zur Erfassung definierter Präkanzerosen ist weltweit, insbesondere in Ländern mit einer hohen Inzidenz, das zytologische Screening etabliert [77–82], wobei sich die Kombination der zytologischen mit einer endoskopischen Untersuchung, vor allem mit der Chromoendoskopie, unter Verwendung von Lugolscher Lösung, bewährt hat [83].

Als Präkanzerosen für das ösophageale Plattenepithelkarzinom gelten Low- und High grade-Dysplasien wie auch das Carcinoma in situ, wobei dieses von High grade-Dysplasien zytologisch nicht sicher abgegrenzt werden kann. Ebenso kann die Unterscheidung von High grade-Dysplasien von Einzelzellen eines invasiven Karzinoms problematisch sein, sodass hier im Zweifel immer auf eine histologische Klärung verwiesen werden muss. Dies gilt besonders für Präparate aus Dünnschichtzytologien, in welchen die klassische Tumorrandreaktion mit Ansammlung nekrotischen Materials etc. nicht sicher erkennbar ist. Die Tab. 3.2.13 fasst die zytologischen Kriterien intraepithelialer Neoplasien des ösophagealen Plattenepithels [1, 8, 14, 55, 62, 63, 85] zusammen; korrespondierende zytologische Befunde sind der Abb. 3.2.8 zu entnehmen.

Zytologie des ösophagealen Plattenepithelkarzinoms: Neben verhornenden und nicht verhornenden Plattenepithelkarzinomen werden histologisch noch basaloide, spindelzellige, sowie verruköse Plattenepithelkarzinome unterschieden. Selten können auch Plattenepithelkarzinome mit Schleimbildung nachgewiesen werden, welche, in Anlehnung an die Klassifikation der Bronchialkarzinome, als Mukoepidermoidkarzinome eingestuft werden [74]. Auch existieren Karzinome mit plattenepithelialer und gleichzeitiger glandulärer Differenzierung im Sinne eines adenosquamösen Karzinoms (Immunzytologie!). Die histologische Graduierung berücksichtigt neben der Ausprägung der Kernatypien und dem Mitoseindex auch den Grad der Differenzierung. Die Tab. 3.2.14 fasst die zytologischen Kriterien ösophagealer Plattenepithelkarzinome zusammen; korrespondierende zytologische Befunde sind in der Abb. 3.2.9 ersichtlich. Differentialdiagnostisch sollte in erster Linie an Plattenepithelkarzinome aus dem Hals-Kopf-Bereich, wie auch an bronchiale Plattenepithelkarzinome gedacht werden. Im Zweifel kann hier die Diagnose nur auf Grund der mitgeteilten Klinik gestellt werden, da morphologisch, wie auch immunzytologisch, eine Unterscheidung zwischen ösophagealen und nicht ösophagealen Plattenepithelkarzinomen nicht möglich ist. Für das Staging ösophagealer Plattenepithelkarzinome hat sich die EUS-gesteuerte Feinnadelaspiration mit einer guten Sensitivität und Spezifität bestens bewährt [86–91]; hinzu kommt die für den Patienten vergleichsweise schonende Materialgewinnung. Auch ist es mit dieser Technik möglich, diagnostisch verwertbares Material auch aus sehr kleinen Lymphknoten zu gewinnen.

Seltene Tumoren

Zu den seltenen Tumoren des Ösophagus zählen verschiedene epitheliale und mesenchymale Tumoren, Lymphome sowie maligne Melanome. Seltene primäre, epitheliale Tumoren des Ösophagus sind adenoid-zystische Karzinome, adenosquamöse Karzinome und neuroendokrine Karzinome. Als mesenchymale Tumoren sind hier in

Tab. 3.2.13: Zytologische Kriterien intraepithelialer Neoplasien des Plattenepithels[a].

Reaktiv-reparative Epithelien	Low grade-IEN[b]	High grade-IEN
– Zellkerne: vergrößert, lockere Chromatinstruktur, selten kleine Nukleoli – Zytoplasma: unregelmäßig begrenzt, häufig Zeichen der Verhornung; MGG: blau, Pap-Fbg.: lachsrot – Kern-Plasma-Relation: leicht kernverschoben – Zellverbände: regenerative fischzugartige Verbände	– Zellkerne: geringe Vergrößerung, lockeres Chromatin bei mäßiger Hyperchromasie, selten Nukleoli, Mitosen fehlen – Zytoplasma: grau-opak bzw. Zeichen der Verhornung (MGG: blau; Pap-Fbg.: lachsrot) – Kern-Plasma-Relation: mäßig erhöht – Zellverbände: vorwiegend Einzelzellen bzw. kleine Verbände	– Zellkerne: markante Anisokaryose und Kernpleomorphie, Hyperchromasie, unruhige Chromatinstruktur, pleomorphe Nukleoli, eingestreute Mitosen – Zytoplasma: grau-opak bzw. Zeichen der Verhornung (MGG: blau; Pap-Fbg.: lachsrot), – Kern-Plasma-Relation: deutlich kernbetont verschoben – Zellverbände: vorwiegend Einzelzellen

[a] s. a. [1, 8, 14, 55, 62, 63, 85];
[b] IEN: Intraepitheliale Neoplasie. Die Abgrenzung reaktiv-reparativer Epithelien von Low grade-IEN ist wegen ähnlicher Kerneigenschaften nicht selten problematisch.

Tab. 3.2.14: Zytologische Kriterien des ösophagealen Plattenepithelkarzinoms[a].

Zytologische Kriterien des ösophagealen Plattenepithelkarzinoms

– Zellkerne: ausgeprägte Anisokaryose und Kernpleomorphie, unregelmäßige Kernbegrenzung, Hyperchromasie, unruhige Chromatinstruktur mit Ausbildung von Chromozentren, pleomorphe Nukleoli. Gut differenzierte Karzinome: pyknotische, hyperchromatische Kerne mit deutlicher Entrundung, spindelzelliger Typ mit elongierten Zellkernen, basaloider Typ mit runden, zentral gelegenen Kernen und Zeichen der Anaplasie.
– Zytoplasma: unverhornter Typ: grau-opak; verhornender Typ: Zeichen der Verhornung mit blauem (MGG-Fbg.) bzw. lachsrotem Zytoplasma (Pap-Fbg.)
– Kern-Plasma-Relation: bei schlecht differenzierten Karzinomen immer kernbetont verschoben, gut differenzierte Karzinome häufig mäßig kernverschoben
– Zellverbände: meistens Einzelzellen, insbesondere bei schlecht differenzierten Karzinomen, ansonsten clusterartige kleinere Verbände, bei verhornenden Karzinomen nicht selten zusammengerollte Zellverbände, sogenannte Hornkugeln
– Besonderheiten: fast immer Nachweis einer klassischen Tumorrandreaktion: lipidnekrotisches Material, Zelldebris, Blutpigment, Präzipitat, kernlose Hornschollen („Geisterzellen")
– Immunzytologie: CK 5/6 +, CK 13 +, CK 19 +, p63 +
– Differentialdiagnosen: alle verhornenden und nicht verhornenden Plattenepithelkarzinome des Hals-Kopf-Bereiches, wie auch der Lunge, High grade-IEN

[a] s. a. [1, 8, 14, 55, 62, 63, 85]

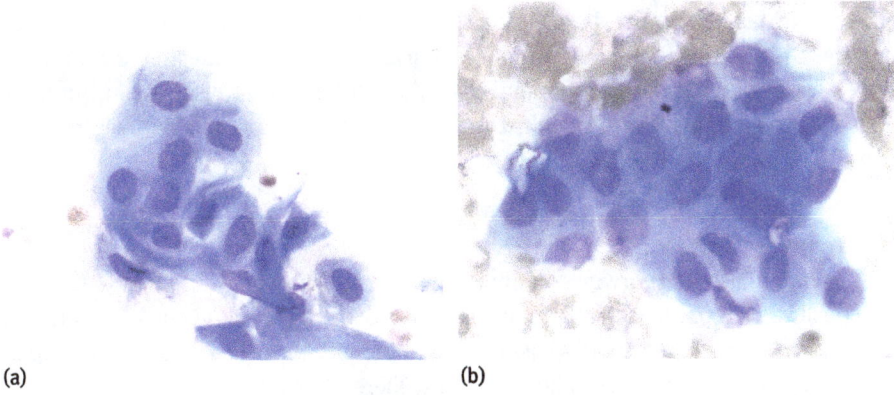

(a)

(b)

Abb. 3.2.8: Präkanzerosen des ösophagealen Plattenepithelkarzinoms.
Low grade-Dysplasien (a) mit leicht entrundeten, hyperchromatischen Zellkernen und leichter Verschiebung der Kern-Plasma-Relation; High grade-Dysplasie mit kernbetonter Verschiebung der Kern-Plasma-Relation bei deutlicher Kernentrundung und unruhiger Chromatinstruktur (b).

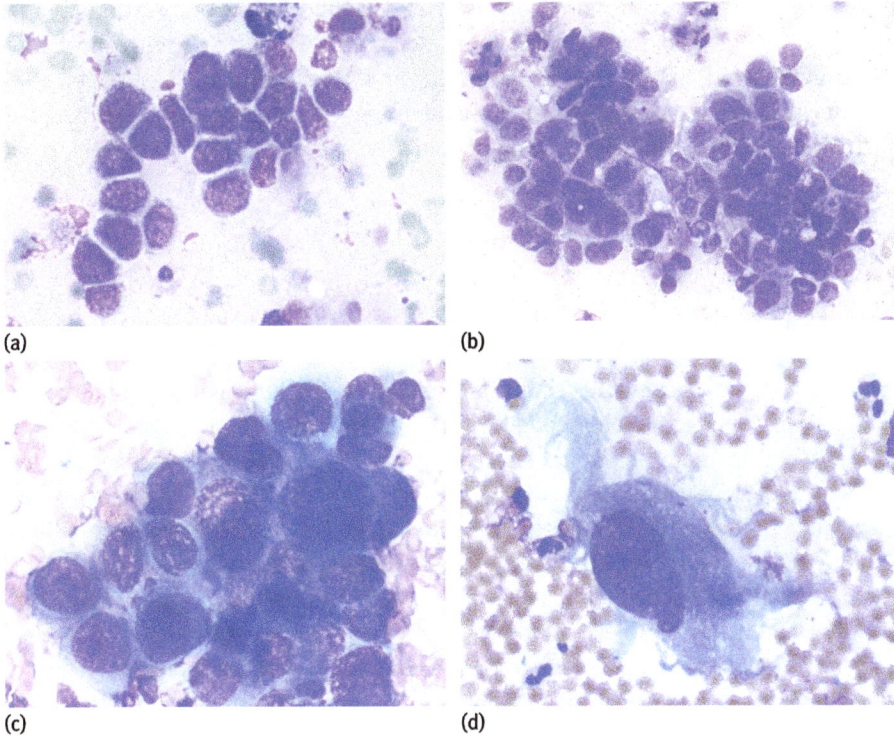

(a)

(b)

(c)

(d)

Abb. 3.2.9: Zytologie des ösophagealen Plattenepithelkarzinoms.
(a+b) Zellen und Zellverbände eines unverhornten Plattenepithelkarzinoms mit Anisokaryose und Kernpleomorphie, Hyperchromasie und kernbetonter Verschiebung der Kern-Plasma-Relation ((b) Basalzelltyp); (c+d) Verhornendes Plattenepithelkarzinom mit markanten Kernatypien und meerblauem Zytoplasma als Ausdruck der Verhornung; (d) geschwänzte Tumorzelle („Kaulquappenzelle") mit zipflig ausgezogenem Zytoplasma.

erster Linie das Leiomyom, der im Ösophagus seltene gastrointestinale Stromatumor und der Granularzelltumor zu nennen. Leiomyome und gastrointestinale Stromatumoren werden im Kapitel 3.4 („Submukosa") ausführlich behandelt. Zur Morphologie der seltenen malignen Non-Hodgkin-Lymphome (MALT-Lymphome, diffuses großzelliges B-Zell-Lymphom) siehe Kapitel 3.8 („Lymphknoten").

Metastatische Tumoren

Hierbei handelt es sich vorwiegend um metastatische Tumoren benachbarter Organe, welche durch lymphangische Verbreitung in den Ösophagus gelangen. Metastatische Absiedlungen entstammen vorwiegend aus Magen und Pharynx, sowie selten hämatogen aus Schilddrüse, Lunge, Mamma, Haut, Niere, Prostata und Ovar.

3.2.2 Zytologie des Magens

Der Magen, gelegen zwischen Ösophagus und Dünndarm, wird funktionell-morphologisch in die proximale Cardia (Mageneingang), Fundus (Magengrund), Korpus (Magenkörper) und distales Antrum (Magenpförtner) unterteilt. Der Magen wird von einer Schleimhaut ausgekleidet, welche für den gesamten Gastrointestinaltrakt charakteristisch ist und aus folgenden analogen Gewebsschichten aufgebaut ist (s. a.Tab. 3.2.2):
– Tunica mucosa,
– Tunica submucosa,
– Tunica muscularis,
– Tunica serosa.

Die Tunica mucosa besteht aus einem einschichtigen, hochprismatischen Epithel, in welches zahlreiche schleimbildende Nebenzellen eingebunden sind. Zytologisch imponiert die Tunica mucosa in der Aufsicht in Form typischer, wabenartiger Zellverbände, die in der Seitenansicht als bipolare Drüsenepithelien mit typischen basalständigen Kernen und supranukleärem, schleimhaltigem Zytoplasma zur Darstellung kommen. In der sich anschließenden bindegewebigen Tunica submucosa sind zahlreiche Drüsen mit unterschiedlichem Aufbau lokalisiert. Auf Grund von Lokalisation und Histoarchitektur können Drüsen der Cardia, Fundus, Corpus, Antrum und Pylorus mit funktionell unterschiedlichen Zellen unterschieden werden, deren zytologische Kriterien der Tab. 3.2.15 zu entnehmen ist; zytologische Befunde regelrechter Epithelien des Magens sind aus der Abb. 3.2.10 ersichtlich.

3.2.2.1 Indikationen zur zytologischen Diagnostik
Die Diagnostik entzündlicher wie maligner Erkrankungen des Magens ist an bewährte histologische Standards gebunden, weswegen eine zytologische Diagnostik primär

Tab. 3.2.15: Magendrüsen und ihr histologischer Aufbau.

Drüsentyp	Histologischer Aufbau
Cardiadrüsen	Verzweigte tubuläre Drüsenschläuche mit wandständigen Drüsenzellen, welche alkalische Muzine zum Epithelschutz vor Magensäure bilden
Fundusdrüsen	Schlauchartige tubuläre Drüsen mit Produktion von Magensaft, wobei drei Zelltypen unterschieden werden: – Hauptzellen: prismatische Zellen mit stark basophilem Zytoplasma (Zymogengranula: Pepsinogenbildung) und basalständigem Kern – Nebenzellen: iso-bis hochprismatische Zellen mit basalständigem Kern, Muzinbildung – Belegzellen (Parietalzellen): stark eosinophile Zellen, u. a. Bildung von H+ sowie dem intrinsic factor
Pylorusdrüsen	tubuloalveoläre Drüsen ohne Haupt- und Belegzellen, Bildung von Muzinen zum Epithelschutz vor Magensäure

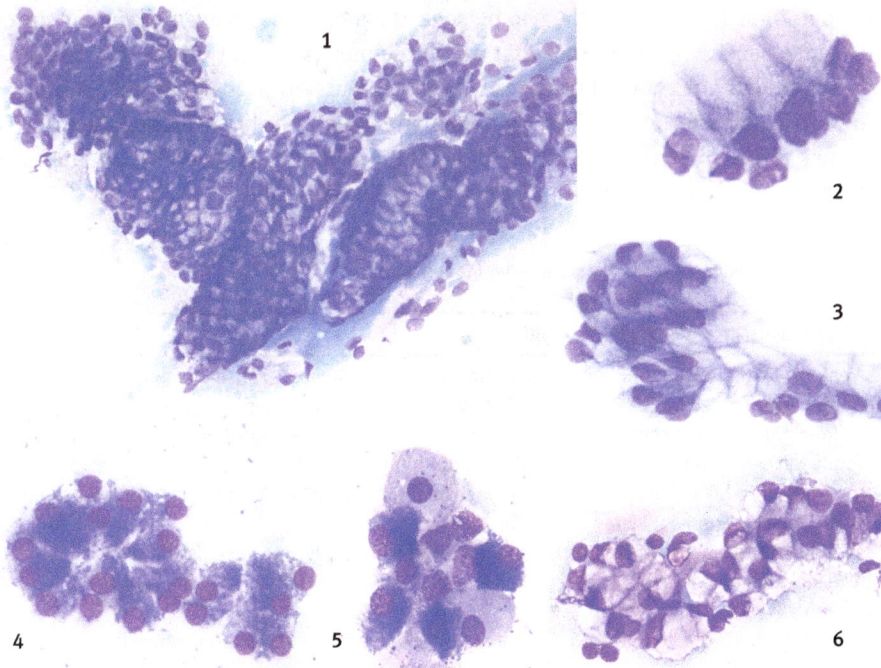

Abb. 3.2.10: Zytologischer Befund der normalen Magenschleimhaut.
Zellverbände der Mukosa (1–3): Aufsicht mit typischer wabenartiger Struktur (1), Epithel in Seitenansicht mit basalständigen Zellkernen (2, 3); Hauptzellen (4): prismatische Zellen mit starker Basophilie des Zytoplasmas (Zymogengranula) sowie basalständigem Zellkern; Parietalzellen (5): Zellen mit deutlicher eosinophiler Granulation des Zytoplasmas, sowie angelagerte Hauptzellen; Nebenzellen (6): iso-bis hochprismatische Zellen mit basalständigem Zellkern und supranukleärem Schleim.

hier nicht indiziert ist. Der zusätzliche diagnostische Gewinn einer zytologischen Diagnostik liegt unter anderem jedoch in der deutlichen Steigerung der Sensitivität in der Diagnostik des Magenkarzinoms [7, 20, 21, 92, 93]. Auch hat sich die EUS-gesteuerte Feinnadelaspiration für das Staging des Magenkarzinoms durchsetzen können, mit deren Hilfe die Gewinnung von repräsentativem Untersuchungsmaterial auch aus sehr kleinen lokoregionären Lymphknoten möglich ist [94–97]. Als ein weiterer zytologischer Schwerpunkt gilt der Nachweis disseminierter Tumorzellen in der peritonealen Lavage, eine Methode, die zur Abschätzung der Prognose von Bedeutung ist [98–100]. Die methodische Vorgehensweise sowie die Morphologie disseminierter Tumorzellen im peritonealen Lavagematerial wird im Kapitel 3.9 („Aszites") näher erläutert.

Die zytologische Diagnostik des Magenkarzinoms ist vor allem durch schwer abzugrenzende, reaktive Epithelveränderungen erschwert, wie sie häufig sowohl bei Gastritiden, Ulzera, sowie als Randreaktionen von Tumoren auftreten; im Zweifelsfall sollte daher immer zu einer histologischen Klärung geraten werden. Typische Fallstricke sind in der Tab. 3.2.16 aufgeführt. Bei strikter Einhaltung aller bekannten zytologischen Kriterien ist die zytologische Diagnostik des Magenkarzinoms durch eine gute Sensitivität und Spezifität ausgezeichnet (s. a. Tab. 3.2.17). Die Diagnostik entzündlicher Erkrankungen des Magens in Bürsten- und Tupfzytologien ist in der May-Grünwald-Giemsa-Färbung begrenzt möglich. In dieser Färbung kommt allerdings *Helicobacter pylori* gut zur Darstellung. Die Indikationen für zytologische Untersuchungen des Magens sind in der Tab. 3.2.18 zusammengestellt.

Tab. 3.2.16: Die wichtigsten Fallstricke in der Magenzytologie.

Häufige Fallstricke in der Magenzytologie
– reaktive Epithelveränderungen bei Gastritiden[a]: häufige Quelle für falsch-positive Diagnosen, reaktive und regenerative Epithelien mit Ausbildung von Kernvarianzen, aufgelockertem Chromatin und nicht selten Nachweis von vergrößerten Nukleoli, regenerative Epithelverbände ohne Nachweis von Schleimbildung (Verlust der Differenzierung)
– nekrotisierende Ulcera[b]: Vortäuschung einer Tumorrandreaktion durch regeneratorisches Epithel mit Kernaktivierungen, insbesondere am Ulkusrand
– proliferierende Makrophagen: Verwechslungsmöglichkeit mit Anteilen eines diffusen Magenkarzinoms in der Randreaktion eines Ulkus; im Zweifel hilft eine immunzytologische Klärung (Makrophagen: CD 68+)
– therapieassoziierte Kernveränderungen: hier vergleichbar den Veränderungen im Ösophagus, s. a. Tab. 3.2.7
– heterotopes Pankreasgewebe: Verwechselung submukös eingesprengten Pankreasgewebes mit Anteilen eines Adenokarzinoms
– Lymphknotenanteile in Feinnadelaspiraten: Verwechslung mit einem MALT-Lymphom

[a] s. a. Abb. 3.2.13;
[b] s. a. Abb. 3.2.14

Tab. 3.2.17: Sensitivität und Spezifität in der Diagnostik des Magenkarzinoms

Autoren	Sensitivität	Spezifität
Lan, 1990 [93]	93,54 %	98,79 %
Green et al., 1990 [101]	91 %	100 %
Cusso et al., 1993 [102]	86,9 %	99,8 %
Hughes et al., 1998 [103]	88 %	100 %
Dhakhwa et al., 2012 [104]	91,6 %	100 %
Katti et al., 2012 [23]	92,3 %	82 %
Vijayanarashima et al., 2014 [13]	88,2 %	97,14 %

Tab. 3.2.18: Indikationen zur Magenzytologie.

Indikationen	Untersuchungsmaterialien
V. a. prämaligne und maligne Veränderungen	Bürstungen, Imprintzytologien, EUS-Feinnadelaspirate
Staging des Magenkarzinoms [127]	EUS-Feinnadelaspirate
V. a. entzündliche Veränderungen	Bürstungen, Imprintzytologien

3.2.2.2 Zytologie entzündlicher Veränderungen

Chronische Gastritiden und Ulcera

Wenngleich die Diagnostik der chronischen Gastritiden histologisch standardisiert ist, sollte auch der Zytologe mit den Grundzügen der Diagnostik entzündlicher Veränderungen vertraut sein. Es ist hierbei bemerkenswert, dass bereits zur Zeit der Anfänge der Zytodiagnostik des Magens seitens der zytologisch tätigen Internisten charakteristische, nachzuvollziehende zytologische Befunde für akute und chronische Gastritiden, Ulcera etc. beschrieben wurden [131, 132].

Entsprechend ihrer unterschiedlichen Ätiologie werden folgende drei Formen der chronischen Gastritiden unterschieden:

- Typ-A-Gastritis (Autoimmungastritis; Antikörper gegen die Belegzellen und den Intrinsic-Faktor),
- Typ-B-Gastritis (bakterielle Gastritis; ausgelöst nahezu ausschließlich durch Infektion mit dem *Helicobacter pylori*),
- Typ-C-Gastritis (chemische Gastritis, u. a. ausgelöst durch Gallereflux, nichtsteroidale Antirheumatika, z. B. Diclofenac, Acetylsalicylsäure u. a.).

Die häufigste Form der chronischen Gastritis ist die B-Gastritis, als Folge einer Infektion mit *Helicobacter pylori*, sowie der seltenen Infektion mit *Helicobacter heilmannii*. Zudem wurde in den letzten Jahren eine ansteigende Häufigkeit der C-Gastritis verzeichnet. *Helicobacter pylori*, ein gramnegatives, spiralförmiges Bakterium mit bis zu sechs unipolaren Flagellen, ist etwa 1,5–5,0 µm lang und etwa 0,3–0,5 µm breit. *Helicobacter pylori* bildet Urease und bewirkt somit eine Anhäufung von Ammoniak, wodurch die Magensäure neutralisiert und das Überleben von *Helicobacter* gesichert wird. Die Infektion mit *Helicobacter pylori* wird nicht nur für akute und chronische Gastritis, sowie das peptische Ulkus verantwortlich gemacht, sondern ist auch auslösender Faktor für die Entwicklung des Adenokarzinoms und des MALT-Lymphoms des Magens [105]. Insofern ist der Nachweis von *Helicobacter* wichtig und fordert eine spezifische antibiotische Therapie (Eradikation).

Als nichtinvasive Methoden zum Nachweis von *Helicobacter pylori* kommen unter anderem der ^{13}C-Harnstoff-Atemtest, der Antigen-Nachweis im Stuhl, der serologische Nachweis von Antikörpern und die konfokale Laserendoskopie in Betracht. Der morphologische Nachweis ist in der histologischen Routinediagnostik, wie auch im zytologischen Ausstrichmaterial problemlos zu erbringen. Histologisch ist eine Graduierung in gering, mittelgradig oder hochgradig üblich, wobei neben der *Helicobacter-pylori*-Dichte auch die Stärke der Entzündungszellreaktion berücksichtigt wird. Die Entzündungszellreaktion im Oberflächenepithel ist lympho-plasmazellulären Charakters; die Aktivität der Gastritis korreliert mit der Stärke der Infiltration durch neutrophile Granulozyten. Der Nachweis von *Helicobacter* kann auch im zytologischen Bürsten-bzw. Tupfmaterial mit gleicher wie auch höherer Treffsicherheit erbracht werden [5, 14, 106–111], wobei sich die May-Grünwald-Giemsa-Färbung, verglichen mit anderen Routinefärbungen [110], bestens bewährt hat. Zusatzfärbungen, wie z. B. Versilberungen oder immunzytologische Nachweise, sind in den allermeisten Fällen verzichtbar und sollten, schon aus Kostengründen, vermieden werden. Die Abb. 3.2.11 zeigt den zytologischen Befund einer Typ B-Gastritis im May-Grünwald-Giemsa-gefärbten Ausstrich.

Als Ulcus ventriculi wird eine entzündliche Schleimhautveränderung bezeichnet, welche über die Tunica mucosa hinausgeht und somit nach Abheilung auch eine Vernarbung aufweist. Erosionen hingegen beschreiben Schleimhautläsionen, die die Tunica mucosa nicht überschreiten. Ätiologisch werden unter anderem die Gastritis B, Alkohol- und Nikotinabusus, Einnahme nichtsteroidaler Antirheumatica und Stress verantwortlich gemacht. Die Diagnose ist an histologische Standards gebunden und kann primär zytologisch nicht gestellt werden. Histologisch zeigt das Ulcus ventriculi eine äußere Schicht mit neutrophilen Granulozyten und Schorf, eine fibrinreiche Schicht mit nekrotischem Material, Granulationsgewebe mit reichlich Kapillaren und eine innere Schicht mit Narbengewebe. Entsprechende Befunde lassen sich auch in den Ausstrichpräparaten nachweisen. Neben Anzeichen des Zellzerfalls mit Anhäufung von amorphem Detritus, Zelldebris und fibrinoidem Material finden sich zahlreiche neutrophile Granulozyten sowie nicht selten, als Hinweis auf Granulationsgewebe, auch Fibroblasten bzw. kollagenes Material. Abb. 3.2.12 zeigt den zytologischen Befund eines Ulcus ventriculi im Bürstenausstrich.

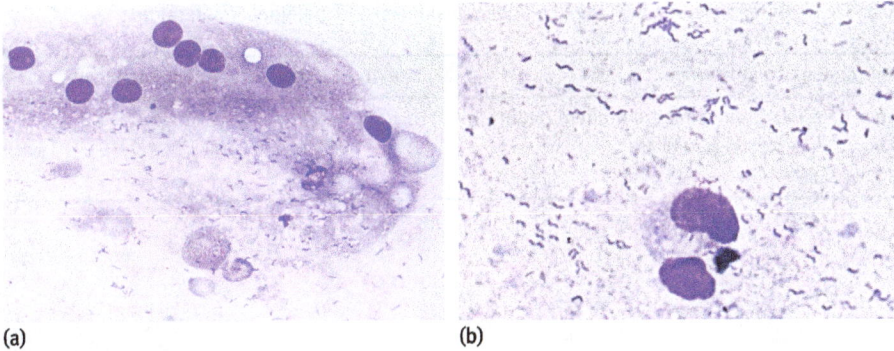

(a)　　　　　　　　　　　　　　　　(b)

Abb. 3.2.11: Zytologischer Befund einer Typ B-Gastritis.
Vor dem Hintergrund von Exsudat und reaktiven Kernvergrößerungen reichlicher Nachweis von *Helicobacter pylori* mit charakteristischer, spiralig-gekrümmter Morphologie ((a) Übersicht; (b) starke Vergrößerung, Ölimmersion).

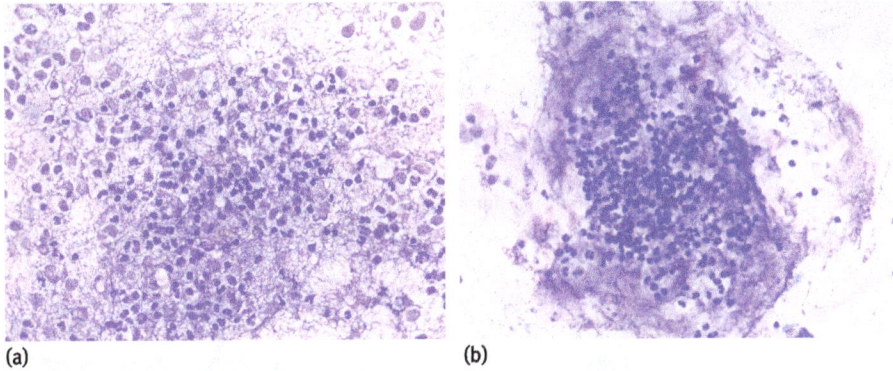

(a)　　　　　　　　　　　　　　　　(b)

Abb. 3.2.12: Zytologischer Befund eines Ulcus ventriculi.
Entzündliches Zellzerfallsbild mit reichlich zerfallenen Epithelien und fibrinoidem Material bei markanter Reaktion neutrophiler Granulozyten.

Regeneratorische und reaktive Epithelveränderungen

Regeneratorisch-reaktive Epithelveränderungen sind ein häufiger Befund bei chronischen Gastritiden und peptischen Ulcera und gleichzeitig die häufigste Fehlerquelle in der Magenzytologie. So werden in den Ausstrichpräparaten nicht selten Epithelproliferate mit abnormen Kernveränderungen nachgewiesen, die eine sichere Zuordnung bzw. Abgrenzung von Zellen eines Tumors nicht erlauben (Aspekt der Pseudomalignität). In derartigen Zweifelsfällen sollte daher stets die histologische Klärung angeraten werden. Reaktive Veränderungen des ortsständigen Epithels bei chronischen Gastritiden entsprechen weitestgehend den Veränderungen, wie sie im Barrett-Ösophagus beschrieben sind (s. a. Tab. 3.2.10). Die gezielte Anwendung zytologischer Kriterien erlaubt jedoch in den meisten Fällen eine Abgrenzung benigner Epithelveränderungen

Tab. 3.2.19: Differenzierung zwischen benignen (reaktiven) und malignen Proliferaten[a].

Morphologische Kriterien	Reaktive Epithelien	Adenokarzinome
atypische Einzelzellen mit erhaltenem Zytoplasma	∅	+
exzentrische Kernlagerung	∅	+
atypische Nacktkerne	∅	+

[a] nach [103]

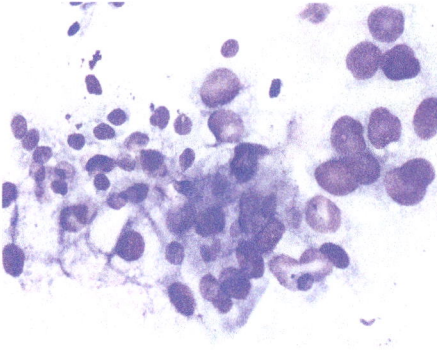

Abb. 3.2.13: Zytologie reaktiver Epithelveränderungen bei Gastritiden.
Deutlich vergrößerte Kerne mit verdichteter Chromatinstruktur ohne nennenswerte Atypien.

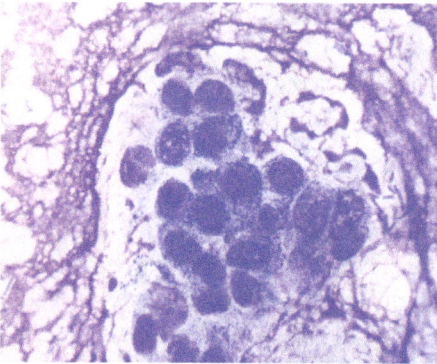 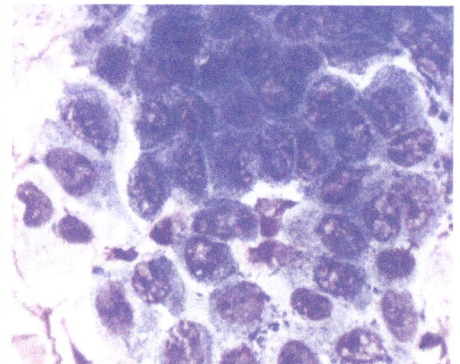

(a)   (b)

Abb. 3.2.14: Regenerative Epithelveränderungen bei Ulcus ventriculi.
Lockere Zellverbände mit hyperchromatischen Zellkernen, unruhiger Chromatinstruktur mit Chromozentren und Nachweis von Nukleoli bei kräftiger Basophilie des Zytoplasmas (Aspekt der Pseudomalignität).

von Anteilen eines Tumors [2, 14, 103, 112, 113, 124]. Die wichtigsten diagnostischen Kriterien hierfür sind in der Tab. 3.2.19 zusammengetragen, morphologische Befunde reaktiver Epithelveränderungen bei Gastritiden sind der Abb. 3.2.13 zu entnehmen.

Regeneratorische Epithelverbände entstehen am Ulcusrand und imponieren durch abnorme Kernveränderungen mit Hyperchromasie, unruhiger Chromatinstruktur mit Nachweis von Chromozentren, Ausbildung von Nukleoli sowie Basophilie des granulierten Zytoplasmas. Die Kerne zeigen in der Regel eine eher mäßige Größenvarianz, die Kern-Plasma-Relation ist fast immer kernbetont verschoben. Eine exzentrische Kernlagerung ist nicht nachweisbar. Ein Hinweis auf eine Entdifferenzierung dieser Zellen ist der fehlende Nachweis intrazellulärer Schleimbildung. Ein typischer zytologischer Befund reaktiv-regeneratorischer Epithelveränderungen bei Ulcus ventriculi ist der Abb. 3.2.14 zu entnehmen.

3.2.2.3 Magentumoren

Magentumoren umfassen eine Reihe epithelialer und mesenchymaler Tumoren wie auch Lymphome. Tab. 3.2.20 gibt eine Übersicht über die wichtigsten dieser Tumoren.

Der häufigste maligne epitheliale Magentumor ist das Adenokarzinom in den verschiedenen Differenzierungen bzw. Subtypen. Adenome und dysplastische Epithelien gelten als Präkanzerosen. In Adenomen entwickeln sich dysplastische Veränderungen, deren Bandbreite von Low-grade- bis zu High-grade-Dysplasien reicht. Wenngleich die Diagnostik intestinaler, wie auch foveolärer Adenome an histologische Standards gebunden ist, sind dysplastische Epithelien zytologisch sicher nachzuweisen. Die Dignitätsklärung derartiger Veränderungen bleibt jedoch der Histologie vorbehalten, zu welcher in diesen Fällen immer geraten werden sollte. Mesenchymale Magentumoren umfassen im Wesentlichen gastrointestinalen Stromatumoren (GIST), Leiomyom und Leiomyosarkom, sowie sehr seltene Tumoren, wie z. B. das maligne fibröse Histiozytom und das Angiosarkom.

Magenkarzinom

Das Magenkarzinom ist weltweit der zweithäufigste Tumor, dessen Inzidenz in Westeuropa mit 30 Erkrankungen/100.000 Einwohner/Jahr beziffert ist. In Deutschland werden jährlich rund 19.000 Erkankungen registriert, wobei Männer wesentlich häu-

Tab. 3.2.20: Die wichtigsten epithelialen und mesenchymalen Magentumoren.

Dignität	Epitheliale Tumoren	Mesenchymale Tumoren
Benigne	Adenome, Polypen, Corpusdrüsenzysten, Karzinoide, Fibroadenome	GIST, Leiomyome, Lipome, Hämangiome, Lymphangiome,
Maligne	Adenokarzinome, Karzinoide, metastatische Karzinome	GIST, Leiomyosarkome, maligne fibröse Histiozytome, Angiosarkome

Tab. 3.2.21: Klassifikation der Magenkarzinome.

WHO-Klassifikation	Klassifikation nach Lauren
Adenokarzinom: 95 %	1. Intestinaler Typ: ca. 50 %: gut differenziertes Karzinom mit Nachweis von Drüsenstrukturen
– Papillärer Typ	
– Tubulärer Typ	
– Muzinöser Typ	2. Diffuser Typ: ca. 40 %: schlecht differenziertes Karzinom ohne Nachweis von Drüsenstrukturen
– Siegelringzellform	
Adenosquamöses Karzinom: 4 %	
Plattenepithelkarzinom: < 1 %	3. Mischtyp: ca. 5–10 %
undifferenziertes Karzinom: < 1 %	
sehr seltene Karzinome: < 1 %	

Tab. 3.2.22: Allgemeine Malignitätskriterien bei Magenkarzinomen[a].

Zytologische Kriterien	Erläuterungen
atypische Nacktkerne	Anisokaryose, Kernpleomorphie, Hyperchromasie, Chromozentren, prominente Nukleoli
exzentrische Kernlagerung	randständige Kernlagerung bei intrazellulärer Schleimbildung
atypische Einzelzellen	atypische Zellen mit erhaltenem Zytoplasma
nuclear crowding	Überlagerung der Zellkerne in Zellgruppen
Ausbildung lockerer kohäsiver Cluster	lockere Zellgruppen mit kohäsivem Charakter
kernverschobene Kern-Plasma-Relation	Zunahme des Kernvolumens
unregelmäßige Kernbegrenzungen	Entrundung der Zellkerne
Makronukleoli	große, hyperchromatische Nukleoli
Hyperchromasie	kräftige Anfärbung der Kernstrukturen
Zell-in-Zell-Phänomen	Zytoplasmatische Umhüllung einer Zelle durch eine andere Zelle
atypische Mitosen	z. B. tripolare Mitosen
Tumordiathese	Nekrotisches Material, zerfallenes Blut, Eiweißpräzipitat

[a] nach [103], Die ersten drei Kriterien belegen die höchste diagnostische Sensitivität und dienen auch der Abgrenzung von reaktiven Epithelveränderungen

figer als Frauen betroffen sind. Hinsichtlich der Häufigkeit des Magenkarzinoms bestehen deutliche geografische Unterschiede mit erhöhter Krankheitshäufigkeit in Asien. So wird die Inzidenz in Japan mit über 40 Erkrankungen/100.000 Einwohner/Jahr angegeben.

Tab. 3.2.23: Zytologische Kriterien des intestinalen und diffusen Typs des Magenkarzinoms.

Intestinaler Typ nach Lauren[a]	Diffuser Typ nach Lauren[b]
– Zellkerne: Anisokaryose, Kernpleomorphie, Hyperchromasie, Chromozentren, prominente Nukleoli – Zytoplasma: grau-opak bzw. granuliert – Kern-Plasma-Relation: deutlich kernverschoben – Zellverbände: azinäre bis papilläre Verbände, auch lockere Zellgruppen – Besonderheiten: bei regressiven Zellveränderungen mit großvakuoligem Zytoplasma, wie auch dissoziierten Einzelzellen, ist eine Verwechslung mit dem diffusen Typ möglich, Nachweis intestinaler Metaplasie als typische Randreaktion – Immunzytologie: CK 7+, CK 20 +, CDX2 + – Differentialdiagnosen: Regeneratorisch-reparative Epithelien, metastatische Adenokarzinome mit azinär-papillärem Aspekt	– Zellkerne: Anisokaryose und Kernpleomorphie, Hyperchromasie mit Nachweis von Chromozentren, selten Nukleoli, gehäuft Mitosen – Zytoplasma: sehr variabel, typische Schleimbildung in Siegelringzellen mit randständiger Kernlagerung, auch tief basophil und nicht selten Nachweis von zytoplasmatischen Ausstülpungen beim schlecht bzw. undifferenzierten Typ – Kern-Plasma-Relation: immer kernbetont verschoben, undifferenzierter Typ mit Zeichen der Anaplasie – Zellverbände: vorwiegend dissoziierte Einzelzellen, mitunter kleine, lockere Assoziate – Besonderheiten: bei gut differenzierten Karzinomen Verwechslungsmöglichkeiten mit Makrophagen (Randbereich eines Ulcus) – Immunzytologie: CK 7+, CK 20 +, CDX2 + – Differentialdiagnosen: proliferierende Makrophagen (CD 68 +), maligne Lymphome (CD 45 +), amelanotische Melanome (HMB45 +, Melan A +)

[a] s. Abb. 3.2.16;
[b] s. Abb. 3.2.17

Als wichtigster Risikofaktor für das Magenkarzinom vom intestinalen Typ gilt die Infektion mit *Helicobacter pylori* (Gastritis B). Daneben zählen auch die Gastritis A, Aufnahme von Nitrosaminen durch Nitrate in Lebensmitteln (Pökel- und Rauchfleisch), Mangel an Obst und Frischgemüse, Zustand nach Magenresektion und Nikotinabusus zu den bekannten Risikofaktoren. Die Entstehung des Magenkarzinoms vom diffusen Typ ist ebenfalls mit einer *Helicobacter pylori*-Infektion assoziiert, jedoch ist der Mechanismus der Karzinogenese noch nicht restlos geklärt.

Die Bedeutung der Infektion mit *Helicobacter pylori* für die Pathogenese des Magenkarzinoms steht außer Frage und ist durch experimentelle und klinische Studien hinreichend belegt (Übersichten siehe [114–117]). Von Correa wurde 1988 erstmals ein Modell vorgestellt, welches die Entstehung des Magenkarzinoms als Folge einer chronischen Gastritis mit anschließendem metaplastisch-dysplastischem Umbau der Mukosa beschreibt [118]; der erste sichere Hinweis auf die Bedeutung der *Helicobacter pylori*-Infektion für die Entstehung des Magenkarzinoms erfolgte jedoch erst dreizehn Jahre später [119]. Unter Einbeziehung molekulargenetischer Veränderungen wurde

Regelrechtes Mukosa

Helicobacter pylori
Diverse Noxen
Prädisposition

Chronische aktive Gastritis

Atrophische Gastritis

Intestinale Metaplasie

Dysplasie

Magenkarzinom
Intestinaler Typ

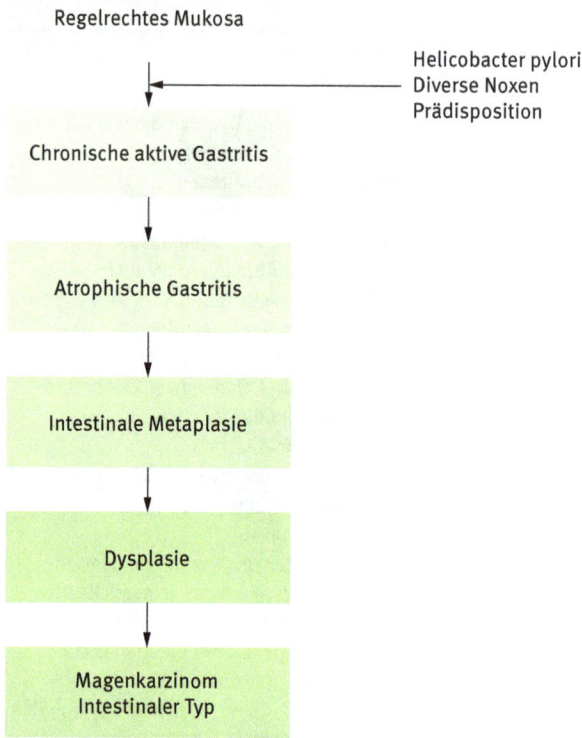

Abb. 3.2.15: Morphogenese des Magenkarzinoms vom intestinalen Typ.
Morphogenese des Magenkarzinoms vom intestinalen Typ mit initialer *Helicobacter-pylori*-Gastritis und metaplastisch-dysplastischer Epithelveränderung.

letztendlich ein Modell für die Karzinogenese im Magen entwickelt, welches in vereinfachter Form in der Abb. 3.2.15 wiedergegeben ist (s. a. [116, 120]). Die Diagnostik der einzelnen metaplastisch-dysplastischen Epithelveränderungen erfolgt standardisiert am bioptischen Material und entzieht sich somit der zytologischen Diagnostik. Beim Nachweis dysplastischer Veränderungen in Bürsten- und Imprintzytologien sollte daher immer die histologische Klärung im Vordergrund stehen. Für die histologische Klassifikation der Magenkarzinome existiert neben der WHO-Systematik [121] auch die Einteilung nach Lauren [122], welche für die Therapieplanung von Bedeutung ist (s. Tab. 3.2.21). Während der intestinale Typ durch ein tubulo-papilläres Wachstumsmuster mit zumeist exophytischer Makroskopie imponiert, zeigt der diffuse Typ nach Lauren ein infiltratives Wachstum und vorwiegend dissoziierte Tumorzellen mit zum Teil charakteristischen Siegelringzellen. Für die zytologische Diagnostik des Magenkarzinoms wurde eine Reihe von morphologischen Kriterien zusammengestellt (siehe Tab. 3.2.22, nach [103]), deren Anwendung auch die Abgrenzung von reaktiv alterierten Epithelien ermöglicht. Die zytologische Differenzierung des Magenkarzi-

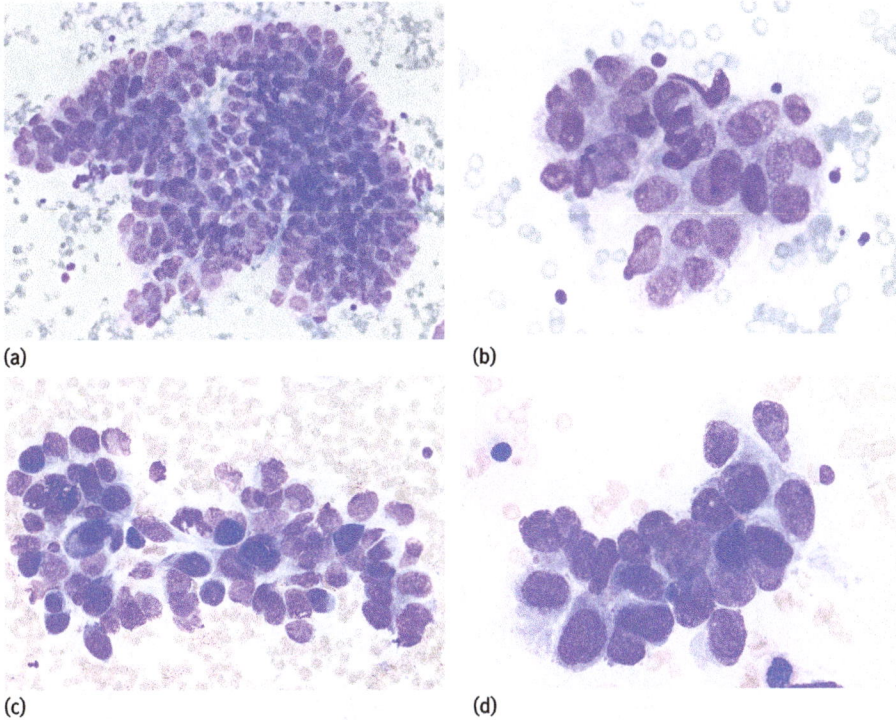

Abb. 3.2.16: Zytologie des Magenkarzinoms vom intestinalen Typ.
Adenokarzinom mit Ausbildung tubulo-papillärer Zellverbände; (a+c) gut differenziertes Karzinom;
(b+d) mäßig differenziertes Karzinom mit stärkerer Ausprägung der Kernatypien.

noms in den intestinalen und diffusen Typ nach Lauren ist in den meisten Fällen möglich [123–126]; die hierfür anwendbaren zytologischen Kriterien sind in der Tab. 3.2.23
zusammengestellt; zytologische Befunde des intestinalen und des diffusen Typs nach
Lauren sind den Abbildungen 3.2.16 und 3.2.17 zu entnehmen.

Neuroendokrine Tumoren

Neuroendokrine Tumoren des Magens sind, statistisch gesehen, relativ selten. Dennoch wird weltweit eine signifikante Zunahme der Inzidenz dieser Tumoren registriert.
Für die USA wurden eine entsprechende Zunahme der Inzidenz für neuroendokrine
Tumoren des Magens um ca. 1000 % (!) beziffert; in Deutschland liegt die Inzidenz
für neuroendokrine gastroenteropankreatische Neoplasien bei 4–6 Erkrankungen
pro 100.000 Einwohner [128]. Entsprechend den Empfehlungen der WHO werden
neuroendokrine Magentumoren in gut differenzierte neuroendokrine Tumoren, gut
differenzierte neuroendokrine Karzinome und schlecht differenzierte neuroendokrine Karzinome untergliedert. Gut differenzierte neuroendokrine Tumoren und gut
differenzierte neuroendokrine Karzinome sind identisch mit bislang als Karzinoide

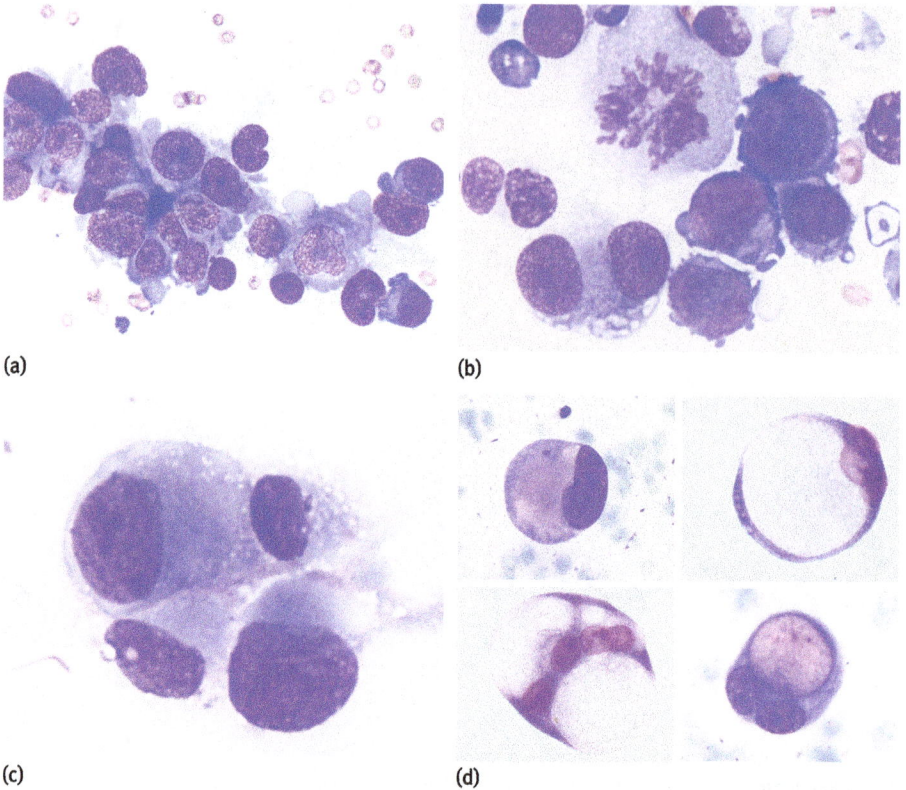

(a)

(b)

(c)

(d)

Abb. 3.2.17: Zytologie des Magenkarzinoms vom diffusen Typ.
Zumeist Einzelzellen mit markanten Kernatypien und Zeichen der Anaplasie bei starker Basophilie des Zytoplasmas und gehäuftem Nachweis von Mitosen ((a+b) Gefahr der Verwechslung mit einem malignen Lymphom !). (c+d) Charakteristische Siegelringzellen mit peripherer Kernlagerung durch intrazelluläre Schleimbildung.

bezeichneten Tumoren. Eine weitere Einteilung, welche die Pathogenese, Histologie, biologisches Verhalten und Prognose berücksichtigt, unterscheidet vier Typen neuroendokriner Magentumoren [128–130], welche auf Grund ihrer klinischen Ausrichtung eine breite Anwendung findet [128]. Zytologisch wie immunzytologisch bereitet die Diagnostik neuroendokriner Tumoren kaum Probleme, wenngleich die zur Dignitätsklärung neuroendokriner Tumoren geforderte Mitosefrequenz der Histologie vorbehalten bleibt. Andererseits ist durch die immunzytologische Bestimmung des Ki67-Index auch eine Aussage zur Dignität eines neuroendokrinen Tumors möglich (s. Tab. 3.2.24). Die zytologischen Kriterien neuroendokriner Magentumoren sind in der Tab. 3.2.25 zusammengefasst; korrespondierende zytologische Befunde sind der Abb. 3.2.18 zu entnehmen.

Tab. 3.2.24: Ki67-Index neuroendokriner Magentumoren[a].

Neuroendokriner Tumor	Ki67-Index
Gut differenzierter neuroendokriner Tumor (G1)	≤ 2 %
Gut differenziertes neuroendokrines Karzinom (G1–G2)	3–20 %
Schlecht differenziertes neuroendokrines Karzinom (G3)	> 20 %

[a] Werte der Ki67-Proliferation aus [129]

Tab. 3.2.25: Zytologische Differenzierung neuroendokriner Magentumoren[a].

Gut differenzierte Tumoren und Karzinome	Schlecht differenzierte Karzinome
– Zellkerne: rund-ovaläre Kerne mit zumeist feingranulärem Chromatin, mitunter kleine Nukleoli, bei gut differenzierten Karzinomen deutlichere Pleomorphie – Zytoplasma: grau-opak bzw. eosinophil granuliert – Kern-Plasma-Relation: regelrecht bis gering kernverschoben bei gut differenzierten Karzinomen – Zellverbände: adenoid-papilläre Verbände, zumeist deutliche Dissoziationsneigung mit reichlich Einzelzellen mit teils plasmazytoidem Aspekt, dissoziierte Nacktkerne. – Immunzytologie: Chromogranin A+, Synaptophysin+, Neuronspezifische Enolase+, CD 56+	– Zellkerne: pleomorphe rund-ovaläre Kerne mit Anisokaryose und Kernpleomorphie, Hyperchromasie, – Chromozentren, gehäuft Mitosen – Zytoplasma: grau-opak – Kern-Plasma-Relation: deutlich kernverschoben – Zellverbände: adenoid-papilläre Verbände, nicht selten Ähnlichkeit mit dem bronchialen kleinzelligen Karzinom – Immunzytologie: Chromogranin A+, Synaptophysin+, Neuronspezifische Enolase+, CD 56+

[a] Die sichere Unterscheidung zwischen gut differenzierten Tumoren (Karzinoiden) und gut differenzierten Karzinomen ist bei fließenden Übergängen rein morphologisch nicht möglich und sollte sich an der Bestimmung des Ki67-Index orientieren (s. a. Tab. 3.2.24)

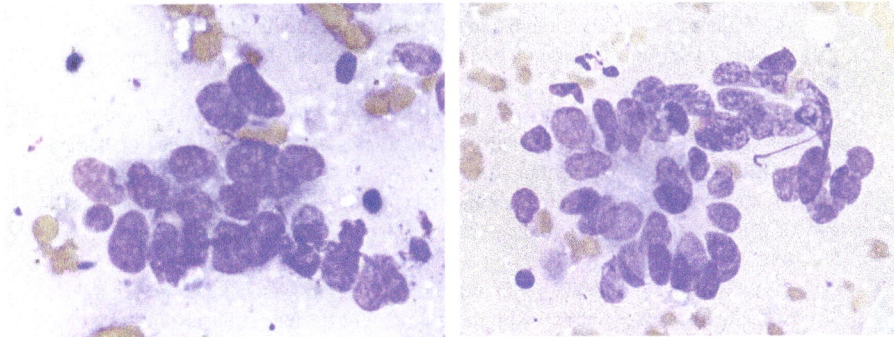

Abb. 3.2.18: Neuroendokrine Tumoren des Magens G1.
Gut differenzierter neuroendokriner Tumor (typisches Karzinoid) mit rund-ovalären Zellkernen, feingranulärer Chromatinstruktur (Salz- und Pfeffer-Chromatin), geringe Anisokaryose sowie adenoid anmutenden Zellverbänden mit Dissoziationsneigung.

Seltene Tumoren

Als seltene Tumoren seien hier primäre maligne Lymphome und metastatische Tumoren genannt. Die zytodiagnostisch relevanten submukosalen Tumoren des Magens werden im Abschnitt 3.4 („Submukosa") ausführlich behandelt.

Primäre Lymphome des Magens umfassen hauptsächlich MALT-Lymphome sowie das diffuse großzellige B-Zell-Lymphom. Sowohl das hoch maligne B-Zell-Lymphom, wie auch die MALT-Lymphome entstehen als Folge einer Infektion mit *Helicobacter pylori*. Morphologie und Immunzytologie der hoch malignen B-Zell-Lymphome und MALT-Lymphome werden im Kapitel 3.8 („Lymphknoten") ausführlich besprochen. Metastatische Tumoren im Magen sind selten und umfassen vorwiegend Mammakarzinome, Ösophaguskarzinome, Karzinome der Lunge, Pharynxkarzinome und maligne Melanome.

Literatur

[1]   Wang HH, Ayata G. Diagnostic Cytology of the Gastrointestinal Tract. In: Odze RD, Goldblum JR (Hg). Surgical Pathology of the GI Tract, Liver, Biliary Tract, and Pancreas, 3rd edn. Elsevier Saunders 2015, 43–54.

[2]   Conrad R, Castelino-Prabhu S, Cobb C, Raza A. Role of cytopathology in the diagnosis and management of gastrointestinal tract cancers. J Gastrointest Oncol 2012,3,285–298.

[3]   Jhala N, Jhala D. Gastrointestinal tract cytology: advancing horizons. Adv Anat Pathol 2003,10,261–277.

[4]   Dumonceau JM, Polkowski M, Larghi A, Vilman P, Giovannini M, Frossard JL, Heresbach D, Pujol B, Fernandez-Esparrach G, Vazquez-Sequeiros E, Gines A. Indications, results, and clinical impact of endoscopic ultrasound (EUS)-guided sampling in gastroenterology: European Society of Gastrointestinal Endoscopy (ESGE) Clinical Guidline. Endoscopy 2011,43,1–16.

[5]   Lin X, Komanduri S. Esophagus, Stomach, and Pancreas. In: Nayar R (Hg). Cytopathology in Oncology. Springer 2014, 111–148.

[6]   Koss LG, Melamed MR. The Gastrointestinal Tract. In: Koss LG, Melamed MR (Hg). Koss' Diagnostic Cytology and its Histopathologic Bases, 5th edn. Wolters Kluwer, Lippincot 2006,847–918.

[7]   Bubendorf L, Feichter GE, Obermann EC, Dalquen P. Magen-Darm-Trakt. In: Bubendorf L, Feichter GE, Obermann EC, Dalquen P (Hg). Zytopathologie, Reihe Pathologie (Hg Klöppel G, Kreipe HH, Remmele W). Springer 2011, 351–375.

[8]   Koss LG, Melamed MR. The Gastrointestinal Tract. In: Koss LG, Melamed MR (Hg). Koss' Diagnostic Cytology and its Histopathologic Bases, 5th edn. Wolters Kluwer, Lippincot 2006, 856–858.

[9]   Falk GW, Chittajallu R, Goldblum JR, Biscotti BV, Geisinger KR, Petras RE, Birgisson S, Rice TW, Richter JE. Surveillance of patients with Barrett's esophagus for dysplasia and cancer with balloon cytology. Gastroenterol 1997,112,1787–1797.

[10]   Bengala T, Sharples LD, Fitzgerald RC, Lyratzopoulos G. Health benefits and cost effectiveness of endoscopic and nonendoscopic cytosponge screening for Barrett's esophagus. Gastroenterol 2013,144,62–73.

[11]   Muriithi RW, Muchiri LW, Lule GN. Esophageal cytology sponge diagnostic test results in Kenyatta National Referral Hospital, Kenya. Acta Cytol 2014,58,483–488.

[12] Clayton AC, Bentz JS, Wasserman G, Schwartz MR, Souers RJ, Chmara BA, Lauricia R, Clary
      KM, Moriarty AT. Comparison of ThinPrep preparations to other preparation types in gastro-
      intestinal cytology. Observation from the college of denocar pathologists interlaboratory
      comparison program in nongynecologic cytology. Arch Pathol Lab med 2010,134,1116–1120.
[13] Vijayanarasimha D, Mahadevappa A, Manjunath GV, Sunila R. Imprint cytology: a diagno-
      stic aid in interpretation of upper gastrointestinal endoscopic biopsies. J Digest Endosc
      2014,5,144–148.
[14] Kindelberger DW, Wang HH. Gastrointestinal Tract. In: Cibas ES, Ducatman BS (Hg). Cytology.
      Diagnostic Principles and Clinical Correlates, 3rd edn. Saunders 2009, 197–220.
[15] Wang HH, Jonasson JG, Ducatman BS. Brushing cytology of the upper gastrointestinal tract:
      obsolete or not? Acta Cytol 1991,35,195–198.
[16] Geisinger KR. Endoscopic biopsies and cytologic brushings of the esophagus are diagnosti-
      cally complementary. Am J Clin Pathol 1995,103,295–299.
[17] O'Donoghue JM, Horgan PG, O'Donohoe MK. Adjunctive endoscopic brush cytology in the
      detection of upper gastrointestinal malignancy. Acta Cytol 1995,39,28–34.
[18] Lazarus C, Jaskiewicz K, Sumeruk RA, Nainkin J. Brush cytology technique in the detection
      of esophageal carcinoma in the asymptomatic, high risk subject; a pilot survey. Cytopathol
      1992,3,291–296.
[19] Hardwick RH, Morgan RJ, Warren BF, Lott M, Alderson D. Brush cytology in the diagnosis of
      neoplasia in Barrett's esophagus. Dis Esophagus 1997,10,233–237.
[20] Batra M, Handa U, Mohan H, Sachdev A. Comparison of cytohistologic techniques in the dia-
      gnosis of gastroesophageal malignancy. Acta Cytol 2008,52,77–82.
[21] Vidyavathi K, Harendrakumar ML, Lakshmanna Kumar YC. Correlation of endoscopic brush cy-
      tology with biopsy in diagnosis of upper gastrointestinal neoplasms. Indian J Pathol Microbiol
      2008,51,489–492.
[22] Kumaravel A, Lopez R, Brainard J, Falk GW. Brush cytology vs. Endoscopic biopsy for the sur-
      veillance of Barret's esophagus. Endoscopy 2010,42,800–805.
[23] Katti TV, Shankar AA, Punyashetty KB. Endoscopic sampling techniques in gastro-eso-
      phageal malignancies-A combined approach for a better diagnosis. Int J Biol Med Res
      2012,3,2042–2045.
[24] Srivastave A, Lauwers GY, Odze RD. Algorithmic approach to diagnosis of inflammatory disor-
      ders of the gastrointestinal tract. In: Odze RD, Goldblum JR (Hg). Surgical Pathology of the GI
      Tract, Liver, Biliary Tract, and Pancreas, 3rd edn. Elsevier Saunders 2015, 286–290.
[25] Bennett AE, Goldblum JR, Odze RD. Inflammatory disorders of the esophagus. In: Odze RD,
      Goldblum JR (Hg). Surgical Pathology of the GI Tract, Liver, Biliary Tract, and Pancreas, 3rd
      edn. Elsevier Saunders 2015, 305–351.
[26] Young JA, Elias E. Gastro-oesophageal candidiasis: diagnosis by brush cytology. J Clin Pathol
      1985,38,293–296.
[27] Saad RS, Mahood LK, Clary KM, Liu Y, Silverman JF, Raab SS. Role of cytology in the diagnosis
      of Barrett's esophagus and associated neoplasia. Diagn Cytopathol 2003,29,130–135.
[28] Lin X, Komanduri S. Esophagus, Stomach, and Pancreas. In: Nayar R (Hg). Cytopathology in
      Oncology. Springer 2014, 111–148.
[29] Najarian RM, Wang HH. Gastrointestinal and hepatobiliary infections. In: Pantanowitz L, Mi-
      chelow P, Khalbuss WE (Hg). Cytopathology of Infectious Diseases. Springer 2011, 161–182.
[30] Schmitt F, Oliveira MH. Ösophagus and gastrointestinal tract. In: Gray W, Kocjan G (Hg). Dia-
      gnostic Cytopathology, 3rd edn. Churchill Livingstone 2010, 265–283.
[31] Peng HQ, Halsey K, Sun CJ, Manucha V, Nugent S, Rodgers WH, Suntharalingam M, Greenwald
      DC. Clinical utility of postchemoradiation endoscopic brush cytology and biopsy in predicting
      residual esophageal adenocarcinoma. Cancer 2009,117,463–472.

[32] Rothenberg ME. Biology and treatment of eosinophilic esophagitis. Gastroenterol 2009,137,1238–1249.

[33] Grupte AR, Draganov PV. Eosinophilic esophagitis. World J Gastroenterol 2009, 15,17–24.

[34] Bennett AE, Goldblum JR, Odze RD. Primary eosinophilic esophagitis. In: Odze RD, Goldblum JR (Hg). Surgical Pathology of the GI Tract, Liver, Biliary Tract, and Pancreas, 3rd edn. Elsevier Saunders 2015, 317–321.

[35] Schoepfer A. Esoinophile Ösophagitis. Die Sicht des Gastroenterologen. Pathologe 2012,33,225–227.

[36] Miehlke S. Clinical features of eosinophilic esophagitis. Dig Dis 2014,32,61–67.

[37] Bussmann C. Eosinophile Ösophagitis. Die Rolle des Pathologen bei der Diagnostik. Pathologe 2012,33,228–230.

[38] Collins MH. Histopathology of eosinophilic esophagitis. Dig Dis 2014,32,68–73.

[39] Rodriguez-Sanchez J, Garcia Rojo M, Lopez Viedma B, de la Santa Belda E, Palomar PO, Torrijos EG, Lopez LG, Camacho JO. Accuracy of liquid cytology in the diagnosis and monitoring of eosinophilic oesophagitis. United European Gastroenterol 2014,2,475–481.

[40] Rodriguez-Sanchez J, Lopez Viedma B. Diagnostic methods in eosinophilic esophagitis: from endoscopy to the future. EMJ Gastroenterol 2014,3,57–63.

[41] Katzka DA, Geno DM, Ravi A, Smyrk TC, Lao-Sirieix P, Miramedi A, Debiram I, O'Donovan M, Kita H, Kephart GM, Kryzer LA, Camilleri M, Alexander JA, Fitzgerald RC. Accuracy, safety, and tolerability of tissue collection by cytosponge vs endoscopy for evaluation of eosinophilic esophagitis. Clin Gastroenterol Hepatol 2015,13,77–83.

[42] Stahl M, Wilke H, Meyer HJ, Budach V. Ösophaguskarzinom. In: Kompendium internistische Onkologie. Herausgeber: Schmoll HJ, Höffken K, Possinger K. Springer 2006,3709–3736.

[43] Barrett NR. Chronic peptic ulcer of the esophagus and „oesophagitis", Brit J Surg 1950, 38, 175–182.

[44] Werner M, Laßmann S. Update zum Barrett-Ösophagus und Barrett-Karzinom. Pathologe 2012,33,253–257.

[45] Bennett AE, Goldblum JR, Odze RD. Barrett's esophagus. In: Odze RD, Goldblum JR (Hg). Surgical Pathology of the GI Tract, Liver, Biliary Tract, and Pancreas, 3rd edn. Elsevier Saunders 2015, 328–351.

[46] Haggitt RC. Barrett's esophagus, dysplasia, and adenocarcinoma. Hum Pathol 1994,25,982–993.

[47] Goldblum JR. Barrett's esophagus and Barrett's-relates dysplasia. Mod Pathol 2003,16,316–324.

[48] Flejou JF. Barrett's oesophagus: from metaplasia to dysplasia and cancer. Gut 2005,54,i6–i12.

[49] Bhardwaj A, Stairs DB, Mani H, McGarrity TJ. Barrett's esophagus: emerging knowledge and management strategies. Pathol Res Intern 2012, doi: 10.1155/2012/814146.

[50] Both CL, Thompson KS. Barrett's esophagus: a review of diagnostic criteria, clinical surveillance practices and new developments. J Gastrointest Oncol 2012,3,232–242.

[51] Conteduca V, Sansonno D, Ingravallo G, Marangi S, Russi S, Lauletta G, Dammacco F. Barrett's esophagus and esophageal cancer: an overview. Intern J Oncol 2012,41,414–424.

[52] Glickman JN, Odze RD. Epithelial neoplasms of the esophagus. In: Odze RD, Goldblum JR (Hg). Surgical Pathology of the GI Tract, Liver, Biliary Tract, and Pancreas, 3rd edn. Elsevier Saunders 2015, 674–721.

[53] Aust DE, Barretton GB. Barrett-Ösophagus. Indikatoren für die Karzinomentwicklung. Gastroenterologe 2013,8,487–494.

[54] Mundig J, Stüken W, Tannapfel A. Pathologie des ösophagogastralen Adenokarzinoms. Von der Karzinogenese zur molekularen Therapie. Onkologe 2013,84,363–370.

[55] Salpekar K, Mahore S, Karmarkar P. Endoscopic brush cytology: a screening and surveillance tool for esophageal malignancy. J Dental Med Sci 2014,13,58–63.

[56] Bird-Lieberman E, Fitzgerald RC. Early diagnosis of oesophageal cancer. Brit J Cancer 2009,101, 1–6.

[57] Rader AE, Faigel DO, Ditomasso J, Magaret N, Burm M, Fennerty MB. Cytological screening for Barrett's esophagus using a prototype flexible mesh catheter. Dig Dis Sci 2001,46,2681–2686.

[58] Di Pietro M, Chan D, Fitzgerald RC, Wang KK. Screening for Barrett's esophagus. Gastroenterol 2015,148,912–923.

[59] Geisinger KR, Teot LA, Richter JE. A comparative cytopathologic and histologic study of atypia, dysplasia, and adenocarcinoma in Barrett's esophagus. Cancer 1992,69,8–16.

[60] Koss LG, Melamed MR. The Gastrointestinal Tract. In: Koss LG, Melamed MR (Hg). Koss' Diagnostic Cytology and its Histopathologic Bases, 5th edn. Wolters Kluwer Lippincot 2006, 851–853.

[61] Lao CD, Simmons M, Syngal S, Bresalier RS, Fortlage L, Normolle D, Griffith KA, Appelman H, Brenner DE. Dysplasia in Barrett esophagus. Implications for chemoprevention. Cancer 2004,100,1622–1627.

[62] Spieler P, Rössle M. Esophagus. In: Spieler P, Rössle M (Hg). Nongynecologic Cytopathology. A Practical Guide. Springer 2012, 702–707.

[63] Hoover L, Berman JJ. Epithelial repair versus carinoma in esophageal brush cytology. Diagn Cytopathol 1988,4,217–223.

[64] Naini BV, Chag A, Ali MA, Odze RE. Barrett's oesophagus diagnostic criteria: endoscopy and histology. Best Practice & Research Clinical Gastroenterology 2015,29,77–96.

[65] Curvers WL, ten Kate FJ, Krishnadath KK, Visser M, Elzer B, Baak LC, Bohmer C, Mallant-Hent RC, van Oijen A, Naber AH, Scholten P, Busch OR, Blaauwgeers HGT, Meijer GA, Bergman JJGHM. Low grade dysplasia in Barrett's esophagus: overdiagnosed and underestimated. Am J Gastroenterol 2010,105,1523–1530.

[66] Di Pietro M, Boerwinkle DF, Shariff MK, Liu X, Telakis E, Lao-Sirieix P, Walker E, Couch G, Mills L, Nuckcheddy-Grant T, Slininger S, O'Donovan M, Visser M, Meijer SL, Kaye PV, Wernisch L, Ragunath K, Bergmann JJGHM, Fitzgerald RC. The combination of autofluorescence endoscopy and molecular biomarkers is a novel diagnostic tool for dysplasia in Barrett's oesophagus. Gut 2014; doi: 10.1136/gutjnl-2013-305975.

[67] Zeki S, Fitzgerald RC. The use of molecular markers in predicting dysplasia and guiding treatment. Best Practice & Research Clinical Gastroenterology 2015,29, 113–124.

[68] Appelman HD, Matejcic M, Parker MI, Riddell RH, Salemme M, Swanson PE, Villanacci V. Progression of esophageal dysplasia to cancer. Ann N Y Acad Sci 2014,1325,96–107.

[69] Laßmann S, Werner M. Molekularpathologie der malignen Tumoren des Ösophagus. In: Stolte M, Rüschoff J, Klöppel G (Hg). Pathologie: Verdauungstrakt und Peritoneum. Springer 2013, 88–95.

[70] Hughes JH, Cohen MB. Is the cytologic diagnosis of esophageal glandular dysplasia feasible? Diagn Cytopathol 1998,18,312–316.

[71] Harewood GC, Wiersema MJ. A cost analysis of endoscopic ultrasound in the evaluation of esophageal cancer. Am J Gastroenterol 2002,97,452–458.

[72] Van Vliet EP, Heijenbrok-Kal MH, Hunink MG, Kuipers EJ, Siersema PD. Staging investigations for esophageal cancer: a meta-analysis. Brit J Cancer 2008,98,547–557.

[73] Wang HH, Doria MI, Purohit-Buch S, Schnell T, Sontag S, Chejfec G. Barrett's esophagus. The cytology of dysplasia in comparison to benign and malignant lesions. Acta Cytol 1992,36,60–64.

[74] Sarbia M. Plattenepithelkarzinome und andere Tumoren des Ösophagus. In: Stolte M, Rüsch-off J, Klöppel G (Hg). Pathologie: Verdauungstrakt und Peritoneum. Springer 2013, 61–78.

[75] Bosman FT, Carneiro F, Hruban RH, Theise ND. WHO classification of tumors of the digestive system. IARC, Lyon,2010.

[76] Dixon MF. Gastrointestinal epithelial neoplasia: Vienna revisited. Gut 2002,51,130–131.

[77] Pan QJ, Roth MJ, Guo HQ, Kochman ML, Wang GQ, Henry M, Wei WQ, Giffen CA, Lu N, Abnet CC, Hao CQ, Taylor PR, Qiao YL, Dawsey SM. Cytologic detection of esophageal squamous cell carcinoma and its precursor lesions using balloon samplers and liquid-based cytology in asymptomatic adults in Linxian, China. Acta Cytol 2008,52,14–23.

[78] Lopes AB, Fagundes RB. Esophageal squamous cell carcinoma-precursor lesions and early diagnosis. World J Gastrointestin Endosc 2012,16,9–16.

[79] Adams L, Roth MJ, Abnet CC, Dawsey SP, Qiao YL, Wang GQ, Wei WQ, Lu N, Dawsey SM, Wood-son K. Promoter Methylation in cytology specimens as an early detection marker for esopha-geal squamous dysplasia and early esophageal squamous cell carcinoma. Cancer Prev Res 2008,1,357–361.

[80] Wang LD, Yang HH, Fan ZM, Lü XD, Wang JK, Liu XL, Sun Z, Jiang YN, He X, Zhou Y. Cytological screening and 15 years' follow-up (1986–2001) for early esophageal squamous cell carcino-ma and precancerous lesions in a high-risk population in Anyang County, Henan Province, Northern China. Cancer Detection Prevention 2005,29,317–322.

[81] Roshandel G, Merat S, Sotoudeh M, Khoshnia M, Poustchi H, Lao-Sirieix P, Malhotra S, O'Donovan M, Etemadi A, Nickmanesh A, Pourshams A, Norouzi A, Debiram I, Semnani S, Abnet CC, Dawsey SM, Fitzgerald RC, Malekzadeh R. Pilot study of cytological testing for oesophageal squamous cell dysplasia in a high-risk area in Northern Iran. Brit J Cancer 2014,111,2235–2241.

[82] Wei WQ, Chen ZF, He YT, Feng H, Hou J, Lin DM, Li XJ, Guo CL, Li SS, Wang GQ, Dong ZW, Abnet CC, Qiao YL. Long-term follow-up of a community assignment, one-time endoscopic screening study of esophageal cancer in china. J Clin Oncol 2015, doi: 10.1200/JCO.2014.58.0423.

[83] Boller D, Spieler P, Schoenegg R, Neuweiler J, Kradolfer D, Studer R, Grossenbacher R, Zuer-cher U, Meyenberger C, Borovicka J. Lugol chromoendoscopy combined with brush cytology in patients at risk for esophageal squamous cell carcinoma. Surg Endosc 2009,23,2748–2754.

[84] Tarapore RS, Katz JP. Molecular pathology of squamous carcinomas of the esophagus. In: Sepulveda AR, Lynch JP (Hg). Molecular Pathology of Neoplastic Gastrointestinal Diseases. Springer 2013, 53–66.

[85] Frantz MA, Prolla JC. Correlation of endoscopic cytology and histology in oesophageal cancer: results in Proto Alegre, RS-Brazil. Cytopathol 1996,7,38–53.

[86] Vazquez-Sequeiros E, Norton ID, Clain JE, Wang KK, Affi A, Allen M, Deschamps C, Miller D, Sa-lomao D, Wiersema MJ. Impact of EUS-guided fine-needle aspiration on lymph node staging in patients with esophageal carcinoma. Gastrointestin Endosc 2001,53,751–757.

[87] Vazquez-Sequeiros E, Wiersema MJ, Clain JE, Norton IA, Levy MJ, Romero Y, Salomao D, Dier-kshising R, ZInsmeister AR. Impact of lymph node staging on therapy of esophageal carcino-ma. Gastroenterol 2003,125,1626–1635.

[88] Bardales RH, Mallery S. EUS and EUS-FNA in lung, esophageal, and gastrointestinal tract no-dal cancer staging. In: Bardales RH (Hg). Cytology of the Mediastinum and Gut via Endoscopic Ultrasound-Guided Aspiration. Springer 2015, 39–52.

[89] Vazquez-Sequeiros E. Optimal staging for esophageal cancer. Annales Gastroenterol 2010,23,230–236.

[90] Tharian B, Tsiopoulos F, George N, Di Pietro S, Attili F, Larghi A. Endoscopic ultrasound fine needle aspiration: technique and applications in clinical practice. World J Gastrointest Endosc 2012,4,532–544.

[91] Ligthdale CJ, Kulkarni KG. Role of endoscopic ultrasonography in the staging and follow-up of esophageal cancer. J Clin Oncol 2005,23,4483–4489.

[92] Cook IJ, de Carle DJ, Haneman B, Hunt Dr, Talley NA, Miller D. The role of brushing cytology in the diagnosis of gastric malignancy. Acta Cytol 1988,32,461–464.

[93] Lan CS. Critical evaluation of the cytodiagnosis of fibergastroendoscopic samples obtained under direct vision. Acta Cytol 1990,34,217–220.

[94] Papanikolaou IS, Triantafyllou M, Triantafyllou K, Rösch T. EUS in the management of gastric cancer. Ann Gastroenterol 2011,24,9–15.

[95] Ahn HS, Lee HJ, Yoo MW, Kim SG, Im JP, Kim SH, Kim WH, Lee KU, Yang HK. Diagnostic accuracy of T and N stages with endoscopy, stomach protocol CT, and endoscopic ultrasonography in early gastric cancer. J Surg Oncol 2009, 99,20–27.

[96] Sharma M, Rai P, Rameshbabu CS. Techniques of imaging of nodal stations of gastric cancer by endoscopic ultrasound. Endosc Ultrasound 2014,3,179–190.

[97] Kundu U, Weston B, Lee J, Hofstetter W, Krishnamurthy S. Evolving role of endoscopic ultrasonography-guided fine-needle aspiration in tumor staging and treatment of patients with carcinomas of the upper gastrointestinal tract. J Amer Soc Cytopathol 2014, doi: 10.1016/j.jasc.2013.09.002.

[98] La Torre M, Ferri M, Giovagnoli MR, Sforza N, Cosenza G, Giarnieri E, Ziparo V. Peritoneal wash cytology in gastric carcinoma. Prognostic significance and therapeutic consequences. Europ J Surg Oncol 2010, doi: 10.1016/j.ejso.2010.06.007.

[99] Brito AM, de Queiroz Sarmento BJ, Mota ED, Fraga jr AC, Campoli PM, Milhomem LM, da Mota OM. Prognostic role of positive peritoneal cytology in patients with resectable gastric cancer. Rev Col. Bras Cir 2013, doi: 10.1590/S0100-69912013000200007.

[100] Frattini F, Rausei S, Chiappa C, Rovera F, Boni L, Dionigi G. Prognosis and treatment of patients with positive peritoneal cytology in advanced gastric cancer. World J Gastrointestin Surg 2013,5,135–137.

[101] Green LK, Zachariah S, Graham DY. The use of gastric salvage cytology in the diagnosis of malignancy: A review of 731 cases. Diagn Cytopathol 1990,6,1–4.

[102] Cusso X, Mones J, Ocana J, Mendez C, Vilardell F. Is endoscopic gastric cytology worthwhile? An evaluation of 903 cases of carcinoma. J Clin Gastroenterol 1993,16,336–339.

[103] Hughes JH, Leigh CJ, Raab SS, Hook SY, Cohen MB, Suhrland MJ. Cytologic criteria for the brush diagnosis of gastric adenocarcinoma. Cancer 1998,84,289–294.

[104] Dhakhwa R, Shrestha HG, Joshi DM, Lakhey M. Evaluation of touch smears cytology and biopsy findings in the diagnosis of gastric carcinoma. J Pathol Nepal 2012,2,282–284.

[105] Cover TL, Blaser MJ. Helicobacter pylori in health and disease. Gastroenterol 2009,136,1863–1873.

[106] De Francesco F, Nicotina PA, Picciotto M, Martines F, Ferlazzo G, D'Aquino A. Helicobacter pylori in gastroduodenal diseases: Rapid identification by endoscopic brush cytology. Diagn Cytopathol 1993,9,430–433.

[107] Huang MS, Wang WM, Wu DC, Chen LT, Jan CM, Chen CYA, Lee SC. Utility of brushing cytology in the diagnosis of Helicobacter pylori infection. Acta Cytol 1996,40,714–718.

[108] Stromar IK, Jakic-Razumovic J, Knezevic-Obad A. Imprint cytology of gastric mucosa biopsy-fast, simple and reliable method for detection of Helicobacter pylori infection. Coll Anthropol 2008,32,171–175.

[109] Mostaghni AA, Afarid M, Eghbali S, Kumar P. Evaluation of brushing cytology in the diagnosis of Helicobacter pylori gastritis. Acta Cytol 2008,52,597–601.

[110] Hashemi MR, Rahnavardi M, Bikdeli B, Dehghani Zahedani M, Iranmanesh F. Touch cytology in diagnosing Helicobacter pylori: comparison of four staining methods. Cytopathol 2008,19,179–184.

[111] Jafari M, Khalilian A, Rostampour F. Comparison the sensitivity of stomach mucus touching cytology and urease rapid test in Helicobacter pylori diagnosis in endoscopies patients with gastritis or peptic ulcer. Jundishapur J Microbiol 2013, doi: 10.5812/jjm.7446.

[112] Wiersema MJ, Wiersema LM, Khushro Q, Cramer MH, Tao LC. Combined endosonography and fine-needle aspiration cytology in the evaluation of gastrointestinal lesions. Gastrointest Endosc 1994,40,199–206.

[113] Koss LG, Melamed MR. Malignant gastric tumors. In: Koss LG, Melamed MR (Hg). Koss' Diagnostic Cytology and its Histopathologic Bases, 5th edn. Wolters Kluwer Lippincot 2006, 873–877.

[114] Piazuelu MB, Correa P. Gastric cancer: Overview. Colomb Med. 2013,44,192–201.

[115] Correa P, Piazelu MB. The gastric precancerous cascade. J Dig Dis 2012, doi: 10.1111/j.1751-2980.2011.00550.x.

[116] Conteduca V, Sansonno D, Lauletta G, Russi S, Ingravallo G, Dammacco F. H. pylori infection and gastric cancer: State of the art (Review). Intern J Oncol 2013,42,5–18.

[117] Röcken C, Warneke V. Molekulare Pathologie des Magenkarzinoms. Pathologe 2012,33,235–240.

[118] Correa P. A human model of gastric carcinogenesis. Cancer Res 1988,48,3554–3560.

[119] Uemura N, Okamoto S, Yamamoto S, Matsumara N, Yamaguchi S, Yamakido M, Taniyama K, Sasaki N, Schlemper RJ. Helicobacter pylori infection and the development of gastric cancer. N Engl J Med, 2001,345,784–789.

[120] Noto JM, Peek RM. The role of microRNAs in Helicobacter pylori pathogenesis and gastric carcinogenesis. Frontiers in Cellular and Infection Microbiol 2012, doi: 10.3389/fcimb.2011. 00021.

[121] Wilke H, Stahl M, Meyer HJ, Arnold D. Magenkarzinom. In: Schmoll HJ, Höffken K, Possinger K (Hg). Kompendium Internistische Onkologie. Springer 2006,3737–3768.

[122] Lauren P. The two histologic main types of gastric carcinoma: diffuse and so called intestinal-type carcinoma. Acta Pathol Microbiol Scand 1965,64,127–145.

[123] Takeda M, Gomi K, Lewis PL, Tamura K, Ohoki S, Fujimoto Y, Kikyo S. Two histologic types of early gastric carcinoma and their cytologic presentation. Acta Cytol 1981,25,229–236.

[124] Takeda M. Atlas of Diagnostic Gastrointestinal Cytology. Igaku-Shoin NY-Tokio 1983.

[125] Kini SR. Color Atlas of Differential Diagnosis and Aspiration Cytopathology. Lipincott Williams&Wilkins 1999,173–175.

[126] Padmavathy F, Siddaraju N, Sistla SC. Distinction of intestinal and diffuse types of gastric adenocarcinoma on brush cytology. Acta Cytol 2011,55,187–192.

[127] Hassan H, Vilman P, Sharma V. Impact of EUS-guided FNA on management of gastric carcinoma. Gastrointest Endosc 2010,71,500–504.

[128] Scherübl H, Faiss S, Jahn HU, Liehr RM, Schwertner C, Steinberg J, Stölzl U, Weinke T, Zimmer T, Klöppel G. (Neuro-) Endokrine Tumoren sind auf dem Vormarsch: Gute Prognose bei frühem Nachweis. Dtsch Med Wochenschr 2009,134,1529–1534.

[129] Rindi G, Klöppel G, Alhman H, Caplin M, Couvelard A, de Herder WW, Eriksson B, Falchetti A, Falconi M, Komminoth P, Körner M, Lopes JM, McNicol AM, Nilsson O, Perren A, Scarpa A, Scoazek JY, Wiedenmann B. TNM staging of foregut (neuro)endocrine tumors: a consensus proposal including a grading system. Virchows Arch 2006,449,395–401.

[130] Li TT, Qiu F, Qian ZR, Wan J, Qi XK, Wu BY. Classification, clinicopathologic features and treatment of gastric neuroendocrine tumors. World J Gastroenterol 2014,20,118–125.

[131] Henning N, Witte S. Atlas der gastroenterologischen Zytodiagnostik. Thieme 1968.

[132] Zach J. Praktische Zytologie für Internisten. Thieme 1972

Weiterführende Literatur

[1] Bardales RH. Cytology of the Mediastinum and Gut via Endoscopic Ultrasound-Guided Aspiration. Bardales RH (Hg). Springer 2015.

[2] Bubendorf L, Feichter GE, Obermann EC, Dalquen P. Magen-Darm-Trakt. In: Bubendorf L, Feichter GE, Obermann EC, Dalquen P (Hg). Zytopathologie, Reihe Pathologie (Hg Klöppel G, Kreipe HH, Remmele W), Springer 2011, 351–375.

[3] De May RM. The Gastrointestinal Tract. In: The Art & Science of Cytopathology. 2nd edn. Vol. 1, ASCP Press, Chicago 2012,374–435.

[4] Kindelberger DW, Wang HH. Gastrointestinal Tract. In: Cibas ES, Ducatman BS (Hg). Cytology. Diagnostic Principles and Clinical Correlates, 3rd edn. Saunders 2009, 197–220.

[5] Koss LG, Melamed MR. The Gastrointestinal Tract. In: Koss LG, Melamed MR (Hg). Koss' Diagnostic Cytology and its Histopathologic Bases, 5th edn. Wolters Kluwer Lippincot 2006, 856–858.

[6] Schmitt F, Oliveira MH. Oesophagus and gastrointestinal tract. In: Gray W, Kocjan G (Hg). Diagnostic Cytopathology, 3rd edn. Churchill Livingstone Elsevier 2010, 265–283.

[7] Spieler P, Rössle M. Gastrointestinal Tract. In: Spieler P, Rössle M (Hg). Nongynecologic Cytopathology. A Practical Guide. Springer 2012, 701–729.

[8] Takeda M. Atlas of Diagnostic Gastrointestinal Cytology. Igaku-Shoin NY-Tokio 1983.

[9] Wang HH, Ayata G. Diagnostic Cytology of the Gastrointestinal Tract. In: Odze RD, Goldblum JR (Hg). Surgical Pathology of the GI Tract, Liver, Biliary Tract, and Pancreas, 3rd edn. Elsevier Saunders 2015, 43–54.

3.3 Dünndarm und Kolorektum

Die zytologische Untersuchung von Dünndarm und Kolorektum wurde bisher nur in sehr geringem Maß betrieben, was einerseits durch die Materialentnahme und andererseits durch die standardisierte Diagnostik an Biopsien begründet ist. Durch die Möglichkeit der Materialentnahme mittels EUS-gesteuerter Feinnadelaspiration ist in den letzten Jahren die zytologische Diagnostik von Tumoren aus Dünndarm und Kolorektum in den Fokus des Interesses gerückt [1–7]. Ebenso fallen in der täglichen zytologischen Routine auch Feinnadelaspirate der Submukosa aus Dünndarm und Dickdarm, der periampullären Region wie auch Herdpunktate mit Verdacht auf einen neuroendokrinen Tumor an. Im Folgenden werden daher zytodiagnostisch relevante Tumorarten vorgestellt. Die Morphologie submuköser Tumoren wird im nachfolgenden Kapitel „Submukosa" näher erläutert.

Die Diagnostik der verschiedenen entzündlichen Erkrankungen, z. B. M. Crohn, M. Whipple, Colitis ulcerosa u. a., ist an bewährte histologische Standards gebunden, welchen zytologisch nicht entsprochen werden kann; sie finden demzufolge hier keine Berücksichtigung. Die zytologische Feststellung entzündlicher Veränderungen sollte immer mit der Empfehlung zur histologischen Klärung einhergehen.

3.3.1 Tumoren des Dünndarms

Der 5–6 m messende Dünndarm erstreckt sich vom Pylorus (Magenausgang) bis zur Bauhin-Klappe (Ileozökalklappe) und untergliedert sich in die Abschnitte Duodenum, Jejunum und Ileum. Die Schleimhaut des Dünndarms weist den typischen Aufbau, wie er auch in den anderen Teilen des Gastrointestinaltraktes angetroffen wird, auf, jedoch ist die Oberfläche durch fingerförmige Ausstülpungen (Zotten) und Einsenkungen (Krypten) abweichend gestaltet.

Tumoren des Dünndarms sind selten, ihre Häufigkeit wird mit etwa 5–10 % aller Tumoren des Gastrointestinaltraktes beziffert. Die Inzidenz wird mit 1,0 für Frauen und 0,8–1,3 für Männer pro 100.000 Einwohner pro Jahr angegeben [8]. Gegenwärtig werden etwa 40 verschiedene benigne und maligne Dünndarmtumoren unterschieden, wobei Adenokarzinome und neuroendokrine Tumoren am häufigsten registriert

Tab. 3.3.1: Überblick über die häufigsten Dünndarmtumoren.

Benigne Tumoren	Maligne Tumoren	Neuroendokrine Tumoren
– Leiomyom	– Adenokarzinom	– Karzinoide
– Adenom	– Ampullenkarzinom	– Gut differenzierte Karzinome
– Lipom	– Lymphome	– Schlecht differenzierte Karzinome
– Hamartom	– Leiomyosarkom	
– Hämangiom	– Andere Sarkome	

werden [9, 11]. Tab. 3.3.1 gibt einen Überblick über die häufigsten benignen und malignen. Dünndarmtumoren. Als metastatische Tumoren kommen vor allem das maligne Melanom sowie Kolon-, Lungen- und Mammakarzinome in Betracht.

3.3.1.1 Adenokarzinom des Dünndarms

Das Adenokarzinom des Dünndarms entsteht über die klassische Adenom-Karzinom-Sequenz, vergleichbar der Pathogenese des Kolonkarzinoms. Unter allen malignen Dünndarmtumoren werden Adenokarzinome am häufigsten registriert. Sie sind vorzugsweise in der periampullären Region des Duodenums und deutlich geringer im Jejunum und Ileum lokalisiert. Adenome des Dünndarms gelten als Präkanzerosen und werden in tubuläre, villöse und tubulovillöse Adenome untergliedert. Für die Low grade- und High grade-Dysplasien in Adenomen existieren entsprechende histologische Kriterien [9], die sich der zytologischen Beurteilung entziehen. Der zytologische Befund von Adenokarzinomen des Dünndarms entspricht weitestgehend der Morphologie anderer Adenokarzinome, insbesondere sollte wegen der ähnlichen Morphologie die Metastase eines Kolonkarzinoms ausgeschlossen werden. Die wichtigsten zytologischen Kriterien sind in der Tab. 3.3.2 zusammengefasst; zytologische Befunde sind den Abbildungen 3.3.1 und 3.3.2 zu entnehmen. Adenokarzinome der Ampulla Vateri sind den Adenokarzinomen des Dünndarms sehr ähnlich und daher morphologisch nicht unterscheidbar [12]. Histologisch wird zwischen einem intestinalen Typ (Ähnlichkeit mit einem Kolonkarzinom) und einem pankreatobiliären Typ (Ähnlichkeit mit einem Adenokarzinom pankreatobiliären Ursprungs) unterschieden, weshalb differentialdiagnostisch auch metastatische Kolonkarzinome, duktale Pankreaskarzinome oder Gallengangskarzinome in Betracht kommen. Der zytologische Befund eines ampullären Adenokarzinoms ist aus der Abb. 3.3.3 ersichtlich.

3.3.1.2 Neuroendokrine Tumoren

Neuroendokrine Tumoren des Dünndarms wurden durch Oberndorfer bereits im Jahr 1907 erstmals beschrieben und hier als Karzinoide klassifiziert [13], eine Einteilung, der auch durch die WHO bis in die Gegenwart entsprochen wurde. Erst in den letzten Jahren erfolgte eine grundsätzliche Überarbeitung der Klassifikation neuroendokriner Tumoren, die neben biologischen, molekularpathologischen, histologischen und klinischen Aspekten auch die Hormonproduktionen dieser Tumoren berücksichtigt, sodass gegenwärtig fünf Typen neuroendokriner Tumoren unterschieden werden [14, 34]. Für die morphologische Diagnostik hat sich die Unterscheidung zwischen gut differenzierten neuroendokrinen Tumoren, gut differenzierten neuroendokrinen Karzinomen und schlecht differenzierten neuroendokrinen Karzinomen bewährt. Die Bestimmung der malignen Potenz neuroendokriner Tumoren erfolgt auch zytologisch durch die Bestimmung des Ki67-Index (s. a. Tab. 3.2.24; Kapitel 3.2 „Ösophagus und Magen"). Die zytologischen Kriterien für neuroendokrine Tumoren des Duodenums

Tab. 3.3.2: Zytologische Kriterien des Adenokarzinoms des Dünndarms[a].

Zytologische Kriterien und Differentialdiagnose des Adenokarzinoms
– Zellkerne: gut differenzierte Karzinome mit eher mäßiger Anisokaryose und Kernpleomorphie, unregelmäßige Kernmembran, kompaktes Chromatin, mitunter Nachweis von Nukleoli
– schlecht differenzierte Karzinome mit ausgeprägten Kernatypien: markante Anisokaryose und Kernpleomorphie, grobscholliges Chromatin, prominente Nukleoli mit Aniso- und Poikilonukleolose, vermehrt Mitosen
– Zytoplasma: grau-opak und häufig granuliert
– Kern-Plasma-Relation: mäßig kernverschoben bei gut differenzierten Karzinomen, deutlich kernverschoben bei schlecht differenzierten Karzinomen
– Zellverbände: typische adenoide Zellverbände, schlecht differenzierte Karzinome mit Anhäufung dissoziierter Einzelzellen, nicht selten palisadenartige Anordnung der Zellkerne
– Immunzytologie b: CK 7 +, CK 20 +, CDX2 + (ca. 60 %), MUC1, MUC2 und MUC5AC: +/–
– Differentialdiagnosen: metastatische Kolonkarzinome, aber auch Karzinome der Lunge, Mamma und Ovar, Lymphome, malignes Melanom

[a] s. a. [6, 10]
[b] s. a. [9]

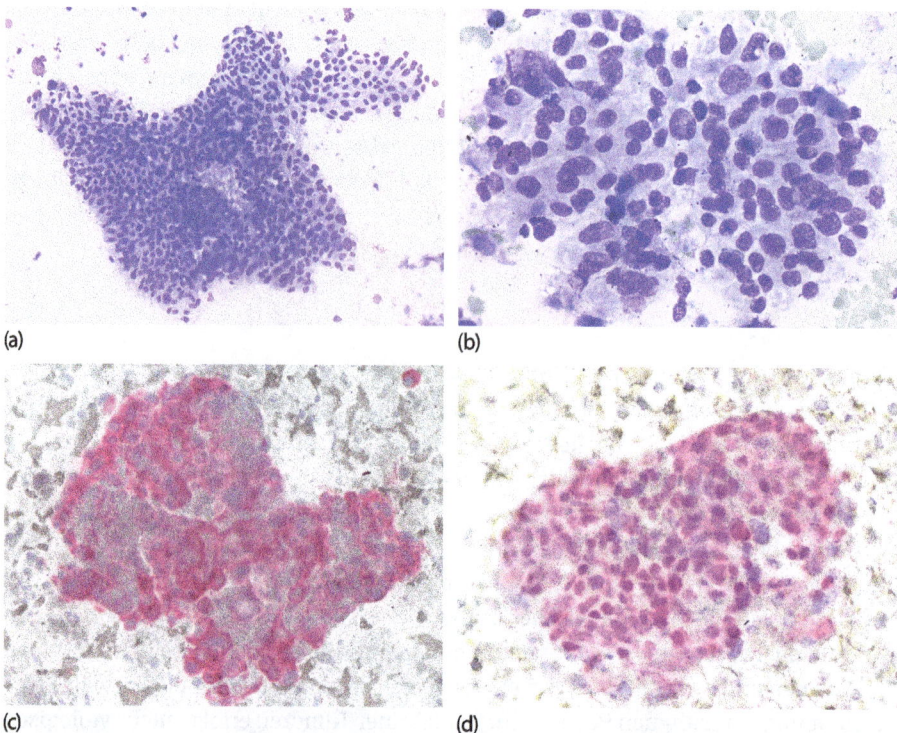

(a)

(b)

(c)

(d)

Abb. 3.3.1: Adenokarzinom des Dünndarms, gut differenziert.
Adenoide Zellverbände mit mäßiger Anisokaryose und Kernpleomorphie, kompakte Chromatinstruktur, exzentrische Kernlagerung, Expression von Zytokeratin 20 (c) und Kernexpression von CDX 2 (d).

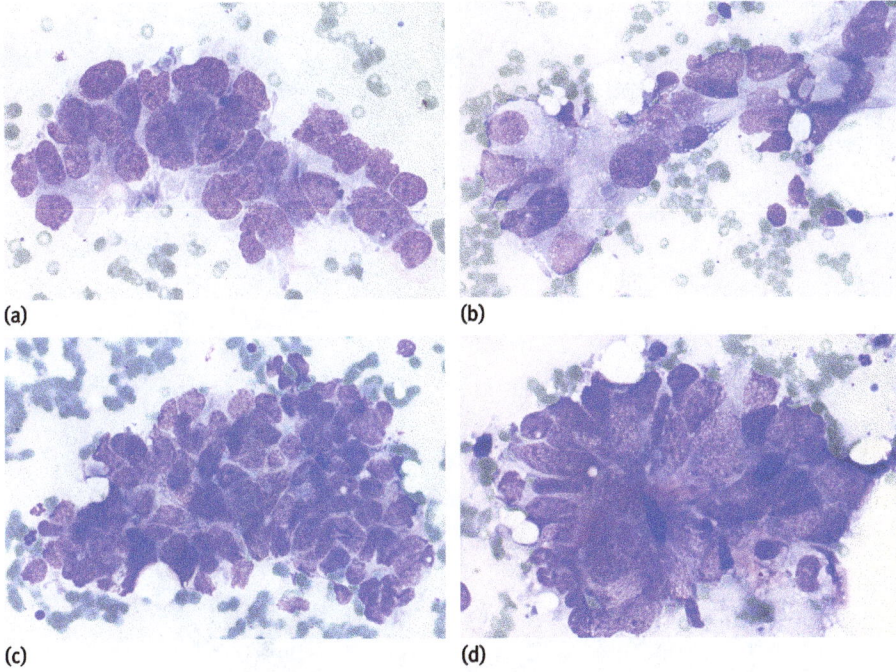

(a)

(b)

(c)

(d)

Abb. 3.3.2: Adenokarzinom des Dünndarms, schlecht differenziert.
Adenoide Zellverbände mit ausgeprägter Anisokaryose und Kernpleomorphie, prominenten Nukleoli und charakteristischer palisadenartiger Anordnung der Kerne (d).

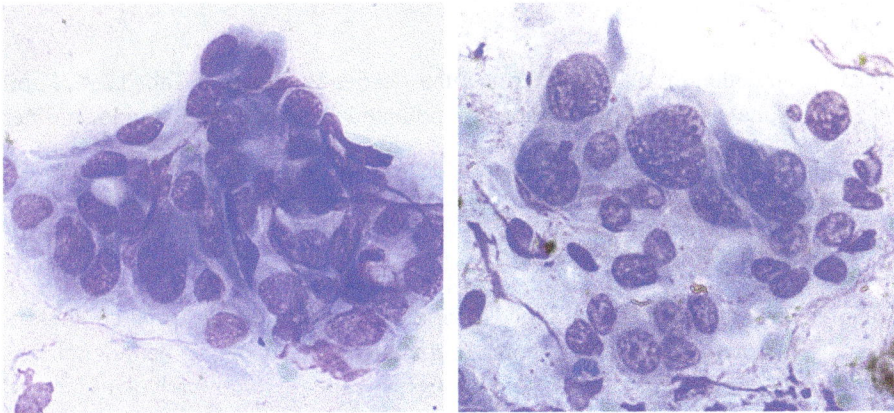

Abb. 3.3.3: Ampulläres Adenokarzinom.
Pleomorphes Adenokarzinom mit ausgeprägten Kernatypien: Anisokaryose und Kernpleomorphie, Hyperchromatisches, unruhiges Chromatin mit Ausbildung von Chromozentren, Mehrkernigkeit mit unterschiedlichen Kerngrößen.

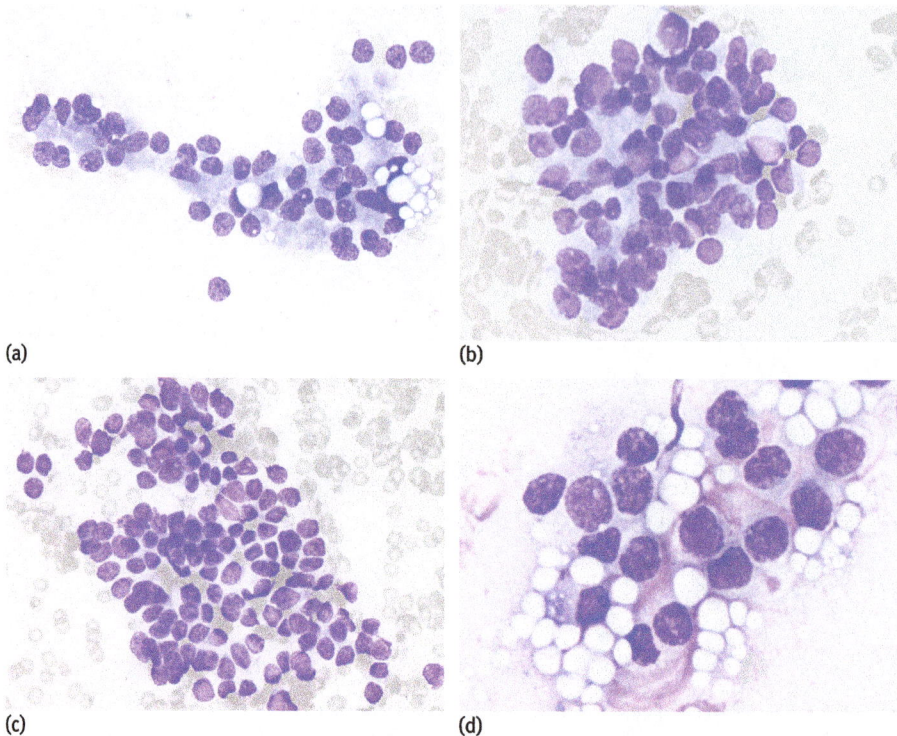

(a)

(b)

(c)

(d)

Abb. 3.3.4: Neuroendokriner Tumor (Karzinoid) des Dünndarms.
Kleinere, adenoid anmutende Zellverbände (a+b) mit relativ monomorphen Kernen, typisches Salz-
und Pfeffer-Chromatin, Zytoplasma grau-granuliert und nicht selten mit markanter eosinophiler
Tingierung (d), gehäuft dissoziierte Tumorzellen (c).

entsprechen denen für neuroendokrine Tumoren des Magens (s. a. Tab. 3.2.25; Kapitel 3.2 „Ösophagus und Magen"); korrespondierende zytologische Befunde sind der
Abb. 3.3.4 zu entnehmen.

3.3.2 Tumoren des Kolorektums

Tumoren des Kolons umfassen Adenokarzinome, neuroendokrine Tumoren, mesenchymale Tumoren, maligne Lymphome und maligne Melanome, wobei Adenokarzinome am häufigsten vorkommen. Die häufigsten benignen und malignen Tumoren
des Kolons sind in der Tab. 3.3.3 zusammengestellt.

3.3.2.1 Adenome
Die Inzidenz für das Kolonkarzinom beträgt etwa 30–35 Erkrankungen pro 100.000
Einwohner pro Jahr, wobei die Inzidenz mit zunehmendem Alter deutlich ansteigt.

Tab. 3.3.3: Überblick über die häufigsten Kolontumoren.

Benigne Tumoren	Maligne Tumoren	Neuroendokrine Tumoren
– Tubuläres Adenom	– Adenokarzinom	– Neuroendokrine Karzinome
– Villöses Adenom	– Plattenepithelkarzinom	– Neuroendokrine
– Tubulo-villöses Adenom	– Adenosquamöses Karzinom	Mischkarzinome
– Serratiertes Adenom	– Undifferenziertes Karzinom	
– Leiomyom	– Leiomyosarkom	
– Schwannom	– Gastrointestinaler	
– Lipom	Stromatumor	
– Hämangiom	– Maligne Lymphome	
– Gastrointestinaler	– Malignes Melanom	
Stromatumor		

Kolonkarzinome werden bevorzugt im Rektosigmoid (mindestens 55 %), proximale Kolonkarzinome im Zökum (ca.13 %) und im Colon ascendens (ca. 9 %) nachgewiesen [15]. Die Pathogenese des Kolonkarzinoms wird über die klassische Adenom-Karzinom-Sequenz (Vogelstein-Modell) verständlich, wobei die Entstehung dysplastischer Veränderungen wie auch die Unfähigkeit der Zelldifferenzierung unter anderem durch den Verlust von Tumorsuppressorgenen (APC und DCC) und Aktivierung einiger Onkogene (K-RAS) erklärt wird. Adenome bezeichnen benigne epitheliale Tumoren des Drüsenepithels und gelten als Präkanzerosen. Es werden folgende Adenome unterschieden, die ein unterschiedliches Entartungsrisiko aufweisen:

– tubuläre Adenome,
– tubulovillöse Adenome,
– villöse Adenome,
– serratierte Adenome (sessile und traditionelle A.) .

Während tubuläre Adenome ein niedriges Entartungsrisiko aufweisen, zeigen villöse Adenome ein wesentlich höheres Entartungsrisiko. Bei serratierten Adenomen handelt es sich um breitbasige Adenome mit erhöhter Proliferation und hohem Malignitätsrisiko. Das Risiko der malignen Entartung eines Adenoms korreliert unter anderem mit dem Grad der Dysplasie, der auch zytologisch in Bürstenausstrichen und Imprintzytologien beurteilt werden kann [16–19]. Für die Klassifikation benigner und maligner Veränderungen an kolorektalen Adenomen wurden zytologische Kriterien beschrieben, deren Anwendung mit einer Sensititivität von 82–92 % belegt ist [17–19].

Schwierigkeiten ergeben sich hierbei in der Abgrenzung entzündlich-reaktiver von dysplastischen Epithelveränderungen und insbesondere auch in der Differenzierung zwischen High-grade-Dysplasien und invasiven Adenokarzinomen [20]. In Kolonadenomen wurden zytologisch zwei Epitheltypen beschrieben, sogenannte „needle cells" und „fan cells". Needle cells imponieren als mittelgroße Zellgruppen wie auch als Einzelzellen mit vesikulären, elongierten Kernen, die zentral bzw. parazentral

Tab. 3.3.4: Differenzierung zwischen kolorektalen Adenomen und Adenokarzinomen[a].

Diagnostische Kriterien	Adenome[b]	Adenokarzinome
Zellform	zapfenförmig	unregelmäßig
Zelldurchmesser	7–10 μm	20–40 μm
Zellgrenzen	scharf	unscharf
Anisonukleose	gering	zumeist ausgeprägt
Kernmembran	unauffällig	unregelmäßig
Chromatinstruktur	vorwiegend fein dispers	sehr variabel[c]
Nukleoli	keine	häufig
Polaritätsverlust	gering	häufig
Needle cells, Fan cells	vorhanden	nicht vorhanden
Tumordiathese	fehlt	vorhanden

[a] verändert nach [16],
[b] tubuläre und villöse Adenome,
[c] zumeist grobschollig (ca. 60 %)

lokalisiert sind, während fan cells weniger spindelzellig differenziert erscheinen und auch eine intrazelluläre Schleimbildung aufweisen können. Fan cells sind insgesamt etwas kürzer und nicht selten von pyramidaler Form [16]. Hinweise zur Differenzierung zwischen Adenomen und Adenokarzinomen sind der Tab. 3.3.4 zu entnehmen, korrespondierende zytologische Befunde sind in der Abb. 3.3.5 ersichtlich.

3.3.2.2 Kolorektales Karzinom

Entsprechend der WHO (2000) werden Kolonkarzinome in 8 Entitäten unterschiedlicher Häufigkeit untergliedert (siehe Tab. 3.3.5), deren Differenzierung auch zytologisch möglich ist. Für die zytologische Primärdiagnostik eignen sich sowohl Bürstenausstriche wie auch Feinnadelaspirate [18, 19, 21–26]. Mittels endorektalem Ultraschall (ERUS) ist die gezielte Gewinnung repräsentativen Untersuchungsmaterials aus intramuralen und extramuralen Läsionen wie auch das Staging beim kolorektalen Karzinom gegeben [27, 28]. Angaben zur diagnostischen Sensitivität und Spezifität sind der Tab. 3.3.6 zu entnehmen. Die zytologische Diagnostik kolorektaler Karzinome bereitet in der Regel kaum Schwierigkeiten und kann im Einzelfall durch den immunzytologischen Nachweis charakteristischer Antigene gesichert werden. Die wichtigsten zytologischen Kriterien kolorektaler Karzinome nebst diagnostisch relevanten Antigenen sind in der Tab. 3.3.7 zusammengefasst; die Abb. 3.3.6 vermittelt korrespondierende zytologische Befunde. Eine sehr seltene Variante ist das Kolonkarzinom mit hellzelliger Differenzierung, das 1964 erstmals als „physaliforme" Variante beschrieben wurde [29]. In Folge wurde in der Literatur immer wieder auf diese sel-

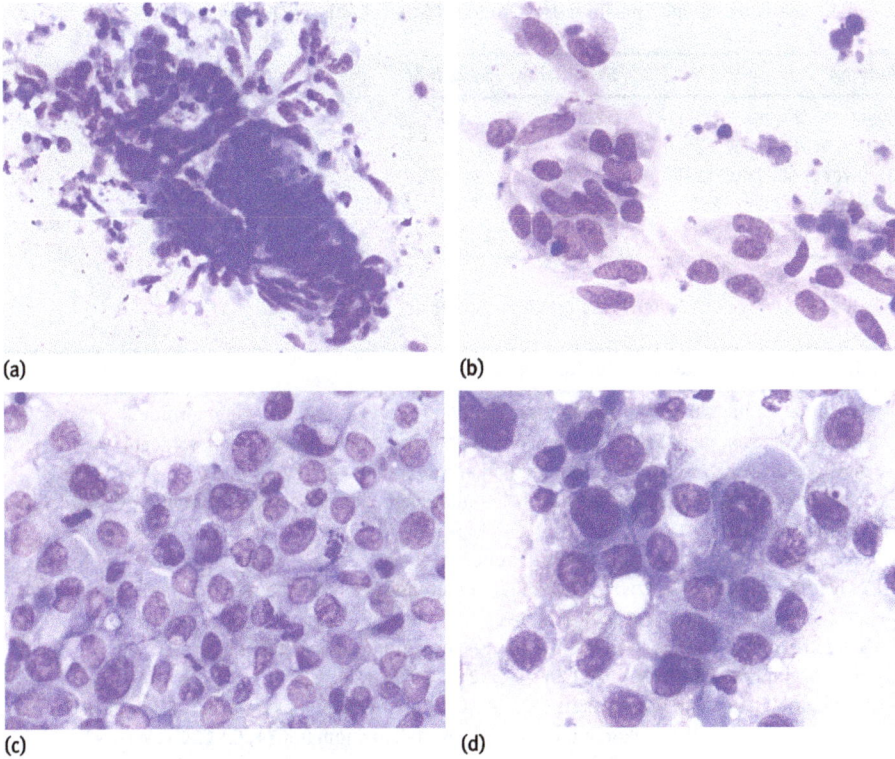

(a) (b)

(c) (d)

Abb. 3.3.5: Zytologische Befunde bei Kolonadenomen im Bürstenabstrich.
Schlanke elongierte Zellen (needle cells) mit mäßigen Kernvarianzen und aufgelockerter Chromatinstruktur (a+b) und Zellen mit deutlichem Verlust der Polarität und Zunahme der Kernatypien (c+d).

Tab. 3.3.5: Histologische Klassifikation der Kolonkarzinome (WHO 2000).

Histologischer Typ	Häufigkeit
Adenokarzinome	85–90 %
Muzinöse Adenokarzinome	5–10 %
Siegelringzellkarzinome	1 %
Kleinzellige Karzinome, Plattenepithelkarzinome, Adenosquamöse Karzinome, Medulläre Karzinome, Undifferenzierte Karzinome	jeweils < 1 %

tene Variante des Kolonkarzinoms hingewiesen [30–33], wobei die Häufigkeit mit
etwa 0,09 % angegeben wird. Abb. 3.3.7 zeigt den zytologischen Befund eines Kolonkarzinoms, welches am Tumorrezidiv eine ausschließlich hellzellige Differenzierung
aufwies.

Neuroendokrine Tumoren werden im Kolon eher selten diagnostiziert, ihre Morphologie und Differentialdiagnostik entspricht denen anderer neuroendokriner Tumoren des Gastrointestinaltraktes, wobei im Kolon vorzugsweise neuroendokrine

Tab. 3.3.6: Sensitivität und Spezifität der Zytodiagnostik kolorektaler Karzinome.

Autoren	Sensitivität	Spezifität
Ehyia und O'Hara, 1990 [18]	82 %	98 %
Petrelli et al., 1999 [22]	78 %	–
Brouwer et al., 2009 [25]	88,2 %	94,1 %
Knight et al., 2013 [26]	89 %	79 %
Maleki et al., 2013 [28]	87 %	100 %

Tab. 3.3.7: Zytologische Kriterien kolorektaler Adenokarzinome.

Zytologische Kriterien kolorektaler Karzinome
– Zellkerne: häufig elongierte ovaläre Kerne mit Anisokaryose und Kernpleomorphie, Hyperchromasie, nicht selten Chromozentren, häufig pleomorphe Nukleoli, schlecht differenzierte Karzinome mit ausschließlich entrundeten Kernen
– Zytoplasma: basophiles Zytoplasma mit Granulationen, auch Nachweis intrazellulären Schleims (muzinöser Typ)
– Kern-Plasma-Relation: kernbetont verschoben
– Zellverbände: adenoide bzw. auch papillär anmutende Zellverbände, azinäre Strukturen, palisadenartige Anordnung der Kerne (!)
– Besonderheiten: häufiger Nachweis einer ausgeprägten Tumordiathese
– Immunzytologie: CK20 +, CK7 –, CEA +, CDX2 +, MUC 1 +, MUC 3 +
– Differentialdiagnosen: Prostatakarzinom (PSA +, PSAP +), Mammakarzinom (CK7 +, GCDFP +, Mammaglobin A +), Magenkarzinom (CK 7 +), Ovarialkarzinom (CK 7+, CA 125 +, WT-1 +), Melanom (Melan A +, HMB45 +)

Karzinome und wie auch gemischtzellige neuroendokrine Karzinome (Mischkarzinom aus nichtneuroendokriner und neuroendokriner Differenzierung) lokalisiert sind [34]. Zytodiagnostisch relevante mesenchymale Tumoren der Submukosa werden im nachfolgenden Kapitel 3.4 („Submukosa") näher erläutert. Die häufigsten metastatischen Tumoren des Kolorektums umfassen hauptsächlich Karzinome aus Prostata, Mamma, Magen und Ovar sowie Melanome, deren Differenzierung durch ergänzende immunzytologische Untersuchungen möglich ist (s. a. Tab. 3.3.7).

3.3.2.3 Maligne Tumoren der Appendix
Maligne Tumoren der Appendix umfassen als epitheliale Tumoren Adenokarzinome und neuroendokrine Tumoren, sowie als nichtepitheliale Tumoren Leiomyosarkome, maligne gastrointestinale Stromatumoren und maligne Lymphome. Die Primärdiagnostik dieser Tumoren ist zytodiagnostisch kaum relevant, jedoch können metastatische Absiedlungen auch im Peritoneum nachgewiesen werden, weswegen die Kenntnis der Morphologie dieser Tumoren auch für Zytologen von Nutzen ist. Zur Morphologie des muzinösen Adenokarzinoms wie auch des Becherzellkarzinoids der Appendix im peritonealen Ergussmaterial siehe Kapitel 3.9 („Aszites").

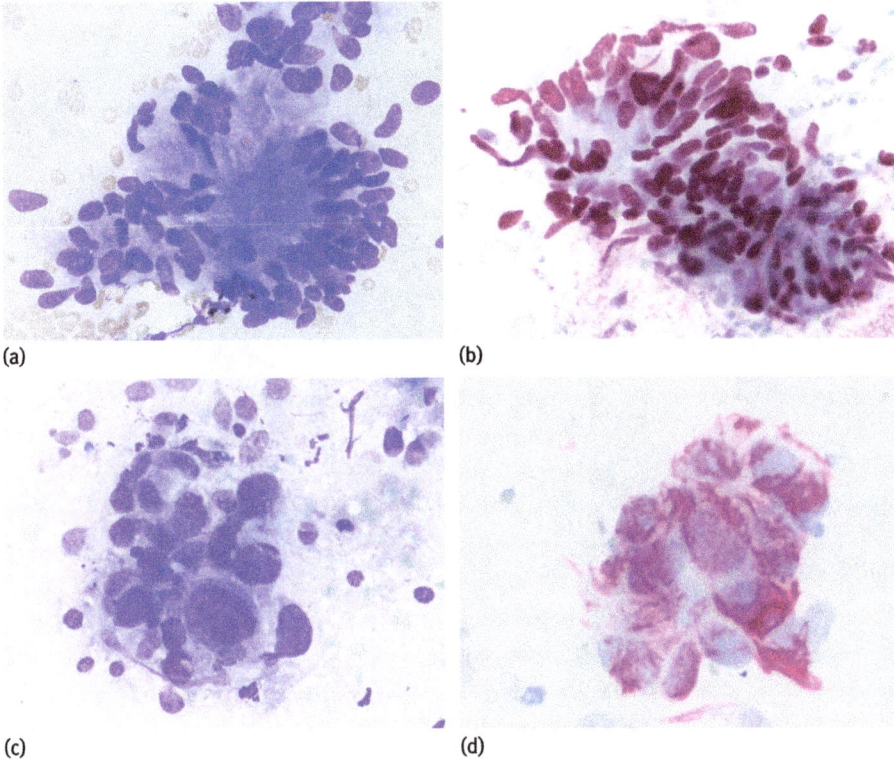

(a)

(b)

(c)

(d)

Abb. 3.3.6: Zytologie des kolorektalen Karzinoms.
Adenoide Zellverbände mit charakteristischer palisadenartiger Anordnung der Kerne (a+b) und kräftiger Kernexpression von CDX2 (b). (c+d) Schlecht differenziertes Kolonkarzinom mit markanten Kernatypien und Dissoziationsneigung. (d) Expression von CK 20. Abb. (a) aus [42].

3.3.2.4 Maligne Tumoren der Analregion

Zu den malignen Tumoren der Analregion zählen neben der Analen Intraepithelialen Neoplasie (AIN) High grade, invasive Karzinome (Plattenepithelkarzinome, Adenokarzinome, undifferenzierte Karzinome), neuroendokrine Tumoren, maligne Melanome, mesenchymale Tumoren (maligne fibröse Histiozytome, Leiomyosarkome, Rhabdomyosarkome, Fibrosarkome und Liposarkome) sowie maligne Lymphome. Unter den Karzinomen des Analkanals wird das Plattenepithelkarzinom mit etwa 80 % am häufigsten registriert, während das Adenokarzinom mit etwa 20 % beziffert ist. Anale Plattenepithelkarzinome entstehen über die klassische Dysplasie-Karzinom-Sequenz, die sogenannten Analen Intraepithelialen Neoplasien (AIN, Low grade und High grade) gelten als Präneoplasien. Ätiologisch werden vor allem HPV-Infektionen, anale Sexualpraktiken, erhöhter Tabakkonsum sowie chronisch-entzündliche Darmerkrankungen (M. Crohn, Colitis ulcerosa) diskutiert. So wird die Prävalenz der HPV-High-risk-Typen 16 und 18 bei AIN High grade und invasiven Karzinomen mit 70 % beziffert [35, 36]. Patienten mit einer HIV-Infektion gelten als Risikogruppe. Die Inzidenz

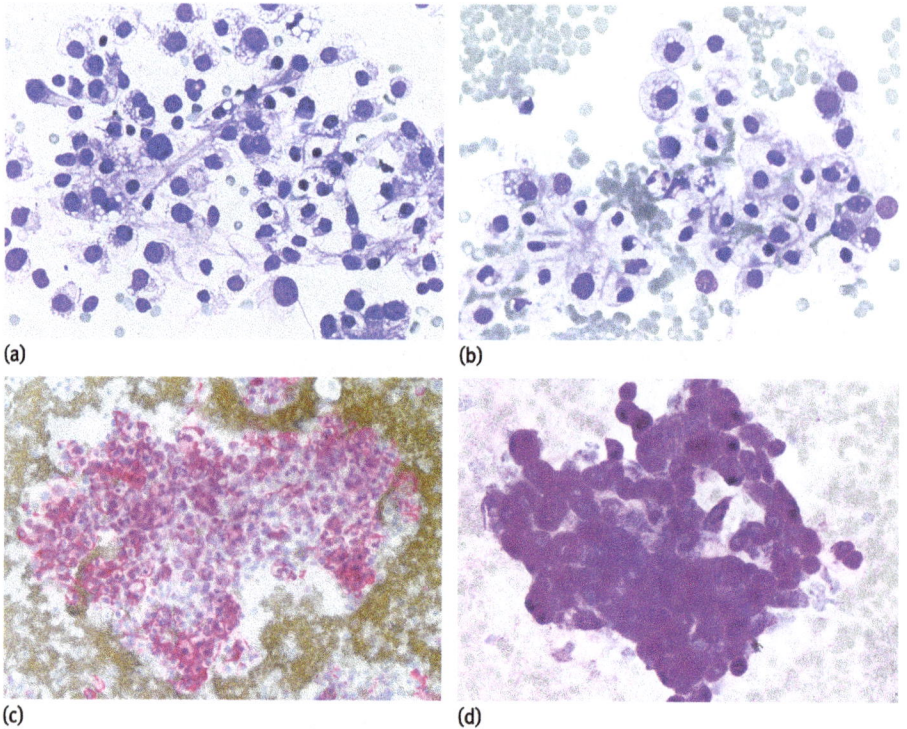

(a)

(b)

(c)

(d)

Abb. 3.3.7: Hellzellig differenziertes Kolonkarzinom.
Ausschließlich hellzellige (physaliforme) Zellverbände mit Anisokaryose und Kernpleomorphie, Hyperchromasie, neben adenoiden auch azinäre Strukturen (b), Expression von CK 20 (c) und kräftige PAS-Reaktion der Tumorzellen durch hohen Glykogengehalt, keine Expression von CD 10 und Vimentin, auch klinisch kein Hinweis auf ein Nierenzellkarzinom oder einen anderen Tumor vergleichbarer Differenzierung.

für alle AIN und invasiven Karzinome beträgt etwa 2,5 pro 100.000 Einwohner pro Jahr, wobei in den letzten 50 Jahren ein deutlicher Anstieg registriert wurde [35]. Die Morphologie des analen Plattenepithelkarzinoms entspricht weitestgehend dem Plattenepithelkarzinom der Zervix, welches ebenfalls in Folge einer HPV-Infektion entsteht. Auch im Analbereich kommt es zur Bildung von Kondylomen (anogenitale Warzen), im Gegensatz zur zervikalen HPV-Infektion können Koilozyten jedoch nur spärlich nachgewiesen werden. Die meisten analen Plattenepithelkarzinome sind unverhornt und imponieren durch eine unregelmäßige Kernmembran, unruhige Chromatinstruktur, Ausbildung von Nukleoli und einer kernbetonten Verschiebung der Kern-Plasma-Relation [37]. Ein entsprechender zytologischer Befund ist der Abb. 3.3.8 zu entnehmen. Auf Grund der relativ einfachen Materialgewinnung ist ein zytologisches Screening bei Risikogruppen, vergleichbar mit der gynäkologischen Vorsorgezytologie, in der Literatur als vielversprechend belegt [38–41].

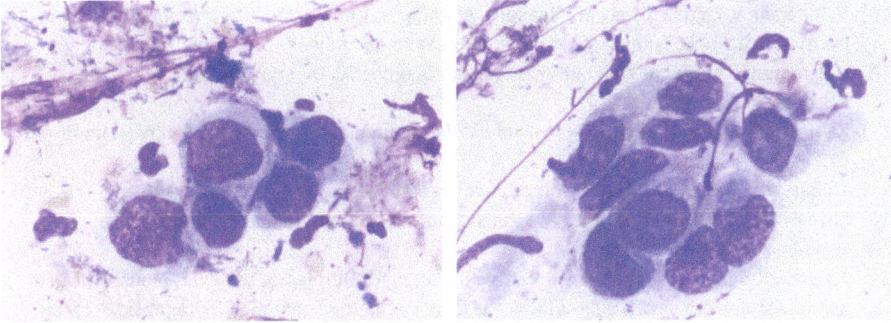

Abb. 3.3.8: Unverhorntes Plattenepithelkarzinom (Analbürstung).
Pleomorphes, unverhorntes Plattenepithelkarzinom mit markanten Kernatypien und grau-opakem Zytoplasma.

Literatur

[1] Wang HH, Ayata G. Diagnostic Cytology of the Gastrointestinal Tract. In: Odze RD, Goldblum JR (Hg). Surgical Pathology of the GI Tract, Liver, Biliary Tract, and Pancreas, 3rd edn. Elsevier Saunders 2015, 43–54.
[2] Koss LG, Melamed MR. The Gastrointestinal Tract. In: Koss LG, Melamed MR (Hg). Koss' Diagnostic Cytology and its Histopathologic Bases, 5th edn. Wolters Kluwer Lippincot 2006, 847–918.
[3] Conrad R, Castelino-Prabhu S, Cobb C, Raza A. Role of cytopathology in the diagnosis and management of gastrointestinal tract cancers. J Gastrointest Oncol 2012,3,285–298.
[4] Kindelberger DW, Wang HH. Gastrointestinal Tract. In: Cibas ES, Ducatman BS (Hg). Cytology. Diagnostic Principles and Clinical Correlates, 3rd edn. Saunders 2009, 197–220.
[5] Schmitt F, Oliveira MH. Ösophagus and gastrointestinal tract. In: Gray W, Kocjan G (Hg). Diagnostic Cytopathology, 3rd edn. Churchill Livingstone 2010, 265–283.
[6] De May RM. The Gastrointestinal Tract. In: The Art & Science of Cytopathology, 2nd edn, Vol. 1. ASCP Press, Chicago 2012, 374–435.
[7] Spieler P, Rössle M. Gastrointestinal Tract. In: Nongynecologic Cytopathology. A Practical Guide. Springer 2012, 701–729.
[8] Schöffski P, Köhne CH, Schmoll HJ. Dünndarmtumoren. In: Schmoll HJ, Höffken K, Possinger K (Hg). Kompendium Internistische Onkologie. Springer 2006, 3769–3786.
[9] Noffsinger AE. Epithelial Neoplasms of the Small Intestine. In: Odze RD, Goldblum JR (Hg). Surgical Pathology of the GI Tract, Liver, Biliary Tract, and Pancreas, 3rd edn. Elsevier Saunders 2015, 722–736.
[10] Bardales RH, Stanley MW, Simpson DD et al. Diagnostic value of brush cytology in the diagnosis of duodenal, biliary, and ampullary neoplasms. Am J Clin Pathol 1998,109,540–548.
[11] Notaristefano C, Testoni PA. Small intestine tumors: an overview on classification, diagnosis, and treatment. EMJ Gastroenterol. 2014,3,84–93.
[12] De Frain C, Chang CY, Srikureja W, Nguyen PT, Gu M. Cytologic features and diagnostic pitfalls of primary ampullary tumors by endoscopic ultrasound-guided fine-needle aspiration biopsy. Cancer 2005,105,289–297.
[13] Oberndorfer S. Karzinoide Tumoren des Dünndarms. Frankfurter Zeitschrift für Pathologie 1907,1,426–429.
[14] Klöppel G. Neoplasien des disseminierten neuroendokrinen Zellsystems des Gastrointestinaltrakts. Pathologe 2015,36,237–245.

[15] Heinemann V, Engel J, Gross M, Kleespies A, Kolligs F, Kopp R, Michl G, Mossmann N, Schalhorn A, Stintzing S, Tympner C, Wagner A, Rosenberg R. Kolonkarzinom. In: Bruns CJ (Hg). Gastrointestinale Tumoren. Empfehlungen zur Diagnostik, Thearpie und Nachsorge. Zuckschwerdt-Verlag 2010.

[16] Kannan V, Masters CB. Cytodiagnosis of colonic adenoma: morphology and clinical importance. Diagn Cytopathol 191,7,366–372.

[17] Tidbury PJ, Tate JJ, Herbert A. Cytology of colorectal adenomas. Cytopathol 1990,1,73–78.

[18] Ehya H, O'Hara BJ. Brush cytology in the diagnosis of colonic neoplasm. Cancer 1990,66,1563–1567.

[19] Farouk R, Dodds J, MacDonald AW, Path MRC, Young W, Duthie GS, Lee PWR, Monson JRT. Feasibility study for use of brush cytology as a complementary method for diagnosis of rectal cancer. Dis Colon Rectum 1997,40,609–613.

[20] Yu GH, Nayar R, Furth EE. Adenocarcinoma in colonic brushing cytology: High-grade dysplasia as a diagnostic pitfall. Diagn Cytopathol 2001,24,364–368.

[21] Winawer SJ, Leidner SD, Hajdu S, Sherlock P. Colonoscopic biopsy and cytology in the diagnosis of colonic cancer. Cancer 1978,42,2849–2853.

[22] Petrelli NJ, Letourneau R, Weber T, Nava MER, Rodriguez-Bigas M. Accuracy of biopsy and cytology for the preoperative diagnosis of colorectal adenocarcinoma. J Surg Oncol 1999,71,46–49.

[23] Misra SP, Misra V, Dwivedi M, Singh M. Fine-needle aspiration biopsy of colonic masses. Diagn Cytopathol 1998,19,330–332.

[24] Halpern M, Gal R, Rath-Wolfson L, Koren R, Weil R, Avni A. Brush cytology and biopsy in the diagnosis of colorectal cancer. Acta Cytol 1997,41,628–632.

[25] Brouwer R, MacDonald A, Metthews R, Gunn J, Monson JR, Hartley JE. Brush cytology for the diagnosis of colorectal cancer. Dis Colon Rectum 2009,52,598–601.

[26] Knight CS, Eloubeidi MA, Crowe R, Jhala NC, Jhala DN, Chhieng DC, Eltoum IA. Utility of endoscopic ultrasound-guided fine-needle aspiration in the diagnosis and staging of colorectal carcinoma. Diagn Cytopathol 2013,41,1031–1037.

[27] Maleki Z. ERUS and ERUS-FNA of intramural and extramural masses of the colorectum. In: Bardales RH (Hg). Cytology of the mediastinum and gut via endoscopic ultrasound-guided aspiration. Springer 2015, 111–149.

[28] Maleki Z, Erozan Y, Geddes S, Li QK. Endorectal ultrasound-guided fine-needle aspiration: a useful diagnostic tool for perirectal and intraluminal lesions. Acta Cytol 2013,57,9–18.

[29] Hellström HR, Fisher ER. Physaliferous variant of carcinoma of colon. Cancer 1964,17,259–263.

[30] Rubio CA. Clear cell adenocarcinoma of the colon. J Clin Pathol 1995,48,1142–1144.

[31] Soga K, Konishi H, Tatsumi N, Konishi C, Nakano K, Wakabayashi N, Mitsufuji S, Kataoka K, Okanoue T, Mukaisho KI, Hattori T. Clear cell adenocarcinoma of the colon: a case report and review of the literature. World J Gastroenterol 2008,14,1137–1140.

[32] Wang W, Li X, Qu G, Leng T, Geng J. Primary clear cell adenocarcinoma of the colon presenting as a huge extracolic mass: a case report. Oncol Letters 2014,8,1873–1875.

[33] Bakshi N, Sharma S, Kaushal V, Mardi K. Clear cell adenocarcinoma of the colon is a unique morphologic variant of intestinal carcinoma: a case report. Clin Cancer Investig J 2012,1,173–175.

[34] Klöppel G. Neoplasien des disseminierten neuroendokrinen Zellsystems des Gastrointestinaltrakts. Pathologe 2015, doi: 10.1007/s00292-015-0015-1.

[35] Rüschoff J, Aust A, Midell P, Heinmöller E. Das Analkarzinom. Diagnostische und differenzialdiagnostische Aspekte. Pathologe 2011,32,336–344.

[36] Hoots BE, Palewsky JM, Pimenta JM, Smith JS. Human papillomavirus type distribution in anal cancer and anal intraepithelial lesions. Int J Cancer 2009,124,2375–2383.

[37] De May RM. Anus. In: The Art & Science of Cytopathology, 2nd edn., Vol. 1. ASCP Press, Chicago 2012, 414–416.

[38] De Ruiter A, Carter P, Katz DR, Kocjan G, Whatrup C, Northover J, Mindel A. A comparison between cytology and histology to detect anal intraepithelial neoplasia. Genitourin Med 1994,70:22–25.

[39] Leiman G. Anal screening cytology. CytoJournal 2005, doi: 10.1186/1742-6413-2-5.

[40] Friedländer MA, Stier E, Lin O. Anorectal cytology as a screening tool for anal squamous lesions. Cytologic, anoscopic, and histologic correlation. Cancer 2004,102,19–26.

[41] Arain S, Walts AE, Thomas P, Bose S. The Anal Pap Smear: Cytomorphology of squamous intraepithelial lesions. CytoJournal 2005, doi: 10.1186/1742-6413-2-4.

[42] Schubert J. Leitfaden der Zytopathologie für Internisten. Karger 2014.

Weiterführende Literatur

[1] Conrad R, Castelino-Prabhu S, Cobb C, Raza A. Role of cytopathology in the diagnosis and management of gastrointestinal tract cancers. J Gastrointest Oncol 2012,3,285–298.

[2] De May RM. The Gastrointestinal Tract. In: The Art & Science of Cytopathology, 2nd edn., Vol. 1. ASCP Press, Chicago 2012, 374–435.

[3] Kindelberger DW, Wang HH. Gastrointestinal Tract. In: Cibas ES, Ducatman BS (Hg). Cytology. Diagnostic Principles and Clinical Correlates, 3rd edn. Saunders 2009, 197–220.

[4] Koss LG, Melamed MR. The Gastrointestinal Tract. In: Koss LG, Melamed MR (Hg). Koss' Diagnostic Cytology and its Histopathologic Bases, 5th edn. Wolters Kluwer Lippincot 2006, 847–918.

[5] Schmitt F, Oliveira MH. Ösophagus and gastrointestinal tract. In: Gray W, Kocjan G (Hg). Diagnostic Cytopathology, 3rd edn. Churchill Livingstone 2010, 265–283.

[6] Wang HH, Ayata G. Diagnostic Cytology of the Gastrointestinal Tract. In: Odze RD, Goldblum JR (Hg). Surgical Pathology of the GI Tract, Liver, Biliary Tract, and Pancreas, 3rd edn. Elsevier Saunders 2015, 43–54.

3.4 Submukosa

Die Wand des Gastrointestinaltrakts weist in allen Abschnitten vergleichbare Schichtungen auf, die im Ultraschall durch ein unterschiedliches Echo voneinander abgegrenzt werden können. Im Ultraschall kommen verschiedene Schichtungen mit unterschiedlicher Echostärke (Impedanz) zur Darstellung, die jeweils einem morphologischen Korrelat zuzuordnen sind [1–5]. Tab. 3.4.1 gibt einen Überblick über die Wandschichten des Gastrointestinaltraktes. Auf Grund der schonenden Materialgewinnung, einer schnellen Befunderhebung, der hohen diagnostischen Sensitivität wie auch der geringen Kosten hat die EUS-gesteuerte Feinnadelaspiration eine weite Verbreitung zur Abklärung submuköser Raumforderungen erfahren [5–13]. Die Empfehlungen der European Society of Gastrointestinal Endoscopy zur Indikationsstellung für die Feinnadelaspiration submuköser Tumoren [6] ist in der Tab. 3.4.2 zusammengefasst.

Die häufigsten submukösen Tumoren sind mesenchymaler wie benigner Natur; unter den malignen Tumoren sind vor allem Metastasen zu benennen. Tab. 3.4.3 fasst die häufigsten benignen wie malignen Tumoren sowie deren bevorzugte Lokalisation im Gastrointestinaltrakt zusammen. In der zytologischen Routine werden gastrointestinale Stromatumoren mit Abstand am häufigsten diagnostiziert, während alle anderen submuköser Tumoren eher selten sind bzw. Raritäten darstellen. Unter den Metastasen sind vor allem Lungen- und Mammakarzinome sowie maligne Melanome zu

Tab. 3.4.1: Wandschichtungen des Gastrointestinaltraktes mit korrespondierender Tumorlokalisation.

Sonographische Schicht	Histologisches Korrelat	Tumorlokalisation
1. innere Schicht: – echoreich	Grenzflächenecho Lumen- Tunica mucosa	Isolierter Verlust spricht für Ulzeration
2. innere Schicht: – echoarm	Tunica mucosa + Muscularis mucosae	Granularzelltumoren, Leiomyome, ektopisches Pankreasgewebe, Hämangiome, Lymphangiome, Leiomyosarkome, Metastasen, neuroendokrine Tumoren, GIST, Lymphome
3. mittlere Schicht: – echoreich	Submukosa	Granularzelltumoren, inflammatorische fibroide Polypen, Lipome, Schwannome, Hämangiome, Lymphangiome, ektopisches Pankreasgewebe, Metastasen, Lymphome
4. äußere Schicht: – echoarm	Muscularis propria	Leiomyome, Granularzelltumoren, ektopisches Pankreasgewebe, Schwannome, GIST, Metastasen, Lymphome
5. äußere Schicht: – echoreich	Grenzflächenecho an der Serosa	Lokalisierter Verlust spricht für wandüberschreitend infiltratives Wachstum

[a] GIST: Gastrointestinaler Stromatumor

Tab. 3.4.2: Indikationen zur Feinnadelaspiration submuköser Raumforderungen[a].

Indikationen zur Feinnadelaspiration submuköser Raumforderungen
Materialgewinnung eines nicht resektablen GIST zur Abschätzung einer Therapie mit Tyrosinkinaseinhibitoren
Suspekter EUS-Befund mit V. a. einen malignen Tumor
V. a. einen metastatischen Tumor bzw. Tumorrezidiv

[a] nach [6]

Tab. 3.4.3: Dignität und Lokalisation submuköser Tumoren im Gastrointestinaltrakt[a].

Tumor	Dignität	Lokalisation
Leiomyom	benigne	Ösophagus, Magen, Kolon
Granularzelltumor	benigne	Ösophagus, Kolon
ektopisches Pankreasgewebe	benigne	Magen (Antrum)
Schwannom	benigne	Magen, seltener im Kolon
Hämangiom	benigne	gesamter Gastrointestinaltrakt
Lymphangiom	benigne	Magen, Kolon
inflammatorischer fibroider Polyp	benigne	vorwiegend im Magen
Lipom	benigne	Magen, Kolon
Gastrointestinaler Stromatumor	benigne/maligne	Magen (60 %) Dünndarm (35 %)[b]
neuroendokrine Tumoren	benigne/maligne	Magen, Duodenum, Kolorektum
Leiomyosarkom	maligne	Dünndarm, Kolorektum
Metastasen (Lunge, Mamma, Maligne Melanome)	maligne	gesamter Gastrointestinaltrakt
Lymphome	maligne	Dünndarm, Magen

[a] nach [5, 35, 39]
[b] seltener im Ösophagus, Rektum, Omentum und Mesenterium

Tab. 3.4.4: Morphologisches Grundmuster submuköser Tumoren (Auswahl)[a].

Spindelzelliger Typ	Rundzelliger Typ, großzellig	Rundzelliger Typ, kleinzellig
– GIST, spindelzelliger Typ	– GIST, epitheloider Typ	– neuroendokrine Tumoren
– Leiomyom	– Granularzelltumor	– MALT-Lymphom
– Leiomyosarkom	– ektopisches Pankreasgewebe	– Mantelzell-Lymphom
– Schwannom	– Diffuses großzelliges B-Zell-Lymphom	– Burkitt-Lymphom
– inflammatorischer fibroider Polyp	– metastatische Karzinome	

[a] verändert nach [5]

nennen. Zytomorphologisch können submuköse Tumoren in drei Grundmuster unterteilt werden [4, 5], wodurch bereits eine diagnostische Orientierung ermöglicht wird (s. Tab. 3.4.4).

3.4.1 Gastrointestinale Stromatumoren

Der Gastrointestinale Stromatumor bezeichnet einen mesenchymalen Tumor, der vorzugsweise im Magen (50–60 %) und Dünndarm (20–30 %) lokalisiert ist. Obwohl gastrointestinale Stromatumoren insgesamt selten sind, bilden sie die häufigste mesenchymale Neoplasie des Gastrointestinaltraktes. Genaue Angaben zur Inzidenz sind nicht bekannt, jedoch wird in Deutschland jährlich mit ca. 1200 Neuerkrankungen gerechnet [14]. Gastrointestinale Stromatumoren leiten sich wahrscheinlich mit den interstitiellen Cajal-Zellen (pacemaker cells) von einer gemeinsamen mesenchymalen Stammzelle ab. 1983 wurden sie erstmals als eigenständige Entität beschrieben [15], zuvor sind sie häufig als Leiomyome bzw. Leiomyosarkome diagnostiziert worden. Durch den Nachweis der spezifischen Expression von CD 117 durch gastrointestinale Stromatumoren [16] wurde eine sichere Abgrenzung von leiomyogenen Tumoren ermöglicht. Auf Grund ultrastruktureller Untersuchungen und der partiellen Expression von S100 und NSE durch gastrointestinale Stromatumoren wurde zudem auch der Begriff des „Gastrointestinalen Tumors des autonomen Nervensystems (GANT)" geprägt [17].

Mit der Einführung der EUS-gesteuerten Feinnadelaspiration submuköser Tumoren hat sich für die Diagnostik gastrointestinaler Stromatumoren eine den Patienten wenig belastende und sensitive Methode ergeben, welche weltweit Anwendung findet [5, 18–25, 27]. Die in der Literatur mitgeteilten Daten belegen zudem eine akzeptable Sensitivität und Spezifität (s. Tab. 3.4.5), wobei hier auch auf den Einfluss von Lokalisation, Lage und Größe des Tumors hingewiesen wird [26]. Gastrointestinale Stromatumoren zeigen in unterschiedlicher Häufigkeit eine spindelzellige, epitheloide oder auch gemischtzellige Differenzierung (s. Tab. 3.4.6). Die Zytomorphologie entspricht der eines typischen mesenchymalen Tumors und gestaltet sich, entsprechend der unterschiedlichen Differenzierung, sehr variabel. In der Tab. 3.4.7 sind zytologische Kriterien zusammengestellt; korrespondierende zytologische Befunde sind aus den Abbildungen 3.4.1–3.4.5 ersichtlich. Gastrointestinale Stromatumoren exprimieren eine Reihe von diagnostisch relevanten Antigenen, die zur Bestätigung der Diagnose hilfreich sind (s. Tab. 3.4.8).

Zur Abschätzung des malignen Potentials gastrointestinaler Stromatumoren wurden für histologische Materialien vor allem die Größe des Tumors und der Mitoseindex zur Klassifikation in vier Risikogruppen (sehr geringes, geringes, intermediäres und hohes Risiko) zu Grunde gelegt [28]. In den letzten Jahren konnte jedoch gezeigt werden, dass die Risikoabschätzung auch durch die Bestimmung des Ki67-Index möglich ist [5, 27, 29–34]. Somit ist die Zuordnung einer entsprechenden Risikogruppe auch am zytologischen Material gegeben. Ein zytologisch ermittelter Ki 67-Index > 10 % gilt als vergleichbar dem Mitose-Index am histologischen Präparat. Daneben sind eine Reihe von Markern beschrieben worden, welche mit einer hohen malignen Potenz assoziiert sind, so z. B. Ezrin, p16, Gefäßendothelantigene, geringe Apoptose sowie die Erhöhung der Telomerase. Die nicht immer einfache Differenzierung zwischen gastro-

Tab. 3.4.5: EUS-Feinnadelaspiration gastrointestinaler Stromatumoren.

Autoren	Sensitivität	Spezifizität
Akahoshi, 2007 [22]	100 %[a]	80 %
Sepe et al., 2009 [26]	84,4 %[b]	–
Watson et al., 2011 [23]	82 %	100 %
Turhan et al., 2010 [24]	82,9 %[c]	73,3 %
Sekine et al., 2015 [27]	80,6 %	100 %

[a] unter Einbeziehung der Immunzytologie;
[b] bezogen auf GIST im Magen;
[c] bezogen auf alle mesenchymalen Tumoren

Tab. 3.4.6: Differenzierungen gastrointestinaler Stromatumoren.

Morphologischer Typ	Häufigkeit
spindelzellige Morphologie	ca. 70 %
epitheloide Morphologie	ca. 20 %
spindelzellig-epitheloide Morphologie (Mischtyp)	ca. 10 %

Tab. 3.4.7: Zytologische Kriterien gastrointestinaler Stromatumoren.

Zytologische Kriterien gastrointestinaler Stromatumoren
– Zellkerne: spindelzellig (spindelzelliger Typ), rund-monomoph (epitheloider Typ), Mischtumoren enthalten beide Kernformen, gut differenzierte GIST[a] mit geringer Anisokaryose und Kernpleomorphie sowie feingranulärer Chromatinstruktur, mäßig differenzierte GIST mit deutlicheren Kernatypien, Hyperchromasie, kompakte Chromatinstruktur, schlecht differenzierte GIST mit pleomorphen, plumpen (sarkomatoiden) und häufig dissoziierten Kernen, nicht selten pleomorphe Nukleoli – Zytoplasma: sehr feines, konfluierendes Zytoplasma mit zarten Ausläufern – Kern-Plasma-Relation: diagnostisch nicht relevant, da Zellgrenzen nicht vorhanden sind – Zellverbände: Zellverbände ohne Begrenzung mit synzytialem Aspekt, nicht selten wirbelartige bzw. faszikelartige Verbände – Besonderheiten: Nachweis von anhaftendem metachromatischem Stromamaterial – Immunzytologie: s. Tab. 3.4.8 – Differentialdiagnosen: Leiomyome, Leiomyosarkome, Schwannome, aspirierte Muskelfasern oder Fibrozyten, Immunzytologische Differenzierung s. Tab. 3.4.9

[a] GIST: Gastrointestinaler Stromatumor

intestinalen Stromatumoren und leiomyogenen Tumoren (Leiomyome, Leiomyosarkome) ist durch immunzytologische Zusatzuntersuchungen möglich. Eine Übersicht über geeignete Antigenkonstellationen ist der Tab. 3.4.9 zu entnehmen.

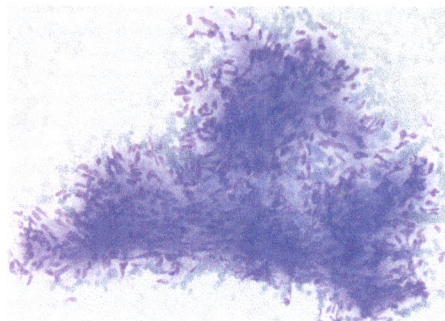
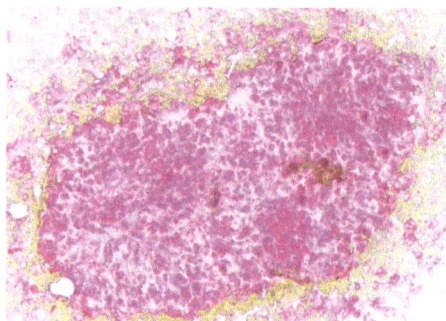

(a)

(b)

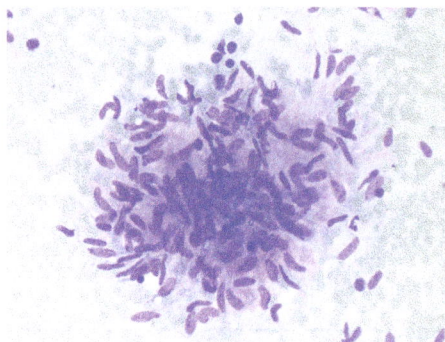
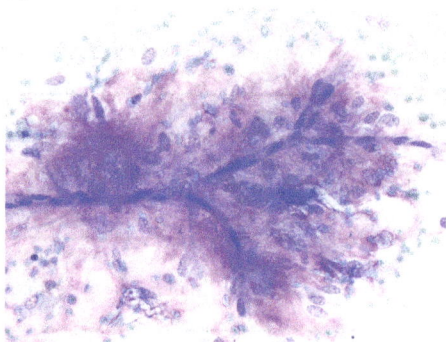

(c)

(d)

Abb. 3.4.1: Hoch differenzierter gastrointestinaler Stromatumor vom spindelzelligen Typ. Tumorverbände unscharfer Begrenzung mit zarten elongierten Zellkernen ohne nennenswerte Atypien, reichlich anhaftendes metachromatisches Stromafragment, zentrale Gefäßkapillaren (d) sowie kräftige Expression von CD 117 (b).

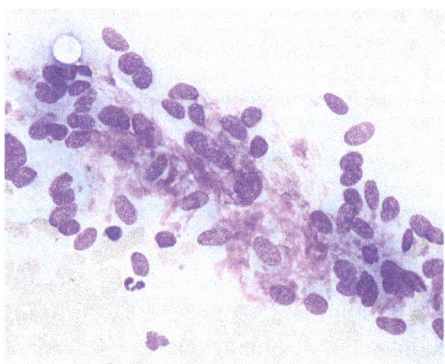
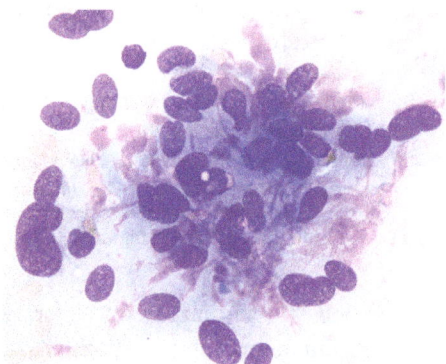

Abb. 3.4.2: Mäßig differenzierter gastrointestinaler Stromatumor vom spindelzelligen Typ. Tumorzellen mit plump-ovalären Zellkernen, deutliche Anisokaryose, Hyperchromasie, anhaftendes metachromatisches Stromamaterial

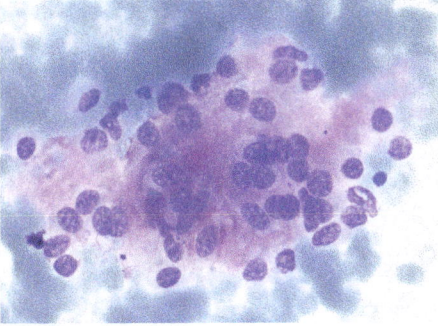

Abb. 3.4.3: Gastrointestinaler Stromatumor vom epitheloiden Typ.
Tumorzellen mit runden Zellkernen und reichlich anhaftendem metachromatischem Stromamaterial

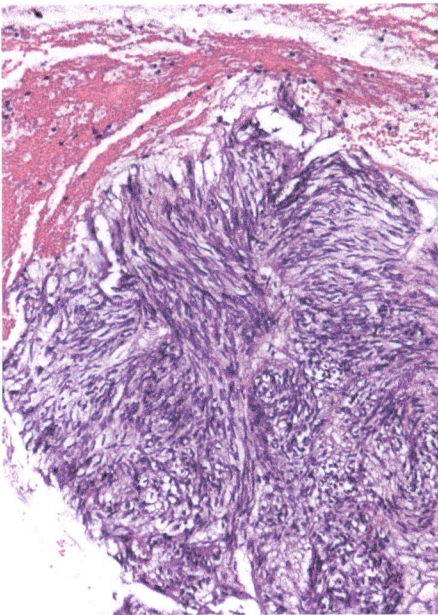

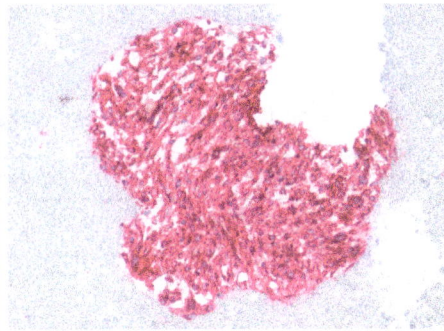

(a)   (b)

Abb. 3.4.4: Gastrointestinaler Stromatumor vom spindelzelligen Typ (Zellblock): (a) Hämatoxylin-Eosin-Färbung; (b) kräftige Expression von CD 117.

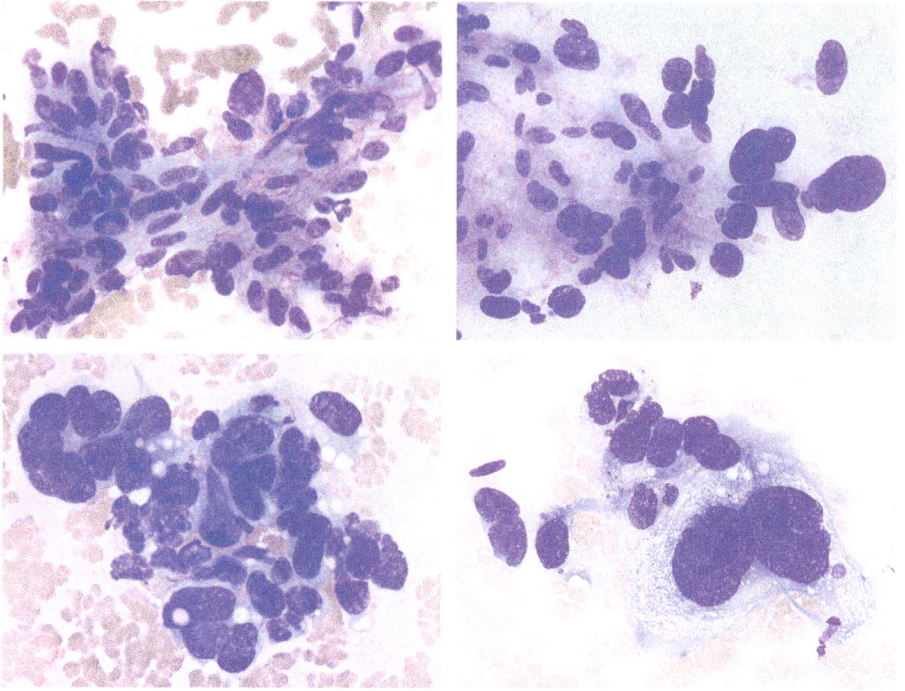

Abb. 3.4.5: Schlecht differenzierter (sarkomatoider) gastrointestinaler Stromatumor. Tumorzellen mit plumpen, teils monströsen Kernfiguren mit grobscholligem wie verdichtetem Chromatin, pleomorphen Nukleoli und anhaftendem metachromatischem Stromamaterial.

Tab. 3.4.8: Diagnostische relevante Antigene des gastrointestinalen Stromatumors[a].

Antigen	Expression
CD 117 (C-KIT, Tyrosinkinase)	95 %
PDGFRA (Typ-3-Rezeptor-Tyrosinkinase)	94,9 %
DOG 1[b] (identisch mit Anoctamin 1)	95 %
h-Caldesmon	80 %
CD 34 (Stammzellmarker)	72 %
p16	69,5 %
PKC-theta[b]	56,8 %

[a] s. a. [5, 28, 35–39],
[b] geeignete Antigene bei CD 117-negativem gastrointestinalen Stromatumor

Tab. 3.4.9: Immunzytologische Differenzierung zwischen GIST und leiomyogenen/neurogenen Tumoren[a].

Antigen	GIST[b]	Leiomyogene Tumoren	Schwannome
CD 117	+ (95 %)	–	–
CD 34	+ (70 %)	+ (10–15 %)	–
S-100	sehr vereinzelt	sehr vereinzelt	+
Aktin	+ (20–30 %)	+	–
Desmin	sehr vereinzelt	+	–

[a] nach [5, 28, 35],
[b] GIST: Gastrointestinaler Stromatumor

3.4.2 Leiomyogene Tumoren

Leiomyogene Tumoren leiten sich von den glatten Muskelzellen ab und umfassen die benignen Leiomyome sowie die malignen Leiomyosarkome. Sie entstehen in der *Muscularis propria* und teils auch in der *Muscularis mucosae*.

3.4.2.1 Leiomyome

Leiomyome sind am häufigsten im Ösophagus und im Magen, hier gehäuft am gastroösophagealen Übergang, sowie im Kolon lokalisiert. Es handelt sich um benigne Tumoren, deren Prognose günstig ist. Zytologisch imponieren Leiomyome durch kohäsive, faszikelartige Verbände elongierter Zellen unscharfer Begrenzung mit spindelförmigen Kernen ohne Atypien und eosinophilem Zytoplasma. Die Chromatinstruktur ist feingranulär [5, 20, 40, 41]. Die Feinnadelaspirate sind in der Regel frei von nekrotischem Material. Typische zytologische Befunde sind der Abb. 3.4.6 zu entnehmen. Leiomyome exprimieren Desmin und Aktin, bei fehlender Expression von CD 117 und CD 34. Differentialdiagnostisch kommen alle anderen mesenchymalen Tumoren mit spindelzelliger Differenzierung in Betracht, jedoch vorwiegend gastrointestinale Stromatumoren, Leiomyosarkome und Schwannome, wobei der gezielte Nachweis definierter Antigene die Diagnose sichert ([5, 35, 41–43], s. Tab. 3.4.9).

3.4.2.2 Leiomyosarkome

Leiomyosarkome sind maligne Tumoren mit aggressivem Potential, die vorwiegend im Dünndarm und Kolorektum lokalisiert sind, jedoch im gesamten Gastrointestinaltrakt vorkommen können. Es wird zwischen einer spindelzelligen und einer epitheloiden Variante unterschieden, vergleichbar dem gastrointestinalen Stromatumor, die etwa im Verhältnis 9 : 1 vorkommen. Entsprechend der Ausprägung des Atypiegrades werden niedrigmaligne und hochmaligne Leiomyosarkome unterschieden. Zytologisch imponieren Leiomyosarkome zumeist durch pleomorphe Tumorzellen mit markanten Kernatypien, gehäuften Mitosen wie auch Nachweis nekrotischen Materials [5, 44, 45].

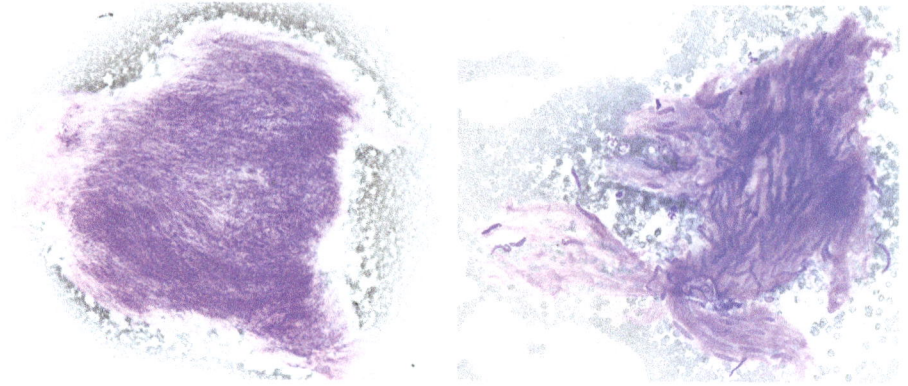

Abb. 3.4.6: Leiomyom des Ösophagus.
Faszikelartige Tumorverbände mit spindelförmigen Zellkernen ohne nennenswerte Atypien und reichlich metachromatischem Stroma.

Gut differenzierte Leiomyosarkome können diagnostische Probleme bereiten, da hier die Kernatypien nicht sehr ausgeprägt sind. In diesen Fällen kann die Diagnose immunzytologisch bestätigt werden. Aus der Abb. 3.4.7 ist der zytologische Befund der Lebermetastase eines kolorektalen Leiomyosarkoms ersichtlich. Differentialdiagnostisch kommen in erster Linie gastrointestinale Stromatumoren sowie Schwannome in Betracht. Zur Differenzierung sind auch hier immunzytologische Zusatzuntersuchungen hilfreich ([42, 44, 45], s. Tab. 3.4.9).

3.4.3 Schwannome

Schwannome bezeichnen einen benignen Nervenscheidentumor, der von den Schwann'schen Zellen ausgeht, die die Nervenfaser umhüllen. Sie sind vorzugsweise im Magen lokalisiert, können aber auch im Kolorektum vorkommen. Zu Diagnostik des Schwannoms hat sich die EUS-gesteuerte Feinnadelaspiration als effektiv erwiesen [5, 11, 13, 43]. Das zytologische Bild entspricht dem eines typischen mesenchymalen Tumors mit spindelzelligen Tumorzellen und unscharfen Zellgrenzen. Die rundlich-ovalen bis spindelförmigen Kerne besitzen ein feingranuläres Chromatin und zeigen in der Regel eine palisadenartige Anordnung. Das reichlich nachweisbare dichte Stroma imponiert in der MGG-Färbung durch Metachromasie. Schwannome exprimieren S100 bei fehlender Expression von CD 177, DOG1, CD 34 und Aktin [5, 43, 45, 47, 48]; der Ki67-Index liegt bei 1–2 % [48]. Abb. 3.4.8 vermittelt den zytologischen Befund eines Schwannoms. Differentialdiagnostisch kommen, wegen der ähnlichen Morphologie, vor allem gastrointestinale Stromatumoren, aber auch leiomyogene Tumoren in Betracht. Im Zweifel ist daher immer eine immunzytologische Bestätigung der Diagnose zu empfehlen (s. Tab 3.4.9).

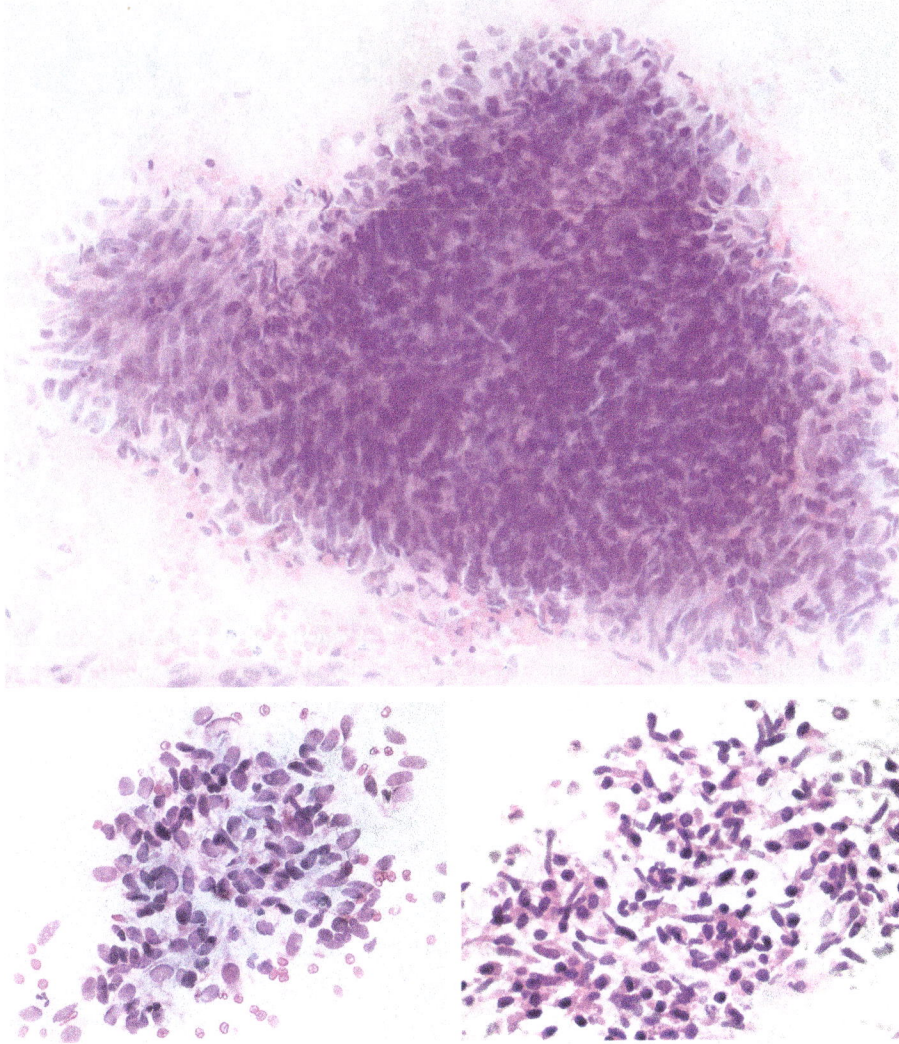

Abb. 3.4.7: Epitheliales Leiomyosarkom des Kolorektums.
Tumorverbände mit rund-ovalen Zellkernen und Hyperchromasie sowie Anisokaryose und Kernpleomorphie. Unscharfe Zellgrenzen und anhaftendes metachromatisches Stroma. Papanicolaou-Färbung.

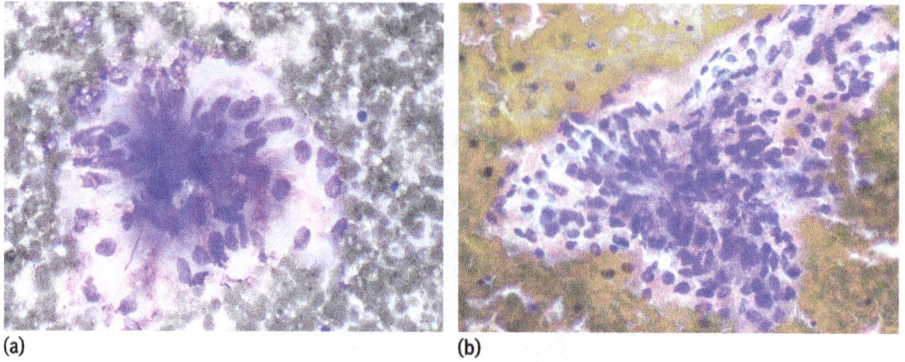

(a)   (b)

Abb. 3.4.8: Schwannom.
Tumorverband mit elongierten Zellkernen und jeweils kleinem Nukleolus, grau-bläuliches Zytoplasma mit anhaftendem metachromatischem Stromamaterial. (a) MGG-Färbung, (b) Papanicolaou-Färbung.

3.4.4 Weitere Tumoren

Nachstehend sind submuköse Tumoren aufgeführt, welche seltener als die bereits besprochenen Entitäten vorkommen und über die in der zytologischen Literatur bisher nur sporadisch berichtet wurde. Eine Auswahl dieser Tumoren ist in der Tab. 3.4.10 zusammengestellt.

3.4.5 Feinnadelaspiration bei Linitis plastica

Die Linitis plastica, erstmals 1858 durch Brinton beschrieben [49], bezeichnet eine Verdickung und Verhärtung der Magenwand als Folge einer ausgeprägten desmoplastischen Reaktion durch ein infiltrierendes Magenkarzinom vom diffusen Typ. Der erste sichere Hinweis auf die neoplastische Ursache dieser Veränderung stammt von Saphir und Parker [50]. Histologisch zeigt sich zumeist eine ausgeprägte Bindegewebsproliferation mit infiltrierenden Tumorzellen vom Siegelring-Typ, quer durch alle Schichten mit Ausnahme der Mukosa. Im endoskopischen Ultraschall ist die Magenwand deutlich verbreitert; so ist die Dicke der normalen Magenwand mit < 3 mm beziffert, bei Fällen von Linitis plastica beträgt die Wanddicke jedoch durchschnittlich 13 mm. Auf Grund der häufig sehr derben und starren Magenwand gestaltet sich die Gewinnung repräsentativer Bioptate häufig schwierig. Alternativ hat sich jedoch die zytologische Diagnostik an intramuralen Feinnadelaspiraten als effektiv erwiesen [5, 51–53], weswegen diese Methode auch in den entsprechenden Leitlinien verankert ist [54]. Der typische zytologische Befund eines Magenkarzinoms vom diffusen Typ im intramuralen Feinnadelaspirat ist der Abb. 3.4.9 zu entnehmen (s. a. Kapitel 3.2 „Ösophagus und Magen").

Tab. 3.4.10: Weitere submuköse Tumoren.

Tumor	Hinweise	Diagnostisch relevante Antigene
inflammatorischer fibroider Polyp	benigner mesenchymaler Tumor mit spindelzelliger Differenzierung,	CD 34 –, CD 117 –, Desmin –, DOG1 –, PDGFRA +/–, Ki67-Index < 1 %.
heterotopes Pankreasgewebe	Mischung duktaler und azinärer Pankreasepithelien	relevante Antigene s. Kapitel 3.6 „Pankreaszytologie"
Lymphome	primäre Lymphome (MALT-Lymphom, diffuses großzelliges B-Zell-Lymphom)	relevante Antigene s. Kapitel 3.8 „Lymphknotenzytologie"
Hämangiom	seltener spindelzelliger Tumor, der von den Gefäßendothelien ausgeht	CD 34 +, CD 32 +, Faktor VIII +
Granularzelltumor	benigner neurogener Tumor mit rund-ovalen Kernen und reichlich zytoplasmatischen Granula	S-100 +, NSE +, CD 68+, PAS +
Lipom	Fettgewebstumor, der von den Adipozyten ausgeht	
neuroendokrine Tumoren	s. Kapitel 3.2 „Zytologie von Ösophagus und Magen" sowie Kapitel 3.3 „Dünndarm und Kolon"	Chromogranin +, Synaptophysin +, NSE +, Ki67-Index
Metastasen	Lungenkarzinome, malignes Melanom, Mammakarzinom, Ovarialkarzinome, Prostatakarzinom	relevante Antigene s. Kapitel 3.9 „Aszites"

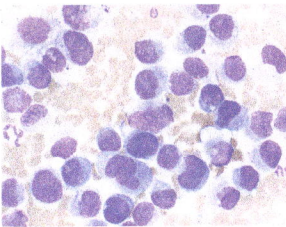 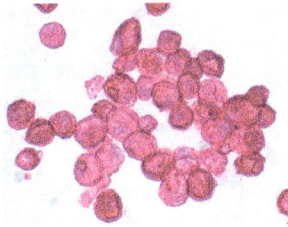 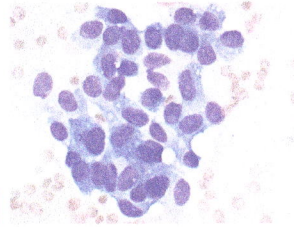

(a)　　　　　　　　　(b)　　　　　　　　　(c)

Abb. 3.4.9: Intramurales Magenkarzinom, diffuser Typ.
(a+c) Anaplastische Tumorzellen mit Anisokaryose und Kernpleomorphie, Hyperchromasie und basophilem Zytoplasma (Cave: Verwechslungsmöglichkeit mit einem Lymphom !). Kernlagerung zumeist exzentrisch. Kräftige Expression von Zytokeratin 7 (b).

Literatur

[1] Ponsaing LG, Kiss K, Loft A, Jensen LI, Hansen MB. Diagnostic procedures for submucosal tumors in the gastrointestinal tract. World J Gastroenterol 2007,13,3301–3310.

[2] Brown-Chang J, Hwang JH. The role of EUS in subepithelial lesions. In: Shami VM, Kahaleh M (Hg). Endoscopic Ultrasound. Humana Press 2010, 249–266.

[3] Hwang JH, Rulyak SJ. Subepithelial lesions of the upper GI tract. In: Bhutani MS, Deutsch JC (Hg). EUS-Pathology with Digital Anatomy Correlation. Textbook and Atlas. PMPH-USA 2010, 79–93.

[4] Wiech T, Walch A, Werner M. Histopathological classification of nonneoplastic and neoplastic gastrointestinal submucosal lesions. Endoscopy 2005,37,630–634.

[5] Bardales RH, Mallery S. EUS and EUS-FNA of intramural masses of the esophagus, stomach, and proximal intestinal tract. In: Bardales RH (Hg). Cytology of the Mediastinum and Gut via Endoscopic Ultrasound-Guided Aspiration. Springer 2015, 53–110.

[6] Dumonceau JM, Polkowski M, Larghi A, Vilman P, Giovannini M, Frossard JL, Heresbach D, Pujol B, Fernandez-Esparrach G, Vazquez-Sequeiros E, Gines A. Indications, results, and clinical impact of endoscopic ultrasound (EUS)-guided sampling in gastroenterology: European Society of Gastrointestinal Endoscopy (ESGE) Clinical Guidline. Endoscopy 2011,43,1–16.

[7] Arantes V, Longrono R, Faruqi S, Ahmed I, Waxman I, Bhutani MS. Endoscopic sonographically guide fine-needle aspiration yield in submucosal tumors of the gastrointestinal tract. J Ultrasound Med 2004,23,1141–1150.

[8] Mekky MA, Yamao K, Sawaki A, Mizuno N, Hara K, Nafeh MA, Osman AM, Koshikawa T, Yatabe Y, Bhatia V. Diagnostic utility of EUS-guided FNA in patients with gastric submucosal tumors. Gastrointest Endoscopy 2010,71,913–919.

[9] Turhan N, Aydog G, Ozin Y, Cicek B, Kurt M, Oguz D. Endoscopic ultrasound-guided fine-needle aspiration for diagnosing upper gastrointestinal submucosal lesions: A prospective study of 50 cases. Diagn Cytopathol 2011,39,808–817.

[10] Rong L, Kida M, Yamauchi H, Okuwaki K, Miyazawa S, Iwai T, Kikuchi H, Watanabe M, Imaizumi H, Koizumi W. Factors affecting the diagnostic accuracy of endoscopic ultrasonography-giuded fine-needle aspiration (EUS-FNA) for upper gastrointestinal submucosal or extraluminal solid mass lesions. Digestive Endoscopy 2012,24,358–363.

[11] Salah W, Faigel DO. When to puncture, when not to puncture: Submucosal tumors. Endoscopic Ultrasound 2014,3,98–108.

[12] Eckardt AJ, Jenssen C. Current endoscopic ultrasound-guided approach to incidental subepithelial lesions: optimal or optional? Annals Gastroenterol 2015, 28, 160–172.

[13] Akahoshi K, Oya M, Koga T, Koga H, Motomura Y, Kubokawa M, Gibo J, Nakamura K. Clinical usefulness of endoscopic ultrasound-guided fine needle aspiration for gastric subepithelial lesions smaller than 2 cm. J Gastrointestin Liver Dis 2014,23,405–412.

[14] Schlemmer M, Bruns C, Licht T. Gastrointestinale Stromatumoren. In: Bruns C (Hg). Gastrointestinale Tumoren. Empfehlungen zur Diagnostik, Therapie und Nachsorge. W. Zuckschwerdt-Verlag 2010, 253–260.

[15] Mazur MT, Clark HB. Gastric stromal tumors: Repraisal of histogenesis. 1983,7,507–519.

[16] Hirota S, Isozaki K, Moriyama Y, Hashimoto K, Nishida T, Ishiguro S, Kawano K, Hanada M, Kurata A, Takeda M, Tunio GM, Matsuzawa Y, Kanakura Y, Shinomura Y, Kitamura Y. Gain-of-function mutations of c-kit in human gastrointestinal stromal tumors. Science 1998,279,577–580.

[17] Reichardt P, Hohenberger P (Hg). Gastrointestinale Stromatumoren. UNI-MED 2006, 24–36.

[18] Policarpio-Nicolas ML, Chute DJ, Stelow EB. The cytopathology of endoscopic ultrasound-guided fine needle aspiration. In: Shami VM, Kahaleh M (Hg). Endoscopic Ultrasound. Humana Press 2010, 111–163.

[19] Lozano MD, Rodriguez J, Algarra SM, Panizo A, Sola JJ, Pardo J. Fine-needle aspiration cytology and immunochemistry in the diagnosis of 24 gastrointestinal stromal tumors: A quick, reliable diagnostic method. Diagn Cytopathol 2003,28,131–135.

[20] Stelow EB, Stanley MW, Mallery S, Lai R, Linzie BM, Bardales RH. Endoscopic ultrasound-guided fine-needle aspiration findings of gastrointestinal leiomyomas and gastrointestinal stromal tumors. Am J Clin Pathol 2003,119,703–708.

[21] Vander Noot MR, Eloubeidi MA, Chen VK, Eltoum I, Jhala D, Jhala N, Syed S, Chhieng DC. Diagnosis of gastrointestinal tract lesions by endoscopic ultrasound-guided fine-needle aspiration biopsy. Cancer 2004,102,157–163.

[22] Akahoshi K, Sumida Y, Matsui N, Oya M, Akinaga R, Kubokawa M, Motomura Y, Honda K, Watanabe M, Nagaie T. Preoperative diagnosis of gastrointestinal stromal tumor by endoscopic ultrasound-guided fine needle aspiration. World J Gastroenterol 2007,13,2077–2082.

[23] Watson RR, Binmoeller KF, Hamerski CM, Shergill AK, Shaw RE, Jaffee IM, Stewart L, Shah JK. Yield and performance characteristics of endoscopic ultrasound-guided fine needle aspiration for diagnosing upper GI tract stromal tumors. Di Dis Sci 2011,56,1757–1762.

[24] Turhan N, Aydog G, Ozin Y, Cicek B, Kurt M, Oguz D. Endoscopic ultrasound-guided fine-needle aspiration for diagnosing upper gastrointestinal submucosal lesions: A prospective study of 50 cases. Diagn Cytopathol 2011,39,808–817.

[25] Ito H, Inoue H, Ryozawa S, Ikeda H, Odaka N, Eleftheriadis N, Maselli R, Sando N, Kimura S, Kudo S. Fine-needle aspiration biopsy and endoscopic ultrasound for pretreatment pathological diagnosis of gastric gastrointestinal stromal tumors. Gastroenterol Res Practice 2012, doi: 10.1155/2012/139083.

[26] Sepe PS, Moparty P, Pitman MB, Saltzman JR, Brugge WR. EUS-guided FNA for the diagnosis of GI stromal tumors: sensitivity and cytologic yield. Gastrointest Endosc 2009,70,254–261.

[27] Sekine M, Imaoka H, Mizuno N, Hara K, Susumu H, Niwa Y, Tajika M, Tanaka T, Ishihara M, Ito S, Misawa K, Ito Y, Shimizu Y, Yatabe Y, Ohnishi H, Yamao K. Clinical course of gastrointestinal stromal tumor diagnosed by endoscopic ultrasound-guided fine-needle aspiration. Digestive Endoscopy 2015, 27, 44–52.

[28] Fletcher CDM, Berman JJ, Corless C, Gorstein F, Lasota J, Longley BJ, Miettinen M, O'Leary TJ, Remotti H, Rubin BP, Shmookler B, Sobin LH, Weiss SW. Diagnosis of gastrointestinal stromal tumors: A consensus approach. Hum Pathol 2002,33,459–465.

[29] Kemmerling R, Weyland D, Kiesslich T, Illig R, Klieser E, Jäger T, Dietze O, Neureiter D. Robust linear regression model of Ki67 for mitotic rate in gastrointestinal stromal tumors. Oncol Letters 2014,7,745–749.

[30] Zhao WY, Xu J, Wang M, Zhang ZZ, Tu L, Wang CJ, Lin TL, Shen YY, Liu Q, Cao H. Prognostic value of Ki67 index in gastrointestinal stromal tumors. Int J Clin Exp Pathol 2014,7,2298–2304.

[31] Sözütek D, Yanik S, Akkoca AN, Sözütek A, Özdemir ZT, Avzar CU, Günaldi M, Sahin B, Doron F. Diagnostic and prognostic roles of DOG1 and Ki-67, in GIST patients with localized or advanced/metastatic disease. Int J Clin Exp Med 2014,7,1914–1922.

[32] Wang H, Chen P, Liu XX, Zhao W, Shi L, Gu XW, Zhu CR, Zhu HH, Zong L. Prognostic impact of gastrointestinal bleeding and expression of PTEN and Ki-67 on primary gastrointestinal stromal tumors. World J Surg Oncol 2014, doi: 10.1186/1477-7819-12-89.

[33] Belev B, Brcic I, Prejac J, Golubic AZ, Vrbanec D, Bozikov J, Aleric I, Boban M, Razumovic JJ. Role of Ki-67 as a prognostic factor in gastrointestinal stromal tumors. World J Gastroenterol 2013,19,523–527.

[34] Jiang J, Jin MS, Suo J, Wang YP, He L, Cao XY. Evaluation of malignancy using Ki-67, p53, EGFR and COX-2 expressions in gastrointestinal stromal tumors. World J Gastroenterol 2012,18,2569–2575.

[35] Downs-Kelly E, Rubin BP, Goldblum JR. Mesenchymal tumors of the intestinal tract. In: Odze RD, Goldblum JR (Hg). Surgical Pathology of the GI Tract, Liver, Biliary Tract, and Pancreas. Elsevier Saunders 2015, 822–845.

[36] Gonzales-Campora R, Delgado MD, Amate AH, Gallardo SP, Leon MS, Beltran AL. Old and new immunohistochemical markers for the diagnosis of gastrointestinal stromal tumors. Anal Quant Cytol Histol 2011,33,1–11.

[37] Sepe PS, Brugge WR. A guide for the diagnosis and management of gastrointestinal stromal tumors. Nat Rev Gastroenterol Hepatol 2009,6,363–371.

[38] Miettinen M, Lasota J. Gastrointestinal stromal tumors. Review on morphology, molecular pathology, prognosis, and differential diagnosis. Arch Pathol Lab Med 2006,130,1466–1478.

[39] Hishida T, Kawai N, Yamaguchi S, Nishida Y. Submucosal tumors: Comprehensive guide for the diagnosis and therapy of gastrointestinal submucosal tumors. Digestive Endoscopy 2013,25,479–489.

[40] Henke AC, Salomao DR, Timmerman TG, Hughes JH. Fine-needle aspiration cytology of esophageal leiomyomatosis. Diagn Cytopathol 1992,21,197–199.

[41] Todaro P, Crino SF, Ieni A, Pallio S, Consolo P, Tuccari G. Intraparietal esophageal leiomyomas diagnosed by endoscopic ultrasound-guided fine-needle aspiration cytology: Cytological and immuncytochemical features in two cases. Oncology Letters 2014,8,123–126.

[42] Miettinen M, Kopczynski J, Makhlouf HR, Sarlomo-Rikala M, Yorffy H, Burke A, Sobin L, Lasota J. Gastrointestinal stromal tumors, intramural leiomyomas, and leiomyosarcomas in the duodenum: A clinicopathologic, immunohistochemical, and molecular genetic study of 167 cases. Am J Surg Pathol 2003,27,625–641.

[43] Stelow EB, Murad FM, Debol SM, Stanley MW, Bardales RH, Lai R, Mallery S. A limited immunocytochemical panel for the distinction of subepithelial gastrointestinal mesenchymal neoplasms sampled by endoscopic ultrasound-guided fine-needle aspiration. Am J Clin Pathol 2008,129,219–225.

[44] Wieczorek TJ, Faquin WC, Rubin BP, Cibas ES. Cytologic diagnosis of gastrointestinal stromal tumor with emphasis on the differential diagnosis with leiomyosarcoma. Cancer 2001,93,276–287.

[45] Stelow EB, Jones DR, Shami VM. Esophageal leiomyosarcoma diagnosed by endoscopic ultrasound-guided fine-needle aspiration. Diagn Cytopathol 2007,35,167–170.

[46] Rodriguez E, Tellschow S, Steinberg DM, Montgomery E. Cytologic findings of gastric schwannoma: A case report. Diagn Cytopathol 2014,42,177–180.

[47] Kudo T, Kawakami H, Kuwatani M, Ehira N, Yamato H, Eto K, Kubota K, Asaka M. Three cases of retroperitoneal schwannoma diagnosed by EUS-FNA. World J Gastroenterol 2011,17,3459–3464.

[48] Sekaran A, Lakhtakia S, Santosh D, Gupta R, Rao GV, Reddy DN. Gastric schwannomas: Rare gastric mesenchymal tumor. J Digestive Endosc 2013,4,44–48.

[49] Brinton W. The Disease of the Stomach. London 1858, 310.

[50] Saphir O, Parker MC. Linitis plastic type of carcinoma. Surg Gynecol Obstet 1943,76,206–213.

[51] Singh S, MacLeod G, Walker T, McKee G, Bailey ME. Endoscopic fine-needle aspiration cytology in the diagnosis of linitis plastica. Brit J Surg 1994,81,1010.

[52] Feng J, Al-Abbadi M, Kodali U, Dhar R. Cytologic diagnosis of gastric linitis plastica by endoscopic ultrasound guided fine-needle aspiration. Diagn Cytopathol 2006,34,177–179.

[53] Carter JE, Nelson JJ, Eves M, Boudreaux C. Diagnosis of linitis plastica-type gastric adenocarcinoma by endoscopic ultrasound-guided fine needle aspiration: a case report. Acta Cytol 2008,52,725–728.

[54] Moehler M et al. S3-Leitlinie „Magenkarzinom".Diagnostik und Therapie der Adenokarzinome des Magens und des ösophagogastralen Übergangs (AWMF-Reg.-Nr. 032-009-OL). Z Gastroenterol 2011,49,461–531.

Weiterführende Literatur

[1] Bardales RH, Mallery S. EUS and EUS-FNA of intramural masses of the esophagus, stomach, and proximal intestinal tract. In: Bardales RH (Hg). Cytology of the Mediastinum and Gut via Endoscopic Ultrasound-Guided Aspiration. Springer 2015, 53–110.
[2] DeMay MR. The Gastrointestinal Tract. In: DeMay MR (Hg). The Art & Science of Cytopathology, 2nd edn., Vol. 1. ASCP Press 2012, 374–434.
[3] Miettinen M, Lasota J. Gastrointestinal stromal tumors. Review on morphology, molecular pathology, prognosis, and differential diagnosis. Arch Pathol Lab Med 2006,130,1466–1478.
[4] Reichardt P, Hohenberger P. Gastrointestinale Stromatumoren. UNI-MED Verlag 2006.

3.5 Leber und Gallenwege

3.5.1 Zytologie der Leber

Die Leber besteht aus vier Leberlappen (Lobus hepatis dexter, Lobus hepatis sinister, Lobus quadratus und Lobus caudatus), welche nach Couinaud in acht Lebersegmente untergliedert werden können, die auch der topographischen Orientierung bei der Materialentnahme dienen. Jeder Leberlappen ist in zahlreiche 1–2 mm große, hexagonale Leberläppchen untergliedert, die aus balkenförmig angeordneten Hepatozyen in radiärer Ausrichtung aufgebaut sind und eine Zentralvene umschließen. Zwischen den Hepatozytenbälkchen verlaufen die als Sinusoide bezeichneten erweiterten Kapillaren. Die Sinusoide werden von einem diskontinuierlichen Endothel (Endothel mit Ausbildung von Poren) ausgekleidet und enthalten spezielle Makrophagen der Leber, die sogenannten Kupffer'schen Sternzellen. Zwischen jeweils drei Leberläppchen liegt das Periportalfeld, das Äste zuführender Gefäße (Arteria hepatis propria, Vena portae) sowie Gallengänge enthält, die sogenannte Glissonsche Trias. In den Feinnadelaspiraten der Leber sind demzufolge Hepatozyten, Epithelien der Gallengänge, Kupffersche Sternzellen und vereinzelte Endothelien der Sinusoide nachweisbar. Zytologische Kriterien ortsständiger Zellen sind der Tab. 3.5.1 zu entnehmen. Abb. 3.5.1 gibt einen Überblick über die Histologie des normalen Lebergewebes mit Darstellung korrespondierender Zellanteile in Feinnadelaspiraten. Da die Leber von einer meso-

Tab. 3.5.1: Ortsübliche Zellen in Feinnadelaspiraten der Leber.

Zelltyp	Zytologische Kriterien
Hepatozyten	20–30 μm messende polygonal begrenzte Zellen mit zentralem, rundem Kern, gleichmäßig verteiltes, granuläres Chromatin, häufig Nachweis von 1–2 kleinen Nukleoli, mitunter Doppelkernigkeit, daneben auch Vorkommen von polyploiden Hepatozyten (Tetra- und Oktaploidie), deutlich granuliertes Zytoplasma (hoher Mitochondriengehalt), zumeist Einzelzellen, aber auch Nachweis einschichtiger Verbände
Epithelien der Gallengänge	Kleine kubische Einzelzellen, exzentrische Kernlagerung, sehr feingranuläres Chromatin, Zytoplasma basophil, Zellverbände mit duktalem Aspekt, auch Nachweis einer wabenartigen Struktur
Kupffersche Sternzellen	Makrophagen mit rund-ovalären bis nierenförmigen Kernen in randständiger Lagerung, Zytoplasma schaumig bzw. durch Pigmentspeicherung granuliert
Endothelzellen[a]	schmale, längliche Zellen mit spindelförmigem Zellkern, feingranuläres Chromatin, kleine Nukleoli, zartes, zipfelig ausgezogenes Zytoplasma

[a] Gefäßendothelien sind nicht nur ein diagnostisches Kriterium maligner Zellverbände, sondern werden bis zu 50 % auch in benignen Feinnadelaspiraten nachgewiesen!

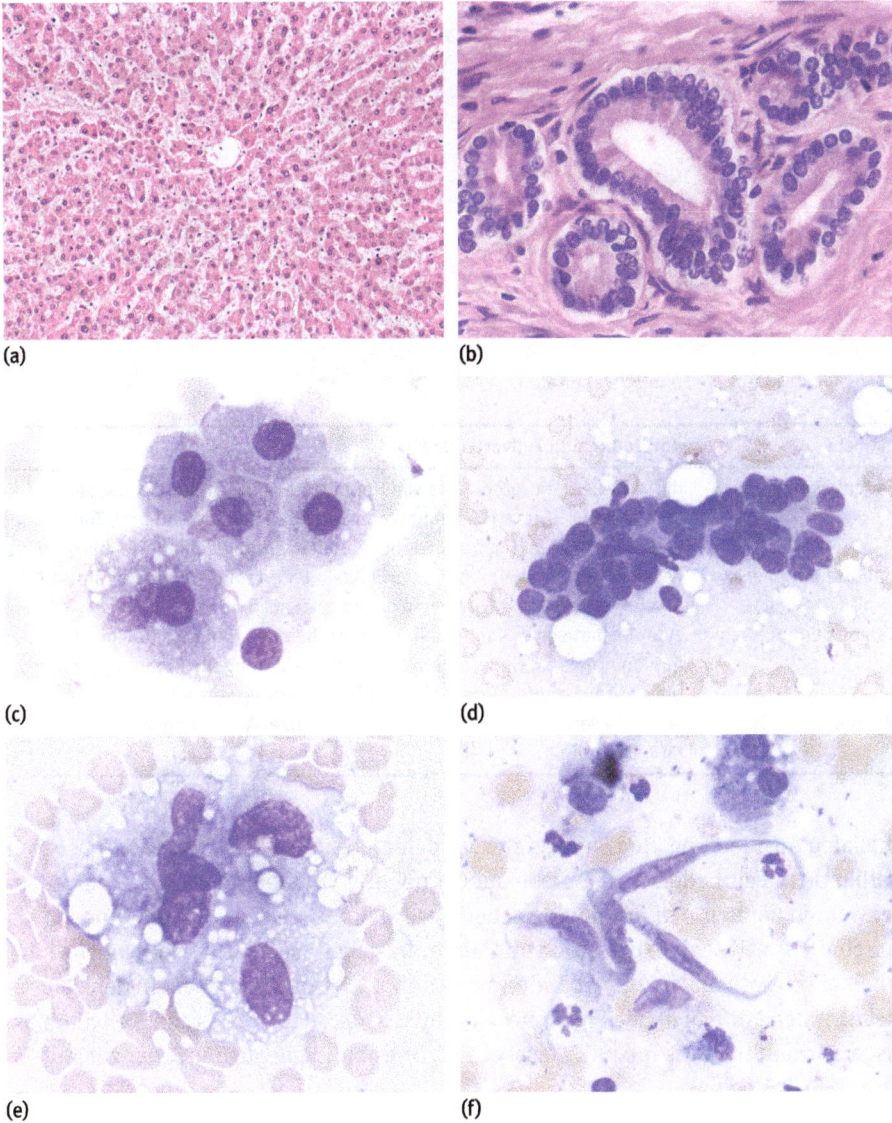

Abb. 3.5.1: Histologie und Zytologie der normalen Leber.
(a) Histoarchitektur mit Zentralvene und balkenartig angeordneten Hepatozyten, die die erweiterten Zwischenräume, die Lebersinusoide, begrenzen (HE-Färbung, Präparat Dr. Wyers, Lübeck) sowie einschichtige hochprismatische Gangepithelien in (b) (HE-Färbung, Präparat Dr. Wyers, Lübeck).
(c–f) Korrespondierende zytologische Befunde (s. a. Tab. 3.5.1). (c) Regelrechte Hepatozyten in polygonaler Begrenzung mit runden Zellkernen und grauem Zytoplasma bei ausgewogener Kern-Plasma-Relation. (d) Gangepithel in typischen lockeren, papillär anmutenden Zellverbänden. (e) Kupffersche Sternzellen mit rund-ovalären Kernen und schaumigem Zytoplasma. (f) Gefäßendothelien in charakteristischer spindelförmiger Morphologie.

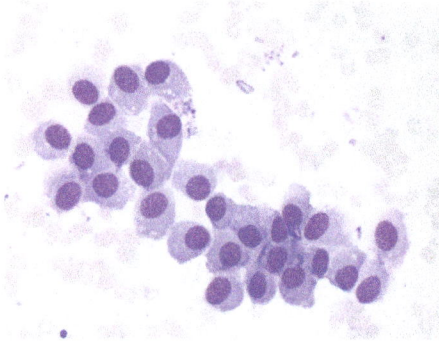

Abb. 3.5.2: Morphologie von Mesothelverbänden in Feinnadelaspiraten.
Flächiger, einschichtiger Zellverband mit uniformen Zellkernen, unauffälliger Chromatinstruktur und grau-opakem Zytoplasma.

Tab. 3.5.2: Pigmente in Feinnadelaspiraten.

Pigment	Anfärbung und Zellverteilung
Gallepigment	diffus verteilt im Zytoplasma von Hepatozyten oder in den Canaliculi biliferi (z. B. bei Cholestase oder galleproduzierenden hepatozellulären Tumoren), fehlt in normalen Hepatozyten, in der MGG-Färbung dunkelgrün bis schwarz
Lipofuszinpigment	lysosomales Zerfallsprodukt, perinukleär im Zytoplasma der Hepatozyten lokalisiert, in der MGG-Färbung dunkelgrün bis braun
Hämosiderinpigment	zytoplasmatisch in Kupfferschen Sternzellen und Hepatozyten lokalisiert, fehlt in normalen Hepatozyten, in der MGG-Färbung dunkelblau, leuchtend blau in der Eisenfärbung, häufig puderzuckerartig verteilt
Melanin	sehr fein verteiltes Pigment mit blau-schwarzer Anfärbung in der MGG-Färbung

thelialen Auskleidung (Serosa) begrenzt wird, finden sich nicht selten auch Mesothelverbände in Feinnadelaspiraten, die auf Grund ihrer Ortsfremdheit leicht fehlgedeutet werden können. Bei morphologischem Zweifel können Mesothelverbände jedoch durch die spezifische Expression von Calretinin sicher zugeordnet werden. Die Morphologie mesothelialer Zellverbände sind der Abb. 3.5.2 zu entnehmen. In den Feinnadelaspiraten können einige Pigmente vorkommen, deren Nachweis zum Teil diagnostische Bedeutung hat. Tab. 3.5.2 fasst die wichtigsten Pigmente der Leber zusammen (s. a. Abb. 3.5.3).

3.5.1.1 Indikationen zur zytologischen Diagnostik

Mit der Einführung der Aspirationszytologie in der ersten Hälfte des vorigen Jahrhunderts war auch die Entwicklung der zytologischen Diagnostik der Leber gegeben [1, 2], wobei durch die Kombination der Feinnadelaspiration mit bildgebenden Verfahren (Computertomografie, Ultraschall) eine sehr sensitive Materialgewinnung ermöglicht wurde. Demzufolge hat sich die Aspirationszytologie der Leber in den letzten Jahrzehnten zu einer effektiven diagnostischen Disziplin entwickeln können, wobei die schonende Materialentnahme einen weiteren Vorzug darstellt [3, 4, 6, 8–13, 19]. Die in der Literatur aufgeführte Gefahr einer Tumorzellverschleppung (Implantationsme-

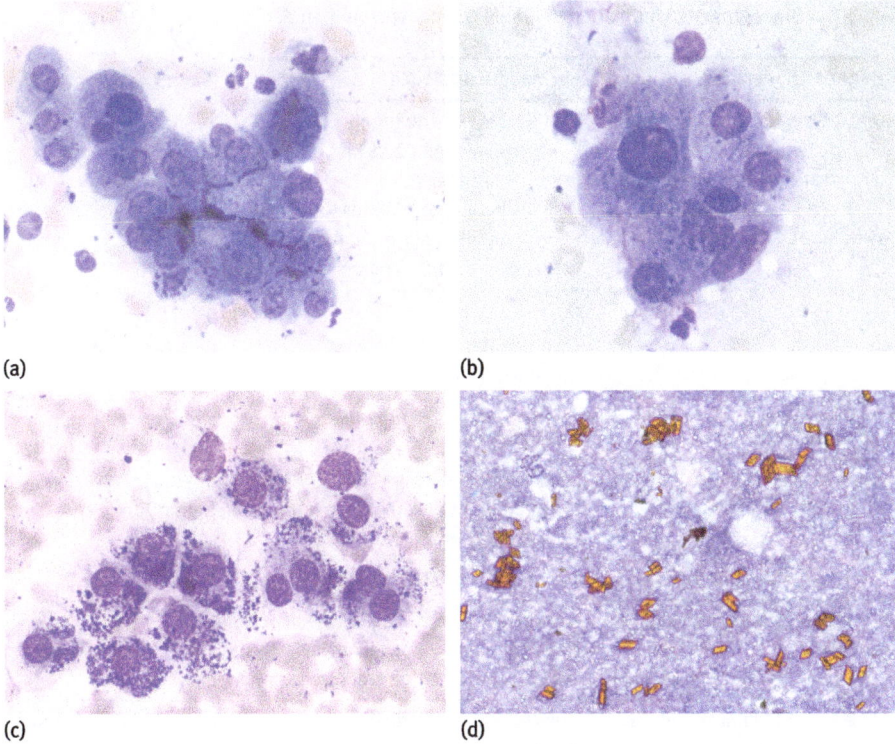

Abb. 3.5.3: Pigmente in Feinnadelaspiraten der Leber (MGG-Färbung).
(a) schwarz gefärbtes Gallepigment mit intrakanalikulärer Lokalisation bei Cholestase. (b) perinukleär lokalisiertes Lipofuszinpigment mit dunkelgrüner Anfärbung. (c) Hämosiderinpigment mit grau-schwarzer Färbung und typischer puderzuckerartiger Verteilung im Zytoplasma der Hepatozyten. (d) rhombische, leuchtend gelb-orange Hämatoidinkristalle als Hinweis auf eine Einblutung.

tastasen) ist gering; so wurde die Inzidenz des hepatozellulären Karzinoms für Weichteilmetastasen in einer groß angelegten Studie mit 0,13 % beziffert [16]. Grenzen der zytologischen Diagnostik liegen in der Differenzierung diffuser hepatischer Prozesse, insbesondere entzündlicher Erkrankungen, wie auch in der Differenzierung benigner Tumoren. Die Diagnostik entzündlicher Veränderungen der Leber, mit Ausnahme eines Leberabszesses, ist an bewährte histologische Standards gebunden, welchen zytologisch nicht entsprochen werden kann. Somit sind diffuse Prozesse der Leber keine Indikation für eine Feinnadelaspiration und allenfalls als ergänzende Diagnostik vertretbar. Eine Zusammenstellung der Indikationen für eine Feinnadelaspiration der Leber sind der Tab. 3.5.3 zu entnehmen.

Typische Fallstricke der Zytodiagnostik der Leber ergeben sich zumeist in der Abgrenzung reaktiver Veränderungen ortsständiger Epithelien von malignen Veränderungen wie auch in der Diagnose und Differenzierung sekundärer Lebertumoren [6, 8, 9, 15, 17–19]. Eine Auswahl typischer Fallstricke ist der Tab. 3.5.4 zu entnehmen. Unter strikter Einhaltung morphologischer Kriterien sowie ergänzen-

Tab. 3.5.3: Die wichtigsten Indikationen für die Feinnadelaspiration der Leber[a].

Benigne Läsionen	Maligne Läsionen
Leberzysten	Primäre Lebertumoren
Noduläre Veränderungen	– Hepatozelluläres Karzinom
– Fokale noduläre Hyperplasie	– Hepatoblastom
– Leberzelladenom	– Cholangiozelluläres Karzinom
Leberabszess	– Neuroendokrine Tumoren
	Metastatische Tumoren

[a] nach [14]

Tab. 3.5.4: Häufige Fallstricke in Feinnadelaspiraten der Leber[a].

Fallstricke	Erläuterungen
Mesothelverbände	mesotheliale flächige Verbände imponieren durch Ortsfremdheit und können mit einem malignen Tumor verwechselt werden
Reaktiv veränderte Hepatozyten	Verwechslung mit Anteilen regenerativer Knoten
Regeneratorische Hepatozytenverbände	Verwechslung mit Anteilen dysplastischer Knoten (low- und high grade) einer fokalen nodulären Hyperplasie oder einem gut differenzierten hepatozellulären Karzinom
Dysplastische Hepatozyten	Verwechslungsmöglichkeit mit Anteilen eines hepatozellulären Karzinoms, insbesondere bei high grade-Dysplasien
Duktale Epithelien	bei Fehlen der wabenartigen Struktur Verwechslungsmöglichkeit mit einem metastatischen Adenokarzinom
Zystische Läsionen	Differenzierung zwischen benigner und maligner Zyste

[a] s. a. Tab. 3.5.10

der immunzytologischer Untersuchungen ist jedoch eine effektive zytologische Diagnostik maligner Lebertumoren möglich; so wurden von verschiedenen Autoren gut vertretbare Werte für die diagnostische Sensitivität und Spezifität bei malignen Lebertumoren publiziert (s. Tab. 3.5.7). Eine deutliche Steigerung der diagnostischen Sensitivität wird durch die Kombination von Stanzbiopsie und Aspirationszytologie erreicht [6, 7, 21, 23, 25, 27, 29].

3.5.1.2 Zytologie entzündlicher Veränderungen

Für die Diagnostik diffuser entzündlicher Lebererkrankungen existieren histologische Standards, denen zytologisch, schon von den Voraussetzungen her, nicht entsprochen werden kann. So wird z. B. für eine effiziente histologische Diagnostik diffuser Parenchymerkrankungen das Vorliegen von 6–12 zusammenhängenden Portalfeldern

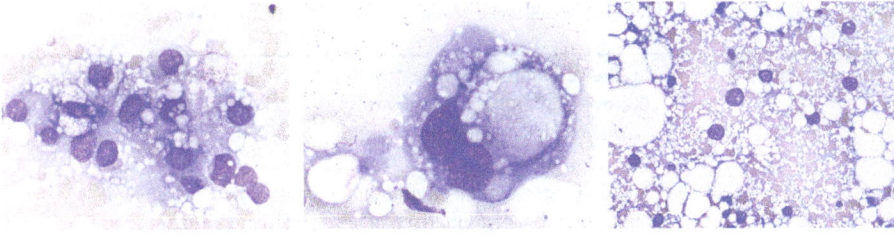

Abb. 3.5.4: Zytologischer Befund bei Steatose.
Reichlich eingestreute Lipidanteile sowie intrazelluläre fein- und grobvakuolige Lipdeinschlüsse im Zytoplasma der Hepatozyten.

gefordert. Somit erschöpft sich die Aspirationszytologie im sicheren Nachweis entzündlicher Veränderungen ohne Möglichkeit einer Differenzierung. Die Indikation für die Aspirationszytologie liegt im Ausschluss oder Nachweis maligner Veränderungen bei diffusen Parenchymerkrankungen, wie chronischer Hepatitis oder Leberzirrhose. Nachfolgend werden zytologische Befunde bei Steatose, chronischer Hepatitis, Leberzirrhose, Hämochromatose und Leberabszess kurz erläutert.

Steatose

Unter einer Steatose der Leber wird die pathologische Anhäufung von Triglyceriden verstanden, die in den Hepatozyten gespeichert werden. Ab einer Fettspeicherung in 50 % der Hepatozyten wird von einer Steatose gesprochen. Diese beginnt mit einer mikrovesikulären Verfettung der Hepatozyten mit feinen perinukleären Fettvakuolen. Im späteren Stadium imponieren die Hepatozyten durch großvakuolige Fetteinschlüsse mit peripherer Kernlagerung (Siegelringaspekt). Zytologische Befunde pathologischer Lipidspeicherungen bei Steatose sind der Abb. 3.5.4 zu entnehmen. Als Ursachen der Steatose kommen unter anderem Alkoholabusus, Fettstoffwechselstörungen, Diabetes, Adipositas, Hepatitis C und Schwangerschaft in Betracht. Aus einer zusätzlichen Entzündung der Fettleber (Steatohepatitis) kann sich mit einer Häufigkeit von etwa 10 % eine Leberzirrhose entwickeln.

Chronische Hepatitis

Eine chronische Hepatitis bezeichnet ein entzündliches Geschehen mit einer Krankheitsdauer über sechs Monate, für die ein spezifisches morphologisches Korrelat nicht bekannt ist. Auf Grund der unterschiedlichen Ätiologie werden infektiöse, toxische, immunpathologische und angeborene Formen der Hepatitis unterschieden, wobei die Infektion mit dem Hepatitis-B-Virus (Hepatitis B) mit Abstand am häufigsten vorkommt. Orientierende zytologische Befunde bei chronischer Hepatitis sind in der Tab. 3.5.5 zusammengestellt, Abb. 3.5.5 vermittelt korrespondierende Zellbilder.

Tab. 3.5.5: Orientierende zytologische Befunde bei chronischer Hepatitis und Leberzirrhose.

Chronische Hepatitis	– Epithelveränderungen: reaktive Kernveränderungen an Hepatozyten (Kernvergrößerungen, Mehrkernigkeit, Lochkerne: charakteristische Kerneinschlüsse durch Invagination der Zellmembran) dissoziierte Nacktkerne – Entzündungsreaktion: lympho-granulozytär, nicht selten rein lymphozytär mit lymphatischen Reizformen bei Virushepatitis – Besonderheiten: entzündlich-schmutziger Hintergrund, vermehrt Kupffersche Sternzellen, gehäuft amorpher Detritus, Zeichen der Zytolyse
Leberzirrhose	– Epithelveränderungen: Hepatozyten mit Anisozytose sowie Doppel- und Mehrkernigkeit, Nachweis von Lochkernen (s. o.), mitunter prominente Nukleoli, mäßige Verschiebung der Kern-Plasma-Relation – Entzündungsreaktion: meist gemischtzellige Entzündung – Besonderheiten: eingestreute bindegewebige Anteile mit metachromatischem kollagenem Stroma, Fibroblasten und anhaftenden Hepatozyten, vermehrt Gangepithelien, reichlich amorpher wie auch lipidreicher Detritus

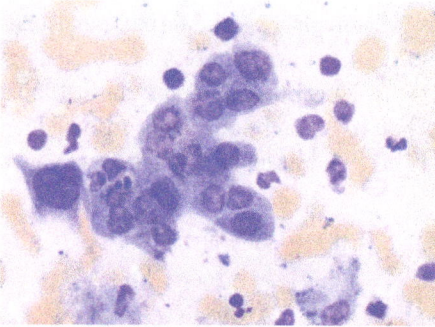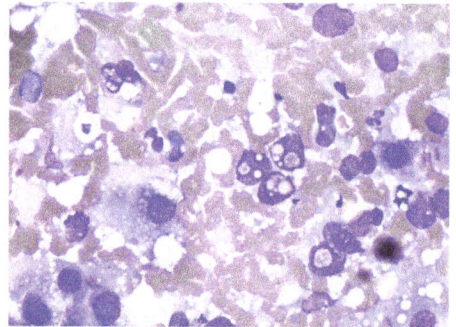

(a) (b)

Abb. 3.5.5: Chronische Hepatitis.
(a) Entzündlicher Hintergrund mit gemischtzelliger Entzündungsreaktion und Nachweis reaktiver Kernveränderungen; (b) Nachweis von Lochkernen, die durch invaginiertes Glykogen entstehen.

Leberzirrhose

Unter einer Leberzirrhose wird das irreversible Endstadium eines schweren Entzündungsgeschehens mit Zeichen eines fibrotischen Umbaus des Leberparenchyms verstanden, in dessen Verlauf es zur Bildung von sogenannten Parenchymregeneratknoten und bindegewebigen Septen kommt. Die standardisierte, morphologische Diagnostik ist an die Stanzbiopsie gebunden, der zytologisch nicht entsprochen werden kann. Der Stellenwert der Aspirationszytologie liegt hauptsächlich in der Differenzierung zwischen regenerativen und malignen Veränderungen, die beide in der zirrhotischen Leber vorkommen können [11, 14, 15, 24, 29–31]. Insofern ist die Kenntnis zytologischer Veränderungen bei der Leberzirrhose auch für Zytologen von Bedeutung. Orientierende zytologische Befunde bei zirrhotischen Veränderungen sind in der Tab. 3.5.5 zusammengefasst; Abb. 3.5.6 vermittelt korrespondierende Zellbilder.

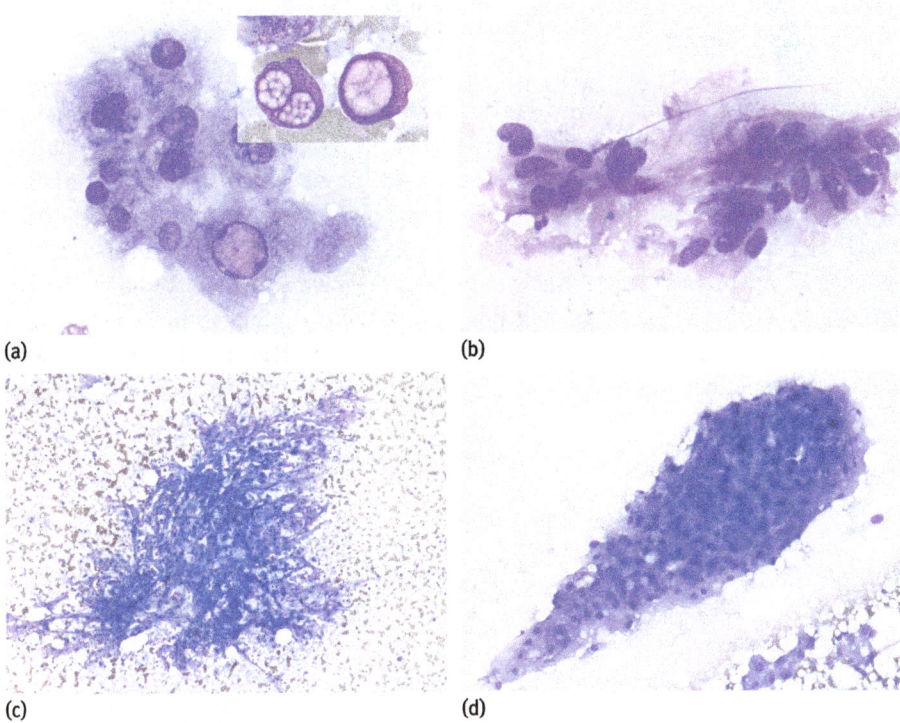

(a)

(b)

(c)

(d)

Abb. 3.5.6: Leberzirrhose.
Neben Hepatozyten mit reaktiven Kernveränderungen und Lochkernen (a) bindegewebige Anteile mit metachromatischem kollagenem Stroma und anhaftenden Fibroblasten (b) sowie reichlich lipidnekrotisches Material (c). (d) Größerer Verband regeneratorischer Hepatozyten.

Hämochromatose

Die Hämochromatose ist eine erbliche Eisenspeichererkrankung der Leber mit autosomal-rezessivem Erbgang. In den meisten Fällen (ca. 80 %) liegt eine Punktmutation im HFE-Gen auf dem Chromosom 6 vor. Die Diagnostik besteht im Nachweis einer Mutation im HFE-Gen sowie in der Bestimmung der Transferrinsättigung und des Ferritins. In der Stanzbiopsie gilt der Nachweis der verstärkten Eisenablagerung in den periportalen Hepatozyten als diagnoseweisend. In Folge der Eisenüberladung kommt es zum Zerfall von Hepatozyten und somit zu einer verstärkten Eisenspeicherung der Kupffer'schen Sternzellen. Für die histologische Praxis hat sich ein Grading der Eisenbeladung der Hepatozyten in fünf Stufen (0, 1+, 2+, 3+ und 4+) bewährt. Als Folge des Untergangs von Hepatozyten kommt es zur Fibrosierung, wobei folgende Stadien unterschieden werden [32]:

- Stadium 1: keine Fibrose,
- Stadium 2: Fibrose ohne zirrhotischen Umbau,
- Stadium 3: Zirrhose.

Bei Vorliegen des Stadiums 3 wird das Risiko für das Entstehen eines hepatozellulären Karzinoms mit ca. 25 % beziffert [32]. Wenngleich die Diagnostik der Hämochromatose der Histologie vorbehalten bleibt, ergeben sich auch aus Feinnadelaspiraten wertvolle diagnostische Hinweise. So gilt der gehäufte Nachweis zytoplasmatischen Hämosiderins in Hepatozyten, wie auch locker im Ausstrich verteiltes Hämosiderin als Hinweis auf eine Hämochromatose. Der Nachweis von kollagenem Stroma mit anhaftenden Fibroblasten lässt auch den diagnostischen Schluss auf einen fortgeschrittenen Prozess zu. Abb. 3.5.7 vermittelt einen entsprechenden zytologischen Befund bei einem Fall fortgeschrittener hereditärer Hämochromatose.

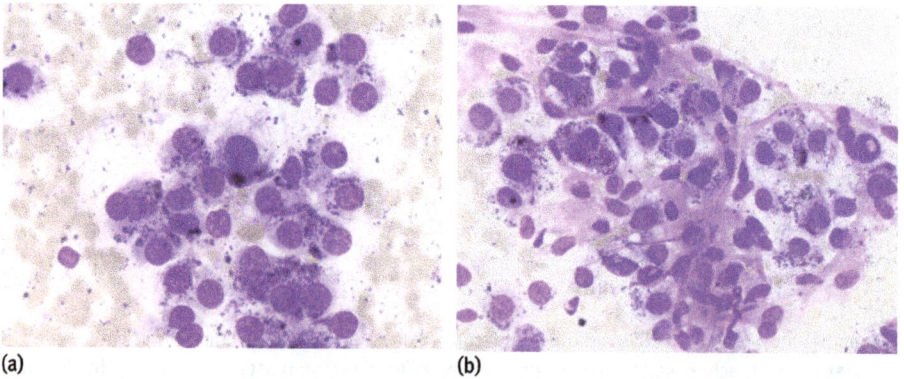

(a) (b)

Abb. 3.5.7: Hämochromatose.
(a+b) Hepatozyten mit reichlichem Nachweis von feinem grau-schwarzem Hämosiderinpigment.
(b) Hepatozyten mit metachromatischem kollagenem Stroma und anhaftenden Fibroblasten, vereinbar mit einer Hämochromatose, Stadium 2.

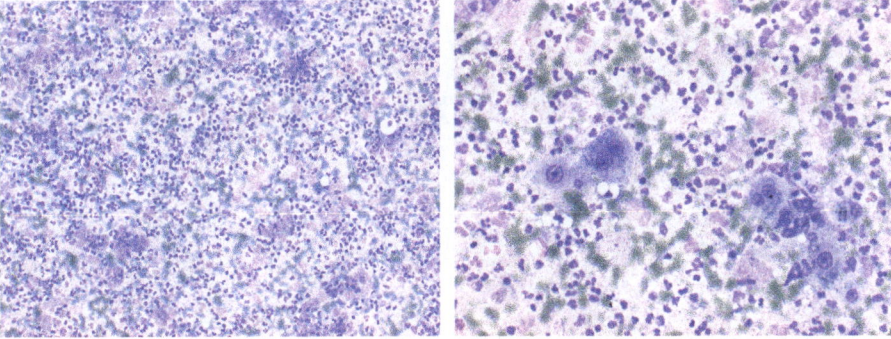

Abb. 3.5.8: Leberabszess.
Entzündliches Zellbild mit ausgeprägter Reaktion neutrophiler Granulozyten und wenigen zerfallenen Hepatozyten.

Leberabszess

Ein Leberabszess bezeichnet ein abszedierendes Entzündungsgeschehen, das durch
Infektion mit Bakterien (Escherichia coli, Streptokokken, Staphylokokken, Klebsiellen u. a.), Parasiten (z. B. Entamoeba histolytica, Schistosoma spec.) oder Pilzen
(Candida spec., Actinomyces u. a.) verursacht wird und nach wie vor eine lebensbedrohliche Erkrankung darstellt. Die Ausbreitung der Keime erfolgt hämatogen,
lymphogen oder über die Gallengänge (cholangitisch). Der zytologische Befund imponiert zumeist durch Zellzerfall bei forcierter Reaktion neutrophiler Granulozyten
sowie durch Nachweis zerfallener Hepatozyten. Nicht selten finden sich auch Epithelien mit markanten reaktiven Kernveränderungen, sodass sich der Verdacht auf eine
Tumorrandreaktion ergeben kann. Abb. 3.5.8 vermittelt den zytologischen Befund bei
einem Leberabszess.

3.5.1.3 Zytologie zystischer Veränderungen

Die Häufigkeit von kongenitalen und erworbenen Leberzysten wird in der Normalbe-
völkerung mit etwa 5 % beziffert. Hinsichtlich der Ätiologie können folgende Zysten
unterschieden werden:
- primäre, erbliche Zysten,
- sekundäre Zysten nach Lebertraumata, Entzündungen etc.,
- parasitär bedingte Zysten,
- zystische Tumoren.

Unter allen Arten der Leberzysten werden kongenitale Zysten mit einer Häufigkeit
von über 90 % diagnostiziert. Die Entstehung ist häufig assoziiert mit einer autoso-
mal-dominanten polyzystischen Nierenerkrankung. Sie verursachen zumeist keine
Beschwerden und werden daher meist im Rahmen einer Routineuntersuchung im
Ultraschall zufällig entdeckt. In der gelblich- klaren Zystenflüssigkeit können neben

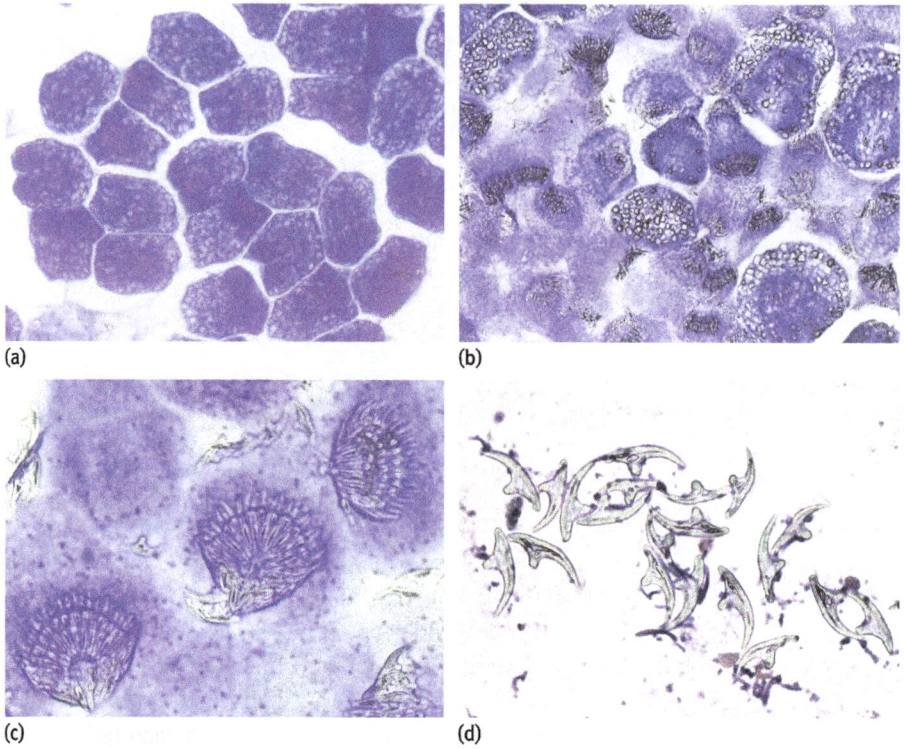

Abb. 3.5.9: Echinococcus-Zyste.
Zahlreiche Echinococcuslarven ((a) Übersicht) mit typischen Hakenkränzen (c) sowie Proglottiden mit zahlreichen Eiern (b). (d) Stärkere Vergrößerung einzelner Häkchen.

kuboiden Epithelien der Gallengänge eingestreute Makrophagen sowie Detritus nachgewiesen werden. Sekundäre Zysten nach Traumata zeigen nicht selten Hinweise auf länger zurückliegende Blutungen, unter anderem auch durch Nachweis von goldbräunlichen Hämatoidinkristallen (s. Abb. 3.5.3). Unter den parasitär bedingten Zysten der Leber ist die zystische Echinococcose, hervorgerufen durch den Hundebandwurm (Echinococcus granulosus), sowie die alveoläre Echinococcose, hervorgerufen durch den Fuchsbandwurm (Echinococcus alveolaris), von besonderer diagnostischer Relevanz. In den Hydatidenzysten finden sich Echinococcenlarven mit segmentierten Gliedern (Proglottiden) und typischen Hakenkränzen (Scolices) [30, 33–36]. Die Proglottiden sind zumeist prall mit Eiern gefüllt. Nicht immer können Echinococcenlarven nachgewiesen werden, jedoch kann die Diagnose auch durch den Nachweis einzelner Häkchen oder Membrananteilen mit typischer Laminierung gestellt werden. Die Anwendung der PAS-Färbung ist empfehlenswert, da Membrananteile der Echinococcen, bestehend aus Chitin, positiv reagieren. Zytologische Befunde einer zystischen Echinococcose sind aus der Abb. 3.5.9 ersichtlich. Nekrotisierende, me-

Tab. 3.5.6: Benigne und maligne Lebertumoren.

Benigne Tumoren	Maligne Tumoren
Fokale noduläre Hyperplasie (FNH)[a]	Hepatozelluläres Karzinom
Hepatozelluläres Adenom	Cholangiokarzinom
Cholangiozelluläres Adenom	Zystadenokarzinom
Hämangiom	Neuroendokrine Karzinome
Angiomyolipom	Hepatoblastom
Hamartom des Gallenganges	Angiosarkom
Epitheloides Hämangioendotheliom	Metastatische Tumoren

[a] tumorähnliche Läsion

tastatische Tumoren der Leber führen nicht selten auch zur Bildung von Zysten. In diesen Zystenpunktaten sind regelmäßig tumornekrotisches Material, zerfallene Tumorverbände sowie fast immer eine Begleitentzündung nachweisbar.

3.5.1.4 Tumoren der Leber

Tumoren der Leber umfassen eine Reihe epithelialer (Leberzelladenom, Gallengangsadenom, hepatozelluläres Karzinom, cholangiozelluläres Karzinom u. a.) und mesenchymaler Tumoren (Hämangiom, Angiosarkom u. a.) in unterschiedlicher Häufigkeit. Die Tab. 3.5.6 fasst die wichtigsten benignen und malignen Tumoren der Leber zusammen. Zur diagnostischen Abklärung fokaler Läsionen der Leber ist die Aspirationszytologie weltweit zu einer effizienten Methode herangereift, die sich durch eine hohe Treffsicherheit in der Diagnostik maligner Veränderungen wie auch in der Differenzierung benigner Tumoren auszeichnet [4, 6, 8–13, 15, 37]. Angaben zur Sensitivität und Spezifität der zytologischen Diagnostik maligner Lebertumoren sind der Tab. 3.5.7 zu entnehmen.

Zur orientierenden Abschätzung zytologischer Befunde in Feinnadelaspiraten solider Tumoren ist ein diagnostischer Algorithmus entwickelt worden (s. Tab. 3.5.8), dessen Anwendung bereits Hinweise auf verschiedene diagnostische Optionen erlaubt [6, 7, 19].

Benigne Tumoren

Hämangiom: Das Hämangiom ist der häufigste benigne Tumor der Leber, wobei Frauen etwas häufiger als Männer erkranken. Es handelt sich um einen vaskulären Tumor, der seinen Ausgang vom Gefäßendothel der Leber nimmt. Histologisch stellt sich ein zumeist kavernöser, blutgefüllter Tumor dar, der von zahlreichen Blutgefäßen durchsetzt ist und ein fibröses Stroma aufweist. Die Feinnadelaspirate sind gewöhnlich zellarm, sodass eine Diagnose nicht immer leicht zu stellen ist. Im Idealfall findet sich in den Ausstrichen reichlich Blut, spindelförmige Tumorzellen mit elongierten Kernen ohne Nachweis nennenswerter Atypien; die Zellverbände imponieren häufig durch

Tab. 3.5.7: Diagnostische Sensitivität und Spezifität für maligne Lebertumoren.

Autoren	Sensitivität	Spezifität
Michielsen et al., 1998 [20]	87 %	100 %
Guo et al., 2002 [10]	95,1 %	100 %
Stewart et al., 2002 [21]	86 %	100 %
Soyuer et al., 2003 [22]	99,5 %	100 %
Hollerbach et al., 2003 [23][a]	94 %	100 %
Yang et al., 2004 [24]	91 %	100 %
Kuo et al., 2004 [25][a]	85,1 %	98,7 %
Pupulim et al., 2008 [26]	81 %	100 %
Nasit et al., 2013 [27]	86 %	–
Chen et al., 2014 [28]	92,96 %	100 %

[a] Kombination von Zytologie und Histologie

eine räumliche Lagerung [8, 11, 37–39]. Differentialdiagnostisch sollte, besonders bei Anhäufung von mesenchymalem Matrixmaterial, ein Hamartom der Gallengänge ausgeschlossen werden.

Fokale noduläre Hyperplasie: Die fokale noduläre Hyperplasie bezeichnet eine benigne hepatozelluläre Hyperplasie, die bei Frauen deutlich häufiger als bei Männern vorkommt. Betroffen sind zumeist Frauen im Alter zwischen 20 und 40 Jahren. Zwischen Größenzunahme wie auch der Vaskularisierung und der Einnahme oraler Kontrazeptiva bestehen offensichtlich Zusammenhänge, jedoch ist die Entstehung dieser tumorartigen Läsion hiervon unabhängig. Die Gefahr einer malignen Entartung besteht nicht. Histologisch imponiert die fokale noduläre Hyperplasie durch normale Hepatozyten mit Verlust der sinusoidalen Struktur. Eine Untergliederung durch fibröse Septen sowie der Nachweis von Gallengangsproliferaten sind charakteristisch. Allein zytologisch ist die Diagnose der fokalen nodulären Hyperplasie nicht zu stellen. In den Feinnadelaspiraten finden sich neben regelrechten, pigmentarmen Hepatozyten auch immer Gangepithelien sowie vereinzelte bindegewebige Anteile [8, 11, 12, 40, 41]. Der Nachweis von Gangepithelien gilt als Hinweis zur Unterscheidung von einem Leberzelladenom.

Leberzelladenom: Das Leberzelladenom tritt signifikant gehäuft bei jüngeren Frauen auf, weswegen, im Gegensatz zur fokalen nodulären Hyperplasie, von einer Assoziation mit oralen Kontrazeptiva ausgegangen wird. Als weitere ätiologische Faktoren werden anabole Steroide, Anti-Östrogene, familiärer Diabetes mellitus, Glykogenspeicherkrankheiten u. a. genannt. Sehr selten tritt das Leberzelladenom auch bei Kindern auf. Im Gegensatz zur fokalen nodulären Hyperplasie liegt beim Leberzelladenom eine echte Neoplasie mit erwiesener Monoklonalität vor [42, 43], wenngleich das Entartungsrisiko in größeren Studien als eher gering eingeschätzt wird [44]. Die Transformation des Leberzelladenoms in ein hepatozelluläres Karzinom ist mit einer Deregulation der Bildung von β-Catenin verbunden [45], wobei eine verstärkte

Tab. 3.5.8: Diagnostischer Algorithmus zur Differenzierung solider Lebertumoren[a].

Ähnlichkeit mit Hepatozyten	Keine Ähnlichkeit mit Hepatozyten
Benigner Aspekt – Regenerativer Knoten – Fokale noduläre Hyperplasie – Dysplastischer Knoten – Knotenbildung bei Hämochromatose – Hepatozelluläres Adenom	Glandulärer Aspekt – Cholangiozelluläres Adenom – Cholangiokarzinom – Kombiniertes hepatozelluläres/cholangio-zelluläres Karzinom – Metastasen
Maligner Aspekt – Hepatozelluläres Karzinom – Kombiniertes hepatozelluläres/cholangio-zelluläres Karzinom – Hepatoblastom	Plattenepithelialer Aspekt – Plattenepithelkarzinom – Adenosquamöses Karzinom – Metastasen
	Papillärer Aspekt – Intraduktale papilläre Neoplasie – Cholangiokarzinom – Metastasen
	Muzinöser Aspekt – Zystadenokarzinom – Metastasen
	Kleinzelliger Aspekt – Neuroendokrine Tumoren – Kleinzelliges Karzinom – Metastasen
	Spindelzelliger Aspekt – Hämangiom – Inflammatorischer Pseudotumor – Angiomyolipom – Primäre und sekundäre Sarkome – Gastrointestinaler Stromatumor

[a] abgeändert nach [6, 7, 19]

Expression von β-Catenin mit einem erhöhten Entartungsrisiko korreliert [46]. Es werden neben einem nicht klassifizierbaren Subtyp drei weitere Subtypen unterschieden, die mit einem unterschiedlichen Entartungsrisiko behaftet sind:

– Inflammatorischer Typ (40–55 %): geringes Entartungsrisiko
– Steatotischer Typ (35–50 %): kein Entartungsrisiko
– β-Catenin-aktivierter Typ (10–18 %): erhöhtes Entartungsrisiko

Histologisch imponieren vergrößerte und durch Glykogenspeicherung helle Hepatozyten in zweischichtigen Verbänden ohne azinäre Strukturen; Periportalfelder fehlen.

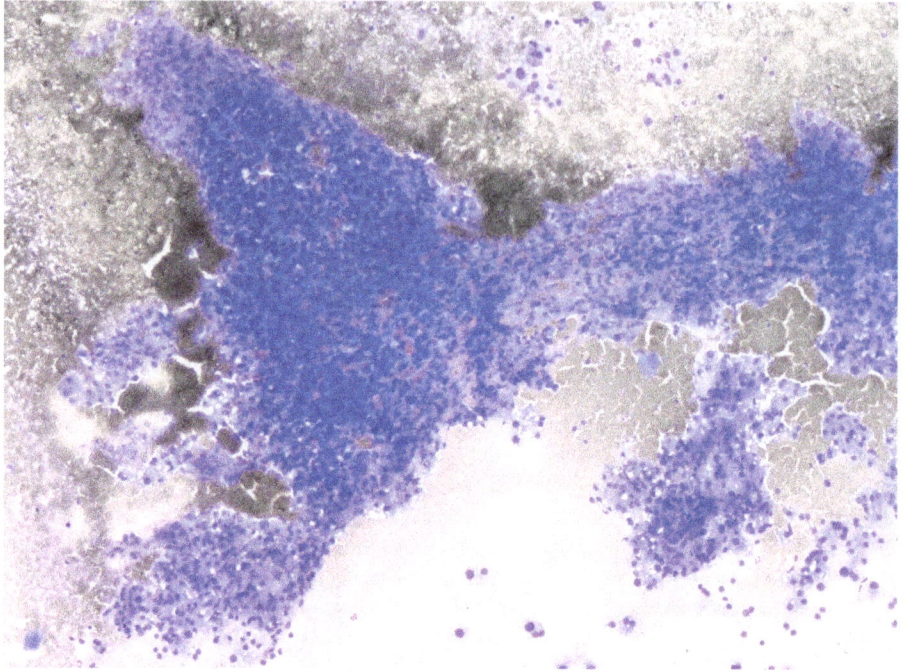

(a)

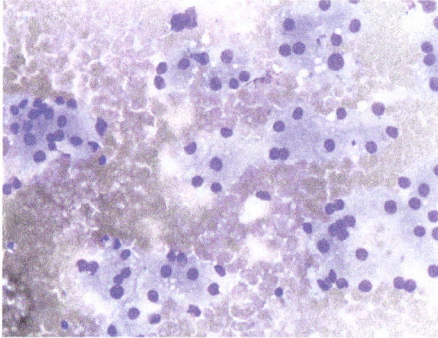

(b)

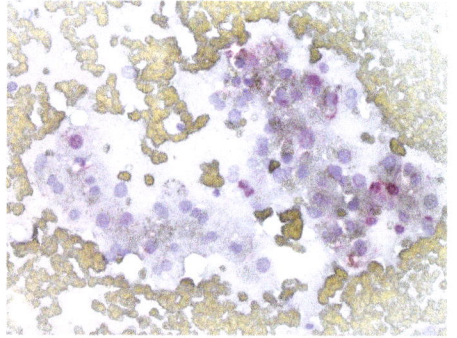

(c)

Abb. 3.5.10: Hepatozelluläres Adenom.
(a+b) Reichlich Hepatozyten in größeren Verbänden mit benignem Aspekt. Kein Nachweis von Atypien sowie regelrechte Kern-Plasma-Relation. Fehlen von Lipofuszinpigment und Gangepithelien.
(c) In der Immunzytologie geringe Kernexpression von β-Catenin.

In den meist zellreichen Feinnadelaspiraten finden sich monomorphe Hepatozyten mit regelrechter oder nur gering verschobener Kern-Plasma-Relation. Lipofuszinpigment ist in der Regel nicht nachweisbar. Hinweise auf Atypien oder Lochkerne (zytoplasmatische Kerneinschlüsse) ergeben sich nicht, ebenso fehlen Gangepithelien oder bindegewebige Anteile [7, 8, 11, 39, 40]. Abb. 3.5.10 vermittelt den zytologischen Befund eines Leberzelladenoms.

Angiomyolipom: Das Angiomyolipom bezeichnet einen seltenen mesenchymalen Tumor der Leber, der aus Gefäßen (angioid), glatter Muskulatur (myoid) und Fett (lipoid) besteht. Der Fettgehalt variiert von unter 10 bis über 95 %. In etwa der Hälfte der Angiomyolipome lässt sich eine extramedulläre Hämatopoese nachweisen. Auf Grund des unterschiedlichen Aufbaus des Tumors sind vier verschiedene Subtypen (lipomatös, myomatös, angiomatös, gemischt) beschrieben worden [47]. In den Feinnadelaspiraten finden sich, entsprechend der histologischen Struktur des Tumors, Anteile glatter Muskulatur sowie Gefäß- und Fettgewebsanteile, wobei der Nachweis von myoiden Anteilen als pathognomisch gilt [7, 39, 48]. Myoepithelien besitzen reichlich Zytoplasma und zeigen eine unscharfe Zellbegrenzung. Sie bilden synzytiumähnliche Verbände, die durchaus mit Epitheloidzellen verwechselt werden können [39]. Neben den gehäuft spindelzelligen sind auch epitheloide Differenzierungen beschrieben worden, wobei differentialdiagnostisch hier ein hepatozelluläres Karzinom abgegrenzt werden muss. Im Gegensatz zum Angiomyolipom jedoch finden sich beim hepatozellulären Karzinom intranukleäre Einschlüsse, Nukleoli, Mitosen, granuläres Zytoplasma und deutliche Zellgrenzen. Die spezifische Expression von HMB45 durch die glatten Muskelzellen des Tumors gilt als spezifisch und dient auch der Abgrenzung anderer mesenchymaler Tumoren der Leber [39, 48–50]. Der zytologische Befund eines Angiomyolipoms ist aus der Abb. 3.5.11 ersichtlich.

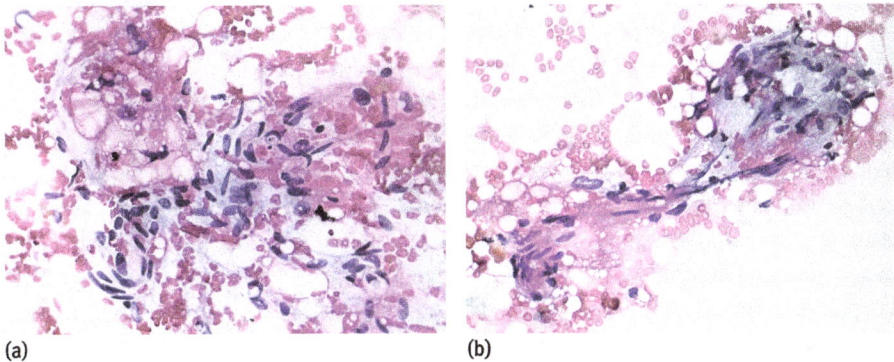

(a) (b)

Abb. 3.5.11: Angiomyolipom.
Angiomyolipom vom spindelzelligen Typ. (a+b) Hämorrhagisches Aspirat mit synzytiumartigen Verbänden sowie konfluierendem eosinophilem Zytoplasma unscharfer Begrenzung. Die elongierten Kerne zeigen keine nennenswerten Atypien. Vereinzelte zerfallene Adipozyten (a).

Hepatozyten, Progenitorzellen

HPV, HCV, Alkohol, Diabetes, Adipositas u.a.

Chronische Lebererkrankung

Dysplastischer Fokus   Dysplastischer Knoten

Hepatozelluläres Karzinom

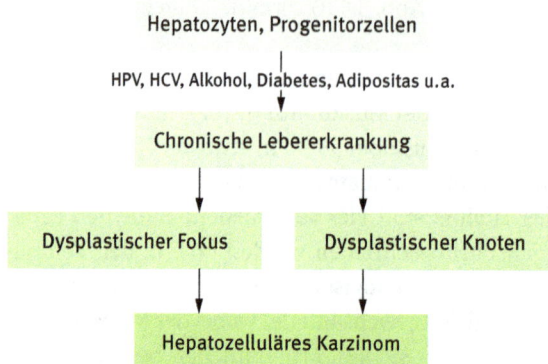

Abb. 3.5.12: Pathogenese des hepatozellulären Karzinoms (stark vereinfacht). Hepatokarzinogenese über präkanzeröse Läsionen auf der Grundlage genetischer Veränderungen bei chronischen Lebererkrankungen unterschiedlicher Ursachen.

Maligne Tumoren

Zu den häufigsten malignen Tumoren der Leber zählen das hepatozelluläre Karzinom, das Hepatoblastom, neuroendokrine Tumoren, das intrahepatische Cholangiokarzinom sowie metastatische Tumoren. Im Folgenden werden primäre Lebermalignome vorgestellt; Karzinome der extrahepatischen Gallengänge sind hier nicht berücksichtigt, sie werden im nachfolgenden Kapitel beschrieben.

Hepatozelluläres Karzinom: Die Pathogenese des hepatozellulären Karzinoms beschreibt einen langjährigen Stufenprozeß, der auf dem Boden verschiedener präkanzeröser Bedingungen entsteht. Diese beschreiben zumeist eine chronisch-persistierende Leberschädigung mit Übergang in eine Leberzirrhose, wobei folgende präkanzeröse Bedingungen zu benennen sind: Leberzirrhose, Virushepatitis B und C, Hämochromatose, nicht alkoholische Steatohepatitis (Diabetes mellitus), Stoffwechseldefekte (α_1-Antitrypsinmangel, Tyrosinämie, M. Wilson, Glykogenspeicherkrankheiten), toxische Einflüsse (z. B. Aflatoxine) sowie langjährige Einnahme von Kontrazeptiva. Auf der Basis präkanzeröser Bedingungen erklärt sich die Entstehung von Präneoplasien, aus deren Progredienz sich die Pathogenese des hepatozellulären Karzinoms ableiten lässt (s. a. Abb. 3.5.12). Folgende histologische Veränderungen sind als Präneoplasien der Leber definiert:

– Leberzelladenom (vor allem β-Catenin-aktivierte Adenome)
– Dysplastischer Knoten (adenomatöse Hyperplasie)
– Dysplastischer Focus
– Noduläre regeneratorische Hyperplasie

Die stufenweise Entwicklung des hepatozellulären Karzinoms über Präkanzerosen wird durch eine Reihe molekulargenetischer Veränderungen begleitet (Übersicht bei [51, 52]).

Tab. 3.5.9: Zytologische Kriterien hepatozellulärer Dysplasien[a].

Großzellige Dysplasie (low grade)	Kleinzellige Dysplasie (high grade)
– Zell- und Kernvergrößerung – regelrechte oder leichte Verschiebung der Kern-Plasma-Relation – geringe Kernatypien, Hyperchromasie, Nukleoli, nicht selten Lochkerne durch zytoplasmatische Kerneinschlüsse	– kleine, monomorphe, runde, hyperchromatische Kerne ohne Nachweis nennenswerter Atypien, häufig Nukleoli – Kern-Plasma-Relation kernverschoben – Zytoplasma basophiler als das normaler Hepatozyten

[a] zusammengestellt nach [7, 19, 59, 60]

Die noduläre regeneratorische Hyperplasie (Regeneratknoten) bezeichnet eine eher seltene noduläre Hyperplasie, deren Ursache nicht vollständig geklärt ist. Zytologisch ist die Diagnose der nodulären regeneratorischen Hyperplasie nicht zu stellen. Als Unterschied zur fokalen nodulären Hyperplasie gilt das Fehlen fibröser Septen und Bindegewebsproliferate.

Die meisten hepatozellulären Karzinome entstehen über den dysplastischen Knoten und dysplastischen Fokus [52], weswegen die Diagnostik und Differenzierung hepatozellulärer Dysplasien im Mittelpunkt des zytologischen Interesses stehen. Der Begriff der Leberzelldysplasie wurde erstmals 1973 durch Anthony definiert, wobei hier folgende Kriterien zu Grunde gelegt wurden [53]: Zell- und Kernvergößerung, Kernpleomorphie und Mehrkernigkeit, prominente Nukleoli, Bildung kleiner Zellgruppen oder dysplastischer Zirrhoseknötchen. Hepatozelluläre Dysplasien können in ca.7 % bei Leberzirrhosen und in ca. 65 % bei Leberzirrhosen mit hepatozellulärem Karzinom nachgewiesen werden [54], was den prämalignen Charakter dysplastischer Veränderungen belegt. Somit liegt die Indikation zur zytologischen Diagnostik bei Risikopatienten im Nachweis dysplastischer Hepatozyten [15, 19, 31, 55–58].

Hepatozelluläre Dysplasien werden in Dysplasien vom großzelligen Typ (low grade) und Dysplasien vom kleinzelligen Typ (high grade) klassifiziert [6, 7, 11, 15, 19, 31, 57, 59, 60]. Tab. 3.5.9 fasst die wichtigsten zytologischen Kriterien hepatozellulärer Dysplasien zusammen, zytologische Befunde sind der Abb. 3.5.13 zu entnehmen. Die aufgeführten Merkmale sind keineswegs spezifisch, jedoch ist die zytologische Unterscheidung zwischen Low grade- und High grade-Dysplasien in den meisten Fällen möglich. Diagnostische Schwierigkeiten können sich vor allem in der Abgrenzung hepatozellulärer Dysplasien von reaktiven Epithelien (Hepatozyten, Epithelien der Gallengänge) ergeben.

Hepatozelluläres Karzinom und seine Varianten: Das hepatozelluläre Karzinom ist mit 80–90 % das häufigste primäre Lebermalignom und weltweit die dritthäufigste Todesursache aller Krebserkrankungen [61]. Die Inzidenz für das hepatozelluläre Karzinom zeigt deutliche geographische Unterschiede, so wird für Asien und Afrika, verglichen mit Europa, eine deutlich höhere Inzidenz mitgeteilt. In Deutschland ist die altersabhängige Inzidenz mit 9,2–10,7 für Männer und 1,6–3,6 für Frauen pro 100.000

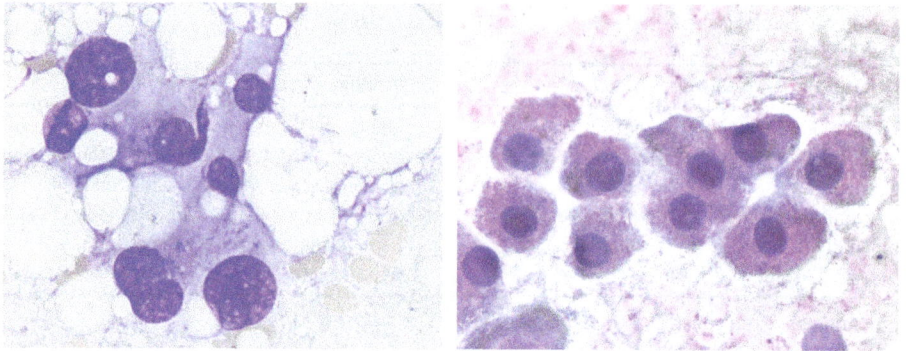

(a)   (b)

Abb. 3.5.13: Hepatozelluläre Dysplasien.
(a) Großzellige Dysplasie: Vergrößerte Zellen mit größenvarianten und pleomorphen Kernen mit Hyperchromasie und leichter Verschiebung der Kern-Plasma-Relation. (b) Kleinzellige Dysplasie: Kleinere Zellen mit monomorphen, hyperchromatischen Kernen und kernverschobener Kern-Plasma-Relation sowie eosinophilem Zytoplasma (Papanicolaou-Färbung).

Einwohner pro Jahr beziffert [62]. Etwa 85 % der hepatozellulären Karzinome entstehen auf dem Boden einer Leberzirrhose, etwa 15 % entwickeln sich unabhängig davon. Makroskopisch zeigt das hepatozelluläre Karzinom drei Ausbreitungsmuster: unifokal (einzelner Tumorherd), multifokal (mehrere Tumorherde) und diffus-infiltrativ (diffuse Tumorausbreitung ohne Herdbildung). Hepatozelluläre Karzinome metastasieren in regionäre Lymphknoten, Lunge, Haut, Skelettsystem und Nebennieren. In der Histologie zeigen die mehrlagigen Tumorzellen eine trabekuläre Anordnung. Die Tumorverbände bilden sinusoidale Zwischenräume, die von Endothelien begrenzt werden und keine Kupfferschen Sternzellen aufweisen. Das WHO-Grading unterscheidet zwischen gut, mäßig und schlecht differenzierten hepatozellulären Karzinomen [63]. Dieser Unterscheidung kann auch zytologisch entsprochen werden [6, 7, 11, 15, 17–19, 72–74, 76]. Wegen der Ähnlichkeit der Tumorzellen mit Hepatozyten ist das hepatozelluläre Karzinom in der Regel gut zu diagnostizieren, schlecht differenzierte Karzinome sowie einige Subtypen bilden hier eine Ausnahme. Zur Vermeidung falsch-positiver wie auch falsch-negativer Befunde sind eine Reihe von Pitfalls beschrieben worden [6, 7, 11, 15, 18, 19], deren Beachtung zur diagnostischen Sicherheit beiträgt (s. Tab. 3.5.10). Unter Wahrung definierter zytologischer Kriterien bereitet die Diagnostik des hepatozellulären Karzinoms jedoch keine Schwierigkeiten. Die Feinnadelaspirate sind gewöhnlich sehr zellreich und zeigen makroskopisch häufig ein granuläres Ausbreitungsmuster (s. Abb. 3.5.14), das bereits als erster diagnostischer Hinweis gewertet werden kann [6, 7, 15, 24]. Als Ursache hierfür wird die Aufhebung des Retikulingerüstes der Tumorverbände diskutiert [24]. Neben Kernatyapien unterschiedlicher Ausprägung gilt der Nachweis anhaftenden Gefäßendothels als diagnoseweisend [6, 7, 15, 19, 75]. Hyaline Zytoplasmaeinschlüsse („hyaline bodies", „pale bodies") wer-

Tab. 3.5.10: Pitfalls in der Diagnostik des hepatozellulären Karzinoms.

Pitfalls in der Diagnostik hepatozellulärer Karzinome
– gut differenziertes hepatozelluläres Karzinom vs. reaktiv veränderte Hepatozyten
– gut differenziertes hepatozelluläres Karzinom vs. benigne hepatozelluläre Proliferate (Adenome, Regeneratepithelien etc.)
– Subtypen des hepatozellulären Karzinoms vs. benigne hepatozelluläre Proliferate
– schlecht differenziertes hepatozelluläres Karzinom vs. schlecht differenziertes Cholangiokarzinom
– schlecht differenziertes hepatozelluläres Karzinom vs. metastatisches Adenokarzinom

[a] s. a. [5–8, 15, 17, 19, 74]

den gehäuft in hepatozellulären Karzinomen nachgewiesen, insbesondere beim fibrolamellären Typ. Ihr Nachweis jedoch ist nicht spezifisch [19]. In der Tab. 3.5.11 sind wesentliche zytologischen Kriterien für das hepatozelluläre Karzinom aufgelistet; die Abbildungen 3.5.15, 3.5.16 und 3.5.17 vermitteln zytologische Befunde. Zur Diagnosebestätigung sind eine Reihe von relevanten Antigenen beschrieben worden [6, 8, 9, 11, 19, 59, 64–68], wobei die Kombination von HepPar 1, Glypican 3 und Arginase 1 als sehr sensitiv gilt [64, 69–71]. Weitere diagnostisch relevante Antigene sind in der Tab. 3.5.12 aufgelistet.

Mit einer Häufigkeit von etwa 2 % [66] wird das kombinierte Karzinom beziffert, das aus hepatozellulären wie auch aus cholangiozellulären Anteilen aufgebaut ist. Im Zweifelsfall können hier immunzytologische Zusatzuntersuchungen zur Klärung beitragen (s. Tab. 3.5.12).

Differentialdiagnosen des hepatozellulären Karzinoms betreffen neben benignen Tumoren (Adenom, noduläre regeneratorische Hyperplasie, fokale noduläre Hyperplasie) vor allem metastatische Adenokarzinome sowie das cholangiozelluläre Karzinom. Die Differenzierung zwischen dem hepatozellulären und cholangiozellulären Karzinom sowie metastatischen Adenokarzinomen kann mittels Immunzytologie auch am Ausstrichmaterial erfolgen (s. Tab. 3.5.12).

Varianten des hepatozellulären Karzinoms: Es sind verschiedene Varianten des hepatozellulären Karzinoms beschrieben worden [6, 7, 11, 14, 15, 18, 19, 35, 55], die vom morphologischen Grundtyp abweichen. Folgende Varianten sind bisher beschrieben worden:

– Fibrolamelläre Variante
– Lipidreiche Variante
– Klarzellige Variante
– Kleinzellige Variante
– Pleomorphe Variante
– Spindelzellige Variante
– Riesenzellige Variante

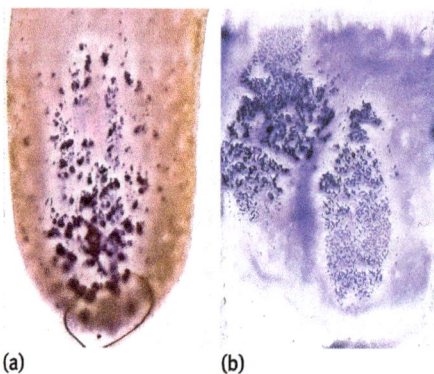

(a)   (b)

Abb. 3.5.14: Granuläres Verteilungsmuster in Feinnadelaspiraten bei hepatozellulärem Karzinom ((a) MGG-Färbung; (b) Papanicolaou-Färbung) Hyperzelluläre Feinnadelaspirate mit makroskopisch granulärem Muster, das als orientierender Hinweis auf ein hepatozelluläres Karzinom gewertet werden kann (s. Text).

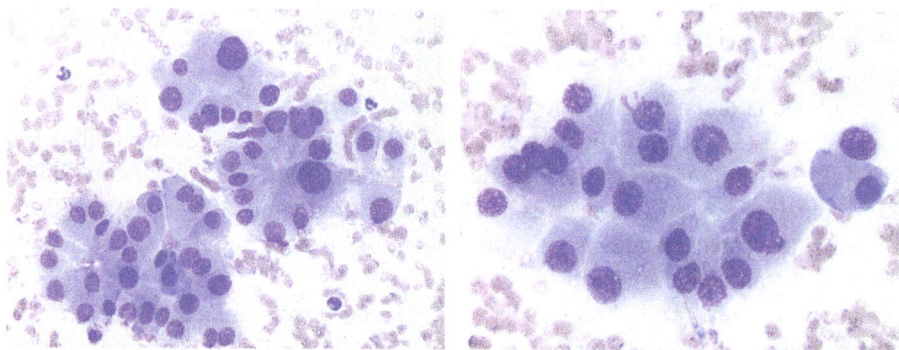

Abb. 3.5.15: Hepatozelluläres Karzinom, gut differenziert.
Sehr hepatozytenähnliche Tumorzellen mit geringer Kernpleomorphie, aufgelockerter Chromatinstruktur und kleinen Nukleoli bei geringer Verschiebung der Kern-Plasma-Relation.

Tab. 3.5.11: Zytologische Kriterien des hepatozellulären Karzinoms[a].

Differenzierungsgrad	Diagnostische Kriterien
Gut differenziertes HCC	– Zellkerne: rund, mit geringer Anisokaryose und Kernpleomorphie, aufgelockerte bis kompakte Chromatinstruktur, vereinzelte kleine Nukleoli, selten Mitosen, kaum mehrkernige Tumorzellen – Zytoplasma: grau-blaues, dichtes Zytoplasma mit eosinophiler Granulation – Kern-Plasma-Relation: leicht kernverschoben – Zellverbände: kleine bis größere trabekuläre Verbände mit anhaftenden Gefäßkapillaren, mitunter auch Ausbildung pseudoazinärer Strukturen, deutliche Dissoziationsneigung – Besonderheiten: große Ähnlichkeit mit normalen Hepatozyten, Fehlen von Gangepithelien
Mäßig differenziertes HCC	– Zellkerne: rund-oval mit deutlicher Anisokaryose und Kernpleomorphie, Hyperchromasie, unruhige Chromatinstruktur, prominente Nukleoli, Mitosen, vereinzelte mehrkernige Tumorzellen – Zytoplasma: grau-blaues, dichtes Zytoplasma mit eosinophiler Granulation – Kern-Plasma-Relation: kernverschoben – Zellverbände: trabekuläre Verbände oder Tumorzellnester mit anhaftendem Gefäßendothel, deutliche Dissoziationsneigung, reichlich atypische Nacktkerne – Besonderheiten: Ähnlichkeit mit normalen Hepatozyten, Fehlen von Gangepithelien
Schlecht differenziertes HCC	– Zellkerne: markante Anisokaryose und Kernpleomorphie, Hyperchromasie, unruhige Chromatinstruktur, prominente Nukleoli mit Aniso- und Poikilonukleolose, zahlreiche Mitosen, gehäuft mehrkernige Tumorzellen – Zytoplasma: grau-opak, mitunter granuliert – Kern-Plasma-Relation: markant kernverschoben – Zellverbände: meist kleinere, drüsige Verbände mit ausgeprägter Dissoziationsneigung, zahlreiche große atypische Nacktkerne, Gefäßendothelien – Besonderheiten: kaum Ähnlichkeit mit Hepatozyten, Fehlen von Gangepithelien

[a] Immunzytologie: s. Tab. 3.5.12; HCC: Hepatozelluläres Karzinom

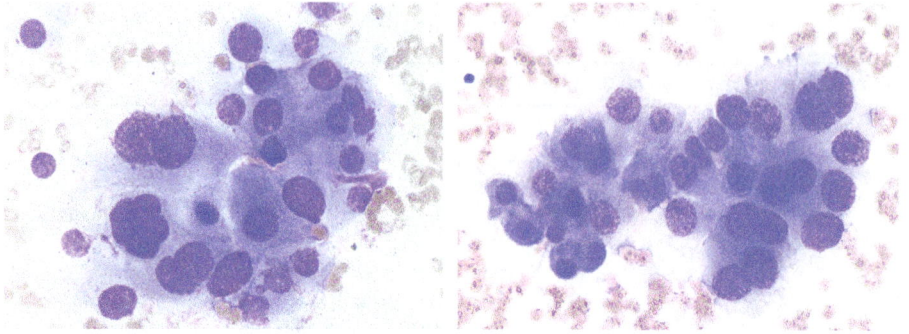

Abb. 3.5.16: Hepatozelluläres Karzinom, mäßig differenziert.
Tumorzellen mit Ähnlichkeit von Hepatozyten und mäßig pleomorphen, hyperchromatischen Kernen mit Ausbildung von Nukleoli mit Aniso- und Poikilonukleolose. Die Kern-Plasma-Relation ist mäßig kernverschoben.

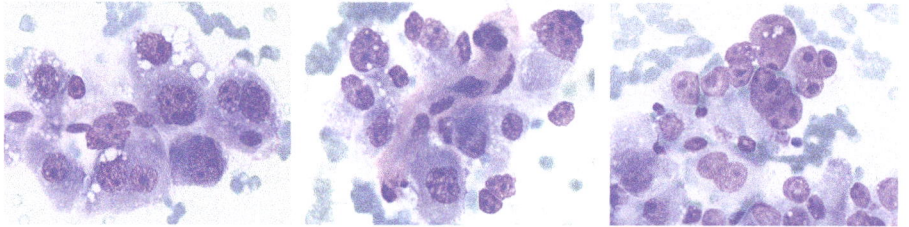

Abb. 3.5.17: Hepatozelluläres Karzinom, schlecht differenziert.
Pleomorphe Tumorzellen mit markanten Kernatypien und Dissoziationsneigung: Anisokaryose und Kernpleomorphie mit unruhiger Chromatinstruktur, prominenten Nukleoli mit Aniso- und Poikilonukleolose sowie kernbetonter Verschiebung der Kern-Plasma-Relation.

Die *fibrolamelläre Variante* [6, 7, 11, 77–80] wird mit einer Häufigkeit von etwa 5 % aller hepatozellulärer Karzinome beziffert. Sie bezeichnet ein hepatozelluläres Karzinom, das durch lamelläre, bindegewebige Septen untergliedert ist. Die auffallend großen Tumorzellen (etwa 3-fache Größe normaler Hepatozyten) weisen vergrößerte, vesikuläre Kerne mit dichtem Chromatin, prominenten Nukleoli und nicht selten intranukleären Einschlüssen auf. Die Kern-Plasma-Relation ist, bedingt durch die Größe der Zellen, nur gering kernverschoben. Das onkozytische Zytoplasma zeigt eine deutliche Eosinophilie. Der Nachweis von zytoplasmatischen „pale bodies" (Fibrinogen) gilt als charakteristisch. Als ebenfalls charakteristisch gelten parallel angeordnete, bindegewebige Fasern mit anhaftenden Fibrozyten [7]. Die Tumorzellen exprimieren die Zytokeratine 7, 8, 18 und 19 sowie HepPar-1 bei fehlender Expression von α_1-Fetoprotein.

Die seltene *lipidreiche Variante* des hepatozellulären Karzinoms [6, 7] entsteht unabhängig von einer Steatose. Die Tumorzellen zeigen eine mikro- und makrovesiku-

Tab. 3.5.12: Immunzytologische Differenzierung von Karzinomen der Leber[a].

	Hepatozelluläres Karzinom	Cholangiokarzinom	Metastatische Adenokarzinome
HepPar-1	+ (~ 80 %)	+ (~ 50 %)	−
Arginase-1	+	−	−
Glypican-3	+ (64–90 %)	−	−
AFP[b]	+ (~ 40 %)	−	−
CD 34	+ (sinusoidal)	−	−
TTF-1	+ (zytoplasmatisch)	−	+ (Lunge)[c]
BerEp-4	−	+	+
pCEA[d]	+ (kanalikulär)	−	−
mCEA[e]	−	−	+
CD 10	+ (kanalikulär)	−	−
CK 8/18	+	−	−
CK 17	−	+	−
CK 19	vereinzelt	+ (85–100 %)	−

[a] s. a. [7, 19, 39]

[b] AFP: α-Fetoprotein;

[c] Kernexpression in Adenokarzinomen

[d] CEA, polyklonal;

[e] CEA, monoklonal

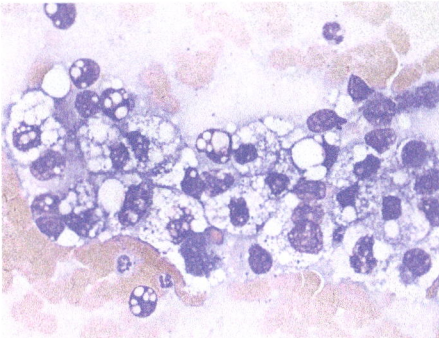

Abb. 3.5.18: Hepatozelluläres Karzinom, lipidreiche Variante.
Mäßig differenziertes hepatozelluläres Karzinom mit reichlichem Nachweis intrazellulärer Lipidvakuolen. Gut differenzierte Karzinome können leicht mit regulären Hepatozytenverbänden bei Steatohepatitis verwechselt werden; auch ist die Kern-Plasma-Relation bei zytoplasmatischer Lipidspeicherung häufig nicht korrekt zu ermitteln.

läre Lipidspeicherung, die leicht mit benignen Parenchymveränderungen bei Steatose verwechselt werden kann (s. Abb. 3.5.18). Großvakuolige Lipideinlagerungen mit randständiger Kernlagerung können auch mit Anteilen eines Lipoblastoms verwechselt werden.

Die Häufigkeit der *klarzelligen Variante* [7, 14, 81] wird mit unter 10 % aller hepatozellulären Karzinome beziffert [81]. Die glykogenhaltigen Tumorzellen imponieren durch hell-klares wie auch feinschaumiges Zytoplasma, welches in der PAS-Färbung durch den Glykogengehalt positiv reagiert. Die Kerne sind rund und relativ einheitlich. Die Kern-Plasma-Relation ist nur gering verschoben. Der Tumor ist leicht mit klarzelligen Karzinomen anderer Organe, insbesondere mit dem hellzelligen Nierenzellkarzinom, zu verwechseln. In der Immunzytologie zeigen hellzellige Nierenzellkarzinome jedoch eine Expression von CD10 und Vimentin, sodass eine Abgrenzung vom hepatozellulären Karzinom möglich ist. Der zytologische Befund eines hellzellig differenzierten hepatozellulären Karzinoms ist der Abb. 3.5.19 zu entnehmen.

Die sehr seltene *riesenzellige Variante*, ihre Häufigkeit ist mit unter 1 % aller hepatozellulären Karzinome ausgewiesen, zeichnet sich durch den Nachweis mehrkerniger Riesenzellen aus [14, 82]. Diese bestehen häufig aus kleinen, relativ monomorphen Kernen mit zentralen Nukleoli [14, 82, 83]. Neben diesen Riesenzellen sind Anteile eines zumeist mäßig differenzierten hepatozellulären Karzinoms nachweisbar [86]. Die osteoklastären Riesenzellen exprimieren CD 68, CD 51, CD 54 und die Matrixmetallproteinase 9 und ähneln somit Osteoklasten [84, 85]. Abb. 3.5.20 vermittelt einen entsprechenden zytologischen Befund.

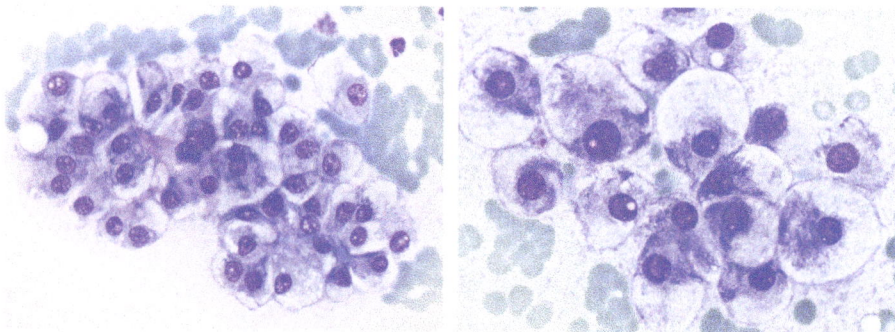

Abb. 3.5.19: Hepatozelluläres Karzinom, hellzellige Variante.
Gut differenziertes hepatozelluläres Karzinom mit mikrovakuolisiertem wie auch wasserklarem, hellem Zytoplasma.

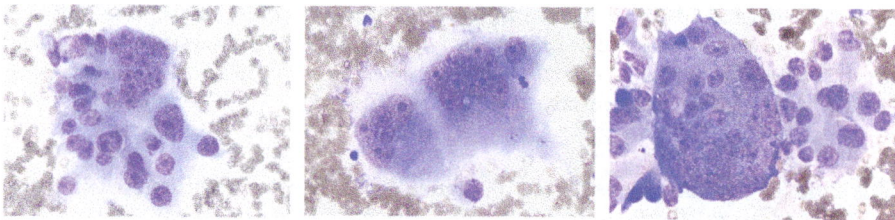

Abb. 3.5.20: Hepatozelluläres Karzinom, Riesenzellvariante.
Mäßig differenziertes hepatozelluläres Karzinom mit eingestreuten osteoklastären Riesenzellen. Die Kerne der Riesenzellen imponieren durch prominente Nukleoli sowie grau-granuliertem, zipflig ausgezogenem Zytoplasma in häufig unscharfer Begrenzung.

Neuroendokrine Tumoren: Primäre neuroendokrine Tumoren der Leber sind äußerst selten, sodass neuroendokrine Tumoren der Leber fast ausschließlich als Metastasen des Gastrointestinaltraktes oder der Lunge diagnostiziert werden [87]. Zur sicheren Abgrenzung von hepatozellulären Karzinomen wie auch metastatischen Adenokarzinomen ist die immunzytologische Differenzierung unerlässlich [7, 88]. Hierbei ist die Kombination von hepatozellulären Markern (s. Tab. 3.5.12) und typischen neuroendokrinen Antigenen (CD 56, Synaptophysin, Chromogranin) hilfreich.

Hepatoblastom: Das Hepatoblastom ist ein seltener maligner Lebertumor des Kindesalters, der sich aus primitivem embryonalem Lebergewebe herleitet. Es sind mehrere *Subtypen* bekannt, die vereinfacht wie folgt untergliedert werden können [7, 11, 30]:

- Epithelialer Typ
- Mischtyp, bestehend aus epithelialen und mesenchymalen Anteilen
- Anaplastischer (kleinzelliger) Typ

Der *epitheliale Typ* wird mit ca. 60 % am häufigsten diagnostiziert und besteht aus fetalen und embryonalen Zellen.

Die fetalen Zellen sind vergleichbar mit kleinen Hepatozyten mit runden, zentral gelegenen Kernen, die ein feingranuläres Chromatin und einen kleinen Nukleolus besitzen. Das helle Zytoplasma ist häufig granuliert bzw. eosinophil tingiert, nicht selten auch vakuolisiert. Die größtenteils trabekulären Zellverbände imponieren durch azinäre Strukturen. Oft ist eine extramedulläre Hämatopoese erkennbar.

Die embryonalen Zellen beeindrucken durch elongierte Kerne mit Hyperchromasie und prominenten Nukleoli. Die Kern-Plasma-Relation ist deutlich kernverschoben. Es finden sich gehäuft Mitosen. Die Zellverbände erscheinen flächig bzw. rosettenartig. Eine extramedulläre Hämatopoese ist zumeist nicht erkennbar.

Der *Mischtyp*, dessen Häufigkeit mit ca. 30 % beziffert ist, zeigt neben epithelialen Anteilen (s. epithelialer Typ) sehr unterschiedliche mesenchymale Anteile, so z. B. myogene, chondroide, osteoide Differenzierungen. Nicht selten kann eine extramedulläre Hämatopoese nachgewiesen werden. Die mesenchymalen Differenzierungen zeigen zumeist anhaftendes, metachromatisches Stromamaterial.

Der *anaplastische Typ* tritt mit einer Häufigkeit von ca. 10 % auf und besteht einheitlich aus anaplastischen, monomorphen Tumorzellen mit schmalem, basophilem Zytoplasma (kleinzelliger Aspekt).

Hepatoblastome exprimieren, in Abhängigkeit vom Subtyp, α_1-Fetoprotein, HepPar1, pCEA (kanalikulär), Glypican-3, β-Catenin (nukleär), AE-1, CD 99, CD 56 sowie Vimentin bei mesenchymalen Komponenten [7].

Differentialdiagnostisch kommen in erster Linie hepatozelluläre Karzinome sowie metastasierende Nephroblastome, aber auch andere Tumoren kleinzelliger Differenzierung, in Betracht.

Intrahepatisches Cholangiokarzinom: Das intrahepatische Cholangiokarzinom, das zweithäufigste primäre Malignom der Leber, ist ein Adenokarzinom der intrahepatischen Gallengänge. Im Gegensatz zum hepatozellulären Karzinom entsteht das intrahepatische Cholangiokarzinom in der nichtzirrhotischen Leber. Als Risikofaktoren gelten vor allem die sklerosierende Cholangitis, Cholezystolithiasis, Cholangiolithiasis, Caroli-Syndrom (biliäre Malformation), Parasitosen, chronische Infektionen sowie einige Toxine (z. B. Nitrosamine, Methylcholanthren). Während für die distalen und perihilären Cholangiokarzinome die biliäre intraepitheliale Neoplasie (BiliN) und die intraduktale papilläre Neoplasie des Gallengangs (IPBN) als Präneoplasien definiert sind (s. nachfolgendes Kapitel), gelten für das intrahepatische Cholangiokarzinom vor allem das Gallengangsadenom, biliäre Adenofibrome und der Meyenberg-Komplex als Vorläuferläsionen [144].

Für die zytologische Diagnostik ist die Feinnadelaspiration die Methode der Wahl. Die gewöhnlich zellreichen Feinnadelaspirate imponieren zumeist durch duktale, gut differenzierte Zellverbände vor dem Hintergrund einer desmoplastischen Reaktion. In der Übersichtsvergrößerung können folgende drei Typen des intrahepatischen Cholangiokarzinoms unterschieden werden [7]:

- Zellarmer Typ: wenige Tumorzellen mit Anhäufung von desmoplastischem Stroma
- Gallengangstyp: charakteristischer Typ des Cholangiokarzinoms mit reichlich duktalen, kleinzelligen Tumorverbänden wie auch benignen duktalen Epithelverbänden
- Adenokarzinomtyp: wenig charakteristischer, seltenerer Typ mit zahlreichen glandulären Tumorverbänden ohne morphologische Hinweise auf eine duktale Differenzierung und deshalb als Cholangiokarzinom nicht leicht erkennbar (Immunzytologie !)

Tab. 3.5.13 fasst zytologische Kriterien des intrahepatischen Cholangiokarzinoms zusammen; zytologische Befunde sind der Abb. 3.5.21 zu entnehmen.

Tab. 3.5.13: Zytologische Krtiterien des intrahepatischen cholangiozellulären Karzinoms[a].

Zytologische Kriterien intrahepatischen cholangiozellulären Karzinoms
– Zellkerne: rund-ovaläre Kerne mit unregelmäßiger Begrenzung, meist nur geringe Größenvarianz bei gut differenzierten Tumoren, verdichtetes Chromatin, Nachweis von prominenten Nukleoli bei schlecht differenzierten Tumoren
– Zytoplasma: schmales, grau-opakes Zytoplasma, vereinzelt Schleimvakuolen
– Kern-Plasma-Relation: deutlich kernverschoben
– Zellverbände: flächige Verbände mit winkliger Begrenzung und Kernüberlappungen (nucelar crowding) sowie duktale Verbände mit teils azinärem Aspekt, häufig Einzelzellen bei Dissoziationsneigung
– Besonderheiten: desmoplastische Reaktion, Fehlen von Gallepigment
– Immunzytologie: s. Tab. 3.5.12
– Differentialdiagnosen: metastatische Adenokarzinome, besonders duktale Mammakarzinome, Gallengangsadenome, kombiniertes hepatozelluläres und cholangiozelluläres Karzinom

[a] Die aufgeführten Kriterien beziehen sich auf den häufigsten duktalen Typ (s. Text)

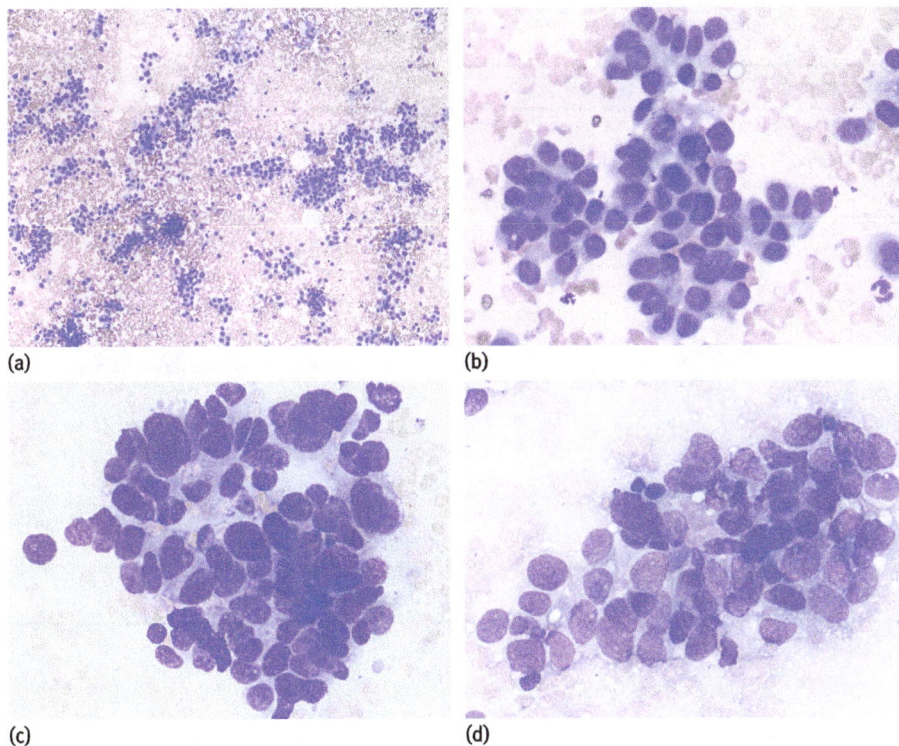

Abb. 3.5.21: Intrahepatisches Cholangiokarzinom.
(a+b) Gut differenziertes Cholangiokarzinom; (a) Übersicht mit zahlreichen duktalen Verbänden (Gallengangstyp). (b) Duktale Verbände mit mäßiger Anisokaryose und Kernpleomorphie bei kompakter Chromatinstruktur. (c) Mäßig differenziertes Cholangiokarzinom mit Anisokaryose und Kernpleomorphie, feingranuläre bis kompakte Chromatinstruktur, wobei der duktale Aspekt noch erkennbar ist. (d) Schlecht differenziertes Cholangiokarzinom mit ausgeprägten Kernatypien und zunehmender Dissoziationsneigung.

Metastatische Tumoren: Metastatische Tumoren sind die am meisten diagnostizierten malignen Lebertumoren; ihre Häufigkeit wird für die westlichen Länder mit 75 bis über 90 % beziffert [59]. Zumeist handelt es sich um Tumoren des Gastrointestinaltraktes und der Lunge, jedoch metastasieren auch Tumoren der Mamma, Pankreas, Prostata, Niere, ableitende Harnwege, Nebenniere, Uterus, Ovar, extrahepatische Gallenwege oder der Haut in die Leber. In der Tab. 3.5.14 sind die häufigsten metastatischen Tumoren aufgeführt.

Tab. 3.5.14: Die häufigsten metastatischen Tumoren der Leber.

Ursprungsorgan	Häufige metastatische Tumoren
Gastrointestinaltrakt (Ösophagus, Magen, Dünndarm, Kolorektum)	Adenokarzinome, neuroendokrine Tumoren, Gastrointestinaler Stromatumor, extranodale Lymphome
Lunge	Adenokarzinome, Plattenepithelkarzinom, neuroendokrine Tumoren, vor allem das kleinzellige Karzinom
Extrahepatische Gallenwege	extrahepatisches Cholangiokarzinom
Pankreas	duktales Pankreaskarzinom, muzinöse Adenokarzinome, neuroendokrine Tumoren
Mamma	duktales Mammakarzinom
Uterus, Ovar	Adenokarzinome vom Endometrium, Zervix und Ovar, Leiomyosarkom, Plattenepithelkarzinom der Zervix
Prostata	Adenokarzinome
Niere	Nierenzellkarzinome
Harntrakt	Urothelkarzinome
Haut	Malignes Melanom

3.5.2 Zytologie der extrahepatischen Gallenwege

Das Gallengangsystem nimmt seinen Anfang in den intralobulären Gallengangskapillaren, die über Schaltstücke und kleine Gallengänge in die Glissonsche Trias einmünden. Außerhalb der Leber vereinigen sich die interlobulären Gallengänge in den Ductus hepaticus dexter und Ductus hepaticus sinister, die zu einem gemeinsamen Gallengang, dem Ductus hepaticus communis, verschmelzen. Der Ductus hepaticus communis bildet mit dem Ductus cysticus der Gallenblase einen gemeinsamen Gallengang, den Ductus choledochus, der in das Duodenum mündet. Entsprechend des anatomischen Aufbaus wird das Gallengangsystems in intrahepatische und extrahepatische Gallenwege unterteilt. Die intrahepatischen Gallenwege bezeichnen das Gangsystem bis zur Pfortader. Die extrahepatischen Gallenwege befinden sich außerhalb der Leber, beginnend mit dem Ductus hepaticus communis, der sich in über 90 % außerhalb der Leber befindet.

Regelrechte Epithelien der extrahepatischen Gallenwege zeigen in der Aufsicht eine typische wabenartige Struktur, während in der Seitenansicht die Bipolarität des Epithels erkenntlich ist.

Die Morphologie regelrechter Gangepithelien sind der Abb. 3.5.22 zu entnehmen (s. a. Tab. 3.5.1).

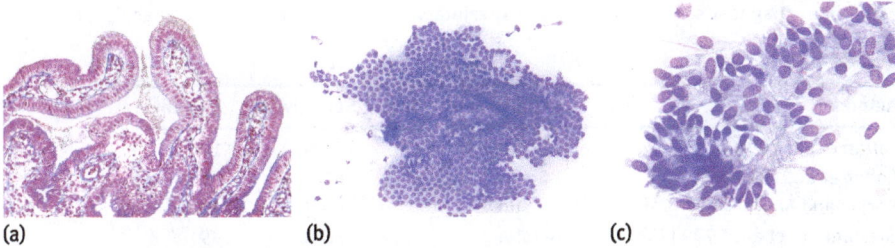

(a)   (b)   (c)

Abb. 3.5.22: Histologie und Zytologie der normalen extrahepatischen Gallenwege.
Histologie (a): Einschichtiges hochprismatisches Epithel der Gallenblase (Histologie, Azan-Färbung,
Präparat Dr. Wyers, Lübeck). Gallengangsbürstungen (b+c): Regelrechtes Epithel mit typischer wabenartiger Struktur in der Aufsicht (b). Seitenansicht des Epithels mit Bipolarität und basalständigen Kernen (c).

3.5.2.1 Indikationen zur zytologischen Diagnostik

Die zytologische Untersuchung der Gallenwege begann in den 1960iger Jahren mit
der Einführung der endoskopisch-retrograden Cholangiopankreatikographie (ERCP).
Hierauf basierend wurde 1975 erstmals die Materialgewinnung mittels Bürstungen
des Gallengangs beschrieben [89]. Diese Form der Materialgewinnung wie auch die
zusätzliche Feinnadelaspiration wird gegenwärtig mit Erfolg eingesetzt (Übersicht
bei [90], s. a. Tab. 3.5.16).

Tab. 3.5.15: Indikationen zur Gallengangszytologie.

Verdacht auf Malignität
unklare Striktur der extrahepatischen Gallenwege
Monitoring bei primär sklerosierender Cholangitis

Hauptindikation der Zytologie der Gallenwege ist der Verdacht auf maligne Veränderungen. Daneben ist die zytologische Diagnostik auch bei entzündlichen Veränderungen der Gallenwege indiziert, insbesondere bei Patienten mit einem erhöhten Malignitätsrisiko, vor allem bei bekannter primär sklerosierender Cholangitis.
Geläufige Indikationen zur Zytodiagnostik der extrahepatischen Gallenwege sind in
der Tab. 3.5.15 zusammengefasst. Die Bedeutung der Bürstenzytologie wie auch der
Feinnadelaspirate für die Diagnostik des Cholangiokarzinoms ist durch die Literatur
reichlich belegt. Leider erreicht die Diagnostik des Cholangiokarzinoms in der Bürstenzytologie eine eher mäßige Sensitivität. Eine deutliche Steigerung der Sensitivität
wird jedoch an EUS-gesteuerten Feinnadelaspiraten erreicht; ebenso ist die Kombination von Bürstungen und Feinnadelaspiraten mit einer erhöhten Trefferquote verbunden. Die Gefahr der Tumorzellverschleppung wird in der Literatur mit 1/1000–1/33.000
als eher gering eingestuft [91]. Literaturwerte zur diagnostischen Sensitivität und
Spezifität für Bürstenzytologien und Feinnadelaspirate sind der Tab. 3.5.16 (s. a. [116])

Tab. 3.5.16: Diagnostische Sensitivität und Spezifität für das extrahepatischen Cholangiokarzinoms[a].

Autoren	Materialgewinnung	Sensitivität	Spezifität
Ferrari et al., 1994 [92]	Bürstung	56 %	100 %
Cohen et al., 1995 [93]	Bürstung	83 %	98 %
Kocjan and Smith, 1997 [94]	Bürstung	44 %	100 %
Glasbrenner et al., 1999 [95]	Bürstung	80 %	91 %
Volmar et al., 2006 [100]	Bürstung	53 %	99 %
Boberg et al., 2006 [102]	Bürstung	100 %	84 %
Katajima et al., 2007 [103]	Bürstung	72 %	100 %
Eiholm et al., 2013 [107]	Bürstung	66 %	100 %
Farrell et al., 2001 [96]	Bürstung +EUS-FNA	85 %	100 %
Fritscher-Ravens et al., 2003 [97]	EUS-FNA	89 %	100 %
Eloubeidi et al., 2004 [98]	EUS-FNA	86 %	100 %
Lee et al., 2004 [99]	EUS-FNA	79 %	79 %
Meara et al., 2006 [101]	EUS-FNA	87 %	100 %
DeWitt et al., 2006 [104]	EUS-FNA	77 %	100 %
Ohshima et al., 2011 [105]	EUS-FNA	100 %	100 %
Weilert et al., 2014 [106]	EUS-FNA	94 %	100 %

[a] Angabe gerundete Werte

zu entnehmen. Die Verarbeitung konventioneller Bürstenausstriche mittels Dünnschichtpräparation, sogenannte ThinPrep-Technik, ist durch eine Steigerung der diagnostischen Sensitivität belegt [108, 110, 110, 111]. Literaturdaten sprechen für eine Vergleichbarkeit zytologischer Befunde von Dünnschichtpräparationen und Bürstenzytologien [112, 113], dennoch sollten bei der Beurteilung von Dünnschichtpräparationen folgende Besonderheiten berücksichtigt werden (s. a. [114]):

– überlagerte Zellaggregate mit eingeschränkter Beurteilbarkeit
– geringere Zellularität
– artefizielle Zellveränderungen (Zellzerfall, Zerstörung des Zytoplasmas)
– Fehlen des für Entzündungen und Tumoren (Tumordiathese) charakteristischen Präparatehintergrundes

In Analogie zur Gewinnung ösophagealen Zellmaterials ist für die Materialgewinnung der extrahepatischen Gallenwege ein Drahtkörbchen mit einem Durchmesser von 15 mm beschrieben worden, welches über eine Sonde (Bioscan®-Katheter) plaziert und durch die Stenose gezogen wird. Das am Drahtkörbchen anhaftende Zellmaterial wird anschließend als Dünnschichtzytologie präpariert. Mit dieser Methode konnte eine diagnostische Sensitivität von 86 % bei einer Spezifität von 100 % erreicht werden [115].

Unabhängig von der Wahl des Untersuchungsmaterials ergeben sich einige Pitfalls, deren Beachtung der Vermeidung falsch-positiver wie auch falsch-negativer Be-

Tab. 3.5.17: Fallstricke in der Zytologie extrahepatischer Gallenwege[a].

Materialgewinnung	geringe Materialausbeute, wenig repräsentatives Material als Ursachen für falsch-negative Befunde
BiliN high grade	Fehleinschätzung als invasives Karzinom
Reaktive Veränderungen bei PSC	Fehleinschätzung als Dysplasien oder invasives Karzinom
Nekrotischer Präparatehintergrund bei Cholangitis	Fehlinterpretation als Tumorrandreaktion
Kontaminationen (z. B. gastrointestinales Epithel, duktales Pankreasepithel)	Fehleinschätzung als Adenokarzinom

[a] s. a. [94, 117–119]; BiliN: biliäre intraepitheliale Neoplasie; PSC: primär sklerosierende Cholangitis

funde dient. Im Vordergrund stehen hier reaktive Veränderungen ortsständiger Epithelien bei entzündlichen Prozessen sowie die Differenzierung zwischen benignen und malignen Läsionen. In der Tab. 3.5.17 sind einige Fallstricke aufgeführt.

3.5.2.2 Entzündliche Veränderungen

Eine Differenzierung der verschiedenen Formen spezifischer Gallenwegsentzündungen ist zytologisch nicht möglich, dennoch ist der Nachweis entzündlicher Prozesse für die Interpretation reaktiver wie regenerativer Epithelveränderungen hilfreich.

Die *infektiöse Cholangitis* (septische Cholangitis) entsteht zumeist durch eine bakterielle Infektion (z. B. Escherichia coli, Klebsiellen, Enterokokken u. a.) und selten auch durch eine Infektion mit Viren, Pilzen oder Parasiten. Im Vordergrund der zumeist akut-eitrigen Cholangitis besteht ein Zellzerfallsbild mit reichlich amorphem Detritus, zerfallenem Epithel, Anhäufung von fibrinoid-scholligem Material bei deutlicher Reaktion neutrophiler Ganulozyten (Abb. 3.5.23). Bei Verdacht auf eine bakterielle Entzündung ist eine orientierende Gram-Färbung indiziert; für den Nachweis einer

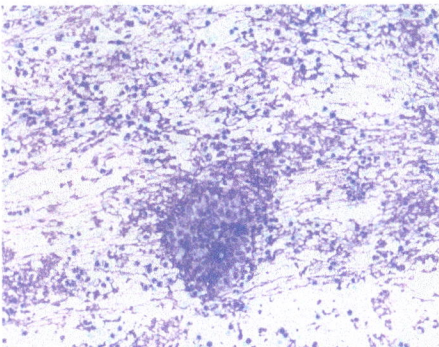

Abb. 3.5.23: Akute Cholangitis. Entzündliches Zellzerfallsbild mit ausgeprägter Reaktion neutrophiler Granulozyten und zerfallenem Gangepithel.

Tab. 3.5.18: Zytologische Kriterien reaktiver Epithelveränderungen bei Cholangitis.

Kernvergrößerungen, bei PSC z. T. mit deutlicher Größenvarianz
aufgelockerte Chomatinstruktur
Nachweis von kleinen Nukleoli, bei PSC prominente wie auch multiple Nukleoli
Kern-Plasma-Relation gering kernverschoben
Aufhebung der Architektur der Zellverbände (zelluläre Disorganisation)
Plattenepithelmetaplasie, besonders bei PSC und Parasitosen

PSC: primär sklerosierende Cholangitis

Parasitose bzw. Mykose sind die PAS-Färbung bzw. die Grocott-Färbung die Methoden der Wahl.

Die *primäre sklerosierende Cholangitis*, auch als aseptische Cholangitis bezeichnet, wird den Autoimmunopathien zugerechnet. Es handelt sich um ein Entzündungsgeschehen der intra- und extrahepatischen Gallenwege mit peripherer Fibrosierung, Atrophie und Obstruktion der Gallengänge. Die primär sklerosierende Cholangitis gilt in den westlichen Ländern als ein wesentlicher ätiologischer Faktor für die Pathogenese des Cholangiokarzinoms [120, 121]. Das Zellbild bei primärer sklerosierender Cholangitis ist in der Regel unspezifisch. Es ergeben sich zumeist Zeichen eines chronischen Entzündungsgeschehens sowie Nachweis bindegewebiger Anteile mit anhaftenden Fibroblasten als Hinweis auf eine Begleitfibrose (s. Abb. 3.5.24). Des Weiteren können in den Ausstrichpräparaten ortsständiges Epithel mit teils markanten reaktiven Epithelveränderungen nachgewiesen werden, die leicht fehlgedeutet werden können. Die wichtigsten Merkmale reaktiver Epithelveränderungen sind in der Tab. 3.5.18 aufgeführt; zytologische Befunde sind der Abb. 3.5.25 zu entnehmen.

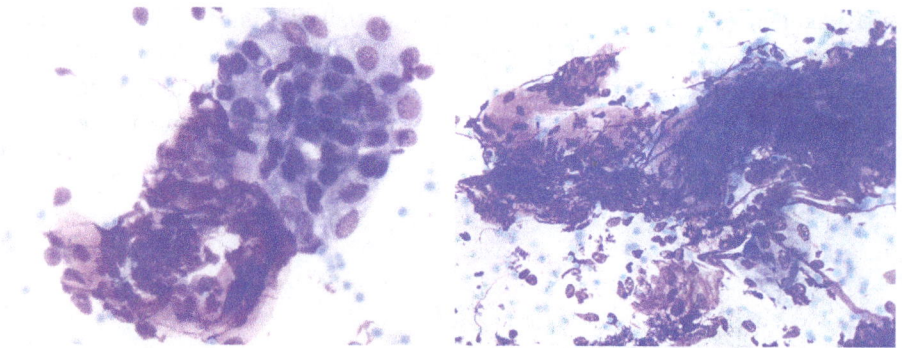

Abb. 3.5.24: Primäre sklerosierende Cholangitis.
Schmutzig-entzündlicher Hintergrund mit Nachweis kollagener, metachromatischer Matrix und anhaftenden Fibroblasten als Hinweis auf eine Begleitfibrose.

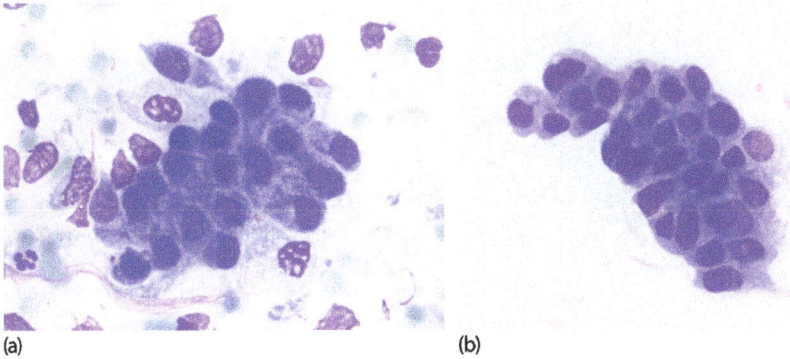

(a)   (b)

Abb. 3.5.25: Reaktive Epithelveränderungen bei primärer sklerosierender Cholangitis.
(a) Gangepithel mit deutlich vergrößerten und hyperchromatischen Zellkernen. (b) hyperchromatische Kerne mit Größenvarianz und Kernentrundungen. Eine sichere Abgrenzung von einer biliären intraepithelialen Neoplasie low grade ist zytologisch sehr schwer.

3.5.2.3 Tumoren der extrahepatischen Gallenwege

Tumoren der extrahepatischen Gallenwege und der Gallenblase umfassen verschiedene epitheliale, mesenchymale sowie metastatische Tumoren. Die meisten der primären Tumoren sind selten und daher für die zytologische Diagnostik nicht relevant. Der häufigste Tumor der extrahepatischen Gallenwege ist das zytologisch gut charakterisierte Cholangiokarzinom; über alle anderen Tumoren liegen in der zytologischen Literatur nur wenige verwertbare Daten vor. In der Tab. 3.5.19 sind epitheliale und mesenchymale Tumoren der extrahepatischen Gallengänge und der Gallenblase zusammengestellt.

Tab. 3.5.19: Tumoren der extraheptischen Gallenwege und Gallenblase (Auswahl)[a].

Epitheliale Tumoren[b]	Mesenchymale Tumoren
Benigne Tumoren	Benigne Tumoren
– Adenom	– Leiomyom
– Hamartom	– Lipom
(von-Meyenburg-Komplex)	– Hämangiom
– Muzinös-zystische Neoplasie	– Granularzelltumor
– Zystadenom	Maligne Tumoren
– Adenofibrom	– Rhabdomyosarkom
Maligne Tumoren	– Angiosarkom
– Cholangiokarzinom	– Lymphangiom
	– Malignes fibröses Histiozytom
	– Leiomyosarkom
	– Karzinosarkom

[a] in Anlehnung an [122, 123, 126]
[b] Die biliäre intraepitheliale Neoplasie (BiliN) wie auch die intraduktale papilläre Neoplasie des Gallengangs (IPNB) sind hier nicht berücksichtigt. s. Tab. 3.6.20

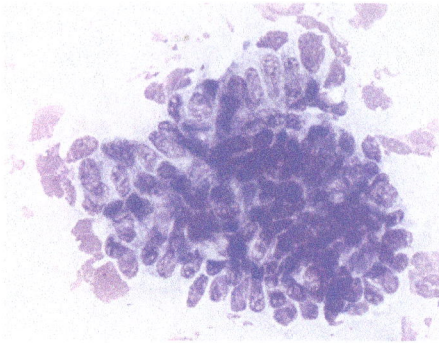

Abb. 3.5.26: Tubuläres Adenom vom intestinalen Typ, histologisch gesichert.
Papillärer Verband mit kleinen, elongierten Kernen, aufgelockertem Chromatin sowie einer palisadenartigen Anordnung der Zellkerne. Verwechselungsmöglichkeit mit einem Adenokarzinom!

Benigne Tumoren

Über die seltenen benignen Tumoren der extrahepatischen Gallenwege liegen nur vereinzelte Literaturangaben vor und beziehen sich hauptsächlich auf das Adenom, das nachfolgend kurz beschrieben wird. Die präinvasiven intraepithelialen Neoplasien werden im nachfolgenden Kapitel vorgestellt.

Adenom: Das Adenom der extrahepatischen Gallengänge [128] ist eine seltene Entität, über deren Inzidenz kaum repräsentative Daten vorliegen. In der zytologischen Literatur ist über das Adenom bisher nur vereinzelt als Zufallsbefund in Form von Kasuistiken berichtet worden [124, 125, 129]. Histologisch sind die meisten der extrahepatischen Gallengangsadenome tubuläre Adenome vom intestinalen Typ. Neben tubulären Adenomen sind durch die WHO auch papilläre und tubulo-papilläre Adenome klassifiziert. Über eine Begrenzung der Adenome durch dysplastische Epithelien ist verschiedentlich berichtet worden [129]. Zytologisch imponieren in den Ausstrichen tubulo-papilläre wie auch flächige Verbände mit relativer Monomorphie der elongierten Kerne in häufig palisadenartiger Anordnung (intestinaler Typ) mit feiner bis aufgelockerter Chromatinstruktur sowie häufig mit Nachweis von Nukleoli [122, 124–129]; der zytologische Befund eines Adenoms ist der Abb. 3.5.26 zu entnehmen.

Maligne Tumoren

Cholangiokarzinom: Das Cholangiokarzinom der extrahepatischen Gallengänge nimmt seinen Ausgang von den Cholangiozyten der Gallenwege. Es handelt sich um einen eher seltenen Tumor; die Inzidenz ist mit etwa 2,5–4,4 Erkrankungen pro 100.000 Einwohnern pro Jahr beziffert [131]. Die Risikofaktoren für das extrahepatische Cholangiokarzinom lassen sich wie folgt zusammenfassen (Auswahl):

- Chronische Entzündungen der Gallenwege
  Primäre sklerosierende Cholangitis, Hepatolithiasis, Parasitosen (Opisthorchis, Clonorchis)
- Fehlbildungen der Gallenwege
  Choledochuszyste, Caroli-Syndrom
- Exposition von Chemikalien und Toxinen (z. B. Druckerfarben)

Als Hauptrisikofaktor gilt die primäre sklerosierende Cholangitis [120, 131, 132, 135]. Bei Patienten mit primärer sklerosierender Cholangitis liegt die Prävalenz des Cholangiokarzinoms zwischen 5–15 % [132]. Es gilt als gesichert, dass die vielschichtige Pathogenese des Cholangiokarzinoms durch chronische Entzündungsprozesse initiiert und durch das Zusammenwirken von Cholangiozyten, Stromazellen, Entzündungszellen, Endothelzellen, extrazellulärer Matrix und Fibroblasten bewirkt wird. Dieser Prozess wird durch verschiedene molekularpathologische Veränderungen begleitet, die zum Teil auch diagnostisch relevant sind [135–137].

Entsprechend ihrer Lokalisation lassen sich Cholangiokarzinome wie folgt klassifizieren (Übersicht bei [11, 133]):
- intrahepatisches Cholangiokarzinom: unter 10 %
- perihiläres Cholangiokarzinom (Klatskin-Tumor): ca. 50 %
- distales Cholangiokarzinom: ca. 40 %

Im Gegensatz zum intrahepatischen Cholangiokarzinom zeigen Cholangiokarzinome der extrahepatischen Gallengänge die typische Morphologie von Adenokarzinomen [134].

Präneoplasien des extrahepatischen Cholangiokarzinoms: Zu den präinvasiven intraepithelialen Läsionen des Cholangiokarzinoms werden die biliäre intraepitheliale Neoplasie (BiliN) und die intraduktale papilläre Neoplasie des Gallengangs (IPBN) gerechnet, die auch von zytodiagnostischer Relevanz sind. Zwar handelt es um in situ-Läsionen, die histologisch definiert sind [138], jedoch erlauben auch einige zytologische Kriterien einen diagnostischen Hinweis auf diese nichtinvasiven Läsionen. Tab. 3.5.20 fasst zytologische Kriterien für beide Präneoplasien zusammen.

Tab. 3.5.20: Zytologische Kriterien von Präneoplasien des Gallengangs[a].

IPBN	BiliN low grade	BiliN high grade
– duktale Epithelverbände mit Erhalt des typischen Wabenmusters und papillärem Aspekt ohne Kernüberlagerungen – Zellen mit intrazellulärem Schleim, basalständigen Kernen, häufig ohne nennenswerte Atypien	– flache oder clusterartige Zellverbände mit Kernüberlagerungen – glatte Kernbegrenzung, leichte Verschiebung der Kern-Plasma-Relation, granuläres Chromatin, vereinzelte Chromozentren, 1–2 kleine Nukleoli	– Dreidimensionale Zellverbände mit Kernüberlagerungen – unregelmäßige Kernbegrenzung, kernbetonte Verschiebung der Kern-Plasma-Relation, unruhiges Chromatin, prominente Nukleoli

[a] nach [122, 126, 127]; IPBN: Intraduktale papilläre Neoplasie des Gallengangs; BiliN: Biliäre intraepitheliale Neoplasie

Intraduktale papilläre Neoplasie des Gallengangs (IPBN): Hierbei handelt es sich um eine seltene Präneoplasie, über die in der zytologischen Literatur bisher nur sporadisch berichtet wurde [30, 94, 127, 130]. Biliäre Papillome imponieren durch intraduktale, papillär verzweigte Tumorverbände mit basalständigen Kernen ohne nennenswerte Atypien und reichlich supranukleärem Schleim, vergleichbar der intraduktalen papillär-muzinösen Neoplasie des Pankreas (IPMN, s. Kapitel 3.6).

Biliäre intraepitheliale Neoplasie (BiliN): Die biliäre intraepitheliale Neoplasie bezeichnet eine intraepitheliale Neoplasie, die, im Gegensatz zur intraduktalen papillären Neoplasie, in der Histologie als flache bzw. pseudopapilläre Läsion imponiert. Entsprechend der Ausprägung der Atypien sind die folgenden drei Kategorien definiert: BiliN I, II und III. Gegenwärtig hat sich für die Zytodiagnostik eine Klassifizierung in BiliN low grade und BiliN high grade als diagnostisch relevant erwiesen. Unabhängig vom zytologisch festgestellten Atypiegrad ist jede dysplastische Veränderung Anlass zur histologischen Klärung. Zytologische Befunde bei biliärer intraepithelialer Neoplasie sind der Abb. 3.5.27 zu entnehmen.

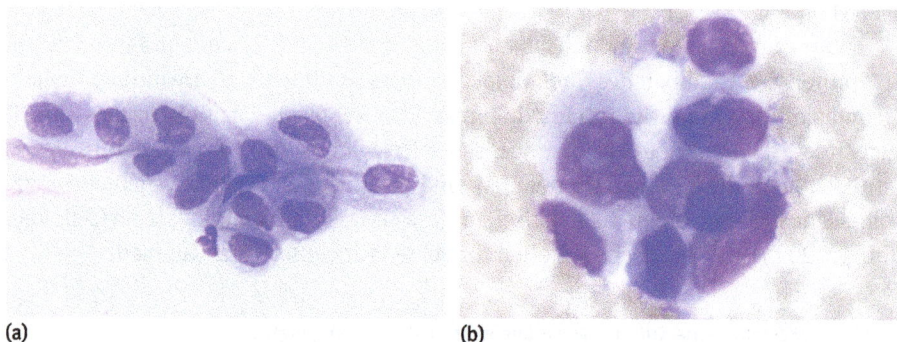

(a) (b)

Abb. 3.5.27: Biliäre intraepitheliale Neoplasien (BiliN).
(a) BiliN low grade: Zellverband mit vergrößerten und teils entrundeten Kernen mit granulärem Chromatin, kleinen Nukleoli sowie mäßiger Verschiebung der Kern-Plasma-Relation. (b) BiliN high grade: Zellverband mit ausgeprägter Anisokaryose und Kernpleomorphie, kompakter Chromatinstruktur und Nachweis prominenter Nukleoli. Die Kern-Plasma-Relation ist kernbetont verschoben. Die Abgrenzung eines invasiven Karzinoms ist zytologisch kaum möglich.

Cholangiokarzinom: Auf Grund der unterschiedlichen histologischen Muster wird das extrahepatische Cholangiokarzinom in drei Typen klassifiziert, die wiederum eine morphologische Subtypisierung erlauben ([139]; Tab. 3.5.21 gibt einen Überblick über diese Klassifikation. Aus den verschiedenen Typen bzw. Subtypen erklärt sich auch die Polymorphie des Cholangiokarzinoms. So imponiert das Cholangiokarzinom in adenoiden, tubulo-papillären wie auch flächigen Verbänden, mit jeweils unterschiedlicher Ausprägung von Kernatypien. Trotz der Polymorphie des Cholangiokarzinoms

Tab. 3.5.21: Klassifikation des extrahepatischen Cholangiokarzinoms[a].

Typ	Subtypen
konventioneller Typ	Adenokarzinom – gut differenziert – mäßig differenziert – schlecht differenziert
intraduktaler Tp	– papillärer Typ – tubulärer Typ – oberflächlich wachsender Typ
seltenere Varianten	– plattenepithelialer/adenosquamöser Typ – muzinöser Typ/Siegelringaspekt – klarzelliger Typ – undifferenzierter Typ (anaplastisch, sarkomatoid) – lymphoepithelialer Typ

[a] nach [139]

sind jedoch nur wenige zytologische Kriterien diagnoseweisend, die sich wie folgt umreißen lassen [11, 93, 117, 127, 140–143]:

– Verlust des Honigwabenmusters,
– Hyperchromasie/unruhige Chromatinstruktur,
– kernbetonte Verschiebung der Kern-Plasma-Relation,
– prominente Nukleoli.

Zytologische Kriterien des Cholangiokarzinoms sind der Tab. 3.5.22 zu entnehmen, die Abbildungen 3.5.28–3.5.30 vermitteln entsprechende zytologische Befunde. Das Gal-

Tab. 3.5.22: Zytologische Kriterien des extrahepatischen Cholangiokarzinoms.

Zytologische Kriterien des extrahepatischen Cholangiokarzinoms

– Zellkerne: rund oval mit variabler Anisokaryose, Kernpleomorphie, häufig kleinere Kerne mit dichtem Chromatin, schlechter differenzierte Tumoren mit grobscholligem Chromatin und markanten Chromozentren, prominente Nukleoli
– Zytoplasma: grau-opak, granuliert, nicht selten vakuolisiert
– Kern-Plasma-Relation: kernbetont verschoben
– Zellverbände: flache sowie adenoid-papilläre Verbände mit duktalem Aspekt, daneben auch azinäre Strukturen
– Besonderheiten: sehr häufig dissoziierte Einzelzellen
– Immunzytologie: s. Tab. 3.6.12
– Differentialdiagnosen (s. a. Text): metastatische Adenokarzinome (Niere, Lunge, Mamma, Ovar, Verdauungstrakt und Prostata); Sarkome, maligne Melanome

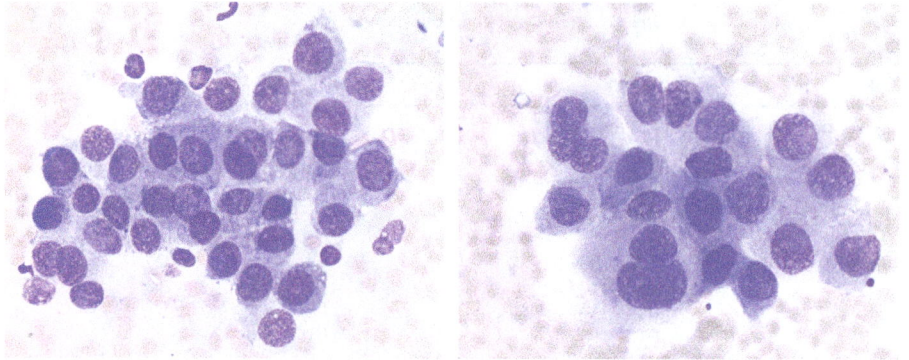

Abb. 3.5.28: Gut differenziertes extrahepatisches Cholangiokarzinom.
Adenoide Zellverbände mit vergrößerten rund-ovalen Kernen mit mäßiger Größenvarianz, kompakter Chromatinstruktur sowie grau-granuliertem Zytoplasma.

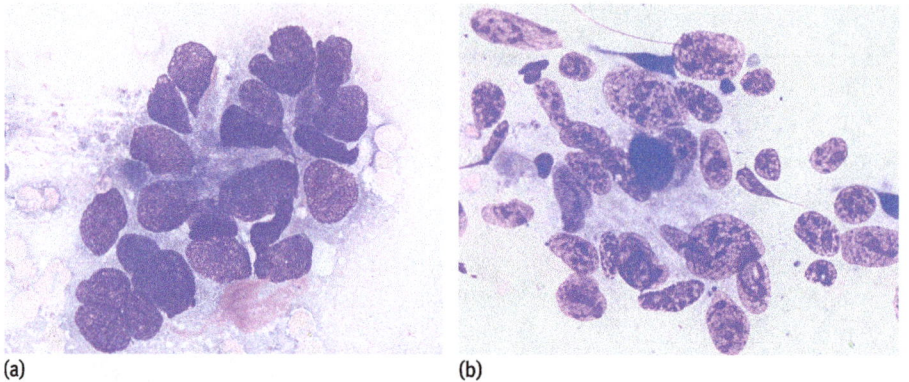

(a)   (b)

Abb. 3.5.29: Schlecht differenziertes extrahepatisches Cholangiokarzinom.
Pleomorphe Tumorzellen mit markanter Anisokaryose und Kernpleomorphie, unruhige Chromatinstruktur mit reichlich Chromozentren und prominenten Nukleoli bei ausgeprägter Dissoziationsneigung (b).

lenblasenkarzinom unterscheidet sich nicht vom Cholangiokarzinom der extrahepatischen Gallenwege. Ein entsprechender zytologischer Befund ist in der Abb. 3.5.31 ersichtlich. Die Differentialdiagnostik des Cholangiokarzinoms umfasst, neben metastatischen Karzinomen (s. a. Tab. 3.5.22), auch folgende Veränderungen bzw. Läsionen:

–   entzündlich-reaktive Epithelveränderungen bei primärer sklerosierender Cholangitis,
–   reaktive Epithelveränderungen, z. B. bei einem Stent,
–   biliäre intraepitheliale Neoplasie high grade,
–   intramurales Drüsenepithel.

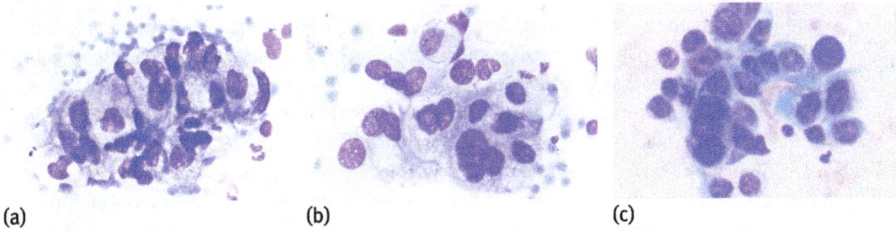

(a)   (b)   (c)

Abb. 3.5.30: Subtypen des extrahepatischen Cholangiokarzinoms.
(a+b) Hellzellige Variante: Zellverbände mit hellem, teils schaumig imponierendem Zytoplasma und gering verschobener Kern-Plasma-Relation. (c) Adenosquamöse Variante: Cholangiokarzinom mit partiell meerblauem Zytoplasma als Hinweis auf eine Verhornung.

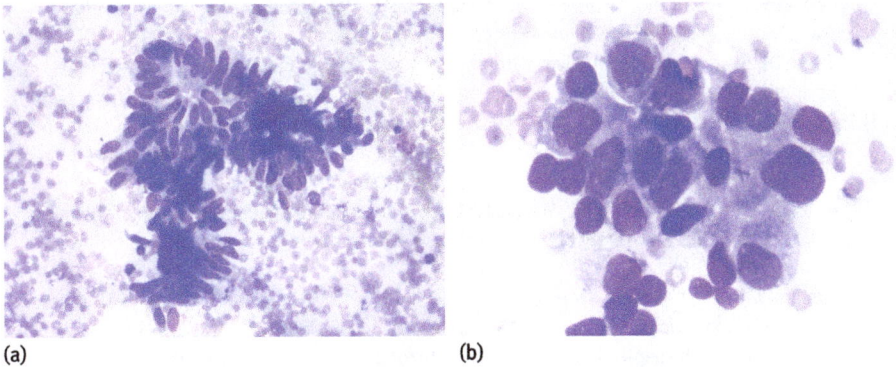

(a)   (b)

Abb. 3.5.31: Gallenblasenkarzinom (Feinnadelaspirat).
(a) Regelrechtes ortsständiges Epithel: Hohes Zylinderepithel mit elongierten Zellkernen in palisadenartiger Anordnung und feingranulärer Chromatinstruktur. (b) Gallenblasenkarzinom mit typischen Merkmalen eines Adenokarzinoms.

Metastatische Tumoren: Zu den sekundären Tumoren der extrahepatischen Gallenwege zählen Karzinome der Niere, Lunge Mamma, Ovar, Prostata, des Verdauungstraktes sowie Sarkome und Melanome [114].

Literatur

[1]   Lüdin H. Die Organpunktion in der klinischen Diagnostik. Karger 1955.
[2]   Diamantis A, Magiorkinis E, Koutselini H. Fine-needle aspiration (FNA) biopsy: historical aspects. Fol Histochem Cytobiol 2009,47,191–197.
[3]   DeWitt J, LeBlanc J, McHenry L, Ciaccia D, Imperiale T, Chappo J, Cramer H, McGreevy K, Chriswell M, Sherman S. Endoscopic ultrasound-guided fine needle aspiration cytology of solid liver lesions: A large single-center experience. Amer J Gastroenterol 2003,98,1976–1981.
[4]   Hertz G, Reddy VB, Green L, Spitz D, Massarani-Wafai R, Selvaggi SM, Kluskens L, Gattuso P. Fine-needle aspiration biopsy of the liver: A multicenter study of 602 radiologically guided FNA. Diagn Cytopathol 2000,23,326–328.

[5] Granados R, Aramburu JA, Murillo N, Camarmo E, De la Cal MA, Fernandez-Segoviano P. Fine-needle aspiration biopsy of liver masses: Diagnostic value and reproducibility of cytological criteria. Diagn. Cytopathol. 2001,25,365–375.

[6] Wee A. Fine-needle aspiration biopsy of the liver: Algorithmic approach and current issue in the diagnosis of hepatocellular carcinoma. CytoJournal 2005,2, doi: 10.1186/1742-6413-2-7.

[7] Wee A, Sampatanukul P, Jhala N. Cytohistology of focal liver lesions. Cambridge Press 2014.

[8] Chhieng DC. Fine needle aspiration biopsy of the liver-an update. World J Surg Oncol 2004, doi: 10.1186/1477-7819-2-5.

[9] Conrad R, Castelino-Prabhu S, Cobb C, Raza A. Cytopathologic diagnosis of liver mass lesions. J Gastrointest Oncol 2013,4,53–61.

[10] Guo Z, Kurtycz DFI, Salem R, De Las Casas LE, Caya JG, Hoerl HD. Radiologically guided percutaneous fine-needle aspiration biopsy of the liver: Retrospective study of 119 cases evaluating diagnostic effectiveness and clinical complications. Cytopathol 2002,26,283–289.

[11] Coquia SF, Hamper UM. Liver. In: Erozan YS, Tatsas A (Hg). Cytopathology of Liver, Biliary Tract, Kidney and Adrenal Gland. Springer 2015, 17–101.

[12] Chute DJ, Sarti M, Atkins KA. Liver Cytology. In: Nayar R (Hg). Cytopathology in Oncology. Springer 2014, 83–109.

[13] Ten Berge J, Hoffman BJ, Hawes RH, Van Enckevort C, Giovannini M, Erickson RA, Catalano MF, Fogel R, Mallery S, Faigel DO, Ferrari AP, Waxman I, Palazzo L, Ben-Menachem T, Jowell PS, McGrath KM, Kowalski TE, Nguyen CC, Wassef WY, Yamao K, Chak A, Greenwald BD, Woodward TA, Vilmann P, Sabbagh L, Wallace MB. EUS-guided fine needle aspiration of the liver: indications, yield, and safety based on an international survey of 167 cases. Gastrointest Endosc 2002,55,859–62.

[14] Zamann MB. The Liver and Spleen. In: Koss LG, Melamed MR (Hg). Koss's Diagnostic Cytology and its Histopathologic Bases, Vol. 2. Lippincott Willimas&Wilkins 2005, 1389–1427.

[15] Wee A. Fine-needle aspiration biopsy of hepatocellular carcinoma and related hepatocellular nodular lesions in cirrhosis: Controversies, challenges, and expectations. Pathol Res Intern 2011, doi: 10.4061/2o11/587936.

[16] Tung WC, Huang YJ, Kuo FY, Tung HD, Wang JH, Lee CM, Changchien CS, Yeh SA, Sun LM, Huang EY, Hsu HC, Wang CJ, Lu SN. Incidence of needle tract seeding and responses of soft tissue metastasis by hepatocellular carcinoma postradiotherapy. Liver Intern 2007,27,192–200.

[17] Pisharodi LR, Lavoie R, Bedrossian CWM. Differential diagnostic dilemmas in malignant fine-needle aspirates of liver: A practical approach to final diagnosis. Diagn Cytopathol 1995,12,364–371.

[18] Wee A. Fine needle aspiration biopsy of malignant lesions in the liver: a revisit of diagnostic profiles and challenges. J Gastrointest Oncol 2013,4,5–7.

[19] Wee A, Bishop Pitman M. Diagnostic cytology of the liver. In: Odze RD, Goldblum JR (Hg). Surgical Pathology of the GI Tract, Liver, Biliary Tract, and Pancreas. Elsevier Saunders 2015, 1197–1227.

[20] Michielsen PP, Duysburgh IK, Francque SM, Van der Planken M, Van Marck EA, Pelckmans PA. Ultrasonically guided fine needle puncture of focal liver lesions. Review and personal experience. Acta Gastroenterol Belg 1998,61,158–163.

[21] Stewart CJR, Coldewey J, Stewart IS. Comparison of fine needle aspiration cytology and needle core biopsy in the diagnosis of radiologically detected abdominal lesions. J Clin Pathol 2002,55,93–97.

[22] Soyuer I, Ekinci C, Kaya M, Genc Y, Bahar K. Diagnosis of hepatocellular carcinoma by fine needle aspiration cytology. Cellular features. Acta Cytol 2003,47,581–589.

[23] Hollerbach S, Willkert J, Topalidis T, Reiser M, Schmiegel W. Endoscopic ultrasound-guided fine-needle aspiration biopsy of liver lesions: histological and cytological assessment. Endoscopy 2003,35,743–749.

[24] Yang GC, Yang GY, Tao LC. Distinguishing well-differentiated hepatocellular carcinoma from benign liver by the physical features of fine-needle aspirates. Mod Pathol 2004,17,798–802.

[25] Kuo FY, Chen WJ, Lu SN, Wang JH, Eng HL. Fine needle aspiration cytodiagnosis of liver tumors. Acta Cytol 2004,48,142–148.

[26] Pupulim LF, Felce-Dachez M, Paradis V, Vullierme MP, Zappa M, Bedossa P, Vilgrain V. Algorithm for immediate cytologic of hepatic tumors. AJR 2008,190,W208–W212.

[27] Nasit JG, Patel V, Parikh B, Shah M, Davara K. Fine-needle aspiration cytology and biopsy in hepatic masses: A minimally invasive diagnostic approach. Clin Cancer Invest J 2013,2,132–142.

[28] Chen QW, Cheng CS, Chen H, Ning ZY, Tang SF, Zhang X, Zhu XY, Vargulick S, Shen YH, Hua YQ, Xie J, Shi WD, Gao H, Xu LT, Feng LY, Lin JH, Chen Z, Liu LM, Ping B, Meng Z. Effectiveness and complications of ultrasound guided fine needle aspiration for primary liver cancer in a sefuln population with serum a-fetoprotein levels ≤ 200 ng/ml – a study based on 4,312 patients. PloS ONE 2014, e101536. doi: 10.1371/journal.pone.0101536.

[29] McGahan JP, Bishop J, Webb J, Howell L, Torok N, Lamba R, Corwin MT. Role of FNA and core biopsy of primary and metastatic liver disease. Intern J Hepatol 2013, doi: 10.1155/2013/174103.

[30] Bubendorf L, Feichter GE, Obermann EC, Dalquen P. Leber und Gallenwege. In: Bubendorf L, Feichter GE, Obermann EC, Dalquen P (Hg). Zytopathologie, Reihe Pathologie (Hg Klöppel G, Kreipe HH, Remmele W). Springer, 2011, 411–428.

[31] Kaji I, Kasugai H, Takenaka A, Ishikawa H, Inoue A, Iishi H, Ishiguro S, Tatsuta M. Outcome of 51 nonmalignant nodules in the liver: usefulness of aspiration cytology for diagnosis of dysplastic nodules. J Exp Clin Cancer Res 2004,23,425–431.

[32] Schirmacher P, Dienes HP. Pathologie. In: Riemann JF, Fischbach W, Galle PR, Mössner J (Hg). Gastroenterologie, Bd. 2: Leber, Galle, Pankreas. Georg Thieme Verlag 2008, 1204–1236.

[33] Nunnari G, Pinzone MR, Gruttadauria S, Celesia BM, Madeddu G, Malaguarnera G, Pavone P, Capellani A, Cacopardo B. Hepatic echinococcosis: Clinical and therapeutic aspects. World J Gastroenterol 2012,18,1448–1458.

[34] Vercelli-Retta J, Manana G, Reissenweber NJ. The cytologic diagnosis of hydatid disease. Acta Cytol 1982,26,159–168.

[35] Bode-Lesniewska B, Domanski HA. Liver. In: Atlas of Fine Needle Aspiration Cytology. Springer 2014, 281–311.

[36] Saenz-Santamaria J, Moreno-Casado J, Nunez C. Role of Fine-Needle Biopsy in the Diagnosis of Hydatid Cyst. Diagn Cytopathol 1995,13,229–232.

[37] Layfield LJ, Mooney EE, Dodd LG. Not by blood alone: diagnosis of hemangiomas by fine-needle aspiration. Diagn Cytopathol 1998,19,250–254.

[38] Guy CD, Yuan S, Ballo MS. Spindle-cell lesions of the liver: diagnosis by fine-needle aspiration biopsy. Diagn Cytopathol 2001,25,94–100.

[39] Ducatman BS. Liver. In: Cibas ES, Ducatman BS (Hg). Cytology. Diagnostic Principles an Clinical Correlates. Saunders Elsevier 2009, 359–384.

[40] Suen KC. Diagnosis of primary hepatic neoplasms by fine-needle aspiration cytology. Diagn Cytopathol 1986,2,99–109.

[41] Ruschenburg I, Droese M. Fine needle aspiration cytology of focal nodular hyperplasia of the liver. Acta Cytol 1989,33,857–860.

[42] Flemming P, Lehmann U, Steinemann D, Kreipe H, Wilkens L. Leberzelladenom. Entartungspotenzial und Abgrenzung vom hepatozellulären Karzinom. Pathologe 2006,27,238–243.

[43] Dhingra S, Fiel MI. Update on the new classification of hepatic adenomas. Clinical, molecular, and pathologic characteristics. Arch Pathol Lab Med 2014,138,1090–1097.

[44] Stoot JHMB, Coelen RJS, De Jong MC, De Jong CHC. Malignant transformation of hepatocellular adenomas into hepatocellular carcinomas: a systematic review including more than 1600 adenoma cases. HPB (Oxford) 2010,12,509–522.

[45] Thompson MD, Monga SP. WNT/beta-Catenin signaling in liver health and disease. Hepatol 2007,45,1298–1305.

[46] Bioulac-Sage P, Roubissou S, Thomas C, Blanc JF, Saric J, Sa Cunha A, Rullier A, Cubel G, Couchy G, Imbeaud S, Balabaud C, Zucman-Rossi J. Hepatocellular adenoma subtype classification using molecular markers and immunohistochemistry. Hepatol 2007,46,740–748.

[47] Prasad SR, Wang H, Rosas H, Menias CO, Narra VR, Middleton WD, Heiken JP. Fat-containing lesions of the liver: radiologic-pathologic correlation. Radiographics 2005,25,321–331.

[48] Cha I, Cartwright, Guis M, Miller TR, Ferrell LD. Angiomyolipoma of the liver in fine-needle aspiration biopsies. Its distinction from hepatocellular carcinoma. Cancer 1999,87,25–30.

[49] Tang LH, Hui P, Garcia-Tsao G, Salem RS, Jain D. Multiple angiomyolipomata of the liver: a case report. Mod Pathol 2002,15,167–171.

[50] Kamimura K, Nomoto M, Aoyagi Y. Hepatic Angiomyolipoma: Diagnostic Findings and Management. Intern J Hepatol 2012, doi: 10.1155/2012/410781.

[51] Shibata T, Aburatani H. Exploration of liver cancer genomes. Nat Rev Gastroenterol Hepatol 2014,11,340–349.

[52] Hytiroglou P, Bioulac-Sage P. Molecular pathogenesis and diagnostic of hepatocellular tumors. In: Odze RD, Goldblum JR (Hg). Surgical Pathology of the GI Tract, Liver, Biliary Tract, and Pancreas. Elsevier Saunders 2015, 1185–1196.

[53] Anthony PP, Vogel CL, Barker LF. Liver cell dysplasia: a premalignant condition. J Clin Pathol 1973,26,217–213.

[54] Tannapfel A, Wittekind C. Präneoplasien der Leber. Definition-Differenzialdiagnose-klinische Konsequenz. Pathologe 2001,22,399–406.

[55] Wee A. Fine needle aspiration biopsy of hepatocellular carcinoma and hepatocellular nodular lesions: role, controversies and approach to diagnosis. Cytopathol 2011,22,287–305.

[56] Assy N, Assy N, Samuel N, Lerman A, Nseir W. Approach to solid liver masses in the cirrhotic patient. Gastroenterol Res 2009,2,259–267.

[57] Chang O, Yano Y, Masuzawa A, Fukushima N, Teramura K, Hayashi Y. The cytological characteristics of small cell change of dysplasia in small cell hepatic nodules. Oncol Reports 2010,23,1229–1232.

[58] Caturelli E, Solmi L, Anti M, Fusilli S, Roselli P, Andriulli A, Fornari F, Del Vecchio Blanco C, De Sio I. Ultrasound guided fine needle biopsy of early hepatocellular carcinoma complicating liver cirrhosis: a multicenter study. Gut 2004,53,1356–1362.

[59] Mac DeMay R. Liver. In: Mac DeMay R (Hg). The Art & Science of Cytopathology, Vol. 3. ASCP Press 2012, 1249–1296.

[60] Lin CC, Lin CJ, Hsu CW, Chen YC, Chen WT, Lin SM. Fine-needle aspiration cytology to distinguish dysplasia form hepatocellular carcinoma with different grades. J Gastroenterol Hepatol 2008,23,e146–e152.

[61] Kolligs FT, Büchler P, Haraida S, Hoffmann R, Helmberger T, Op den Winkel M, Tympner C, Zech CJ, Graeb C. Hepatozelluläres Karzinom. In: Bruns CJ (Hg). Gastrointestinale Tumoren. Empfehlungen zur Diagnostik, Therapie und Nachsorge. W. Zuckschwerdt Verlag 2010, 52–68.

[62] Diagnostik und Therapie des hepatozellulären Karzinoms. In: Leitlinienprogramm Onkologie. Version 1.0–Mai 2013, AWMF-Registernummer 032/053OL.

[63] Wittekind C, Neuhaus P. Maligne Tumoren der Leber. In: Hermanek P, Junginger T, Klimpfinger M, Wagner C, Wittekind C (Hg). Klassifikation maligner Tumoren des Gastrointestinaltrakts II. Springer 2007.

[64] Chen E, Lin F. Application of immunochemistry in gastrointestinal and liver neoplasms. New markers and evolving practice. Arch Pathol Lab Med 2015,139,14–23.

[65] Wong HH, Chu P. Immunohistochemical features of the gastrointestinal tract tumors. J Gastrointest Oncol 2012,3,262–284.

[66] Tischoff I, Tannapfel A. Primäre Lebertumoren-pathologisch-anatomische Diagnose. Onkologe 2012,18,573–582.

[67] Silverman JF, Geisinger KR. Ancillary studies in FNA of liver and pancreas. Diagn Cytopathol 1995,13,396–410.

[68] Saad RS, Luckasevic TM, Noga CM, Johnson DR, Silverman JF, Liu YL. Diagnostic value of HepPar1, pCEA, CD10, and CD34 expression in separating hepatocellular carcinoma from metastatic carcinoma in fine-needle aspiration cytology. Diagn Cytopathol 2004,30,1–6.

[69] Fujiwara M, Kwok S, Yano H, Reetesh KP. Arginase-1 is a more sensitive marker of hepatic differentiation than HepPar-1 and Glypican-3 in fine-needle aspiration biopsies. Cancer Cytopathol 2012, doi: 10.1002/cncy.21190.

[70] McKnight R, Nassar A, Cohen C, Siddiqui MT. Arginase-1: a novel immunohistochemical marker of hepatocellular differentiation in fine needle aspiration cytology. Cancer Cytopathol 2012, doi: 10.1002/cncy.21184.

[71] Timek DT, Shi J, Liu H, Lin F. Arginase-1, HepPar-1, and Glypican-3 are the most effective panel of markers in distinguishing hepatocellular carcinoma from metastatic tumor on fine-needle aspiration specimens. Am J Clin Pathol 2012,138,203–210.

[72] Tao LC, Ho CS, McLoughlin MJ, Evans WK, Donat EE. Cytologic diagnosis of hepatocellular carcinoma by fine-needle aspiration biopsy. Cancer 1984,53,547–552.

[73] Gupta SK, Das DK, Rajwanshi A, Bhusnurmath SR. Cytology of hepatocellular carcinoma. Diagn Cytopathol 1986,2,290–294.

[74] Das DK. Cytodiagnosis of hepatocellular carcinoma in fine-needle aspirates of the liver: its differentiation from reactive hepatocytes and metastatic adenocarcinoma. Diagn Cytopathol 1999,21,370–377.

[75] Pitman MB, Szyfelbein WM. Significance of endothelium in the fine-needle aspiration biopsy diagnosis of hepatocellular carcinoma. Diagn Cytopathol 1995,12,208–214.

[76] Mane A, Kanetkar SR, Saini S, Saini N. Role of image guided fine needle aspiration cytology in cases of hepatic mass lesions. Intern J Healthcare Biomedl Res 2015,3,149–155.

[77] Mansouri D, Van Nhieu JT, Couanet D, Terrier-Lacombe MJ, Brugieres L, Cherqui D, Suciu V, Vielh P. Fibrolamellar hepatocellular carcinoma: a case report with cytological features in a sixteen-year-old girl. Diagn Cytopathol 2006,34,568–571.

[78] Pe'rez-Guillermo M, Masgrau NA, Garci'a-Solano J, Sola-Per'ez J, De Augusti'n P. Cytologic aspect of fibrolamellar hepatocellular carcinoma in fine-needle aspirates. Diagn Cytopathol 1999,21,180–187.

[79] Kunz G, Chung J, Ali SZ. Hepatocellular carcinoma-fibrolamellar variant: cytopathology of an unusual case. Diagn Cytopathol 2002,26,257–261.

[80] Davenport RD. Cytologic diagnosis of fibrolamellar carcinoma of the liver by fine-needle aspiration. Diagn Ctopathol 1990,6,275–279.

[81] Singh HK, Silvermann JF, Geisinger KR. Fine-needle aspiration cytomorphology of clear-cell hepatocellular carcinoma. Diagn Cytopathol 1997,17,306–310.

[82] Kuwano H, Sonoda T, Hashimoto H, Enjoji M. Heptocellular carcinoma with osteoclast-like giant cells. Cancer 1984,54,837–842.

[83]   Hood DL, Bauer TW, Leibel SA, McMahon JT. Hepatic giant cell carcinoma. An ultrastructural and immunohistochemical study. Am J Clin Pathol 1990,93,111–116.

[84]   Ikeda T, Seki S, Maki M, Noguchi N, Kawamura T, Arii S, Igari T, Koike M, Hirokawa K. Hepatocellular carcinoma with osteoclast-like giant cells: possibility of osteoclastogenesis by hepatocyte-derived cells. Pathol Intern 2003,53,450–456.

[85]   Tanahashi C, Nagae H, Nukaya T, Hasegawa M, Yatabe Y. Combined hepatocellular carcinoma and osteoclast-like giant cell tumor of the liver: possible clue to histogenesis. Pathol Intern 2009,59,813–819.

[86]   Ferell L, Kakar S. Tumors of the liver, biliary tree, and gallbladder. In: Fletcher CDM (Hg). Diagnostic Histopathology of Tumors, 4th edn. 2013, 477–530.

[87]   Park CH, Chung JW, Jang SJ, Chung MJ, Bang S, Park SW, Song SJ, Chung JB, Park JY. Clinical features and outcomes of primary hepatic neuroendocrine carcinomas. J Gastroenterol Hepatol 2012,27,1306–1311.

[88]   Gupta RK, Naran S, Lallu S, Fauck R. Fine needle aspiration diagnosis of neuroendocrine tumors in the liver. Pathology 2000,32,16–20.

[89]   Osnes M, Serck-Hanssen A, Myren J. Endoscopic Retrograde brush cytology (ERBC) of the biliary and pancreatic ducts. Sand J Gastroenterol 1975,10,829–831.

[90]   Brugge W, Dewitt J, Klapman JB, Ashfaq R, Shidham V, Chhieng D. Techniques for cytologic sampling of pancreatic and bile duct lesions. Diagn Cytopathol 2014,42,333–337.

[91]   Strongin A, Singh H, Eloubeidi MA, Siddiqui AA. Role of endosonography in the evaluation of extrahepatic cholangiocarcinoma. Endosc Ultrasound 2013,2,71–76.

[92]   Ferrari AP, Lichtenstein DR, Slivka A, Chang C, Carr-Locke DL. Brush cytology during ERCP for the diagnosis of biliary and pancreatic malignancies. Gastrointest Endosc 1994,40,140–145.

[93]   Cohen MB, Wittchow RJ, Johlin FC, Bottles K, Raab SS. Brush cytology of extraheptic biliary tract: comparison of cytologic features of adenocarcinoma and biliary strictures. Mod Pathol 1995, 8,498–502.

[94]   Kocjan G, Smith AN. Bile duct brushing cytology: potential pitfalls in diagnosis. Diagn Cytopathol 1997,16,358–363.

[95]   Glasbrenner B, Ardan M, Boeck W, Preclik G, Möller P, Adler G. Prospective evaluation of brush cytology of biliary strctures during endoscopic retrograde cholangiopancreatography. Endosc 1999,31,712–717.

[96]   Farrell RJ, Jain AK, Brandwein SL, Wang H, Chuttani R, Pleskow DK. The combination of stricture dilation, endoscopic needle aspiration, and biliary brushings significantly improves diagnostic yield from malignant bile duct strictures. Gastrointest Endosc 2001,54,587–549.

[97]   Fritscher-Ravens A, Broering DC, Knoefel WT, Rogiers X, Swain P, Thonke F, Bobrowski C, Topalidis T, Soehendra N. EUS-guided fine-needle aspiration of suspected hilar cholangiocarcinoma in potentially operable patients with negative brush cytology. Amer J Gastroenterol 2003,99,45–51.

[98]   Eloubeidi MA, Chen VK, Jhala NC, Eltoum IE, Jhala D, Chhieng DC, Sed SA, Vickers SM, Mel Wilcox C. Endoscopic ultrasound-guided fine aspiration biopsy of suspected cholangiocarcinoma. Clin Gastroenterol Hepatol 2004,2,209–213.

[99]   Lee JH, Salem R, Aslanian H, Chacho M, Tpazian M. Endoscopic ultrasound and fine-needle aspiration of unexplained bile duct strictures. Amer J Gastroenterol 2004,99,1069–1073.

[100] Volmar KE, Vollmer RT, Routbort MJ, Creager AJ. Pancreatic and bile duct brushing cytology in 1000 cases. Review of findings and comparison of preparation methods. Cancer 2006,108,231–238.

[101] Meara RS, Jhala D, Eloubeidi MA, Eltoum I, Chhieng DC, Crowe DR, Varadarajulu S, Jhala N. Endoscopic ultrasound-guided FNA biopsy of bile duct and gallbladder: analysis of 53 cases. Cytopathol 2006,17,42–49.

[102] Boberg KM, Jebsen P, Clausen OP, Foss A, Abakken L, Schrumpf E. Diagnostic benefit of biliary brush cytology in cholangiocarcinoma in primary sclerosing cholangitis. J Hepatol 2006,45,568–574.

[103] Kitajima Y, Ohara H, Nakazawa T, Ando T, Hayashi K, Takada H, Tanaka H, Ogawa K, Sano H, Togawa S, Naito I, Hirai M, Ueno K, Ban T, Miyabe K, Yamashita H, Yoshimura N, Akita S, Gotoh K, Joh T. Usefulness of transpapillary bile duct brushing cytology and forceps biopsy for improved diagnosis in patients with biliary strictures. J Gastroenterol Hepatol 2007,22,1615–1620.

[104] DeWitt J, Misra VL, LeBlanc JK, McHenry L, Sherman S. EUS-guided FNA of proximal biliary strictures after negative ERCP brush cytology results. Gastrointest Endosc 2006,64,325–333.

[105] Ohshima Y, Yasuda I, Kawakami H, Kuwatani M, Mukai T, Iwashita T, Doi S, Nakashima M, Hirose Y, Asaka M, Moriwaki H. EUS-FNA for suspected malignant biliary strictures after negative endoscopic transpapillary brush cytology and forceps biopsy. J Gastroenterol 2011,46,921–928.

[106] Weilert F, Bhat YM, Binmoeller KF, Kane S, Jaffee IM, Shaw RE, Cameron R, Hashimoto Y, Shah JN. EUS-FNA is superior to ERCP-based tissue sampling in suspected malignant biliary obstruction: results of a prospective, single-blind, comparative study. Gastrointestin Endosc 2014,80,97–104.

[107] Eiholm S, Thielsen P, Kromann-Andersen H. Endoscopic brush cytology from the biliary duct system is still valuable. Dan Med J 2013,60,A 4656.

[108] Sheehan MM, Fraser A, Ravindran R, McAteer D. Bile duct brushings cytology-improving sensitivity of diagnosis using ThinPrep technique: a review of 113 cases. Cytopathol 2007,18,225–233.

[109] Campion MB, Kipp BR, Humphrey SK, Zhang J, Clayton AC, Henry MR. Improving cellularity and quality of liquid-based cytology slides processed from pancreatobiliary tract brushings. Diagn Cytopathol 2010,38,627–632.

[110] Wakasa T, Inayama K, Honda T, Shintaku M, Okabe Y, Kakudo K. Brushing cytology of the biliary tract: bile juice from the ERCP sheath tube provides cell-rich smear samples. Acta Cytol 2014,58,398–405.

[111] Sugimoto S, Matsubayashi H, Kimura H, Sasaki K, Nagata K, Ohno S, Uesaka K, Mori K, Imai K, Hotta K, Takizawa K, Kakushima N, Tanaka M, Kawata N, Ono H. Diagnosis of bile duct cancer by bile cytology: usefulness of post-brushing biliary lavage fluid. Endosc Int Open 2015,3,E323–E328.

[112] De Luna R, Eloubeidi MA, Sheffield MV, Eltoum I, Jhala N, Jhala D, Chen VK, Chhieng DC. Comparison of ThinPrep®and Conventional Preparations in Pancreatic Fine-Needle Aspiration Biopsy. Diagn Cytopathol 2004,30,71–76.

[113] Siddiqui MT, Gokaslan ST, Saboorian MH, Carrick K, Ashfaq R. Comparison of ThinPrep and conventional smears in detecting carcinoma in bile duct brushings. Cancer 2003,99,205–210.

[114] Spieler P, Rössle M. Extrahepatic Bile Ducts, Ampullary Region. In: Nongynecologic Cytopathology. Springer 2012, 680–697.

[115] Dumonceau JM, Casco C, Landoni N, Frossard JL, Hadengue A, Pache JC, Genrvay M, Morel P, Kumar N, Bongiovanni M. A new method of biliary sampling for cytopathological examination during endoscopic retrograde cholangiography. Am J Gastroenterol 2007,102,550–557.

[116] Voigtländer T, Lankisch TO. Endoscopic diagnosis of cholangiocarcinoma: from endoscopic retrograde cholangiography to bile proteomics. Best Pract &Res Clin Gastroent 2015,29,267–275.

[117] Elhosseiny A, Bakkar R, Zenali M. Cytology of the biliary tree. Ann Clin Pathol 2014,2,1015.

[118] Trent V, Khurana KK, Pisharodi LR. Diagnostic accuracy and clinical utility of endoscopic duct brushing in the evaluation of biliary strictures. Arch Pathol Lab Med 1999,123,712–715.

[119] Logrono R, Kurtycz DF, Molina CP, Trivedi VA, Wong JY, Block KP. Analysis of false-negative diagnoses on endoscopic brush cytology of biliary and pancreatic duct strictures. Arch Pathol Lab Med 2000,124,387–392.

[120] Boberg KM, Lind GE. Primary sclerosing cholangitis and malignancy. Best Practice & Res Clin Gastroent 2011,25,753–764.

[121] Kongpetch S, Jusakul A, Ong CK, Lim WK, Rozen SG, Tan P, Teh BT. Pathogenesis of cholangiocarcinoma: From genetics to signalling pathways. Best Practice & Res Clin Gastroent 2015,29,233–244.

[122] Kocjan G, Gray W, Levine T, Kardum-Skelin I, Vielh P. Liver, biliary tree and pancreas. In: Kocjan G, Gray W, Levine T, Kardum-Skelin I, Vielh P (Hg). Diagnostic Cytopathology Essentials. Churchill Livingstone Elsevier 2013, 309–350.

[123] Schmidt RM, Kleef J, Helmberger H, Fuchs M, Schlesinger-Raab A, Sackmann H, Assmann G, Boeck S, Schäfer C. Gallenblasen- und Gallengangskarzinome. In: Bruns CJ (Hg). Gastrointestinale Tumoren. Empfehlungen zur Diagnostik, Therapie und Nachsorge. W. Zuckschwerdt Verlag 2010, 119–130.

[124] Howell LP, Chow HC, Russell LA. Cytodiagnosis of extrahepatic biliary duct tumors from specimens obtained during cholangiography. Diagn Cytopathol 1988,4,328–334.

[125] Stewart CJR, Mills PR, Carter R, O'Donohue J, Fullarton G, Imrie CW, Murray WR. Brush cytology in the assessment of pancreatico-biliary strictures: a review of 406 cases. J Clin Pathol 2001,54,449–455.

[126] Centeno BA. Diagnostic cytology of the biliary tract and Pancreas. In: Odze RD, Goldblum JR (Hg). Surgical Pathology of the GI Tract, Liver, Biliary Tract, and Pancreas, 3th edn. Elsevier Saunders 2015, 950–979.

[127] Kocjan G. Gall bladder and ectrahepatic bile ducts. In: Gray W, Kocjan G (Hg). Diagnostic Cytopathology, 3rd edn. Churchill Livingstone 2010, 319–331.

[128] Ferrell L, Kakar S. Tumors of the liver, biliary tree and gall bladder. In: Odze RD, Goldblum JR (Hg). Surgical Pathology of the GI Tract, Liver, Biliary Tract, and Pancreas, 3th edn. Elsevier Sounders 2015, 477–530.

[129] Aparajita R, Gomez D, Verbeke CS, Menon KV. Papillary adenoma of the distal common bile duct associated with synchronous carcinoma of the peri-ampullary duodenum. J Pancreas 2008,9,212–215.

[130] Tsui WMS, Lam PWY, Mak CKL, Pay KH. Fine-needle aspiration cytologic diagnosis of intrahepatic biliary papillomatosis (intraductal papillary tumor): report of three cases and comparative study with cholangiocarcinoma. Diagn Cytopathol 2000,22,293–298.

[131] Wiedmann M, Schoppmeyer K, Caca K. Gallenblasentumor, intrahepatisches Cholangiokarzinom (CCC), Hilustumoren (Klatskin) und distale Gallenwegstumoren. In: Riemann JF, Fischbach W, Galle PR, Mössner J (Hg). Gastroenterologie. Das Referenzwerk für Klinik und Praxis, Bd. 2: Leber, Galle, Pankreas. Thieme 2008, 1740–1755.

[132] Blechacz BRA, Gores GJ. Cholangiocarcinoma. Clin Liver Dis 2008,12,131–150.

[133] Razumilava N, Gores GJ. Classification, Diagnosis, and Management of Cholangiocarcinoma. Clin Gastroenterol Hepatol 2013,11,13–21.

[134] Nakanuma Y, Kakuda Y. Pathologic classificationof cholangiocarcinoma: new concepts. Best Practice & Res Clin Gastroent 2015,29,277–293.

[135] Razumilava N, Gores GJ. Cholangiocarcinoma. Lancet 2014,383,2168–2179.

[136] Wei M, Lü L, Lin P, Chen Z, Quan Z, Tang Z. Multiple cellular origins and molecular evolution of intrahepatic cholangiocarcinoma. Cancer Lett 2016,doi: 10.1016/j.canlet.2016.02.038.

[137] Schlitter AM, Born D, Bettstetter M, Specht K, Kim-Fuchs C, Riener MO, Jeliazkova P, Sipos B, Siveke JT, Terris B, Zen Y, Schuster T, Höfler H, Perren A, Klöppel G, Esposito I. Intraductal

papillary neoplasms of the bile duct: stepwise progression to carcinoma involves common molecular pathways. Modern Pathol 2014,27,73–86.

[138] Zen Y, Asay NV, Bardadin K, Colombari R, Ferrell L, Haga H, Hong SM, Hytiroglou P, Klöppel G, Lauwers GY, van Leeuwen DJ, Notohara K, Oshima K, Quaglia A, Sasaki M, Sessa F, Suriawinata A, Tsui W, Atomi Y, Nakanuma Y. Biliary intraepithelial neoplasia: an international interobserver agreement study and proposal for diagnostic criteria. Modern Pathol 2007,20,701–709.

[139] Nakanuma Y, Kakuda Y. Pathologic classification of cholangiocarcinoma: new concepts. Best Practice & Res Gastroenterol 2015,29,277–293.

[140] Renshaw AA, Madge R, Jiroutek M, Granter SR. Bile duct brushing cytology: statistical analysis of proposed diagnostic criteria. Am J Clin Pathol 1998,110,635–640.

[141] Furmanczyk PS, Grieco VS, Agoff SN. Biliary brush cytology and the detection of cholangiocarcinoma in primary sclerosing cholangitis. Am J Clin Pathol 2005,124,355–360.

[142] Gupta M, Pai RR, Dileep D, Gopal S, Shenoy S. Role of biliary tract cytology in the evaluation of extrahepatic cholestatic jaundice. J Cytol 2013,30,162–168.

[143] Jin YH, Kim SH, Park CK. Diagnostic criteria for malignancy in bile cytology and its usefulness. J Korean Med Sci 1999,14,643–647.

[144] Nakanuma Y, Tsutsui A, Shan Ren XS, Harada K, Sato Y, Sasaki M. What are the precursor and early lesions of peripheral intrahepatic cholangiocarcinoma? Intern J Hepatol 2014, doi: 10.1155/2014/805973.

Weiterführende Literatur

[1] Bode-Lesniewska B, Domanski HA. Liver. In: Atlas of Fine Needle Aspiration Cytology. Springer 2014, 281–311.

[2] Bubendorf L, Feichter GE, Obermann EC, Dalquen P. Leber und Gallenwege. In: Bubendorf L, Feichter GE, Obermann EC, Dalquen P (Hg) Zytopathologie, Reihe Pathologie (Hg Klöppel G, Kreipe HH, Remmele W). Springer 2011, 411–428.

[3] Centeno BA. Diagnostic cytology of the biliary tract and Pancreas. In: Odze RD, Goldblum JR (Hg). Surgical Pathology of the GI Tract, Liver, Biliary Tract, and Pancreas, 3th edn. Elsevier Saunders 2015, 950–979.

[4] Ducatman BS. Liver. In: Cibas ES, Ducatman BS (Hg). Cytology. Diagnostic Principles an Clinical Correlates. Saunders Elsevier 2009, 359–384.

[5] Kocjan G. Gall bladder and ectrahepatic bile ducts. In: Gray W, Kocjan G (Hg). Diagnostic Cytopathology, 3th edn. Churchill Livingstone 2010, 319–331.

[6] Kocjan G, Gray W, Levine T, Kardum-Skelin I, Vielh P. Liver, biliary tree and pancreas. In: Kocjan G, Gray W, Levine T, Kardum-Skelin I, Vielh P (Hg). Diagnostic Cytopathology Essentials. Churchill Livingstone Elsevier 2013, 309–350.

[7] Spieler P, Rössle M. Extrahepatic Bile Ducts, Ampullary Region. In: Nongynecologic Cytopathology. Springer 2012, 680–697.

[8] Spieler P, Rössle M. Liver. In: Nongynecologic Cytopathology. Springer 2012, 587–627.

[9] Wee A, Bishop Pitman M. Diagnostic cytology of the liver. In: Odze RD, Goldblum JR (Hg). Surgical Pathology of the GI Tract, Liver, Biliary Tract, and Pancreas. Elsevier Saunders 2015, 1197–1227.

[10] Zamann MB. The Liver and Spleen. In: Koss LG, Melamed MR (Hg). Koss's Diagnostic Cytology and its Histopathologic Bases, 5th edn., Vol.2. Lippincott, Williams & Wilkins 2005, 1389–1427.

3.6 Pankreas

Das Pankreas ist ein etwa 16–20 cm langes, 3–4 cm breites und 1–2 cm dickes, retroperitoneal gelegenes Drüsenorgan, das makroskopisch in folgende Teile untergliedert ist:
- Pankreaskopf (Caput pancreatis),
- Pankreaskorpus (Corpus pancreatis),
- Pankreasschwanz (Cauda pancreatis).

Als gemischte Drüse hat das Pankreas exokrine (Produktion von Verdauungsenzymen) wie auch endokrine Funktionen (Produktion von Hormonen). Als Verdauungsdrüse besitzt das Pankreas einen etwa 2 mm weiten Ausführungsgang, den Ductus pancreaticus, der sich mit dem Ductus choledochus vereinigt und über die Papilla duodeni major in das Duodenum mündet.

Das *exokrine Pankreas* besteht aus zahlreichen, etwa 3 mm messenden Läppchen, die aus mehreren sekretproduzierenden Zellen, den Azini, aufgebaut sind. Jeweils 3–5 Azini sind über Schaltstücke, die aus zentroazinären Zellen gebildet werden, zu einer funktionellen Einheit verbunden. Die vereinigten Schaltstücke münden letztendlich in den Ductus pancreaticus. Das azinäre Epithel produziert eine Reihe von proteolytischen Enzymen (Trypsinogen, Chymotrypsinogen, Procarboxypeptidasen u. a.) sowie α-Amylase und Lipase.

Das *endokrine Pankreas* besteht aus endokrinem Epithel, den Langerhans'schen Inseln, auch Inselorgan genannt. Die Langerhans'schen Inseln messen etwa 100–200 µm und sind vorwiegend im Pankreaskorpus und Pankreasschwanz lokalisiert. Histologisch imponieren sie durch eine charakteristische metachromatische Granulation des Zytoplasmas. Funktionell werden insgesamt fünf Zelltypen unterschieden, die verschiedene Hormone produzieren (α-Zellen: Glukagon, β-Zellen: Insulin, δ-Zellen: Somatostatin, δ_2-Zellen: vasoaktives intestinales Polypeptid, PP-Zellen: pankreatisches Polypeptid, ε-Zellen: Ghrelin).

Entsprechend der Histoarchitektur des Pankreas finden sich in den Feinnadelaspiraten azinäre und duktale Epithelien sowie zumeist sehr vereinzelte Zellen des Inselorgans. Die Tab. 3.6.1 fasst die zytologischen Kriterien der ortsständigen Epithelien in Feinnadelaspiraten zusammen; die Abb. 3.6.1 vermittelt entsprechende histologische und zytologische Befunde. Neben regulären ortsständigen Epithelien sind recht häufig auch ortsfremde Zellen als Kontaminationen nachweisbar, deren Kenntnis Fehlbeurteilungen vermeiden lassen. Hierbei handelt es sich vorwiegend um Anteile der gastrointestinalen Mukosa bei transgastrischer bzw. transduodenaler Feinnadelaspiration sowie Hepatozyten und Mesothelien bei perkutaner Feinnadelaspiration (s. Tab. 3.6.2).

Tab. 3.6.1: Ortsübliche Zellen des Pankreas.

Zelltyp	Morphologische Eigenschaften
Azinäres Epithel	azinäre Verbände mit Dissoziationsneigung, kleine, exzentrisch gelegene, runde Kerne, feingranuläres Chromatin, kleine Nukleoli, deutliche Granulation des Zytoplasmas (Zymogengranula)
Duktales Epithel	honigwabenartige, flächige Verbände mit rund-ovalen Kernen, feingranuläres Chromatin, wenig, helles Zytoplasma
Inselzellen[a]	kleine, lockere Zellgruppierungen mit runden Kernen, aufgelockertem Chromatin und wenig Zytoplasma

[a] meist nur spärlich nachweisbar!

Tab. 3.6.2: Kontaminationen in Pankreas-Feinnadelaspiraten.

Zelltypen	Morphologie
Mesothelien[a]	vorwiegend flächige Verbände mit rund-ovalen Kernen, dichtes Chromatin, keine nennenswerten Atypien, grau-opakes Zytoplasma
Hepatozyten[b]	polygonal begrenzte Zellen mit kleinen runden Kernen, feingranuläres Chromatin, Zytoplasma grau-opak und nicht selten Nachweis von Lipofuszin
Gastrointestinale Mukosa[c]	Zweidimensional, flächige, honigwabenartige Zellverbände, gastrisches Epithel mit apikalem Muzin, duodenales Epithel mit Nachweis von goblet cells, selten Parietal- oder Hauptzellen, extrazellulärer Schleim[d]

[a] s. Kapitel 3.5, Abb. 3.5.2; [b] s. Kapitel 3.5, Abb. 3.5.1; [c] s. Kapitel 3.2, Abb. 3.2.10; [d] Der Schleim muzinöser Zysten zeigt häufig, im Gegensatz zum Schleim der gastrointestinalen Mukosa, anhaftenden Zelldebris und Makrophagen.

3.6.1 Indikationen zur Pankreaszytologie

Die Anfänge der Pankreaszytologie reichen zurück bis in die 1940er-Jahre und wurden zunächst am Duodenal- und Pankreassekret durchgeführt [1, 2]. Parallel hierzu wurde die Materialgewinnung mittels Feinnadelaspiration etabliert, zunächst jedoch nur als Möglichkeit zur intraoperativen Diagnostik [3, 4]. Durch die Kombination von Bildgebung (Ultraschall, Computertomografie) und Feinnadelaspiration [5, 6] wurde ein weiterer Fortschritt in der Materialgewinnung erzielt. Der Durchbruch der Pankreaszytologie als diagnostischer Standard wurde jedoch erst durch die Einführung der EUS-gesteuerten Feinnadelaspiration erreicht, mit deren Hilfe auch aus sehr kleinen Läsionen repräsentatives Untersuchungsmaterial gewonnen werden konnte (Übersichten bei [7–13]). Neben der sehr effizienten Materialgewinnung ist die geringe Belastung für den Patienten ein weiterer Vorzug dieser Methode. Komplikationen werden mit einer Häufigkeit von etwa 2 % beziffert und umfassen Infektionen, akute Pankreatitis,

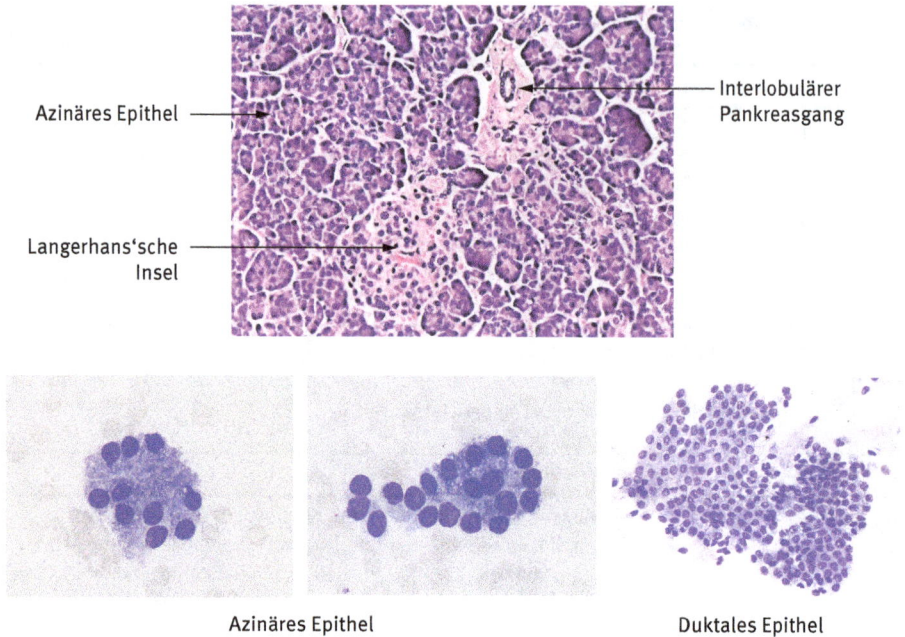

Azinäres Epithel

Duktales Epithel

Abb. 3.6.1: Histologie und Zytologie des normalen Pankreas.
Histoarchitektur mit dominierendem azinären Epithel (exokriner Drüsenanteil) und eingestreuten Langerhans'schen Inseln (endokriner Drüsenanteil) sowie einem einem interlobulärem Pankreasgang (HE-Färbung, Präparat Dr. Wyers, Lübeck); daneben regelrechte azinäre und duktale Epithelien in Feinnadelaspiraten (s. a. Tab. 3.6.1).

abdominale Beschwerden, Blutungen und Darmperforationen. Ein signifikantes Risiko einer Tumorzellverschleppung besteht nicht [14, 15].

Als Hauptindikation zur Feinnadelaspiration des Pankreas gilt die Abklärung solider Tumoren. Eine Zusammenstellung weiterer Indikationen ist der Tab. 3.6.3 zu entnehmen.

Die in der Literatur mitgeteilten Daten zur diagnostischen Sensitivität und Spezifität solider Tumoren sind akzeptabel und liegen zum Teil über den für die Histologie an Stanzbiopsien mitgeteilten Werten. So konnte in einer Metaanalyse mit 4984 Patienten eine gepoolte Sensitivität von 85 % bei einer Spezifität von 98 % ermittelt werden [16]; in einer weiteren Studie an 4766 Patienten wurde eine gepoolte Sensitivität von 86,6 % bei einer Spezifität von 95,8 % mitgeteilt [17]. In der Tab. 3.6.4 sind weitere Literaturdaten zur Sensitivtät und Spezifität in der Diagnostik solider Pankreastumoren aufgeführt.

Für die Feinnadelpunktion des Pankreas hat sich die Anwendung der ROSE-Technik (ROSE, engl. rapid on-site evaluation, s. Kap. 2) bestens bewährt [28, 29]. Mit Hilfe dieser Technik ist es möglich, bereits während des endoskopischen Eingriffs die Qualität des gewonnenen Materials zu beurteilen. Bei einiger Vorkenntnis kann hierbei

Tab. 3.6.3: Indikationen zur Feinnadelaspiration.

Alle soliden Raumforderungen
Zystische Läsionen
Entzündliche Veränderungen (Fragestellung: entzündlich vs. maligne)
Verlaufskontrolle nach Tumortherapie

Tab. 3.6.4: Sensitivität und Spezifität bei soliden Pankreastumoren.

Autoren	Sensitivität[a]	Spezifität[a]
Agarwal et al., 2004 [18]	89 %	100 %
Varadarajulu et al., 2005 [19]	90 %	98 %
Eloubeidi et al., 2007 [20]	95 %	92 %
Wilson et al., 2009 [21]	87 %	100 %
Fisher et al., 2009 [22]	94 %	100 %
Zamboni et al., 2009 [23]	99 %	100 %
Haba et al., 2013 [24]	92 %	98 %
Lin et al., 2014 [25]	83 %	100 %
Malak et al., 2015 [26]	99 %	93 %
D'Onofrio et al., 2015 [27]	99 %	100 %

[a] gerundete Werte

Tab. 3.6.5: Bedeutung der ROSE-Technik in der Pankreaszytologie.

Sofortige Beurteilung des aspirierten Materials (repräsentativ oder nicht repräsentativ)
Begrenzte Zahl notwendiger Aspirationen
Schnellerer Ablauf des endoskopischen Eingriffs
Orientierende Hinweise: entzündliche Veränderungen, Verdacht auf Malignität
Weitestgehende Vermeidung von Folgeuntersuchungen

auch eine orientierende Diagnose abgeleitet werden. Die Vorteile dieser ROSE-Technik für die zytologische Pankreasdiagnostik sind in der Tab. 3.6.5 aufgelistet.

Diagnostische Möglichkeiten ergeben sich auch aus der zytologischen Beurteilung von Bürstungen des Ductus pancreaticus sowie von Pankreassekret, allerdings mit einer geringeren Sensitivität und einer deutlichen Begrenzung bei zystischen Läsionen [104].

Für die Pankreaszytologie ist eine Reihe von Pitfalls bekannt, die zu Fehleinschätzungen führen können. Hierbei handelt es sich unter anderem um reaktive Veränderungen ortsständigen Epithels bei entzündlichen Prozessen, um die Dignitätsklärung schleimbildender Epithelien wie auch um die Beurteilung zystischer Läsionen. Bei der EUS-FNA zystischer Läsionen können Fehlinterpretationen durch die Kontamination des Materials durch gastrales oder duodenales Epithel entstehen. Eine Auswahl typischer Pitfalls ist in der Tab. 3.6.6 aufgelistet.

Tab. 3.6.6: Häufige Pitfalls in der Pankreaszytologie[a].

Fallstricke	Erläuterungen
Veränderungen bei chronischer Pankreatitis[b]	mögliche Fehldiagnosen – hoch differenziertes Adenokarzinom – neuroendokriner Tumor
Schleimbildende Epithelien[c]	– Kontamination (Magen, Duodenum)? – Adenokarzinom? – Intraduktale papilläre muzinöse Neoplasie? – Muzinöse zystische Neoplasie?
Hoch differenziertes Adenokarzinom	benigne Epithelien?
Muzinöse Zystenpunktate	benigne vs. maligne Zyste
Schlecht differenziertes Karzinom	primäres Pankreaskarzinom vs. metastatisches Karzinom
Akzessorische Milzanteile (meist im Pankreasschwanz)	mögliche Fehldiagnosen: – Neuroendokriner Tumor – Lymphom – Metastatisches Karzinom

[a] s. a. [31–37], Übersicht bei [7];
[b] In der Bildgebung ergibt sich nicht selten der Verdacht auf einen malignen Tumor und somit auch eine Indikation zur Feinnadelaspiration!
[c] Eine Abgrenzung gastrointestinaler Epithelien ist immunzytologisch auch durch die Expression von B.72-3 bzw. CD 10 möglich [12, 71].

Von der Papanicolaou Society of Cytopathology wurde für die zytologische Pankreasdiagnostik ein praktikables Befundsystem vorgestellt [30], das der besseren klinischen Korrelation dient. Zytologische Befunde können danach in sechs Kategorien eingruppiert werden, aus denen sich das weitere klinische Procedere ergibt (s. Tab. 3.6.7).

3.6.2 Zytologie entzündlicher Veränderungen

Primäre Entzündungen des Pankreas entstehen nicht über die Infektion durch einen Erreger, sondern haben ihre Ursache in der Aktivierung proteolytischer Enzyme, insbesondere die Aktivierung von Trypsinogen zu Trypsin, mit nachfolgender Autolyse (Autodigestion). Der autolytische Aspekt der Pankreatitis wurde bereits Ende des 19. Jahrhunderts durch Chiari beschrieben [38]. Als Folge der autolytischen Zellschädigung wird eine Immunantwort mit einer systemischen Reaktion induziert. Aus diesem Entzündungsgeschehen resultiert letztendlich die Pankreasinsuffizienz.

Es wird zwischen akuter und chronischer Pankreatitis unterschieden. Als Sonderform der chronischen Pankreatitis gilt die seltene Autoimmunpankreatitis. Wenngleich bei Verdacht auf eine Pankreatitis die Feinnadelaspiration primär keine Indi-

Tab. 3.6.7: Zytologische Befundkategorien in der Pankreaszytologie[a].

Befundkategorie	Assoziierte Entitäten bzw. Veränderungen
I Diagnostisch nicht verwertbares Material	Erneute Materialgewinnung!
II Negativ für Malignität	Entzündungen, nicht neoplastische Zysten
III Abnorme Kernveränderungen	Epithelien mit abweichender Architektur, Kern- und Zytoplasmaveränderungen, die nicht als maligne eingestuft werden können: reaktive Epithel-veränderungen, einzelne dysplastische Epithelien,
IV Neoplastisch[b]	benigne Läsionen – Seröses Zystadenom Läsionen präneoplastischer Dignität – Intraduktale papillär-muzinöse Neoplasie (low, intermediate und high grade) – Muzinös-zystische Neoplasie (low, intermediate und high grade)
V Malignitätsverdächtig	Verdacht auf High grade-Veränderungen sowie Verdacht auf ein invasives Karzinom
VI Positiv für Malignität	Duktales Adenokarzinom, einschl. Varianten Neuroendokrines Karzinom (high grade, G3) Azinuszellkarzinom Pankreatoblastom Lymphome Metastasen

[a] verändert nach [10, 30],
[b] Eine Zuordnung neuroendokriner Tumoren (G1) bzw. einer als nicht als maligne eingestuften soliden pseudopapillären Neoplasie in diese Kategorie wird kontrovers diskutiert [10].

kation ist, so sind entzündliche Veränderungen in Feinnadelaspiraten kein seltener Befund. Auch kann die Bildgebung bei chronischer Pankreatitis den Verdacht auf einen malignen Prozess ergeben (s. Tab. 3.6.6), weswegen die Kenntnis entzündlicher und reaktiver Epithelveränderungen bei chronischer Pankreatitis von Vorteil ist.

3.6.2.1 Akute Pankreatitis

Als maßgeblicher ätiologischer Faktor der akuten Pankreatitis gilt die Cholezystolithiasis, welche etwa 55–65 % der Erkrankung verursacht. Mit einer Häufigkeit von etwa 35 % wird ein Alkoholabusus verantwortlich gemacht. Daneben sind medikamentöse wie auch iatrogene Ursachen (nach ERCP) bekannt. Die akute Pankreatitis wird morphologisch in die häufigere interstitiell-ödematöse akute Pankreatitis (ca. 85 %) und in die weniger häufige nekrotisierende akute Pankreatitis eingeteilt; letztere zeigt zumeist einen fatalen Verlauf.

Tab. 3.6.8: Zytologische Befunde bei Pankreatitis.

Akute Pankreatitis	Chronische Pankreatitis	Autoimmunpankreatitis
Zellzerfallsbild mit zumeist neutrophiler Reaktion, Fettgewebsnekrosen lipidnekrotisches Material, häufig zerfallenes azinäres Epithel, duktales und azinäres Epithel mit reaktiven Kernveränderungen, Makrophagen, Kalkkonkrement	Gemischtzellige Entzündungsreaktion mit lymphozytärer Dominanz, nicht selten Plasmazellen, Makrophagen, zerfallenes azinäres Epithel, duktales Epithel mit reaktiven Kernveränderungen, Stromafragmente, Makrophagen, Kalkkonkrement, Zelldebris	Zellbild, vergleichbar mit der chronischen Pankreatitis, lympho-plasmazelluläre Reaktion, bindegewebige Anteile mit metachromatischem Stroma, Fibroblasten, degenerative wie auch reaktive duktale Epithelien, Typ 1 mit Expression von IgG4 durch Plasmazellen

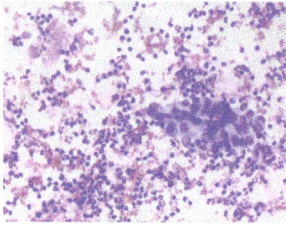 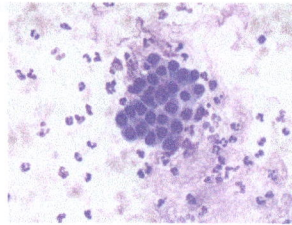 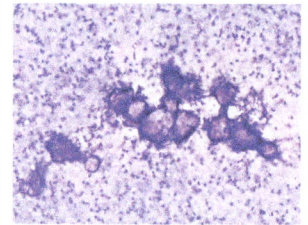

(a)   (b)   (c)

Abb. 3.6.2: Zellbild bei akuter Pankreatitis.
Forcierte Reaktion neutrophiler Granulozyten sowie Nachweis reaktiver duktaler Epithelien (b) und Kalkkonkrement (c).

In den Feinnadelaspiraten kommen gehäuft neutrophile Granulozyten und lipidnekrotisches Material zur Darstellung; das ortsständige Epithel imponiert sowohl durch teils markante reaktive wie auch degenerative Veränderungen [7–10]. Die wichtigsten zytologischen Kriterien bei akuter Pankreatitis sind der Tab. 3.6.8 zu entnehmen, entsprechende zytologische Befunde sind in der Abb. 3.6.2 ersichtlich.

3.6.2.2 Chronische Pankreatitis

Die chronische Pankreatitis hat mit 70–80 % der Fälle ihre Ursache im Alkoholabusus. Daneben gelten auch seltenere autoimmune sowie hereditäre Faktoren als weitere Ursachen.

Das histologische Bild wird durch Atrophie des azinären Epithels, duktale Metaplasie sowie durch Hinweise auf eine Begleitfibrose bestimmt. In den Feinnadelaspiraten zeigt sich in den meisten Fällen eine variable lympho-granulozytäre Reaktion mit lymphozytärer Dominanz. Bei eher mäßiger Zellularität dominieren duktale Epithelien. Charakteristisch ist auch das Nebeneinander zerfallener wie aktivierter Epit-

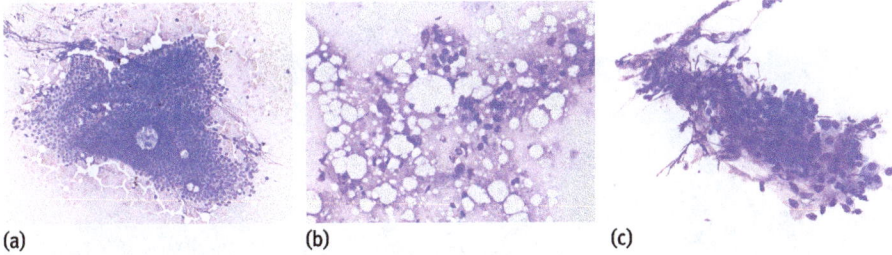

(a)   (b)   (c)

Abb. 3.6.3: Zellbild bei chronischer Pankreatitis.
Zellbild mit vermehrtem Nachweis duktaler Epithelien (a), lipidnekrotischem Material (b) und bindegewebigen Anteilen mit metachromatischem Stroma (c).

helien. Einige zytologische Kriterien sind der Tab. 3.6.8 zu entnehmen, die Abb. 3.6.3 vermittelt entsprechende zytologische Befunde.

3.6.2.3 Autoimmunpankreatitis

Die Autoimmunpankreatitis wurde erst 1995 als eigene Entität definiert [39], wobei ein IgG4-positiver Typ 1 und ein IgG4-negativer Typ 2 unterschieden werden. Histologisch zeichnet sich die Autoimmunpankreatitis Typ 1 durch periduktale lymphoplasmazelluläre Infiltrate mit begleitender Fibrosierung aus, während für den Typ 2 eine granulozytäre Azinusinfiltration charaktersitisch ist.Die Autoimmunpankreatitis führt zu Herdbildungen, Gangobstruktionen und Lymphadenopathien, sodass sich nicht selten der Verdacht auf ein Pankreaskarzinom ergibt und somit auch die Indikation zur Feinnadelaspiration. Daher ist es nicht verwunderlich, dass in den letzten Jahren vermehrt auch über zytologische Befunde bei der Autoimmunpankreatitis berichtet wurde[7–10, 39–41]. Entsprechend den histologischen Veränderungen imponieren in den Feinnadelaspiraten neben der charakteristischen lympho-plasmazellulären Reaktion bindegewebige Anteile mit metachromatischem Stroma und anhaftenden Fibroblasten. Im Fall einer Autoimmunpankreatitis vom Typ I zeigen die Plasmazellen zumeist eine Expression von IgG4. Orientierende zytologische Kriterien der Autoimmunpankreatitis sind in der Tab. 3.6.8 aufgelistet, korrespondierende zytologische Befunde sind aus der Abb. 3.6.4 ersichtlich.

3.6.3 Pankreaszysten

Zystische Pankreasläsionen sind ein häufiger Befund, wobei, entsprechend ihrer Ätiologie, zwischen nicht neoplastischen Zysten und neoplastischen Zysten unterschieden wird (Übersichten bei [42–46, 71]). Eine Übersicht über die wichtigsten zystischen Pankreasläsionen ist der Tab. 3.6.9 zu entnehmen. Die diagnostische Klärung zystischer Läsionen erfolgt unter Einbeziehung bildgebender Verfahren (CT, MRT, EUS),

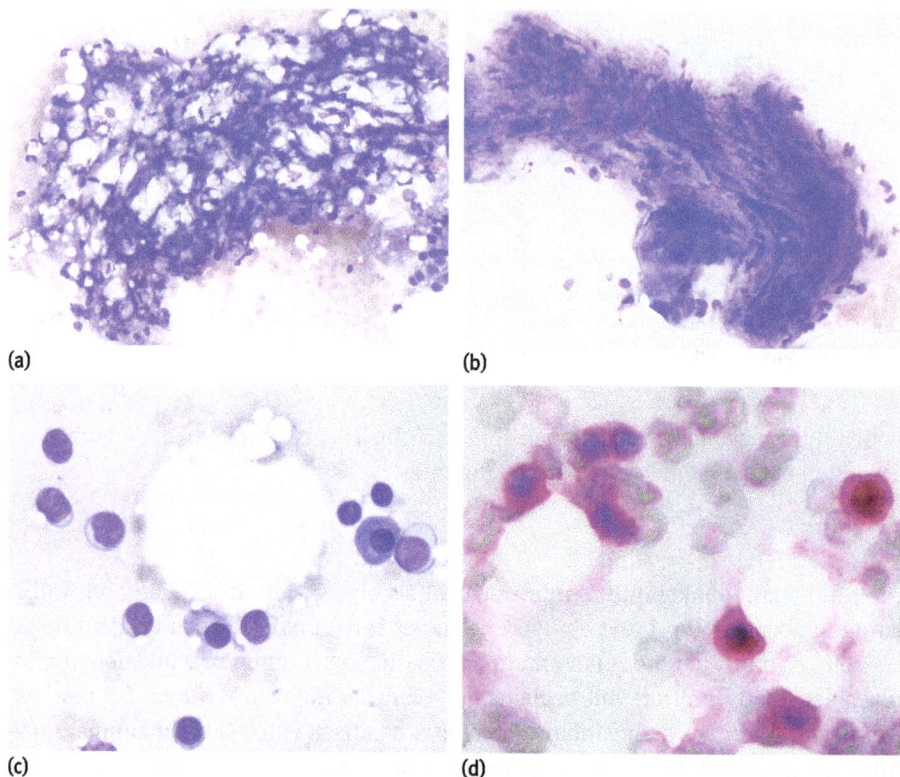

Abb. 3.6.4: Autoimmunpankreatitis.
Zellbild mit Anhäufung zerfallener duktaler Epithelverbände (a) und bindegewebige Anteile mit kollagenem Stroma (b) bei lympho-plasmazellulärer Reaktion (c). In der Immunzytologie kräftige Expression von IgG4 durch Plasmazellen (d)

der Morphologie nebst immunologischer Markerprofile und, als wichtige Ergänzung, durch die Bestimmung verschiedener Laborparameter (extrazelluläres Muzin, Enzyme, Tumormarker) in der Zystenflüssigkeit. Wie eine aktuelle Metaanalyse belegt, ist die EUS-gesteuerte Feinnadelaspiration eine zuverlässige Methode zur Abklärung zystischer Läsionen [47]. Darüber hinaus wird eine signifikante Steigerung der diagnostischen Sensitivität aus der Kombination von zytologischer Untersuchung und der Bestimmung von Pankreasenzymen, Tumormarkern und Muzinen in der Zystenflüssigkeit erreicht [48–51]. Eine zunehmende Rolle spielen auch molekularbiologische Untersuchungen.

3.6.3.1 Nicht neoplastische Zysten

Nicht neoplastische Zysten umfassen neben den sehr häufigen Pseudozysten einige seltene zystische Läsionen, denen, mit geringen Ausnahmen, eine entzündliche Ätio-

Tab. 3.6.9: Zystische Pankreasläsionen (Auswahl)[a].

Nicht neoplastische Zysten	Neoplastische Zysten
– Pseudozysten	Muzinöse zystische Läsionen
– Kongenitale Zysten	– Intraduktale papillär-muzinöse
– Retentionszysten	Neoplasie
– Entzündliche (infektiöse Zysten)	– Muzinöse zystische Neoplasie
– Lymphoepitheliale Zysten	Nicht muzinöse zystische Läsionen
– Squamöse Gangzysten	– Seröse zystische Neoplasie
– Endometrioide Zysten	– Solide pseudopapilläre zystische
– Duodenalwandzysten	Neoplasie
	– Zystische neuroendokrine
	Neoplasie
	Andere zystische Neoplasien
	– Duktales Adenokarzinom mit
	zystischer Degeneration

[a] verändert nach [43, 45]

Tab. 3.6.10: Laborparameter zur Differenzierung von Pankreaszysten[a].

Parameter	Nicht neoplastische Zyste	Neoplastische Zyste
α-Amylase, Lipase, Leukozytenesterase	erhöht	Nicht erhöht[b]
CEA, CA 19-9, CA 125, CA 15-3	Nicht erhöht	erhöht

[a] verändert nach [68], s. a. Tab. 10;
[b] mit Ausnahme der IPMN

logie zu Grunde liegt. Insofern sollte primär die Abgrenzung nicht neoplastischer Zysten von neoplastischen Zysten erfolgen. Die Unterscheidung einer benignen von einer neoplastischen Zyste ist durch die Bestimmung einiger Enzyme und weniger Tumormarker in der Zystenflüssigkeit in den meisten Fällen auch möglich. Während in entzündlichen Zysten erhöhe Aktivitäten für verschiedene Enzyme bei niedrigen Konzentrationen einiger Tumormarker gemessen werden, verhalten sich diese Messergebnisse für neoplastische Zysten genau umgekehrt (s. Tab. 3.6.10). Hiervon abweichende Ergebnisse sind mehrfach für die lympho-epitheliale Zyste mitgeteilt worden. So konnten auch hier signifikant erhöhte Werte für die Tumormarker CEA und CA 19-9 nachgewiesen werden [63, 64].

Pseudozysten

Pseudozysten sind die häufigsten zystischen Läsionen des Pankreas, die in allen Abschnitten des Pankreas auftreten können [45, 52, 53]. Ätiologisch besteht ein Zusammenhang zwischen der Entstehung von Pseudozysten und der alkoholbedingten chronisch-rezidivierten Pankreatitis. Die Pathogenese der Pseudozyste wird mit der Zerstörung von Gangstrukturen als Folge einer Entzündung bzw. Trauma in Verbindung gebracht. Es handelt sich nicht um eine echte Zyste, da hier die epitheliale Auskleidung fehlt. In den meisten Fällen stellt sich ein bräunlich-gelbliches, trübes Aspirat mit amorphem Detritus, Zelldebris, Entzündungszellen und Makrophagen dar. Nicht selten kann Hämosiderin nachgewiesen werden. Extrazelluläres Muzin und epitheliale Anteile sind in der Regel nicht nachweisbar. Bei niedrigen CEA-Werten ist die Amylase deutlich erhöht. Zytologische Befunde einer Pseudozyste sind in der Abb. 3.6.5 ersichtlich. Differentialdiagnostisch sollte eine akute bzw. chronische Pankreatitis, eine Pankreasnekrose sowie eine Zyste neoplastischen Ursprungs ausgeschlossen werden.

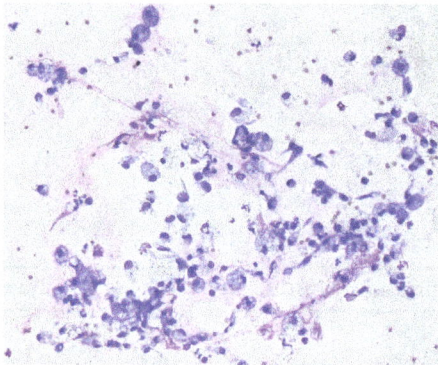

Abb. 3.6.5: Pankreatische Pseudozyste. Neben zahlreichen schaumigen Makrophagen locker eingestreute zerfallene neutrophile Granulozyten und amorpher Detritus.

Kongenitale Zysten

Kongenitale Zysten bezeichnen seltene zystische Läsionen, die mit duktalem Epithel ausgekleidet sind. In den gewöhnlich zellarmen Aspiraten kommen demzufolge vereinzelte duktale Epithelien zur Darstellung. Die Zystenflüssigkeit kann serös oder muzinös beschaffen sein; das carcinoembryonale Antigen (CEA) und die α-Amylase sind nicht erhöht.

Retentionszysten

Bei Retentionszysten handelt es sich um kleinere zystische Läsionen, die durch Gangobstruktionen entstehen, demzufolge sind sie durch duktales Epithel begrenzt. Die Feinnadelaspirate sind meist zellarm und enthalten eingestreute degenerative Epithelanteile, amorphen Detritus und vereinzelte Entzündungszellen.

Entzündliche (infektiöse) Zysten

Entzündliche Zysten entstehen meist in Folge einer seltenen Infektion durch Bakterien, Pilze oder Parasiten [7, 8]. In der Regel kann eine neutrophile Reaktion mit Zellzerfall nachgewiesen werden, Infektionen durch Parasiten gehen mit einer vorzugsweise eosinophilen Reaktion einher.

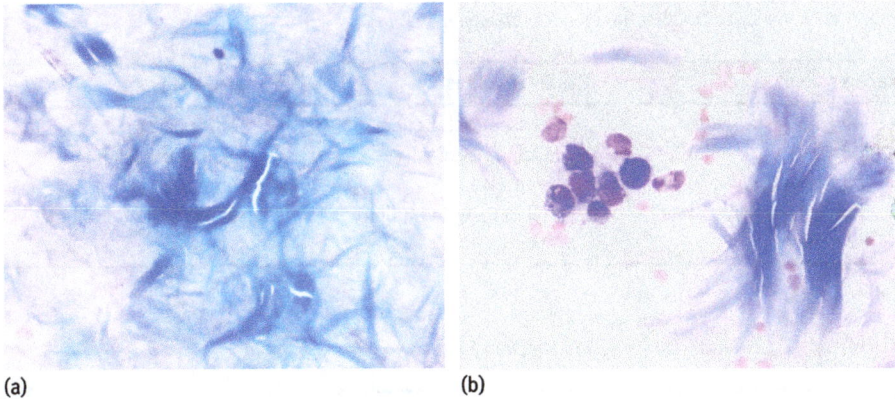

(a)   (b)

Abb. 3.6.6: Lympho-epitheliale Zyste.
Zellbild mit reichlichem Nachweis von verhornendem Zelldebris, kernlosen Hornschollen sowie vereinzelten Lymphozyten (b).

Lympho-epitheliale Zysten

Die lympho-epitheliale Zyste, 1985 erstmals beschrieben [54], bezeichnet eine seltene zystische Läsion, deren Häufigkeit mit < 0,1 % aller Pankreaszysten beziffert ist. Lymphoepitheliale Zysten sind echte Zysten, die in allen Abschnitten des Pankreas auftreten können.

Histologisch ist die Zystenwand durch eine auskleidende Schicht verhornender Plattenepithelien gekennzeichnet, subepithelial kommt lymphoides Gewebe mit Keimzentren zur Darstellung. Über die eher unproblematische zytologische Diagnostik lympho-epithelialer Zysten ist insbesondere in den letzten Jahren vermehrt berichtet worden [55–59]. Die meist milchig-trüben Feinnadelaspirate enthalten in der Regel reichlich verhornenden Zelldebris, kernlose Hornschollen und vereinzelte kernhaltige verhornende Plattenepithelien. Daneben können Lymphozyten sowie Makrophagen nachgewiesen werden. Der zytologische Befund einer lympho-epithelialen Zyste ist aus der Abb. 3.6.6 ersichtlich.

3.6.3.2 Neoplastische Zysten

Etwa 60 % aller resezierten zystischen Pankreasläsionen sind neoplastischer Natur, 40 % entfallen auf entzündliche Pseudozysten [71].Die diagnostische Abklärung erfolgt interdisziplinär durch Bildgebung, EUS-gesteuerte Feinnadelaspiration sowie durch laborchemische und molekulare Analyse der Zystenflüssigkeit [44, 60–62]. In der Bildgebung zeigen neoplastische Zysten eine unterschiedliche Lokalisation, woraus sich bereits ein diagnostischer Hinweis ergeben kann (s. Tab. 3.6.11). Neoplastische Zysten werden in nicht muzinöse und muzinöse Zysten klassifiziert (s. Tab. 3.6.9), wobei die Differenzierung zwischen muzinösen und nicht muzinösen Zysten einerseits und zwischen nicht neoplastischen und neoplastischen Zysten andererseits

Tab. 3.6.11: Typische Lokalisationen neoplastischer Zysten[a].

Pankreaskopf	Pankreaskorpus	Pankreasschwanz
- Seröses Zystadenom - Intraduktale papillär-muzinöse Neoplasie - Solide pseudopapilläre Neoplasie	- Seröses Zystadenom - Muzinös-zystische Neoplasie - Solide pseudopapilläre Neoplasie	- Seröses Zystadenom - Muzinös-zystische Neoplasie - Solide pseudopapilläre Neoplasie

[a] nach [147]

Tab. 3.6.12: Laborparameter in neoplastischen Zysten[a].

Parameter	SZA	MZN	IPMN	ZEN
α-Amylase	↓	↓	↑	↓
Muzin	↓	↑	↑	↓
CA 19-9	↓	↑	↑↓	?
CA 72.4	↓	↑	↑	?
CEA	↓	↑	↑	↓

[a] verändert nach [73]; SZA: Seröses Zystadenom; MZN: Muzinös-zystische Neoplasie; IPMN: intraduktale papillär-muzinöse Neoplasie; ZEN: Zystische endokrine Neoplasie

durch ergänzende Laborparameter gestützt werden kann. Zur Differenzierung zwischen muzinösen und nicht muzinösen Zysten ist die Bestimmung des CEA in der Zystenflüssigkeit eine sichere und zuverlässige Methode [65, 66]. Anhand einer größeren Studie mit Auswertung von 450 Patienten konnte belegt werden, dass die zusätzliche Bestimmung weniger Laborparameter (α-Amylase, CEA und CA 19-9, s. Tab. 3.6.12) zur Differenzierung zwischen benignen Zysten (Pseudozyste, seröses Zystadenom) und prämalignen bzw. malignen Zysten (muzinöses Zystadenom, muzinöses Zystadenokarzinom) einen diagnostischen Zugewinn bedeutet [67]. Die zytologische Differenzierung zwischen kontaminiertem gastrointestinalen Epithel und ortsständigem duktal differenzierten Epithel kann durchaus Schwierigkeiten bereiten.

Foveoläres Epithel des Magens zeigt typischerweise einen basalständigen Kern mit supranukleärem Schleim, der schalenartig das Zytoplasma ausfüllt. Der zusätzliche Nachweis von Hauptzellen ist ein weiterer wichtiger Hinweis auf Vorliegen einer Kontamination durch Magenepithel. Intestinales Epithel zeigt eine wabenartige Struktur mit eingestreuten goblet cells (s. a. Tab. 3.6.2). Auf Grund der relativ spezifischen Expression von B 72.3 und CD 10 durch die gastrointestinale Mukosa ist auch eine immunzytologische Abgrenzung von duktalem Epithel möglich [12, 71].

Seröses Zystadenom
Seröse Zystadenome sind seltene benigne Läsionen mit sehr geringem Malignitätspotential, die sich von den zentroazinären Zellen ableiten. Ihre Häufigkeit wird mit etwa

20 % aller resezierten zystischen Pankreastumoren beziffert [71]. Es werden mikrozystische und makrozystische Formen unterschieden. Betroffen sind vorzugsweise ältere Frauen. Die klaren Zystenpunktate sind gewöhnlich zellarm. In den Präparaten kommen meist kleinere Verbände uniformer glandulärer Epithelien ohne Atypien zur Darstellung. Die kleinen, rund-ovalen Kerne besitzen eine homogene Chromatinstruktur, Nukleoli sind nicht erkennbar. In der Immunzytologie zeigt das seröse Zystadenom eine Expression von Zytokeratin 7, 8, 18 und 19, MUC1 (ca. 33 %) und MUC6, α-Inhibin, sowie NSE (neuronspezifische Enolase). Das Epithel reagiert, bedingt durch erhöhten Glykogengehalt, PAS-positiv. Extrazelluläres Muzin ist nicht nachweisbar, vereinzelte Makrophagen mit Speicherung von Hämosiderin sind keine Seltenheit. Die α-Amylase wie auch die Tumormarker CEA und CA 19-9 sind in der Regel nicht erhöht [43, 45, 69, 70], ebenso können KRAS-Mutationen nicht nachgewiesen werden [48]. Die zytologische Diagnose des serösen Zystadenoms ist allerdings durch die meist geringe Zellularität begrenzt [69, 70, 72].

Muzinös-zystische Neoplasien

Muzinös-zystische Neoplasien werden mit einer Häufigkeit von etwa 10 % angegeben [71]. Sie entstehen fast ausschließlich bei Frauen und sind vorzugsweise im Pankreasschwanz, aber auch im Pankreaskorpus lokalisiert. Die Zystenwand besteht aus muzinösem Zylinderepithel, das MUC 5AC, CEA, CA 19-9 und die Zytokeratine 7, 8, 18 und 19 exprimiert. Die Expression von Zytokeratin 20 fehlt; subepithelial schließt sich ein ovarielles Stroma an. Letzteres exprimiert sowohl α-Inhibin wie auch Hormonrezeptoren (Progesteronrezeptoren > Östrogenrezeptoren) [71]. Indem muzinös-zystische Neoplasien keine Verbindungen zum Gangsystem aufweisen, unterscheiden sie sich von der intraduktalen papillär-muzinösen Neoplasie. Dadurch ist die Möglichkeit der Abgrenzung muzinös-zystischer Neoplasien von intraduktalen papillär-muzinösen Neoplasien eingeschränkt. Auch ist in den Feinnadelaspiraten das diagnostisch relevante ovarielle Stroma nur selten nachweisbar, woraus sich eine weitere Einschränkung der zytologischen Diagnostik ergibt. Deshalb wurde in der Literatur über muzinös-zystische Neoplasien bisher nur sporadisch berichtet [10, 74–77].

Entsprechend der WHO-Klassifikation werden benigne muzinöse Neoplasien dem muzinösen Zystadenom zugeordnet. Hiervon werden dysplastische Epithelveränderungen (low grade und high grade) mit der jeweiligen Kern-Plasma-Relation und der unterschiedlichen Ausprägung der Kernatypien unterschieden [10, 76, 77], sodass muzinös-zystische Neoplasien wie folgt klassifiziert werden:
- muzinöses Zystadenom,
- muzinös-zystischer Borderlinetumor,
- muzinöses Zystadenokarzinom.

Bei eher geringer Zellularität kommt in den Aspiraten meist reichlich Muzin in gelöster („wässriger") bis festerer Konsistenz (Schleimfetzen) sowie Zelldebris zur Darstellung. Da das muzinöse Epithel nicht sicher von einer intraduktalen papillär-muzinösen Neoplasie zu unterscheiden ist, sollte im Zweifelsfall die Bildgebung zur diagnostischen Klärung herangezogen werden. Die Zellverbände imponieren durch eine honigwabenartige, flächige Struktur. Besonders an Einzelzellen ist die intrazelluläre Schleimbildung gut zu erkennen. Die Zellen exprimieren die Zytokeratine 7, 8, 18 und 19 bei fehlender Expression von Zytokeratin 20 sowie häufig CEA, CA 19-9 und MUC 5AC. Im Unterschied zu intraduktalen papillär-muzinösen Neoplasien ist in muzinös-zystischen Neoplasien auch der CA 125-Spiegel erhöht. Während schwere Dysplasien und invasive Karzinome auf Grund ihrer Kernatypien zytologisch keine Probleme bereiten, ergeben sich jedoch in der Diagnostik des muzinösen Zystadenoms wie auch des muzinös-zystischen Borderlinetumors nicht selten Schwierigkeiten. Diese sind sowohl in der Abgrenzung von kontaminierten gastralen Epithelien als auch von Anteilen einer intraduktalen papillär-muzinösen Neoplasie begründet. Differentialdiagnostisch sollte auch an eine Pseudozyste nach Pankreatitis gedacht werden. Das muzinöse Zystadenokarzinom zeigt deutliche Atypien sowie Nachweis nekrotischen Materials und Hinweise auf eine Begleitentzündung. Oft kann eine ausgeprägte intrazelluläre Schleimbildung (Schleimkugeln) mit Metachromasie in der May-Grünwald-Giemsa-Färbung beobachtet werden. Die Abbildungen 3.6.7 und 3.6.8 vermitteln zytologische Befunde muzinös-zystischer Neoplasien.

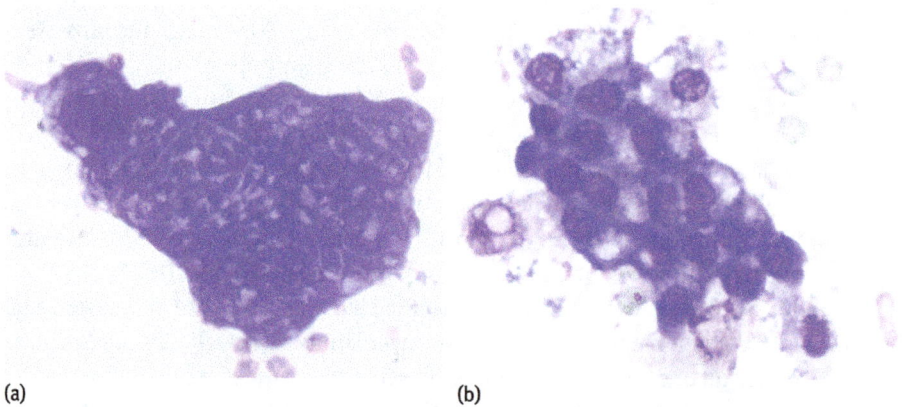

(a)   (b)

Abb. 3.6.7: Muzinös-zystische Neoplasie, low grade.
Flächiger Verband schleimbildender Epithelien mit nur geringen Kernvarianzen. Kleinerer Zellverband mit schleimbildenden Tumorzellen und randständiger Kernlagerung durch intrazelluläre Schleimbildung (b).

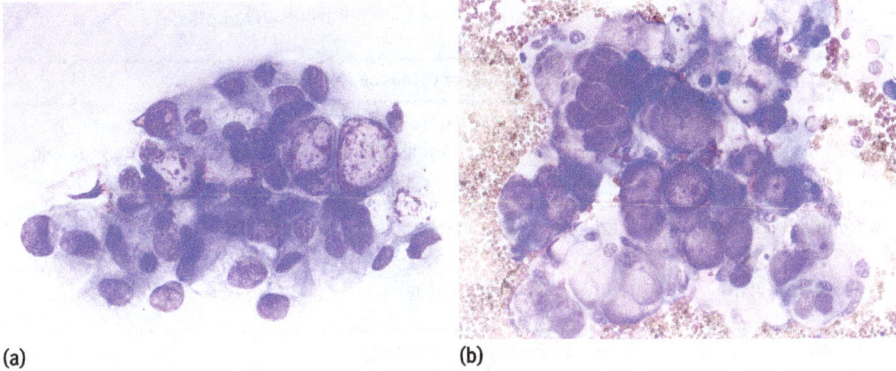

(a)

(b)

Abb. 3.6.8: Muzinöses Zystadenokarzinom.
Tumorverbände mit Kernatypien (a) und ausgeprägter intrazellulärer Schleimbildung in Form metachromatischer Schleimkugeln.

Intraduktale papillär-muzinöse Neoplasien

Die intraduktale papillär-muzinöse Neoplasie (IPMN) zählt zu den häufigsten zystischen Neoplasien, die vorwiegend im Pankreaskopf lokalisiert sind [43, 45, 46, 78],
wobei Männer und Frauen gleichermaßen betroffen sind. Ihre Häufigkeit wird mit bis
zu 20 % in Pankreasresektaten beziffert [83]. IPMN breiten sich im Gangsystem aus
und verursachen eine Zystenbildung durch Dilatation des betroffenen Pankreasgan-
ges. Hinsichtlich der Lokalisation wird zwischen einem Hauptgangtyp (MD-IPMN),
Nebengangtyp (BD-IPMN) und Mischtyp unterschieden, wobei der Hauptgangtyp mit
einer höheren malignen Potenz assoziiert ist. Da in den Feinnadelaspiraten die Zuordnung einer IPMN zu einem Gangtyp nicht möglich ist, kommt der Bildgebung hier
eine besondere Bedeutung zu. In den Feinnadelaspiraten ist der Nachweis papillärer
Zellverbände schleimbildender Epithelien, zumeist ohne auffällige Kernatypien, diagnoseweisend (s. Tab. 3.6.13). Histologisch sind vier Differenzierungen (Subtypen) der
IPMN beschrieben worden, die neben unterschiedlichen Lokalisationen auch ein unterschiedliches Malignitätspotential aufweisen [10, 46, 78].Während intestinale, pankreatobiliäre und onkozytäre Subtypen sich vom Hauptgang ableiten, ist der gastrale
Subtyp im Nebengang lokalisiert. Über die Möglichkeit der zytologischen Subtypisierung wurde insbesondere in der aktuellen Literatur berichtet [86–88]. Tab. 3.6.14 fasst
die wichtigsten zytologischen Kriterien der IPMN zusammen, korrespondierende zytologische Befunde sind aus der Abb. 3.6.9–12 ersichtlich.

IPMN gelten, neben der pankreatischen intraepithelialen Neoplasie (PanIN,
s. nachfolgendes Kapitel) und der muzinös-zystischen Neoplasie als Präkanzerosen des duktalen Pankreaskarzinoms (s. Kap. 3.6.4.1), wobei dessen Pathogenese

Tab. 3.6.13: Zytologische Kriterien der intraduktalen papillär-muzinösen Neoplasie[a].

Zytologische Kriterien der intraduktalen papillär-muzinösen Neoplasie
Zellverbände mit honigwabenartiger Struktur und basalständigen rund-ovalen Kernen, geringe Kernvarianzen, kompakte Chromatinstruktur, supranukleärer Schleim, papilläre Zellverbände mit zentralen Gefäßkapillaren sind diagnoseweisend, reichlich extrazellulärer Schleim, Makrophagen

[a] Morphologie dysplastischer Veränderungen s. nachfolgende Tab. 3.6.15

Tab. 3.6.14: Subtypen der intraduktalen papillär-muzinösen Neoplasie[a].

Intestinaler Typ	Pankreatobiliärer Typ	Gastraler Typ	Onkozytärer Typ
36 %	6,7 %	49 %	8,5 %
papilläre Zellverbände mit paralleler Kernanordnung, mäßige bis schwere Kernatypien *Immunzytologie:* CDX2+, MUC 1–, MUC 2+, MUC 4+, MUC 5 AC+, MUC 6–, CK 20+	papilläre Zellverbände kuboider Zellen, mäßige bis schwere Kernatypien *Immunzytologie:* MUC 1+, MUC 2–, MUC 4–, MUC 5AC+, MUC 6+, CK 20+/–	flächige Zellverbände, ähnlich dem foveolären Magenepithel, basalständige rund-ovaläre Kerne, geringe Kernatypien *Immunzytologie:* MUC 1+, MUC 2+, MUC 4–, MUC 5AC+, MUC 6–/+, CK 20–	Zellverbände mit onkozytärer Differenzierung, eosinophiles (onkozytäres) Zytoplasma, mäßige bis schwere Kernatypien *Immunzytologie:* MUC 1+, MUC 2–, MUC 4–, MUC 5AC +, MUC 6+ CK 20+/–

[a] Morphologie dysplastischer Veränderungen s. Tab. 3.6.15; Angaben zur Häufigkeit s. [46]

über die Adenom-Karzinom-Sequenz erklärt wird. Entsprechend werden die IPMN in Adenome, Borderline-Tumoren und Karzinome klassifiziert. Die Pathogenese der invasiven IPMN wird über eine Stufenfolge dysplastischer Veränderungen (low grade, intermediate grade und high grade) begleitet, über deren zytologische Differenzierung in der aktuellen Literatur mehrfach berichtet wurde [10, 79–82, 92]. Tab. 3.6.15 fasst zytologische Kriterien für Dysplasien low grade, intermediate grade und high grade zusammen (s. a. Abb. 3.6.10 und 3.6.12). Über die zytologische Diagnostik der IPMN im Pankreassekret wurde verschiedentlich berichtet, wobei die diagnostische Sensitivität mit 10–50 % als relativ niedrig angegeben wird (Übersicht bei [84]).

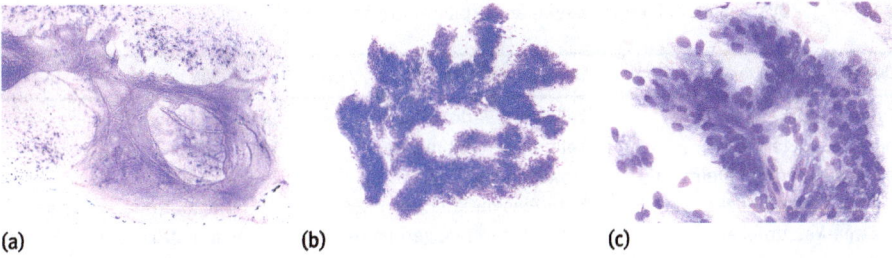

(a) (b) (c)

Abb. 3.6.9: Intraduktale papillär-muzinöse Neoplasie (Übersicht). Reichlicher Nachweis von viskösem Schleim (a) sowie pathognomischer, papillär verzweigter Zellverbände mit zentralen Gefäßkapillaren (c).

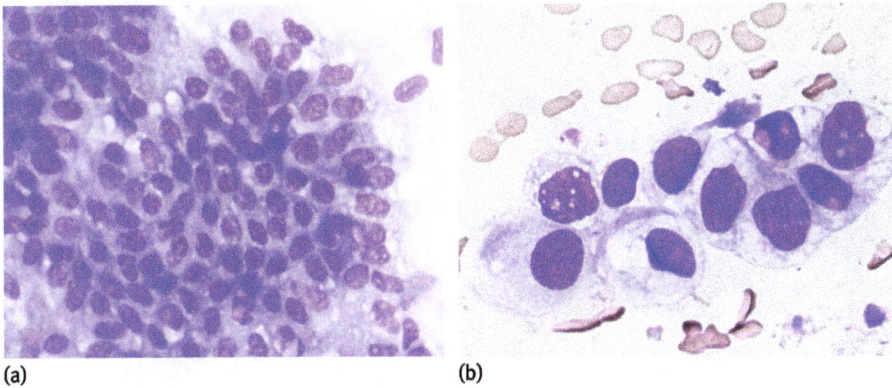

(a) (b)

Abb. 3.6.10: Intraduktale papillär-muzinöse Neoplasie, gastraler Typ.
(a) Zellverband, ähnlich dem foveolären Epithel des Magens mit Kernvergrößerungen, jedoch ohne Ausprägung markanter Kernatypien (Histologie: Borderline-Typ). (b) IPMN high grade mit Ausbildung markanter Kernatypien (Anisokaryose, Kernpleomorphie, kompakte Chromatinstruktur, Hyperchromasie). Derartige Läsionen sind zytologisch nicht von einem invasiven Karzinom zu unterscheiden.

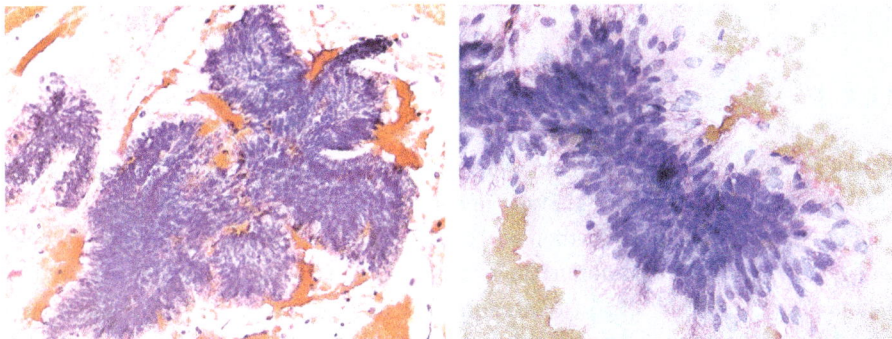

Abb. 3.6.11: Intraduktale papillär-muzinöse Neoplasie, intestinaler Typ, low grade.
Papillär verzweigte Tumorverbände mit typischer palisadenartiger Anordnung der Kerne ohne Nachweis nennenswerter Kernatypien (Papanicolaou-Färbung)

Tab. 3.6.15: Dysplasien bei der intraduktalen papillär-muzinösen Neoplasie[a].

Dysplasie low grade	Dysplasie intermediate grade	Dysplasie high grade
Zylinderepithelien mit basalständigem Kern, supranukleärer Schleim, nur leichte Kernvarianzen, Kern-Plasma-Relation kaum verschoben, meist einschichtige Zellverbände mit Honigwabenstruktur	Zellen mit Verlust der Polarität, Zellgruppen mit nuclear crowding, mäßige Kernatypien, Kern-Plasma-Relation mäßig kernverschoben, geringere Schleimbildung	pleomorphe Einzelzellen oder kleine Gruppen mit markanten Kernatypien, Kernpleomorphie, unruhige Chromatinstruktur, Hyperchromasie, kernbetonte Verschiebung der Kern-Plasma-Relation, geringe Schleimbildung

[a] s. a. [10, 79–82]

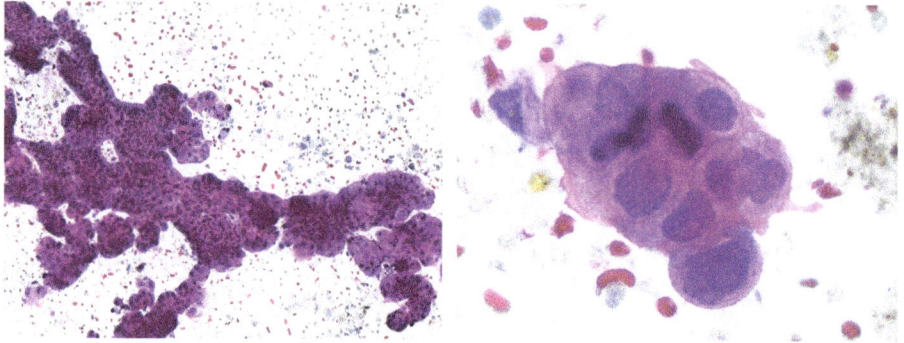

Abb. 3.6.12: Intraduktale papillär-muzinöse Neoplasie, pankreatobiliärer Typ, high grade. Verzweigter papillärer Zellverband polygonaler Tumorzellen mit ausgeprägten Kernatypien (Aniso-karyose und Kernpleomorphie, Hyperchromasie, kompakte Chromatinstruktur) in der Papanicolaou-Färbung. Derartige Läsionen sind zytologisch nicht von einem invasiven Karzinom zu unterscheiden.

3.6.4 Solide Pankreastumoren

Zu den malignen Tumoren des Pankreas zählen epitheliale Tumoren (duktales Adeno-karzinom, Azinuszellkarzinom, Zystadenokarzinom, neuroendokrine Tumoren, Pan-kreatoblastom u. a.), nicht epitheliale Tumoren (Leiomyosarkome, Lymphome u. a.) sowie einige sekundäre Tumoren (Übersicht bei [85]). Eine Auswahl maligner Pankre-astumoren ist der Tab. 3.6.16 zu entnehmen. Von allen malignen Pankreastumoren wird das duktale Adenokarzinom mit etwa 85 % weitaus am häufigsten diagnostiziert, während neuroendokrine Tumoren, das Azinuszellkarzinom wie auch das Zystadeno-karzinom als eher seltene Entitäten gelten.

Tab. 3.6.16: Maligne Pankreastumoren (Auswahl).

Epitheliale Tumoren	Nicht epitheliale Tumoren	Sekundäre Tumoren
Tumoren des exokrinen Pankreas	– Leiomyosarkome	– Nierenzellkarzinom
– Duktales Adenokarzinom +	– Maligne fibröse	– Lungenkarzinome
Varianten	Histiozytome	– Mammakarzinome
– Azinuszellkarzinom	– Liposarkome	– Karzinome des
– Zystadenokarzinom	– Ewing-Sarkom	GI-Traktes
(serös, muzinös)	– Lymphome	– Lymphome
– Pankreatoblastom		– Maligne Melanome
– Solide pseudopapilläre Neoplasie		– Sarkome
Tumoren des endokrinen Pankreas		
– Neuroendokrine Tumoren (NET)[a]		

[a] NET G1, G2 und G3 (s. Kap. 3.6.4.2)

3.6.4.1 Exokrine Pankreastumoren

Duktales Adenokarzinom

Das duktale Adenokarzinom gilt als der häufigste maligne Tumor des Pankreas; für das Jahr 2008 wurde die Inzidenz mit 7–9 Erkrankungen pro 100.000 Einwohnern beziffert [89]. Jährlich erkranken in Deutschland etwa 13.000 Menschen an einem Pankreaskarzinom. Zu den wichtigsten Risikofaktoren zählen u. a. Nikotinabusus, chronische Pankreatitis (Alkoholabusus), Adipositas und genetische Dispositionen. Etwa 70 % der duktalen Adenokarzinome sind im Pankreaskopf lokalisiert. Das duktale Adenokarzinom nimmt seinen Ausgang vom duktalen und wahrscheinlich auch vom zentroazinären Epithel. Die folgenden drei Läsionen gelten als Präneoplasien des duktalen Pankreaskarzinoms:

– Pankreatische intraepitheliale Neoplasie (PanIN)
– Intraduktale papillär-muzinöse Neoplasie (IPMN, s. Kap. 3.6.3.2)
– Muzinös-zystische Neoplasie (s. Kap. 3.6.3.2)

Die intraduktale papillär-muzinöse Neoplasie und die muzinös-zystische Neoplasie entsprechen in der Entstehung des duktalen Pankreaskarzinoms der Adenom-Karzinom-Sequenz, während die Entstehung eines duktalen Phänotyps auch aus zentroazinären Zellen über eine azinär-duktale Metaplasie wahrscheinlich ist [90]. Die Bedeutung der chronischen Pankreatitis für die Pathogenese des Pankreaskarzinoms darf als gesichert gelten, wobei das Zusammenspiel von duktalen Epithelien mit neutrophilen Granulozyten, T-Lymphozyten, tumorassoziierten Makrophagen, Mastzellen, Fibroblasten, den sogenannten „myeloid-derived suppressor cells" und extrazellulärer Matrix diskutiert wird [93]. Abb. 3.6.13 gibt einen Überblick über die formale Pathogenese des duktalen Pankreaskarzinoms. Die Pathogenese des duktalen Pankreaskarzinoms wird von einer Reihe molekulargenetischer Veränderungen begleitet, deren Bedeutung im Screening, der molekularen Subtypisierung wie auch in der Therapie-

Duktales/zentroazinäres Epithel

| PanIN 1 | MCN | IPMN |

| PanIN 2 | Low grade |

| PanIN 3 | Intermediate grade |

| High grade |

Duktales Pankreaskarzinom

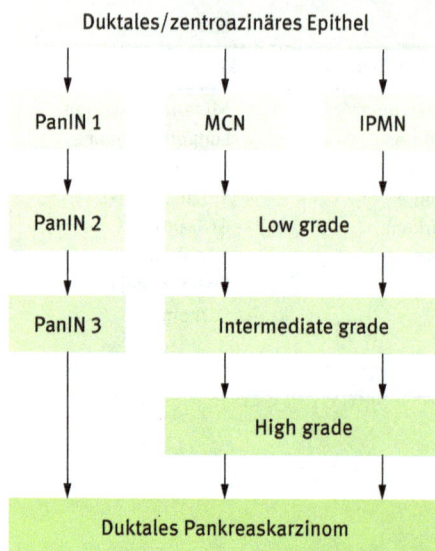

Abb. 3.6.13: Formale Pathogenese des duktalen Pankreaskarzinoms.
Die Pathogenese des duktalen Adenokarzinoms verläuft über definierte Präneoplasien (PanIN, MCN, IPMN). Wenngleich die Diagnose dieser Präneoplasien der Histologie vorbehalten bleibt, liegt der Stellenwert der Zytologie in der Diagnostik dysplastischer Veränderungen dieser Läsionen.

planung liegt (Übersicht bei [91]. Die pankreatische intraepitheliale Neoplasie (PanIN) bezeichnet sehr kleine Läsionen, die als Präneoplasien des duktalen Pankreaskarzinoms gelten und in kleinen Gängen mit einem Durchmessser von < 5 mm entstehen. Sie wurden 2001 in folgende histologische Stadien klassifiziert: PanIN 1A, PanIN 1B, PanIN 2 und PanIN 3 [94]. Tab. 3.6.17 fasst die wichtigsten histologischen Kriterien für pankreatische intraepitheliale Neoplasien zusammen. PanIN sind keine seltenen Läsionen und gehäuft mit einer chronischen Pankreatitis assoziiert. Die Inzidenz für PanIN ist mit zunehmendem Alter deutlich ansteigend. So konnten bei Patienten ab dem 50. Lebensjahr in 96 % der Fälle PanIN nachgewiesen werden [95]. Neben der unterschiedlichen Ausprägung von Kernatypien sind auch Veränderungen in der Histoarchitektur diagnoseweisend, weswegen die Diagnostik der PanIN am bioptischen Material erfolgt. Ungeachtet dessen ist der zytologische Nachweis von Kernatypien in Feinnadelaspiraten ein wichtiger diagnostischer Hinweis auf eine höhergradige PanIN. Daher sollte in Feinnadelaspiraten mit Hinweisen auf ein chronisches Entzündungsgeschehen gründlich nach dysplastischen Epithelien gefahndet werden. Zellen einer PanIN 3 bereiten auf Grund ihrer markanten Kernatypien kaum Schwierigkeiten [96–98], wenngleich die sichere Abgrenzung von einem invasiven Karzinom nicht möglich ist. Daher ist bei solchen Befunden stets die bioptische Klärung indiziert.

Das duktale Adenokarzinom bezeichnet ein Karzinom des Gangsystems, das in verschiedenen Varianten auftreten kann. Die zytologische Diagnostik ist weltweit durch eine hohe Trefferquote belegt (s. Tab. 3.6.4), weswegen der Feinnadelaspiration auch ein hoher Stellenwert zukommt.

In den zellreichen Feinnadelaspiraten kommt zumeist reichlich nekrotisches Material wie auch desmoplastisches Stroma zur Darstellung (Abb. 3.6.14).

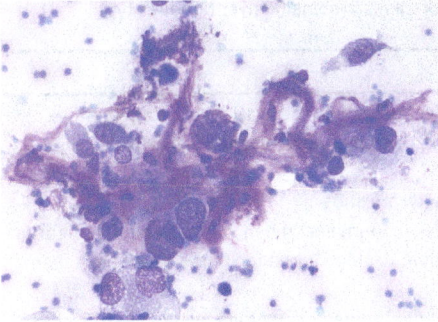

Abb. 3.6.14: Desmoplastische Reaktion. Kollagenes Matrixmaterial mit Fibrozyten und kräftiger Metachromasie sowie anhaftenden Zellen eines pleomorphen duktalen Pankreaskarzinoms.

Tab. 3.6.17: Histologische Kriterien bei pankreatischer intraepithelialer Neoplasie (PanIN) [a].

Pankreatische intraepitheliale Neoplasie	Histologischer/zytologischer Befund
PanIN 1A	flache Läsionen mit basalständigen, kleinen, runden wie monomorphen Kernen und supranukleärem Schleim
PanIN 1B	entspricht weitestgehend PanIN 1A, jedoch Nachweis von papillären und mikropapillären Strukturen
PanIN 2	vorwiegend papilläre Verbände mit fokalen Kernatypien (Verlust der Polarität, Kernvergrößerungen), selten Mitosen
PanIN 3[b]	papilläre Verbände mit ausgeprägten Kernatypien, vor allem Verlust der Polarität, Anisokaryose und Kernpleomorphie, prominente Nukleoli, gehäuft Mitosen

[a] s. a. [96, 98, 99];
[b] PanIN 3 entspricht einem Carcinoma in situ und ist zytologisch von einem invasiven Karzinom nicht zu unterscheiden!

Die Tumorzellen imponieren häufig durch den Verlust der Honigwabenstruktur, Anisonukleose, Kernvergrößerungen und unregelmäßige Kernbegrenzung [7–10, 12, 100]. Während die Diagnostik mäßig bis schlecht differenzierter Karzinome in der Regel unproblematisch ist, können hoch differenzierte Karzinome durchaus Schwierigkeiten bereiten [100, 101]. Für hoch differenzierte Adenokarzinome gelten folgende zytologische Kriterien [101]:

– Kernvergrößerungen mit Anisonukleose,
– unregelmäßige Kernbegrenzungen,
– räumliche Zellverbände mit Kernüberlappungen.

Die wichtigsten zytologischen Kriterien für das duktale Adenokarzinom sind der Tab. 3.6.18 zu entnehmen (s. a. [7–10, 12, 68, 101, 102, 104, 105]); zytologische Befunde sind aus der Abb. 3.6.15 ersichtlich. Diagnostisch relevante Antigene zur Abgrenzung des duktalen Adenokarzinoms vom Azinuszellkarzinom und den neuroendokrinen Tumoren sind der Tab. 3.6.19 zu entnehmen.

Tab. 3.6.18: Zytologische Kriterien des duktalen Pankreaskarzinoms (konventioneller Typ).

Differenzierung	Zytologische Kriterien
Gut differenziert	– Zellkerne: meist gering vergrößert, jedoch variabel, unregelmäßige Kernbegrenzungen, helles Chromatin, vereinzelte kleine Nukleoli, nuclear crowding – Zytoplasma: hell bzw. auch muzinös – Kern-Plasma-Relation: leicht kernverschoben, mitunter auch erniedrigt – Zellverbände: kleinere bzw. flächige Verbände (sheets) mit typischem Honigwabenmuster – Besonderheiten: in der Regel zellreiche Aspirate, wenig nekrotisches Material
Mäßig differenziert	– Zellkerne: Zunahme der Größenvarianz und deutliche Kernpleomorphie, Hyperchromasie und unruhige Chromatinstruktur, häufig kleine Nukleoli, Mitosen – Zytoplasma: hell bzw. muzinös – Kern-Plasma-Relation: kernverschoben – Zellverbände: Zellverbände mit teils räumlichem Aspekt – Besonderheiten: nekrotisches Material, insgesamt deutlich maligner Aspekt
Schlecht differenziert	– Zellkerne: markante Anisokaryose und Kernpleomorphie, Hyperchromasie, unruhige Chromatinstruktur mit Ausbildung von Chromozentren, nicht selten Makronukleoli, gehäuft Mitosen – Zytoplasma: grau-opak – Kern-Plasma-Relation: deutlich kernverschoben – Zellverbände: zumeist Einzelzellen, kleinere bis mittelgroße adenoide Verbände – Besonderheiten: Dissoziationsneigung, reichlich nekrotisches Material
Immunzytologie	– CK 7+, CK 8+, CK 18+, CK 19+, CK 20+ (ca. 25 %), CA 19-9+, CEA+, MUC 1+, MUC 3+, MUC 4+, MUC 5AC+, MUC 6+ (35 %)

Die WHO unterscheidet folgende Varianten des konventionellen duktalen Adenokarzinoms [78]:
– Adenosquamöses Karzinom
– Undifferenziertes (anaplastisches) Karzinom
– Undifferenziertes Karzinom mit osteoklastären Riesenzellen
– Gemischtes duktal-neuroendokrines Karzinom
– Siegelringzellkarzinom
– Medulläres Karzinom
– Hepatoides Karzinom
– Klarzellkarzinom

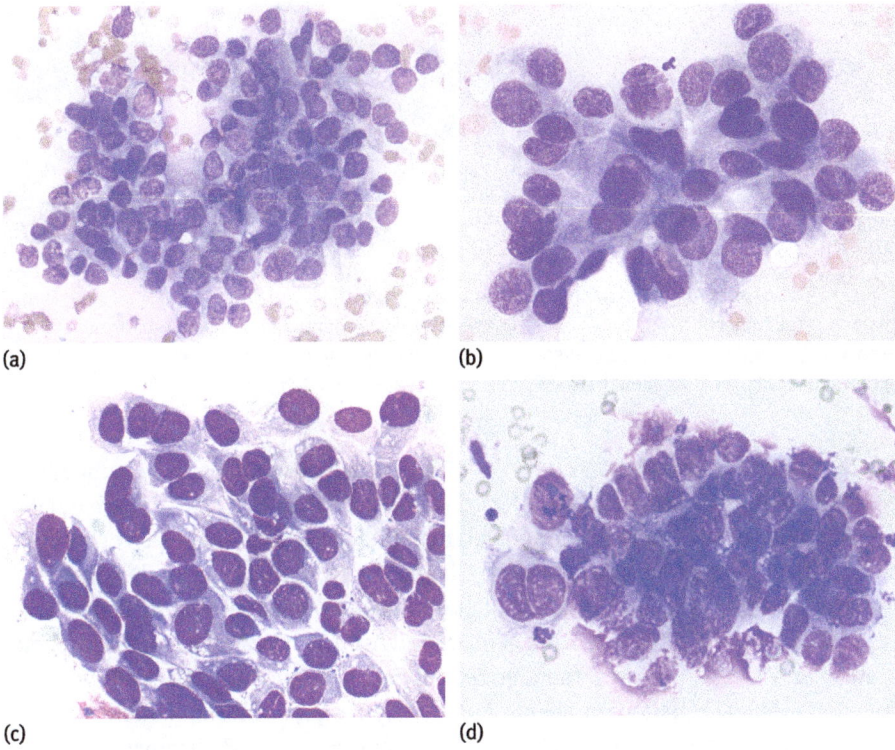

(a)

(b)

(c)

(d)

Abb. 3.6.15: Duktales Pankreaskarzinom.
Tumorzellverbände unterschiedlichen Differenzierungsgrades. (a) Gut differenziertes duktales Adenokarzinom mit geringen Kernatypien, mäßiger Größenvarianz, Kernentrundungen und nuclear crowding. (b) Mäßig differenziertes duktales Adenokarzinom mit Zunahme von Kernatypien (Anisokaryose und Kernpleomorphie, Hyperchromasie). (c+d) Schlecht differenziertes duktales Adenokarzinom mit markanter Anisokaryose, Kernpleomorphie, Hyperchromasie, unruhiger Chromatinstruktur und Nachweis prominenter Nukleoli mit Aniso- und Poikilonukleolose (d).

Tab. 3.6.19: Relevante Antigene zur Differenzierung von Pankreaskarzinomen.

Tumor	CD56	Syn	Chr	Chy	Try	Lip	CK 7	CA19-9
Duktales Adenokarzinom	–	–	–	–	–	–	+	+
Azinuszellkarzinom	–	–	–	+	+	+	–	–
Neuroendokrine Tumoren	+	+	+	–	–	–	–	+/–

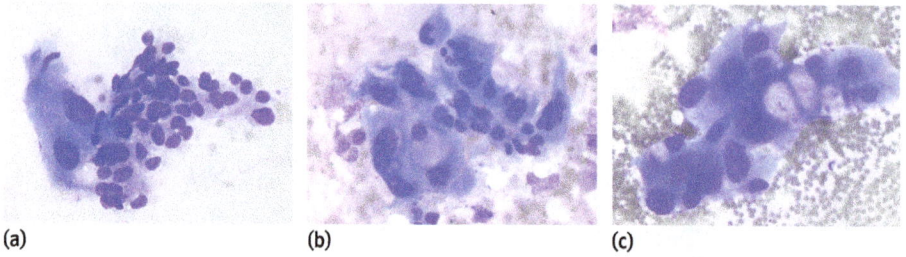

(a) (b) (c)

Abb. 3.6.16: Duktales Adenokarzinom, adenosquamöser Typ.
Tumorzellverbände mit Nachweis einer zytoplasmatischen Verhornung (meerblaue Anfärbung in der MGG-Färbung) bei zusätzlicher adenoider Differenzierung (a). Charakteristische Schleimbildung verhornender Plattenepithelien (b+c).

Adenosquamöses Karzinom [9, 10, 105–108]: Das adenosquamöse Karzinom gilt als eine seltene Entität, seine Häufigkeit wird mit etwa 2 % beziffert. Es ist durch das Nebeneinander von glandulären wie auch plattenepithelialen Tumoranteilen charakterisiert, wobei für die sichere histologische Diagnostik der plattenepitheliale Anteil mindestens 30 % betragen soll [85]. Die plattenepitheliale Komponente kann unverhornt, verhornt oder basaloid differenziert sein. In den Aspiraten kommt meist reichlich nekrotisches Material wie verhornender Zelldebris zur Darstellung. Neben adenoiden Anteilen existieren plattenepitheliale Anteile, die oft auch eine Schleimbildung aufweisen [107]. Der zytologische Befund eines adenosquamösen Karzinoms ist aus der Abb. 3.6.16 ersichtlich.

Undifferenziertes (anaplastisches) Karzinom [9, 10, 12, 105, 109–112]: Das undifferenzierte (anaplastische) Adenokarzinom bezeichnet eine Variante des duktalen Adenokarzinoms, die auf Grund ihrer extremen Polymorphie diagnostisch große Schwierigkeiten bereiten kann. Ihre Häufigkeit wird mit 2–7 % beziffert. Das histologische Bild ist geprägt durch große, pleomorphe Tumorzellen mit runden bis spindeligen, sarkomatösen Kernen, die ein zumeist eosinophiles Zytoplasma aufweisen [109]. Entsprechend gestaltet sich der morphologische Befund dieses pleomorphen Karzinoms auch in den meist zellreichen Feinnadelaspiraten. Neben seltenen Tumorverbänden sind vor allem extrem pleomorphe ein- und mehrkernige einzelne Tumorzellen mit gehäuften atypischen Mitosen für die Diagnose entscheidend. Der Nachweis von Zellkannibalismus bzw. Zytophagozytose gelingt nicht selten. Immunzytologisch ist die Koexpression von Zytokeratinen und Vimentin bei fehlender Expression von CEA beschrieben worden [109]. Der zytologische Befund eines undifferenzierten (anaplastischen) Karzinoms ist aus der Abb. 3.6.17 ersichtlich.

Undifferenziertes Karzinom mit osteoklastären Riesenzellen [9, 10, 12, 105, 109, 112–116]: Das sehr seltene undifferenzierte Karzinom mit osteoklastären Riesenzellen wurde erstmals 1968 beschrieben. Diese Variante des duktalen Pankreaskarzinoms besteht aus der Kombination mononukleärer Tumorzellen und nicht neoplastischer osteoklastärer Riesenzellen. Diese teils monströsen Riesenzellen zeigen kleine, un-

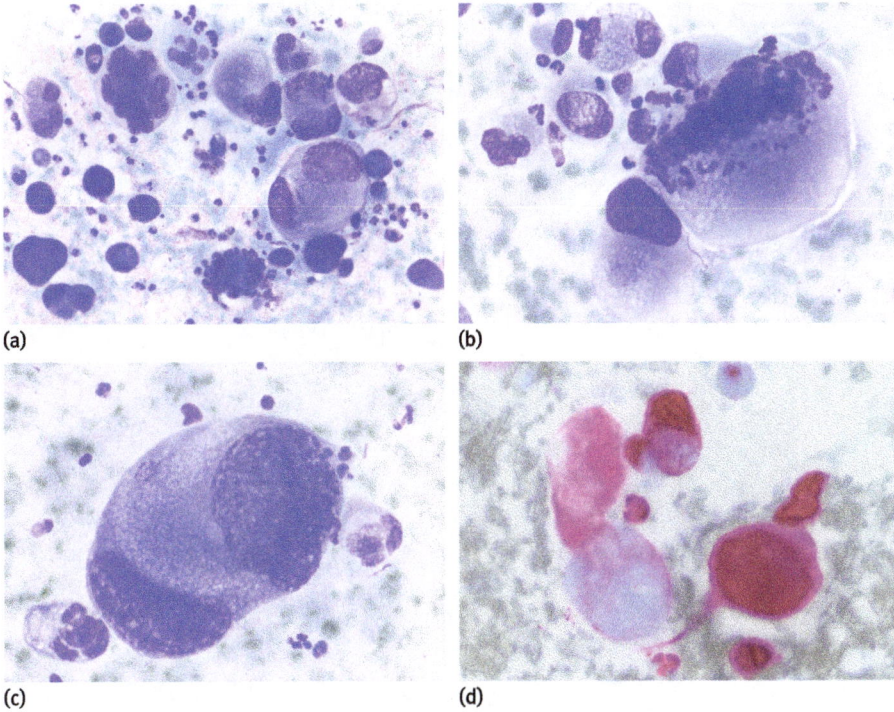

(a)   (b)

(c)   (d)

Abb. 3.6.17: Duktales Adenokarzinom, undifferenzierter (anaplastischer) Typ.
Ausschließlich einzelne Tumorzellen mit extremer Polymorphie (a–c), markanten Kernatypien und
vermehrten atypischen Mitosen (b). Expression von Pan-Zytokeratin (d).

auffällige Kerne mit aufgelockertem Chromatin und einem prominenten Nukleolus. Das z. T. zipflig ausgezogene Zytoplasma imponiert durch eine deutliche Granulation; häufig kann Hämosiderin nachgewiesen werden. Die osteoklastären Riesenzellen exprimieren das Makrophagenantigen CD 68 sowie CD 45 und Vimentin, was den histiozytären Ursprung dieser Zellen belegt; Zytokeratine werden nicht exprimiert. Der maligne Tumoranteil zeigt zumeist eine deutliche Pleomorphie mononukleärer epithelialer Zellen. Diese Zellen exprimieren nur zum Teil die üblichen Zytokeratine und CEA (s. Tab. 3.6.18), sodass die zytologische Diagnostik auch durch den Nachweis von osteoklastären Riesenzellen gestützt wird. Abb. 3.6.18 vermittelt den zytologischen Befund eines undifferenzierten Karzinoms mit osteoklastären Riesenzellen.

Siegelringzellkarzinom [9, 10, 78]: Das Siegelringzellkarzinom bezeichnet eine sehr seltene Variante des duktalen Adenokarzinoms. Histologisch wird für diese Variante ein Anteil von mindestens 50 % Siegelringzellen gefordert [78]. Histologisch wie zytologisch ist der Tumor nicht wesentlich von Siegelringzellkarzinomen anderer Organe, z. B. Magen oder Kolon, zu unterscheiden. In den gewöhnlich schleimhaltigen Feinnadelaspiraten imponieren zumeist dissolute Anteile von Tumorzellen mit typi-

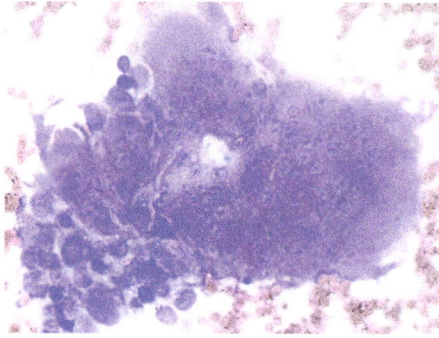
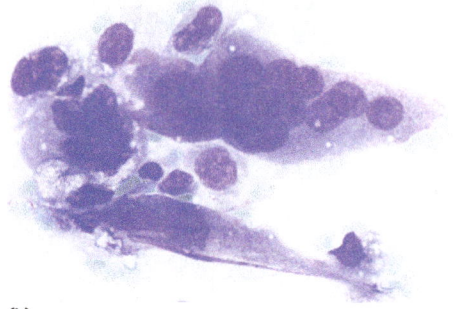

(a)   (b)

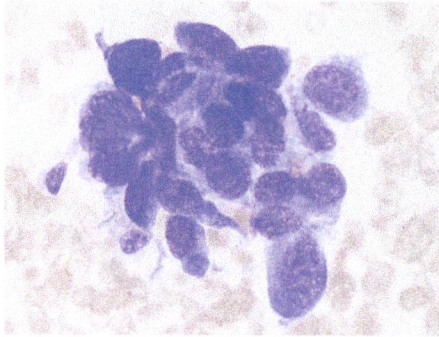
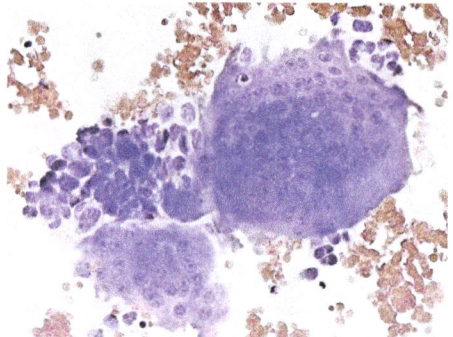

(c)   (d)

Abb. 3.6.18: Duktales Adenokarzinom, undifferenzierter Typ mit osteoklastären Riesenzellen. Pleomorphes duktales Adenokarzinom mit markanten Kernatypien und Nachweis von teils monströsen histiozytären Riesenzellen (a+d) mit monomorphen Kernen und eosinophil granuliertem Zytoplasma (a).

schem Siegelringzellaspekt, bedingt durch randständige Kernlagerung mit intrazellulärer Schleimbildung. Die Kernatypien sind in der Regel deutlich ausgebildet. Nicht selten können auch Anteile des konventionellen duktalen Karzinoms nachgewiesen werden. In der Immunzytologie zeigt der Tumor eine kräftige Expression von CEA und eine positive Reaktion in der Muzikarminfärbung. Differentialdiagnostisch sollte immer ein metastasierendes Magenkarzinom vom diffusen Typ ausgeschlossen werden. Der zytologische Befund eines Siegelringzellkarzinoms ist in der Abb. 3.6.19 ersichtlich.

Muzinöses nichtzystisches Karzinom [9, 10, 85]: Die Häufigkeit dieser Variante des duktalen Adenokarzinoms wird mit etwa 1–3 % beziffert. Hinsichtlich der Pathogenese wird eine Assoziation mit der intraduktalen papillär-muzinösen Neoplasie vom intestinalen Typ oder der muzinös-zystischen Neoplasie vermutet [85]. Der Tumor zeigt einen günstigeren klinischen Verlauf als das konventionelle duktale Karzinom. Histologisch imponiert der schleimbildende Tumor durch kribriforme, sternförmige oder tubuläre Verbände sowie regelmäßigen Nestern von Schleim, die von den Tumorver-

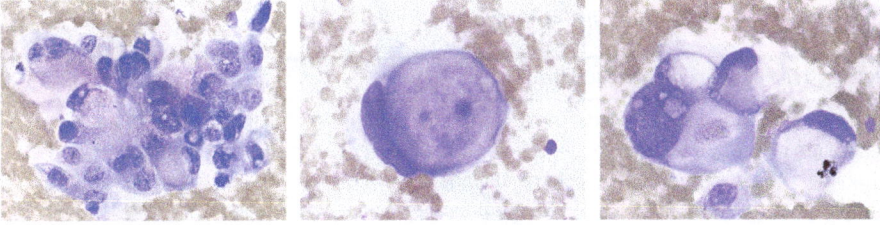

Abb. 3.6.19: Duktales Adenokarzinom, Siegelringtyp.
Tumorzellen mit exzentrischer Kernlagerung durch intrazelluläre Schleimbildung. Differentialdiagnostisch sollten andere muzinöse Karzinome, insbesondere das Magenkarzinom vom diffusen Typ n. Lauren, ausgeschlossen werden.

bänden begrenzt werden [85]. Entsprechend gestaltet sich auch der zytologische Befund in den Feinnadelaspiraten [9, 10]. Vor einem muzinösen Hintergrund kommen atypische duktale Zellverbände mit reichlich zytoplasmatischem Muzin zur Darstellung. Die Ausbildung von Siegelringzellen ist keine Seltenheit, und eine Abgrenzung vom Siegelringzellkarzinom mitunter problematisch. Die Tumorzellen exprimieren die intestinalen Marker CEA, CA 19-9, MUC 2 und CDX 2, vereinbar mit einer intestinalen Differenzierung dieses Tumors. Abb. 3.6.20 zeigt den zytologischen Befund eines muzinösen, nichtzystischen Karzinoms. Das muzinöse nichtzystische Karzinom kann zytologisch mit nichtinvasiven muzinösen Läsionen (intraduktale papillär-muzinöse Neoplasie, muzinös-zystische Neoplasie) verwechselt werden. Zur sicheren Differenzierung sind hierbei die Befunde der Bildgebung einzubeziehen [10].

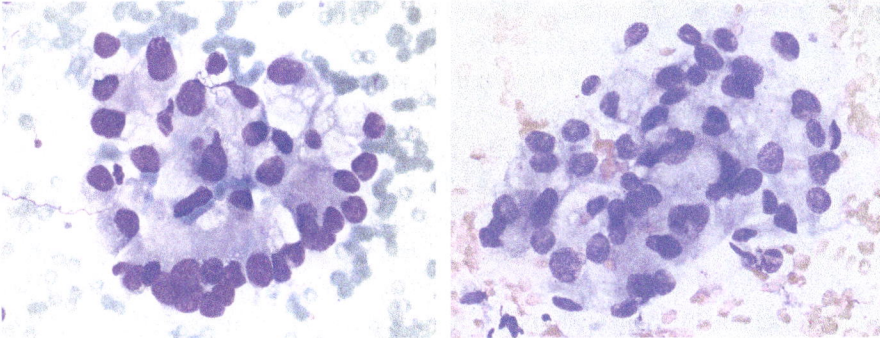

Abb. 3.6.20: Duktales Pankreaskarzinom, muzinöser nichtzystischer Typ.
Gut differenziertes, duktales Karzinom mit reichlichem Nachweis von zytoplasmatischem Schleim.

Tab. 3.6.20: Zytologische Kriterien des Azinuszellkarzinoms.

Zytologische Kriterien des Azinuszellkarzinoms

- Zellkerne: rund-ovale, exzentrisch gelagerte Kerne, geringe Anisokaryose und Kernpleomorphie bei gut differenzierten Karzinomen, leicht aufgelockertes Chromatin, Nachweis von 1–2 Nukleoli
- Zytoplasma: Nachweis einer dichten Granulation (Zymogengranula)
- Kern-Plasma-Relation: gering kernverschoben, deutlich kernverschoben bei schlecht differenzierten Karzinomen
- Zellverbände: flächige Verbände mit polygonalen Zellen, häufiger Nachweis azinärer Strukturen, ausgeprägte Dissoziationsneigung mit reichlich eingestreuten Nacktkernen
- Besonderheiten: wenig fibrovaskuläres Stroma, in der Regel kaum nekrotisches Material, reichlich eingestreute Zymogengranula
- Immunzytologie (s. a. Tab. 3.6.19): CK 8 +, CK 18 +, CK 20 –, CK 7 –, CK 19 –, Lipase +, Trypsin +, Chymotrypsin +, CA 19-9 –, BCL10 +, PAS + (Zymogengranula!)

Azinuszellkarzinom

Mit einer Häufigkeit von etwa 2 % gilt das Azinuszellkarzinom als ein seltenerer exokriner Tumor [78], der sich vom azinären Epithel herleitet. Während die meisten Azinuszellkarzinome ein solides Wachstum aufweisen, sind auch zystische Tumoren mit azinärem Phänotyp bekannt, so das benigne Azinuszellzystadenom und das maligne Azinuszellzystadenokarzinom. Auch kommen Mischkarzinome vor, die neben der azinären auch eine duktale und/oder neuroendokrine Differenzierung aufweisen. In etwa 30–40 % der Fälle können eingestreute neuroendokrine Zellen nachgewiesen werden, die Synaptophysin und Chromogranin exprimieren. Bei einer Anhäufung von über 25 % neuroendokriner Zellen wird der Tumor histologisch einem azinär-neuroendokrinen Mischkarzinom zu geordnet. Die vermehrte Expression von CA 19-9 oder CEA ist vereinbar mit einem azinär-duktalen Mischkarzinom [78].

Der histologische Befund des Azinuszellkarzinoms ist durch azinäre, cribriforme sowie glanduläre Tumorzellverbände mit geringerem Anteil desmoplastischen Stromas gekennzeichnet. In den meist zellreichen Feinnadelaspiraten imponieren gehäuft Einzelzellen bzw. auch azinäre oder flächige Tumorzellverbände. Tab. 3.6.20 fasst die wichtigsten zytologischen Kriterien zusammen [7, 9, 10, 105, 117–122], korrespondierende zytologische Befunde sind aus den Abbildungen 3.6.21 und 3.6.22 ersichtlich. Typische Fallstricke in der Zytologie ergeben sich insbesondere durch Verwechslung des Azinuszellkarzinoms mit neuroendokrinen Tumoren [117, 119, 121, 122]. Unter Zugrundelegung definierter morphologischer Kriterien und dem immunzytologischen Nachweis relevanter Antigene (Trypsin, Chymotrypsin, Chromogranin A, Synaptophysin und Ki67, s. Tab. 3.6.20) ist eine Differenzierung zwischen beiden Tumoren jedoch möglich [122].

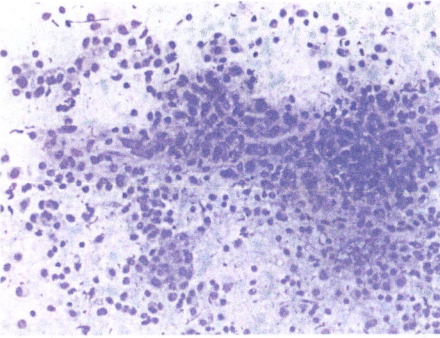

Abb. 3.6.21: Azinuszellkarzinom (Übersicht). Tumorzellverbände in azinärer Differenzierung mit zentralen Gefäßkapillaren und zahlreichen dissoziierten Nacktkernen.

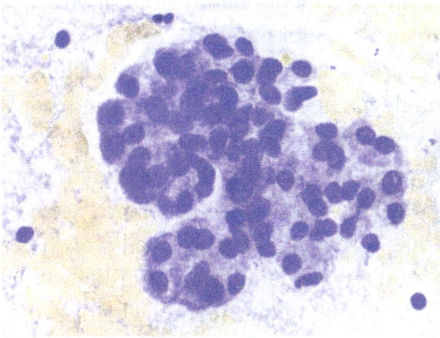

(a)

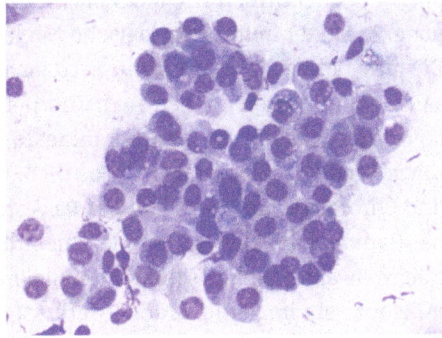

(b)

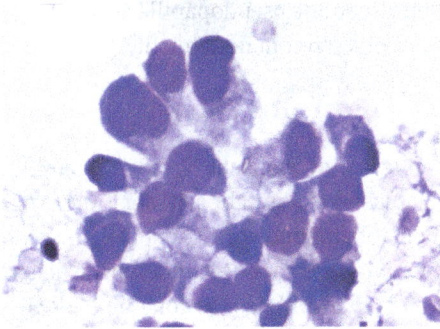

(c)

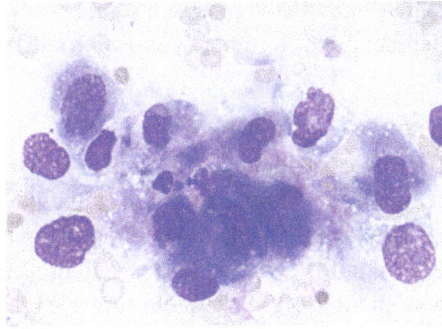

(d)

Abb. 3.6.22: Azinuszellkarzinom (Detail).
Tumorzellverbände in azinärer Differenzierung mit kräftiger zytoplasmatischer Granulation (Zymogengranula). (a+b) Gut differenziertes Azinuszellkarzinom mit nur geringen Kernvarianzen; (c+d) Schlecht differenziertes Azinuszellkarzinom mit deutlichen Kernatypien (Anisokaryose und Kernpleomorphie, Hyperchromasie, unruhige bis kompakte Chromatinstruktur sowie Nachweis von Nukleoli (d).

Pankreatoblastom

Das Pankreatoblastom bezeichnet einen sehr seltenen malignen, embryonalen Tumor des Kindesalters. Pankreatoblastome weisen neben dominierenden azinären auch duktale und endokrin differenzierte Tumoranteile auf, die sich von embryonalen, pluripotenten Stammzellen (Blastem) herleiten. Neben diesen epithelialen Komponenten ist auch ein mesenchymaler, spindelzelliger Anteil nachweisbar.

Über die Zytologie des Pankreatoblastoms liegen bisher nur vereinzelte Mitteilungen in der Literatur vor [8–10, 12, 123–125]. Entsprechend dem histologischen Befund kommt auch in den Feinnadelaspiraten ein biphasischer Tumor mit epithelialen und mesenchymalen Anteilen in Form flächiger Verbände oder kleinerer Zellgruppen zur Darstellung [124, 125]. Der epitheliale Anteil imponiert durch azinäre Epithelien mit rund-ovalären Kernen und feingranulärem Chromatin sowie 1–2 kleinen Nukleoli. Daneben können auch, vor allem in Zellblockpräparationen, plattenepitheliale Korpuskel nachgewiesen werden. Zum sicheren Nachweis einer neuroendokrinen Komponente ist der immunzytologische Nachweis neuroendokriner Marker unerlässlich. Die mesenchymale Komponente setzt sich aus primitiven, spindelförmigen Zellen zusammen, vereinzelt können auch Knorpelanteile nachgewiesen werden. Immunzytologisch kann die Diagnose des Pankreatoblastoms durch die Expression von Trypsin, Chymotrypsin (azinärer Anteil), CA 19-9, CEA (duktaler Anteil) sowie Synaptophysin und Chromogranin (neuroendokriner Anteil) gesichert werden. Diagnoseweisend für das Pankreatoblastom gelten plattenepitheliale Korpuskel, Knorpelanteile sowie der Nachweis einer biphasischen Differenzierung. In etwa einem Drittel der Fälle ist das α-Fetoprotein im Serum erhöht, dafür ist die Bestimmung des AFP ein wichtiger diagnostischer Baustein [85] und ist auch für die postoperative Verlaufskontrolle geeignet. Differentialdiagnostisch kommen vor allem die solide pseudopapilläre Neoplasie, neuroendokrine Tumoren und auch das Azinuszellkarzinom in Betracht.

Solide pseudopapilläre Neoplasie

Die solide pseudopapilläre Neoplasie (Synonyme: solide zystische Neoplasie, papillärer zystischer Tumor, papilläre epitheliale Neoplasie) ist ein sehr seltener Tumor, der sich aus azinären oder neuroendokrinen Zellen ableitet und vorwiegend bei jüngeren Frauen auftritt. Dieser Tumor verhält sich überwiegend nicht maligne, metastasiert aber in bis zu 19 % der Fälle vorwiegend in die Leber und das Peritoneum [46]. Histologisch besteht die solide pseudopapilläre Neoplasie aus schnurartigen, flächigen Verbänden kleiner rundlicher Zellen, die ein eosinophiles oder vakuolisiertes Zytoplasma sowie PAS-positive, hyaline Globuli aufweisen [78]. Charakteristisch ist das metachromatische myxoide Stroma. Der Tumor neigt zur zystischen Degeneration, weswegen solide pseudopapilläre Neoplasien auch unter die zystischen Pankreastumoren gezählt werden. In den häufig zellreichen Feinnadelaspiraten imponieren neben verzweigten papillären Zellverbänden mit zentralen Gefäßkapillaren und metachromatischem myxoidem Stroma auch kleinere Zellverbände mit rosettenartigem

Aspekt sowie zahlreiche dissoziierte Nacktkerne [7–10, 12, 126–128, 130]. Kernatypien sind kaum nachweisbar. Das Chromatin besitzt eine feingranuläre Struktur, mitunter kommen kleine Nukleoli zur Darstellung. Das Zytoplasma zeigt nicht selten größere Vakuolen sowie den Einschluss hyaliner Globuli. Solide pseudopapilläre Neoplasien exprimieren CD 10, Vimentin und den Progesteronrezeptor. In 95 % der Fälle kann eine Kernexpression von β-Catenin nachgewiesen werden [46]. Differentialdiagnostisch kommen vor allem gut differenzierte neuroendokrine Tumoren und Pankreatoblastome in Betracht.

3.6.4.2 Neuroendokrine Pankreastumoren

Die Häufigkeit neuroendokriner Pankreastumoren wird mit etwa 1–2 % aller primärer Neoplasien des Pankreas beziffert. Sie leiten sich von diffusen neuroendokrinen Zellen ab, die ihren Ursprung in reifen endokrinen Zellen wie auch in pluripotenten Stammzellen haben. Etwa 10 % der neuroendokrinen Pankreastumoren zeigen eine Assoziation mit erblichen Syndromen, vor allem mit der multiplen endokrinen Neoplasie Typ I und dem Hippel-Lindau-Syndrom. Es wird zwischen funktionell aktiven, hormonproduzierenden und funktionell inaktiven neuroendokrinen Tumoren unterschieden. Die Häufigkeit funktionell aktiver neuroendokriner Tumoren beträgt etwa 50 %. Sie werden entsprechend ihrer unterschiedlichen Hormonsynthese klassifiziert. Auf Grund der spezifischen Hormonproduktion weisen funktionell aktive neuroendokrine Tumoren jeweils eine sehr unterschiedliche klinische Symptomatik auf (s. Tab. 3.6.21). Funktionell inaktive Tumoren werden mit einer Häufigkeit von 50–70 % der resezierten neuroendokrinen Pankreastumoren beziffert, die Malignitätsrate liegt bei > 75 % [132]. Die meisten neuroendokrinen Pankreastumoren zeigen ein solides Wachstum, während zystische Tumoren seltener vorkommen.

Entsprechend der WHO 2010 und der ENETS (European Neuroendocrine Tumor Society) werden neuroendokrine Pankreastumoren, abweichend von der WHO-Klassifikation 2004, in drei Gruppen mit jeweils unterschiedlichem Malignitätsrisiko klassifiziert (s. Tab. 3.6.22, [131–133]). Hierin entspricht der benigne neuroendokrine Tumor G1 dem früheren Karzinoid, der Begriff sollte jedoch nicht mehr verwendet werden. Die Gruppe der neuroendokrinen Tumoren G2 entspricht einem gut differenzierten neuroendokrinem Karzinom. Diese Entität ist allein zytomorphologisch nicht sicher zu diagnostizieren, sodass die Dignitätsklärung durch den Ki67-Index erfolgen sollte. Neuroendokrine Tumoren G3 umfassen die großzelligen und kleinzelligen neuroendokrinen Karzinome hohen Malignitätsgrades. Auch hier ist für die Diagnostik die ergänzende Bestimmung des Ki67-Index entscheidend (s. Tab. 3.6.22). Zur Bestimmung des Ki67-Index im histologischen Material wird durch die WHO/ENETS die Auszählung der Ki67-Expression an 2000 Tumorzellen empfohlen. Um vergleichbare Ergebnisse an Feinnadelaspiraten zu erzielen, hat sich der Einsatz der Zellblocktechnik bewährt [133]. Zwischen histologischer und zytologischer Bestimmung des Ki67-Index besteht eine gute Korrelation [140–142].

Tab. 3.6.21: Funktionell aktive neuroendokrine Pankreastumoren (Auswahl)[a].

Tumor	Häufigkeit	Klinische Symptome	Malignitätsrate
Insulinom	40–70 %	Hyperinsulinämie, Hypoglykämie	5–10 %
Gastrinom	10–20 %	Zollinger-Ellison-Syndrom	60–90 %
VIPom	3 %	Verner-Morrison-Syndrom	80 %
Glukagonom	1 %	Glukagonomsyndrom	60 %
Somatostatinom	< 1 %	Somatostatinomsyndrom	70 %
Kortikotropinom	sehr selten	Hyperkalzämie, Diarrhö	hoch

[a] nach [131, 132]

Tab. 3.6.22: Grading für neuroendokrine Pankreastumoren (WHO 2010).

PanNET	Grading	Mitoserate[a]	Ki67-Index
Gut differenziert	1	< 2	< 3 %
Mäßig differenziert	2	2–20	3–20 %
Schlecht differenziert	3	> 20	> 20 %

[a] Zahl der Mitosen/10 HPF (high power field)

Tab. 3.6.23: Zytologische Kriterien neuroendokriner Pankreastumoren.

Zytologische Kriterien neuroendokriner Pankreastumoren

– Zellkerne: rund-ovale, auch spindelförmige Kerne in exzentrischer Lagerung, meist ohne nennenswerte Atypien, aufgelockertes Chromatin (Salz- und Pfeffer-Chromatin), mitunter prominente Nukleoli; schlecht differenzierte Karzinome mit markanten Kernatypien
– Zytoplasma: grau-granuliert, nicht selten Nachweis eosinophiler Granulation (MGG-Färbung !)
– Kern-Plasma-Relation: meist mäßig kernverschoben, jedoch auch kernbetont verschoben („lymphozytärer" Aspekt), schlecht differenzierte Karzinome mit markanter Kernverschiebung, hin bis zur Anaplasie (kleinzelliger Typ)
– Zellverbände: vorwiegend Einzelzellen oder kleinere rosettenartige Verbände mit Dissoziationsneigung
– Besonderheiten: Einzelzellen mit teils plasmazytoidem Aspekt
– Immunzytologie[a]: Chromogranin +, Synaptophysin +, NSE +, CD 56 +, CK 7 –

[a] s. a. Tab 3.6.19

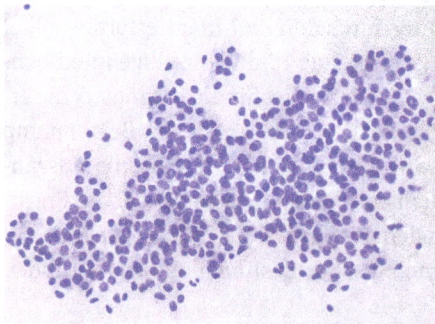

Abb. 3.6.23: Neuroendokriner Pankreastumor G1 (Übersicht).
Großer, adenoid anmutender Zellverband monomorpher Tumorzellen ohne nennenswerte Kernatypien und granuliertem Zytoplasma.

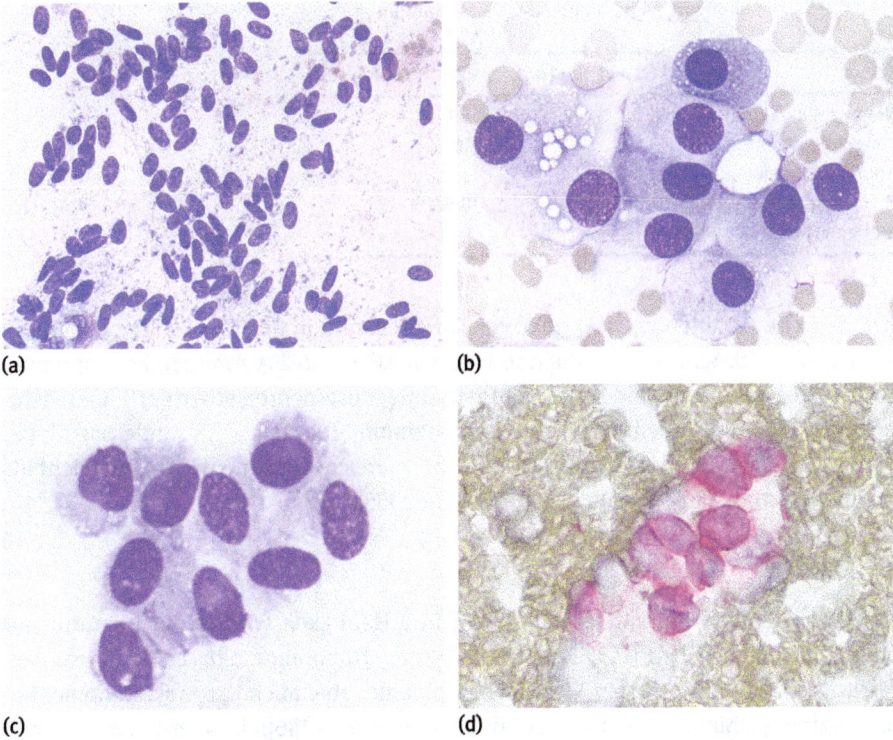

(a)

(b)

(c)

(d)

Abb. 3.6.24: Neuroendokriner Pankreastumor G1 (Detail).
Tumorzellen mit rund-ovalen und eher monomorphen Kernen mit feingranulärem Chromatin (Salz-
und Pfeffer-Chromatin), granulärem Zytoplasma, Dissoziationsneigung sowie Expression von CD
56 (d).

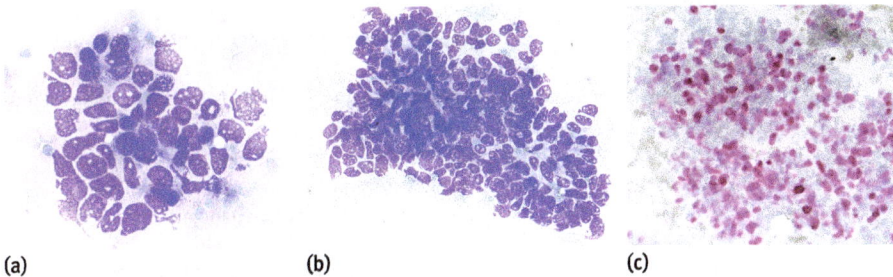

(a)

(b)

(c)

Abb. 3.6.25: Neuroendokriner Pankreastumor G3.
Adenoide Zellverbände pleomorpher Tumorzellen mit Kernatypien (Anisokaryose, Kernpleomorphie,
Hyperchromasie, kompakte Chromatinstruktur) und granulärem Zytoplasma. Der Ki67-Index beträgt
ca. 70 % (c).

Tab. 3.6.24: Die häufigsten sekundären Pankreastumoren.

Tumor	Mesa et al. [145]	Smith et al. [143]
Nierenzellkarzinome	44 %	48 %
Lungenkarzinome	17 %	21 %
Kolonkarzinome	10 %	14 %
Mammakarzinome	5 %	8 %
Malignes Melanom	4 %	9 %

Zytologische Kriterien neuroendokriner Tumoren sind in der Tab. 3.6.23 zusammengestellt [7, 9, 10, 12, 134–139]; die Abbildungen 3.6.23–3.6.25 vermitteln korrespondierende zytologische Befunde. Die Differentialdiagnose neuroendokriner Pankreastumoren schließt vor allem das Azinuszellkarzinom, aber auch die solide pseudopapilläre Neoplasie ein. Intrapankreatische akzessorische Milzanteile können leicht als neuroendokrine Tumoren fehlgedeutet werden [35].

3.6.4.3 Sekundäre Pankreastumoren

Sekundäre Pankreastumoren sind selten; ihre Häufigkeit wird in der Literatur mit 1,8 bis 7,6 % angegeben [143]. Zu den häufigsten Tumoren, die in das Pankreas metastasieren, zählen vor allem Nierenzellkarzinome, aber auch Lungenkarzinome, Kolonkarzinome, Mammakarzinome und Melanome [143–146], darüber hinaus können zahlreiche andere Karzinome wie auch mesenchymale Tumoren in das Pankreas metastasieren (gute Übersicht bei [143], s. a. Tab. 3.6.24).

Literatur

[1]   Lemon HM, Byrnes WW. Cancer of the biliary tract and pancreas: diagnosis from cytology of duodenal aspirations. JAMA 1949,141,254–257.
[2]   Rosen RG, Garrett M, Aka E. Cytologic diagnosis of pancreatic cancer by ductal aspiration. Ann Surg 1968,167,427–432.
[3]   Arnesjö B, Stormby N, Akerman M. Cytodiagnosis of pancreatic lesions by means of fine needle biopsy during operation. Acta Chir Sand 1972,138,363–369.
[4]   Bodner E, Lederer B. Die Feinnadelbiopsie, ein treffsicheres und risikoloses Verfahren zur intraoperativen Abklärung von Pankreastumoren. Zentralbl Chir 1976,101,1353–1358.
[5]   Dekker A, Lloyd JC. Fine-needle aspiration biopsy in ampullary and pancreatic carcinoma. Arch Surg 1979,114,592–596.
[6]   Ferrucci JT, Wittenberg J, Mueller PR, Simeone JF, Harbin WP, Kirkpatrick RH, Taft PD. Diagnosis of abdominal malignancy by radiologic fine-needle aspiration biopsy. Am J Roentgenol 1980,134,323–330.
[7]   De May RM. Pancreas. In: The Art& Science of Cytopathology 2nd edn., Vol. 3. ASCP Press 2012, 1298–1343.
[8]   Chhieng DC, Stelow EB. Pancreatic Cytopathology (Essentials in Cytopathology). Springer 2007.

[9]   Ali SZ, Erozan Ys, Hruban RH. Atlas of Pancreatic Cytopathology with Histopathologic Correla-
        tions. Demos Medical Publishing 2009.
[10]   Centeno BA, Stelow EB, Pitman MB. Pancreatic Cytohistology. Cambridge University Press
        2015.
[11]   Iqbal S, Friedel D, Gupta M, Ogden L, Stavropoulos SN. Endoscopic-ultrasound-guided fine-
        needle aspiration and the role of the cytopathologist on solid pancreatic lesion diagnosis.
        Pathol Res Intern 2012, doi: 10.1155/2012/317167.
[12]   Bellizi AM, Stelow EB. Pancreatic cytopathology. A practical approach and review. Arch Pathol
        Lab Med 2009,133,388–404.
[13]   Lewis JJ, Kowalski TE. Endoscopic ultrasound and fine needle aspiration in pancreatic cancer.
        Cancer J 2012,18,523–529.
[14]   Ikezawa K, Uehara H, Sakai A, Fukutake N, Imanaka K, Ohkawa K, Tanakura R, Ioka T, Tanaka
        S, Ishikawa O, Katayama K. Risk of peritoneal carcinomatosis by endoscopic ultrasound-gui-
        ded fine needle aspiration for pancreatic cancer. J Gastroenterol 2013, 48,966–972.
[15]   Yoon WJ, Daglilar ES, Fernández-del Castillo C, Mino-Kenudson M, Pitman MB, Brugge WR.
        Peritoneal seeding in intraductal papillary mucinous neoplasm of the pancreas patients who
        underwent endoscopic ultrasound-guided fine-needle aspiration: the PIPE study. Endoscopy
        2014,46,382–387.
[16]   Hewitt MJ, McPhail MJW, Possamai L, Dhar A, Vlavianos P, Monahan KJ. EUS-guided
        FNA for diagnosis of solid pancreatic neoplasms: a meta-analysis. Gastrointest Endosc
        2012,75,319–331.
[17]   Puli SR, Bechtold M, Buxbaum JL, Eloubeidi MA. How good is endoscopic ultrasound-guided
        fine-needle aspiration in diagnosing the correct etiology for a solid pancreatic mass?: a meta-
        analysis and systematic review. Pancreas 2013,42,20–26.
[18]   Agarwal B, Abu-Hamda E, Molke KL, Correa AM, Ho L. Endoscopic ultrasound-guided fine
        needle aspiration and multidetector spiral CT in the diagnosis of pancreatic cancer. Amer J
        Gastroenterol 2004,99,845–850.
[19]   Varadarajulu S, Tamhane A, Eloubeidi MA. Yield of EUS-guided FNA in pancreatic masses in
        the presence or absence of chronic pancreatitis. Gastrointest Endosc 2005,62,728–736.
[20]   Eloubeidi MA, Varadarajulu S, Desai S, Shirley R, Heslin MJ, Mehra M, Arnoletti JP, Eltoum
        I, Wilcox CM, Vickers SM. A Prospective Evaluation of an algorithm incorporating routine
        preoperative endoscopic ultrasound-guided fine needle aspiration in suspected pancreatic
        cancer. J Gastrointest Surg 2007,11,813–819.
[21]   Wilson JL, Kalade A, Prasad S, Cade R, Thomson B, Banting S, Mackay S, Desmond PV, Chen
        RY. Diagnosis of solid pancreatic masses by endoscopic ultrasound-guided fine-needle aspi-
        ration. Intern Med J 2009,39,32–37.
[22]   Fisher L, Segarajasingam DS, Stewart C, Deboer WB, Yusoff IF. Endoscopic ultrasound guided
        fine needle aspiration of solid pancreatic lesions: performance and outcomes. J Gastroenterol
        Hepatol 2009,24,90–96.
[23]   Zamboni GA, D'Onofrio M, Idili A, Malago R, Iozzia R, Manfrin E, Mucelli RP. Ultra-
        sound-guided percutaneous fine-needle aspiration of 545 focal pancreatic lesions. AJR
        2009,193,1691–1695.
[24]   Haba S, Yamao K, Bhatia V, Mizuno N, Hara K, Hijioka S, Imaoka H, Niwa Y, Tajika M, Kon-
        do S, Tanaka T, Shimizu Y, Yarabe Y, Hosoda W, Kawakami H, Sakamoto N. Diagnostic abili-
        ty and factors affecting accuracy of endoscopic ultrasound-guided fine needle aspirati-
        on for pancreatic solid lesions: Japanese large single center experience. J Gastroenterol
        2013,48,973–981.
[25]   Lin M, Hair CD, Green LK, Vela SA, Patel KK, Qureshi WA, Shaib YH. Endoscopic ultrasound-
        guided fine-needle aspiration with on-site cytopathology versus core biopsy: a comparison

of both techniques performed at the same endoscopic session. Endosc Int Open 2014, doi: 10.1055/s-0034-1377611.

[26] Malak M, Masuda D, Ogura T, Imoto A, Abdelaal UM, Sabet EA, Abo Dagab LH, Higuchi K. Yield of endoscopic ultrasound-guided fine needle aspiration and endoscopic retrograde cholangiopancreatography for solid pancreatic neoplasms. Scand J Gastroenterol 2015, doi: 10.3109/00365521.2015.1086019.

[27] D'Onofrio M, De Roberties R, Barbi E, Martone E, Manfrin E, Gobbo S, Puntel G, Bonetti F, Pozzi Muzelli R. Ultrasound-guided percutaneous fine-needle aspiration of solid pancreatic neoplasms: 10-year experience with more than 2.000 cases and review of the literature. Eur Radiol 2015, doi: 10.1007/s00330-015-4003-x.

[28] Iglesias-Garcia J, Larino-Noia J, Abdulkader I, Domínguez-Munoz JE. Rapid on-site evaluation of endoscopic-ultrasound-guided fine-needle aspiration diagnosis of pancreatic masses. World J Gastroenterol 2014,20,9451–9457.

[29] Collins BT, Murad FM, Wang JF, Bernadt CT. Rapid on-site evaluation for endoscopic ultra-sound-guided fine-needle biopsy of the pancreas decreases the incidence of repeat biopsy procedures. Cancer 2013,121,518–524.

[30] Yoon W, Piman MB. Cytology specimen management, triage and standardized reporting of fine needle aspiration biopsies of the pancreas. J Pathol Translation Med 2015,49,364–372.

[31] Palazzo L, Roseau G, Gayet B, Vilgrain V, Belghiti J, Fekete F, Paolaggi JA. Endoscopic ultraso-nography in the diagnosis and staging of pancreatic adenocarcinoma. Results of a prospec-tive study with comparison to ultrasonography and CT scan. Endosc 1993,25,143–150.

[32] Voss M, Hammel P, Molas G, Palazzo L, Dancour A, O'Toole D, Terris B, Degott C, Bernades P, Ruszniewski P. Value of endoscopic ultrasound guided fine needle aspiration biopsy in the diagnosis of solid pancreatic masses. Gut 2000,46,244–249.

[33] Bergeron JP, Perry KD, Houser PM, Yang J. Endoscopic ultrasound-guided pancreatic fine-needle aspiration: potential pitfalls in one institution's experience of 1212 procedures. Cancer 2015,123,98–107.

[34] Cai G, Bernstein J, Aslanian HR, Hui P, Chhieng D. Endoscopic ultrasound-guided fine-need-le aspiration biopsy of autoimmune pancreatitis: diagnostic clues and pitfalls. J Amer Soc Cytopathol 2015,4,211–217.

[35] Schreiner AM, Mansoor A, Faigel DO, Morgan TK. Intrapancreatic accessory spleen: mimic of pancreatic endocrine tumor diagnosed by endoscopic ultrasound-guided fine-needle aspirati-on biopsy. Diagn Cytopathol 2008,36,262–265.

[36] Saunders TA, Miller TR, Khanafshar E. Intrapancreatic accessory spleen: utilization of fine needle aspiration for diagnosis of a potential mimic of a pancreatic neoplasm. J Gastrointest Oncol 2015, doi: 10.3978/j.issn.2078-6891.2015.030.

[37] Kocjan G, Rode J, Lees WR. Percutaneous fine needle aspiration cytology of the pancreas: advantages and pitfalls. J Clin Pathol 1989,42,314–347.

[38] Chiari H. Über die Selbstverdauung des menschlichen Pankreas. Zeitschrift für Heilkunde 1896,17,69–96.

[39] Holmes BJ, Hruban RH, Wolfgang VL, Ali SZ. Fine needle aspirate of autoimmune pancreatitis (lymphoplasmacytic sclerosing pancreatitis): Cytomophologic characteristics and clinical correlates. Acta Cytol 2012,56,228–232.

[40] Ishikawa T, Itoh A, Kawashima H, Ohno E, Matsubara H, Itoh Y, Nakamura Y, Hiramatsu T, Nakamura M, Miyahara R, Ohmiya N, Goto H, Hirooka Y. Endoscopic ultrasound-guided fine needle aspiration in the differentiation of type 1 and type 2 autoimmune pancreatitis. World J Gastroenterol 2012,18,3883–3888.

[41] Kanno A, Masamune A, Shimosegawa T. Endoscopic approaches for the diagnosis of autoim-mune pancreatitis. Dig Endosc 2015,27,250–258.

[42] Khalid A, Brugge W. ACG practice guidelines for the diagnosis and management of neoplastic pancreatic cysts. Am J Gastroenterol 2007,102,2339–2394.

[43] Basturk O, Coban I, Adsay NV. Pancreatic Cysts. Pathologic classification, differential diagnosis, and clinical implications. Arch Pathol Lab Med 2009,133,423–438.

[44] Pitman MB, Lewandrowski K, Shen J, Sahani D, Brugge W, Fernandez-del Castillo C. Pancreatic Cysts. Preoperative diagnosis and clinical management. Cancer 2010,118,1–13.

[45] Brugge W. Diagnosis and management of cystic lesions of the pancreas. J Gastrointest Oncol 2015,6,375–388.

[46] Esposito I, Schlitter AM, Sipos B, Klöppel G. Klassifikation und malignes Potenzial der zystischen Pankreastumoren. Pathologe 2015,36,99–114.

[47] Wang QX, Xiao J, Orange M, Zhang H, Zhu YQ. EUS-guided FNA for diagnosis of pancreatic cystic lesions: a meta-analysis. Cell Physiol Biochem 2015,36,1197–1208.

[48] Barresi L, Tarantino I, Granata A, Curcio G, Traina M. Pancreatic cystic lesions: how endoscopic ultrasound morphology and endoscopic ultrasound fine needle aspiration help unlock the diagnostic puzzle. World J Gastrointest Endosc 2012,4,247–259.

[49] Bhutani MS, Gupta V, Guha S, Gheonea DI, Saftoiu A. Pancreatic cyst fluid analysis-a review. J Gastrointestin Liver Dis 2011,20,175–180.

[50] Oppong KW, Dawwas MF, Charnley RM, Wadehra V, Elamin K, White S, Nayar M. EUS and EUS-FNA diagnosis of suspected pancreatic cystic neoplasms: is the sum of the parts greater than CEA? Pancreatology 2015,15,531–517.

[51] Okasha HH, Ashry M, Imam HM, Ezzat R, Naguib M, Farag AH, Gemeie EH, Khattab HM. Role of endoscopic ultrasound-guided fine needle aspiration and ultrasound-guided fine-needle aspiration in diagnosis of cystic pancreatic lesions. Endosc Ultrasound 2015,4,132–136.

[52] Obeso EG, Murphy E, Brugge W, Deshpande V. Pseudocyst of the pancreas. Cancer 2009,117,101–107.

[53] Habashi S, Draganov PV. Pancreatic pseudocyst. World J Gastroenterol 2009,15,38–47.

[54] Lüchtrath H, Schriefers KH. Pankreaszyste unter dem Bild einer sogenannten branchiogenen Zyste. Pathologe 1985,6,217–219.

[55] Liu J, Shin HJC, Rubenchik I, Lang E, Lahoti S, Staerkel GA. Cytologic features of lymphoepithelial cyst of the pancreas: two preoperatively diagnosed cases based on fine-needle aspiration. Diagn Cytopathol 1999,21,346–350.

[56] Jian B, Kimbrell HZ, Sepulveda A, Yu G. Lymphoepithelial cysts of the pancreas: endosonography-guided fine needle aspiration. Diagn Cytopathol 2008,36,662–665.

[57] Ahlawat SK. Lymphoepithelial cyst of pancreas. Role of endoscopic ultrasound giuded fine needle aspiration. J Pancreas 2008,9,230–234.

[58] Milanetto AC, Orvieto E, Sperti C, Pasquali C. Lymphoepithelial cyst of the pancreas: a challenging differential diagnosis among cystic pancreatic tumors. J Pancreas 2013,14,581.

[59] Karim Z, Walker B, Lam EC. Lymphoepithelial cysts of the pancreas: the use of endoscopic ultrasound-guided fine-needle aspiration in diagnosis. Can J Gastroenterol 2010,24,348–350.

[60] Farrell JJ. Prevalence, diagnosis and management of pancreatic cystic neoplasms: current status and future directions. Gut Liver 2015,9,571–589.

[61] Springer S, Wang Y, Dal Molin M et al. A combination of molecular markers and clinical features improve the classification of pancreatic cysts. Gastroenterol 2015,149,1501–1510.

[62] Shen JS, Brugge WR, DiMaio CJ, Pitman MB. Molecular analysis of pancreatic cyst fluid. Cancer 2009,117,217–227.

[63] Kavuturu S, Sarwani NE, Ruggeiro FM, Deshaies I, Kimchi ET, Kaifi JT, Staveley-O'Carroll KF, Gusani NJ. Lymphoepithelial cysts of the pancreas. Can Preoperative imaging distinguish this benign lesion from malignant or pre-malignant cystic pancreatic lesions? J Pancreas 2013,14,250–255.

[64]   Raval JS, Zeh HJ, Moser AJ, Lee KK, Sanders MK, Navina S, Kuan SF, Krasinskas AM. Pancreatic lymphoepithelial cysts express CEA and can contain mucous cells: potential pitfalls in the preoperative diagnosis. Mod Pathol 2010,23,1467–1476.

[65]   Cizginer S, Turner B, Bilge AR, Karaca C, Pitman MB, Brugge WR. Cyst fluid carcinoembryonic antigen is an accurate diagnostic marker of pancreatic mucinous cysts. Pancreas 2011,40,1024–1028.

[66]   Aljebreen AM, Romagnuolo J, Perini R, Sutherland F. Utility of endoscopic ultrasound, cytology and fluid carcinoembryonic antigen and CA 19-9 levels in pancreatic cystic lesions. World J Gastroenterol 2007,13,3962–3966.

[67]   Van der Waaij LA, Van Dullemen HM, Porte RJ. Cyst fluid analysis in the differential diagnosis of pancreatic cystic lesions: a pooled analysis. Gastrointest Endosc 2005,62,283–289.

[68]   Shen J, Kindelberger DW. Pancreas and biliary tree. In: Cytology. Diagnostic Principles and Clinical Correlates. Saunders Elsevier 2009,385–402.

[69]   Belsley NA, Pitman MB, Lauwers GY, Brugge WR, Deshpande V. Serous cystadenoma of the pancreas. Limitations and pitfalls of endoscopic ultrasound-guided fine-needle aspiration biopsy. Cancer 2008,114,102–110.

[70]   Huang P, Staerkel G, Sneige N, Gong Y. Fine-needle aspiration of pancreatic serous cystadenoma. Cytologic features and diagnostic pitfalls.Cancer 2006,108,239–249.

[71]   Vigliar E, Troncone G, Bracale U, Iaccarino A, Napolitano V, Belevicine C. CD 10 is useful to identify gastrointestinal contamination in endoscopic ultrasound-guided fine needle aspiration (EUS-FNA) cytology from pancreatic ductal adenocarcinoma. Cytopathol 2015,26,83–87.

[72]   Salomao M, Remotti H, Allendorf JD, Poneros JM, Sethi A, Gonda TA, Saqi A. Fine-needle aspirations of pancreatic serous cystadenomas. Cancer 2014,122,33–39.

[73]   Jana T, Shroff J, Bhutani MS. Pancreatic cystic neoplasms: review of current knowledge, diagnostic challenges, and management options. J Carcinog 2015, doi: 10.4103/1477--3163.153285.

[74]   Emmert G, Bewtra C. Fine-needle aspiration biopsy of mucinous cystic neoplasm of the pancreas: a case study. Diagn Cytopathol 1986,2,69–71.

[75]   Dodd LG, Farrell TA, Layfield LJ. Mucinous cystic tumor of the pancreas: an analysis of FNA characteristics with an emphasis on the spectrum of malignancy associated features. Diagn Cytopathol 1995,12,113–119.

[76]   Recine M, Kaw M, Evans DB, Krishnamurty S. Fine-needle aspiration cytology of mucinous tumors of the pancreas. Cancer 2004,102,92–99.

[77]   Stelow EB, Shami VM, Abbott TE, Kahaleh M, Adams RB, Bauer TW, Debol SM, Abraham JM, Mallery S, Policarpio-Nicolas ML. The use of fine needle aspiration cytology for the distinction of pancreatic mucinous neoplasia. Am J Clin Pathol 2008,129,67–74.

[78]   Klimstra DS, Klöppel G. Tumors of the exocrine pancreas. In: Fletcher CDM (Hg). Diagnostic Histopathology of Tumors, 4th edn. Elsevier Saunders 2013,531–558.

[79]   Michaels PJ, Brachtel EF, Bounds BC, Brugge WR, Pitman MB. Intraductal papillary mucinous neoplasm of the pancreas. Cytologic features predict histologic grade. Cancer 2006,108,163–173.

[80]   Pitman MB, Genevay M, Yaeger K, Chebib I, Turner B, Mino-Kenudson M, Brugge WR. High grade atypical cells in pancreatic mucinous cysts are a more accurate predictor of malignancy than „positive" cytology. Cancer 2010,118,434–440.

[81]   Pitman MB, Centeno BA, Genevay M, Fonseca R, Mino-Kenudson M. Grading epithelial atypia in endoscopic ultrasound-guided fine-needle aspiration of intraductal papillary mucinous neoplasms. Cancer 2013,121,729–736.

[82]   Pitman MB, Centeno BA, Daglilar ES, Brugge WR, Mino-Kenudson M. Cytological criteria of high-grade epithelial atypia in the cyst fluid of pancreatic intraductal papillary mucinous neoplasms. Cancer 2014,122,40–47.

[83]   Distler M, Welsch T, Aust D, Weitz J, Grützmann R. Intraduktale papillär-muzinöse Neoplasien (IPMN) des Pankreas-Standards und neue Aspekte. Zentralbl Chir 2014,139,308–317.

[84]   Tanaka M. Current roles of endoscopy in the management of intraductal papillary mucinous neoplasm of the pancreas. Digest Endosc 2015,27,450–457.

[85]   Klimstra DS, Adsay NV. Tumors of the pancreas. In: Odze RD, Goldblum JR (Hg). Surgical Pathology of the GI Tract, Liver, Biliary Tract, and Pancreas, 3rd edn. Elsevier Saunders 2015, 1081–1119.

[86]   Salla C, Chatzipantelis P, Konstantinou P, Karoumpalis I, Sakellariou S, Pantazopoulou A, Manika Z. Endoscopic ultrasound-guided fine-needle aspiration cytology in the diagnosis of intraductal papillary mucinous neoplasms of the pancreas. A study of 8 cases. J Pancreas 2007,8,715–724.

[87]   Yoon WJ, Daglilar ES, Mino-Kenudson M, Morales-Oyarvide V, Pitman MB, Brugge WR. Characterization of epithelial subtypes of intraductal papillary mucinous neoplasm of the pancreas with endoscopic ultrasound and cyst fluid analysis. Endoscopy 2014,46,1071–1077.

[88]   Reid MD, Stallworth CR, Lewis MM, Akkas G, Memis B, Basturk O, Adsay V. Cytopathologic diagnosis of oncocytic type intraductal papillary mucinous neoplasm: criteria and clinical implications of accurate diagnosis. Cancer 2015, doi: 10.1002/cncy.21627.

[89]   Schulte N. Epidemiologie und Karzinogenese des Pankreaskarzinoms. In: Beger HG, Büchler MW, Dralle H, Lerch MM, Malfertheiner P, Mössner J, Riemann JF (Hg). Erkrankungen des Pankreas. Springer 2013, 334–339.

[90]   Esposito I, Konukiewitz B, Schlitter AM, Klöppel G. Neue Einblicke in die Entstehung des Pankreaskarzinoms. Die Rolle der atypischen flachen Läsionen in der Karzinogenese. Pathologe 2012,33,189–193.

[91]   Rishi A, Goggins M, Wood LD, Hruban RH. Pathological and molecular evaluation of pancreatic neoplasms. Semin Oncol 2015,42,28–39.

[92]   Hara H, Suda K. Review of the cytologic features of noninvasive ductal carcinomas of the pancreas. Differences from invasive ductal carcinoma. Am J Clin Pathol 2008,129,115–129.

[93]   Evans A, Costello E. The role of inflammatory cells in fostering pancreatic cancer cell growth and invasion. Frontiers in Physiol 2012, doi: 10.3389/fphys.2012.00270.

[94]   Hruban RH, Adsay NV, Albores-Saavedra J, Compton C, Kern SE, Klimstra DS, Klöppel G, Longnecker DS, Lüttges J, Offerhaus GJA. A new nomenclature and classification system for pancreatic duct lesions. Am J Surg Pathol 2001,25,579–586.

[95]   Ott C, Heinmöller E, Gaumann A, Schölmerich J, Klebl F. Intraepitheliale Neoplasien (PanIN) und intraduktale papillär-muzinöse Neoplasien (IPMN) des Pankreas als Vorläufer des Pankreaskarzinoms. Med Klin 2007,102,127–135.

[96]   Hara H, Suda K. Fine needle aspiration cytology of noninvasive ductal carcinomas of the pancreas. In: Suda K (Hg). Pancreas-Pathological Practice and Research. Basel 2007, 257–281.

[97]   Hara H, Suda K. Review of the cytologic features of noninvasive ductal carcinomas of the pancreas. Differences from invasive ductal carcinoma. Am J Clin Pathol 2008,129,115–129.

[98]   Jarboe EA, Layfield LJ. Cytologic features of pancreatic intraepithelial neoplasia and pancreatitis: potential pitfalls in the diagnosis of pancreatic ductal carcinoma. Diagn Cytopathol 2011,39,575–581.

[99]   Hruban RH, Maitra A, Goggins M. Update on pancreatic intraepithelial neoplasia. Int J Clin Exp Pathol 2008,1,306–316.

[100] Ylagan LR, Edmundovicz S, Kasal K, Walsh D, Lu DW. Endoscopic ultrasound guided fine-needle aspiration cytology of pancreatic carcinoma. A 3-year experience and review of the literature. Cancer 2002,96,362–369.

[101] Robins DB, Katz RL, Evans DB, Atkinson EN, Green L. Fine needle aspiration of the pancreas: in quest accuracy. Acta Cytol 1995,39,1–10.

[102] Lin F, Staerkel G. Cytologic criteria for well differentiated adenocarcinoma of the pancreas in fine-needle aspiration biopsy specimens. Cancer 2003,99,44–50.

[103] Silverman JF. Cytologic distinction of atypical cells in fine needle aspiration biopsy of pancreatitis from well differentiated ductal carcinoma of the pancreas. Pathol Case Rev 2001,6,100–104.

[104] Spieler P, Rössle M. Pancreas, extrahepatic bile ducts, ampullary region. In: Spieler M, Rössle M (Hg). Nongynecologic cytopathology. A Practical Guide. Springer 2012, 631–679.

[105] Centeno BA. Diagnostic cytology of the biliary tract and pancreas. In: Odze RD, Goldblum JR (Hg). Surgical Pathology of the GI Tract, Liver, Biliary Tract, and Pancreas, 3rd edn. Elsevier Saunders 2015, 950–979.

[106] Lozano MD, Panizo A, Sola IJ, Pardo-Mindan FJ. FNAC guided by computed tomography in the diagnosis of primary pancreatic adenosquamous carcinoma. A report of three cases. Acta Cytol 1998,42,1451–1454.

[107] Rahemtullah A, Misdraji J, Pitman MB. Adenosquamous carcinoma of the pancreas. Cytologic features in 14 cases. Cancer 2003,99,372–378.

[108] Olson MT, Siddiqui MT, Ali SZ. The differential diagnosis of squamous cell in pancreatic aspirates: from contamination to adenosquamous carcinoma. Acta Cytol 2013,57,139–146.

[109] Klöppel G. Undifferenzierte Pankreaskarzinome. Der Sprung ins Chaos. Pathologe 2005,26,18–21.

[110] Silverman JF, Dabbs DJ, Finley JL, Geisinger KR. Fine-needle aspiration biopsy of pleomorphic (giant cell) carcinoma of the pancreas. Cytologic, immunocytochemical, and ultrastructural findings. Am J Clin Pathol 1988,89,714–720.

[111] Gupta RK, Wakefield SJ. Needle aspiration cytology, immunocytochemistry, and electron microscopic study of unusual pancreatic carcinoma with pleomorphic giant cells. Diagn Cytopathol 1992,8,522–527.

[112] Layfield LJ, Bentz J. Giant-cell containing neoplasms of the pancreas: an aspiration cytology study. Diagn Cytopathol 2008,36,238–244.

[113] Chopra S, Wu ML, Imagawa DK, Lee J, Gu M. Endoscopic ultrasound-guided fine-needle aspiration of undifferentiated carcinoma with osteoclast-like giant cells of the pancreas: a report of 2 cases with literature review. Diagn Cytopathol 2007,35,601–606.

[114] Siavanandham S, Subashchandrabose P, Muthusamy KR. FNA diagnosis of osteoclast-like giant cell tumor of the pancreas. J Cytol 2012,29,270–272.

[115] Shah A, Khurana T, Freid L, Siddiqui AA. Undifferentiated carcinoma with osteoclast-like giant cells of the pancreas in a patient with new diagnosis of follicular Non-Hodgkin's lymphoma. ACG Case Rep 2014,1,109–111.

[116] Silverman JF, Finley JL, MacDonald KG. Fine-needle aspiration cytology of osteoclastic giant-cell tumor of the pancreas. Diagn Cytopathol 1990,6,336–340.

[117] Villanueva RR, Nguyen-Ho P, Nguyen G. Needle aspiration cytology of acinar-cell carcinoma of the pancreas: Report of a case with diagnostic pitfalls and unusual ultrastructural findings. Diagn Cytopathol 1994,10,362–364.

[118] Samuel LH, Frierson HF. Fine needle aspiration cytology of acinar cell carcinoma oft he pancreas: a report of two cases. Acta Cytol 1996,40,585–591.

[119] Labate AM, Klimstra DL, Zakowski MF. Comparative cytologic features of pancreatic acinar cell carcinoma and islet cell tumors. Diagn Cytopathol 1997,16,112–116.

[120] Stelow EB, Bardales RH, Shami VM, Woon C, Presley A, Mallery S, Lai R, Stanley MW. Cytology of pancreatic acinar cell carcinoma. Diagn Cytopathol 2006,34,367–372.

[121] Yoneda M, Kanayama K, Imai H, Shiraishi T. Report of a case of acinar cell carcinoma with its differential diagnosis on endoscopic ultrasound-guided fine-needle aspiration cytology. J Cytol 2014, doi: 10.4103/0970-9371.138677.

[122] Sigel CS, Klimstra DS. Cytomorphologic and immunophenotypical features of acinar cell neo-plasms of the pancreas. Cancer 2013,121,459–470.

[123] Silverman JF, Holbrook CT, Pories WJ, Kodroff MB, Joshi VV. Fine needle aspiration cytolo-gy of pancreatoblastoma with immunocytochemical and ultrastructural studies. Acta Cytol 1990,34,632–640.

[124] Zhu LC, Sidhu GS, Cassai ND, Yang GCH. Fine-needle aspiration cytology of pancreatoblast-oma in a young woman: report of a case review of the literature. Diagn Cytopathol 2005, 33,258–262.

[125] Pitman MB, Faquin WC. The fine-needle aspiration biopsy cytology of pancreatoblastoma. Diagn Cytopathol 2004,31,402–406.

[126] Bardales RH, Centeno B, Mallery JS, Lai R, Pochapin M, Guiter G, Stanley MW. Endoscopic ul-trasound-guided fine-needle aspiration cytology diagnosis of solid-pseudopapillary tumor of the pancreas: a rare neoplasm of elusive origin but characteristic cytomorphologic features. Am J Clin Pathol 2004,121,654–662.

[127] Jani N, Dewitt J, Eloubeidi M, Varadarajulu S, Appalaneni V, Hoffman B, Brugge W, Lee K, Khalid A, McGrath K. Endoscopic ultrasound-guided fine-needle aspiration for diagno-sis of solid pseudopapillary tumors of the pancreas: a multicenter experience. Endoscopy 2008,40,200–203.

[128] Chatzipantelis P, Salla C, Apostolou G, Christodoulou L, Kakiopoulos G, Patralexis C. Endo-scopic ultrasound-guided fine needle aspiration cytology diagnosis of solid pseudopapillary tumor of the pancreas: a report of 3 cases. Acta Cytol 2010,54,701–706.

[129] Bhatnagar R, Olson MT, Fishman EK, Hruban RH, Lennon AM, Ali SZ. Solid pseudopapilla-ry neoplasm of the pancreas: cytomorphologic findings and literature review. Acta Cytol 2014,58,347–355.

[130] Hosokawa I, Shimizu H, Ohtsuka M, Kato A, Yoshitomi H, Furukawa K, Takayashiki T, Ishihara T, Yokosuka O, Miyazaki M. Preoperative diagnosis and surgical management for solid pseu-dopapillary neoplasm of the pancreas. J Hepatobiliary Pancreat Sci 2014,21,573–578.

[131] Ehehalt F, Saeger HD, Schmidt CM, Grützmann R. Neuroendocrine tumors of the pancreas. The Oncologist 2009,14,456–467.

[132] Komminoth P, Perren A. Was ist neu in der Pathologie neuroendokriner Tumoren des Pankre-as? Pathologe 2015, doi: 10.1007/s00292-015-0023-1.

[133] Farrell JM, Pang JC, Kim GE, Tabatabai ZL. Pancreatic neuroendocrine tumors: accurate gra-ding with Ki-67 index on fine-needle aspiration specimens using the WHO 2010/ENETS crite-ria. Cancer 2014,122,770–778.

[134] Chatzipantelis P, Salla C, Konstantinou P, Karoumpalis I, Sakellariou S, Doumani I. Endosco-pic ultrasound-guided fine-needle aspiration cytology of pancreatic neuroendocrine tumors. A study of 48 cases. Cancer 2008,114,255–262.

[135] Jahan A, Yusuf MA, Loya A. Fine-needle aspiration cytology in the diagnosis of pancreatic neuroendocrine tumors: a single-center experience of 25 cases. Acta Cytol 2015,59,163–168.

[136] Bell DA. Cytologic features of islet-cell tumors. Acta Cytol 1987,31,485–492.

[137] Caudill JL, Humphrey SK, Salomao DR. Islet cell tumor of the pancreas. Increasing diagnosis after instituting ultrasonography-guided fine needle aspiration. Acta Cytol 2008,52,45–51.

[138] Collins BT, Cramer HM. Fine-needle aspiration cytology of islet cell tumors. Diagn Cytopathol 1996,15,37–45.

[139] Fujimori N, Osoegawa T, Lee L, Tachibana Y, Aso A, Kubo H, Kawabe K, Igarashi H, Nakamu-ra K, Oda Y, Ito T. Efficacy of endoscopic untrasonography and endoscopic ultrasonography-guided fine-needle aspiration for the diagnosis and grading of pancreatic neuroendocrine tumors. Scand J Gastroenterol 2016,51,245–252.

[140] Hasegawa T, Yamao K, Hijoka S, Bhatia V, Mizuno N, Hara K, Imaoka H, Niwa Y, Tajika M, Kondo S, Tanaka T, Shimizu Y, Kinoshita T, Kohsaki T, Nishimori I, Iwasaki S, Saibara T, Hosoda W, Yatabe Y. Evaluation of Ki-67 index in EUS-FNA specimen s for the assessment of malignancy risk in pancreatic neuroendocrine tumors. Endosc 2014,46,32–38.

[141] Weynand B, Borbath I, Bernard V, Sempoux C, Gigot JF, Hubert C, Lannoy V, Deprez PH, Jouret-Mourin A. Pancreatic neuroendocrine tumor grading on endoscopic ultrasound-guided fine needle aspiration: high reproducibility and inter-observer agreement of Ki-67 labelling index. Cytopathol 2014,25,389–359.

[142] Unno J, Kanno A, Masamune A, Kasajima A, Fujishima F, Ishida K, Hamada S, Kume K, Kikuta K, Hirota M, Motoi F, Unno M, Shimosegawa T. The usefulness of endoscopic-guided fine-needle aspiration for the diagnosis of pancreatic neuroendocrine tumors based on the World Health Organization classification. Scand J Gastroenterol 2014,49,1367–1374.

[143] Smith AL, Odronic SI, Springer BS, Reynolds JP. Solid tumor metastases to the pancreas diagnosed by FNA: a single-institution experience and review of the literature. Cancer 2015,123,347–355.

[144] Waters L, Si Q, Caraway N, Mody D, Staerkel G, Sneige N. Secondary tumors of the pancreas diagnosed by endoscopic ultrasound-guided fine-needle aspiration: a 10-year experience. Diagn. Cytopathol 2014,42,738–743.

[145] Mesa H, Stelow EB, Stanley MW, Mallery S, Lai R, Bardales RH. Diagnosis of nonprimary pancreatic neoplasms by endoscopic ultrasound-guided fine-needle aspiration. Diagn Cytopathol 2004,31,313–318.

[146] Pang JC, Roh MH. Metastases to the pancreas encountered on endoscopic ultrasound-guided, fine-needle aspiration. Arch Pathol Lab Med 2015,139,1248–1252.

[147] Hutchins GF, Draganov PV. Cystic neoplasms of the pancreas: a diagnostic challenge. World J Gastroenterol 2009,15,48–54.

Weiterführende Literatur

[1] Ali SZ, Erozan Ys, Hruban RH. Atlas of Pancreatic Cytopathology with Histopathologic Correlations. Demos Medical Publishing 2009.

[2] Centeno BA, Stelow EB, Pitman MB. Pancreatic Cytohistology. Cambridge University Press 2015.

[3] Centeno BA. Diagnostic cytology of the biliary tract and pancreas. In: Odze RD, Goldblum JR (Hg). Surgical Pathology of the GI Tract, Liver, Biliary Tract, and Pancreas, 3rd edn. Elsevier Saunders 2015, 950–979.

[4] Chhieng DC, Stelow EB. Pancreatic Cytopathology (Essentials in Cytopathology). Springer 2007.

[5] De May RM. Pancreas. In: DeMay RM (Hg). The Art & Science of Cytopathology, 2nd edn. ASCP Press 2012, Vol. 3, 1298–1343.

[6] Kocjan G, Gray W, Levine T, Kardum-Skelin I, Vielh P. Liver, biliary tree and pancreas. In: Kocjan G, Gray W, Levine T, Kardum-Skelin I, Vielh P (Hg). Diagnostic Cytopathology Essentials. Churchill Livingstone Elsevier 2013, 309–350.

[7] Shen J, Kindelberger DW. Pancreas and Biliary Tree. In: Cibas ES, Ducatman BS (Hg). Cytology. Diagnostic Principles and Clinical Correlates, 3rd edn. Saunders Elsevier 2009, 385–402.

[8] Spieler P, Rössle M. Pancreas, extrahepatic bile ducts, ampullary region. In: Spieler M, Rössle M (Hg). Nongynecologic cytopathology. A Practical Guide. Springer 2012, 631–679.

[9] Zaman MB. The Pancreas. In: Koss' Diagnostic and its Histopathologic Bases, 5th edn., Vol. 3. Lipincott Williams & Wilkins 2006, 1428–1456.

3.7 Nebennieren

Die retroperitoneal gelegenen Nebennieren sind als paarige Organe jeweils kappenartig an den oberen Polen der beiden Nieren lokalisiert. Sie sind etwa 5 cm lang und 3 cm breit und wiegen etwa 5–10 g. Sie sind von einer bindegewebigen Kapsel umgeben, der Capsula fibrosa, die auch die Niere umkleidet. Die Nebennierenrinde (Cortex) subkapsulär zeigt eine Schichtung in drei morphologisch und funktionell unterschiedliche Gewebe (Zona glomerulosa, Zona fasciculata und Zona reticularis), denen sich das Nebennierenmark (Medulla) anschließt. Die Nebennierenrinde produziert Steroidhormone (Mineralokortikoide, Glukokortikoide und Sexualhormone), während das Nebennierenmark für die Bildung von Katecholaminen verantwortlich ist. Tab. 3.7.1 gibt einen Überblick über den Aufbau der Nebenniere. Ergänzend hierzu vermittelt die Abb. 3.7.1 die korrespondierende normale Histologie und Zytologie der Nebenniere. Die Zelltypen der histologischen Schichten der Nebennierenrinde wie auch des Nebennierenmarks sind zytomorphologisch schwer zu differenzieren. Hinweise zur Unterscheidung ergeben sich aus der Verschiedenheit des Zytoplasmas. Kortikale Zellen besitzen reichlich granuläres wie lipidhaltiges, schaumiges Zytoplasma. Die rundovalen Kerne zeigen keine nennenswerten Atypien, jedoch ist eine funktionell begründete Größenvarianz nicht selten. Insgesamt besteht eine Ähnlichkeit mit Hepatozyten. Markzellen imponieren durch eine markante Pleomorphie bei erhöhter Kern-Plasma-Relation und dichter zytoplasmatischer Granulation. Zellen der Nebennierenrinde exprimieren die Antigene α-Inhibin, Melan A und Calretinin. Für die chromaffinen Zellen

Tab. 3.7.1: Histologie und Zytologie der normalen Nebenniere.

Gewebsschichten	Histologischer Aspekt	Zytologische Kriterien[e]
Zona glomerulosa[a]	Knäuelartige (= glomeruläre) Zellverbände	kuboidale Zellen mit rund-ovalen Kernen in knäuelartigen Verbänden, lipidhaltiges, schaumiges Zytoplasma mit unscharfer Begrenzung
Zona fasciculata[b]	Säulenartige (= faszikuläre) Zellverbände	etwas größere Zellen, jedoch ähnlich denen der Zona glomerulosa, vakuolisiertes Zytoplasma ohne Lipideinschlüsse
Zona reticularis[c]	Netzartige (= retikuläre) Zellverbände	kleinere kuboide Zellen mit rund-ovalen Kernen, dichtes, granuläres Zytoplasma ohne Lipideinschlüsse, Nachweis von Lipofuscin
Medulla[d]	Sympathisches Paraganglion, bestehend aus chromaffinen A-Zellen und B-Zellen	Pleomorphe Zellen mit hoher Kern-Plasma-Relation, dichte Granulation des Zytoplasmas, Zellverbände in Form von Zellballen

Hormonproduktionen: [a] Mineralokortikoide; [b] Glukokortikoide; [c] Sexualhormon; [d] Katecholamine (A-Zellen: Adrenalin, N-Zellen: Noradrenalin); [e] Diese Kurzcharakteristik dient lediglich der Orientierung, eine sichere morphologische Differenzierung ist häufig schwierig

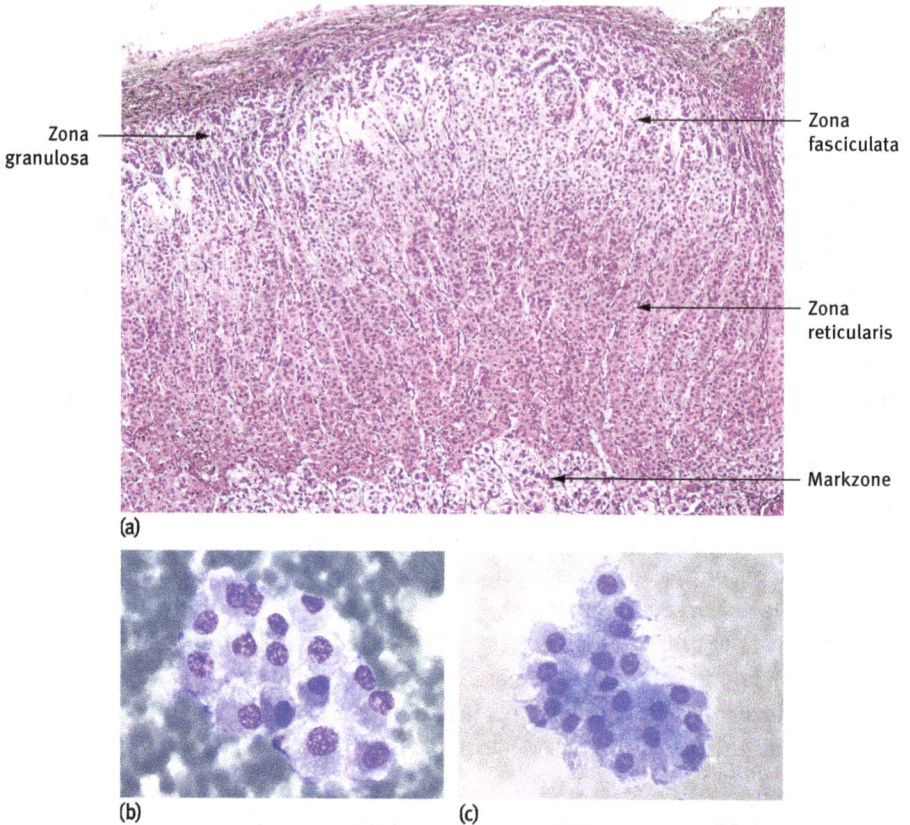

(a)

Zona granulosa

Zona fasciculata

Zona reticularis

Markzone

(b)   (c)

Abb. 3.7.1: Histologie und Zytologie der normalen Nebenniere.
(a) Histologischer Aufbau der Nebenniere mit Dreischichtung der Nebennierenrinde und zentralem Nebennierenmark (HE-Färbung, Präparat Prof. Dehghani, Halle/S.). (b) Zellen der Zona fasciculata. Zytoplasma mit feinvakuoligen Lipideinschlüssen. (c) Zellen der Zona reticularis mit dicht granuliertem, Lipofuszin enthaltenem Zytoplasma.

des Nebennierenmarks, die diese Antigene nicht exprimieren, gilt die Expression von neuroendokrinen Markern (Chromogranin, Synaptophysin, neuronspezifische Enolase und S 100) als spezifisch.

3.7.1 Indikationen zur Feinnadelaspiration

Die erste EUS-gesteuerte Feinnadelaspiration der Nebennieren wurde 1996 publiziert [1]. In den letzten zwei Jahrzehnten hat sich dank dieser Methode die Zytodiagnostik der Nebennieren zu einer eigenen diagnostischen Disziplin entwickelt, die sich durch eine respektable diagnostische Sensitivität maligner Tumoren auszeichnet [2–5]. In einer größeren retrospektiven Studie an 95 Patienten wurden für

Tab. 3.7.2: Tumorverteilung bei 380 Inzidentalomen[a].

Tumor	Häufigkeit
Adrenokortikales Adenom	52 %
Adrenokortikales Karzinom	12 %
Phäochromozytom	11 %
Myelolipom	8 %
Zystische Läsionen	5 %
Ganglioneurome	4 %
Metastatische Tumoren	2 %
Andere Läsionen	6 %

[a] Werte aus [21]

Tab. 3.7.3: Indikationen zur Nebennierenzytologie[a]

Indikationen zur Feinnadelaspiration der Nebennieren
– Staging bei diagnostiziertem oder suspektem Tumor (z. B. Lungenkarzinom, Tumoren des GI-Traktes)
– Größere Raumforderungen mit Verdacht auf einen Tumor in der Bildgebung
– Inzidentalome (s. Text)
– Verdacht auf ein Lymphom
– Verdacht auf entzündliche Veränderungen bei Infektionen

[a] s. a. [11, 13]

Tab. 3.7.4: Pitfalls der Nebennierenzytologie.

Fallstricke	Verwechslungsmöglichkeiten
Kortikale Zellen	Hepatozelluläres Karzinom
Miterfasste Hepatozyten	Adrenokortikales Adenom
Adrenokortikales Adenom	Adrenokortikales Karzinom, noduläre kortikale Hyperplasie
Adrenokortikales Karzinom	Adrenokortikales Adenom, metastatische Karzinome
Phäochromozytom	Kleinzelliges Karzinom, Adrenokortikales Karzinom, Melanoma, Sarkom

[a] Verwechslungsgefahr bei Phäochromozytomen mit zytoplasmatischem Melanin! (s. Kap. 3.7.3)

Sensitivität und Spezifität 86 % bzw. 97 % publiziert [4]; in einer weiteren Studie an 150 Patienten mit resektablen Lungentumoren betrug die Sensitivität und Spezifität jeweils 100 % [5].

Als wichtigste Indikationen zur Feinnadelaspiration gelten der Verdacht auf einen Tumor bzw. das Tumorstaging. Daneben kommen in der zytologischen Routine nicht selten Feinnadelaspirate von Inzidentalomen zur Untersuchung. Hierbei handelt es sich um relativ häufige Raumforderungen, die meist ohne klinische Symptomatik einhergehen und im Rahmen einer routinemäßigen Untersuchung durch bildgebende Verfahren (CT, MRT) meist zufällig entdeckt werden (Übersicht bei [6, 20]).

In den meisten Fällen handelt es sich um adrenokortikale Adenome ([21] s. Tab 3.7.2). Inzidentalome werden in hormoninaktive (ca. 25 %) und hormonaktive (ca.85 %) Formen unterschieden. Zur Dignitätsklärung von Inzidentalomen, etwa 96 % sind benigne und 4 % maligne, ist die Feinnadelpunktion mit Einschränkungen indiziert [7–10], wobei folgendes Vorgehen empfohlen wird [11–13]:

– Hormoninaktive Tumoren < 3 cm: EUS-Kontrolle
– Tumoren 3–5 cm: Feinnadelaspiration bei hormoninaktiven Tumoren
– Tumoren > 5 cm: chirurgische Intervention und histologische Klärung

Weitere Indikationen zur Feinnadelaspiration sind der Tab. 3.7.3 zu entnehmen. Trotz der respektablen Trefferquote in der Malignitätsdiagnostik ergeben sich einige Pitfalls in der zytologischen Diagnostik, deren Berücksichtigung Fehler vermeiden lässt [14–16]. Die wichtigsten Pitfalls sind in der Tab. 3.7.4 zusammen gestellt.

3.7.2 Zytologie benigner Läsionen

3.7.2.1 Zystische Veränderungen

Zystische Veränderungen der Nebennieren stellen einen eher seltenen Befund dar. Es handelt sich um Pseudozysten, endotheliale Zysten bei Lymphangiomen, Retentionszysten wie auch Zysten bei Parasitosen (Hydatidenzysten, s. Kap. 3.5.1.3). Am häufigsten werden Pseudozysten (ca. 50 %) und endotheliale Zysten (ca. 25 %) diagnostiziert. In den meist zellarmen, klaren Zystenpunktaten finden sich Zelldebris sowie wenige Entzündungszellen und nicht selten kortikale Zellen. Bei Einblutungen kommen gehäuft blutpigmentspeichernde Makrophagen zur Darstellung.

3.7.2.2 Adrenokortikales Adenom

Das adrenokortikale Adenom ist der häufigste benigne Tumor, der 50 % aller Inzidentalome ausmacht und meist unilateral vorkommt. Indem die meisten Adenome kaum klinische Symptome verursachen, werden sie meist zufällig entdeckt. Weitaus die meisten Adenome (> 85 %) sind hormoninaktiv. Hormonaktive Tumoren bilden vermehrt Glukokortikoide (Cushing-Syndrom), Mineralokortikoide (Conn-Syndrom) oder Sexualhormone (Virilismus), sodass zur diagnostischen Klärung klinische Funktionstests im Vordergrund stehen. Adrenokortikale Adenome, hyperplastische Knoten und regelrechte kortikale Zellen sind zytologisch nicht zu unterscheiden. In den gewöhnlich mäßig zellreichen bis zellreichen Feinnadelaspiraten imponieren Adenome durch eine ausgeprägte Dissoziationsneigung; Zellverbände sind eher seltener nachweisbar. Als charakteristisch gilt der Nachweis von zahlreichen Lipidtröpfchen, die den Präparatehintergrund bestimmen. Zytologische Kriterien für das adrenokortikale Adenom sind der Tab. 3.7.5 zu entnehmen [4, 7, 17–19]; korrespondierende zytologische Befunde sind aus der Abb. 3.7.2 ersichtlich.

Tab. 3.7.5: Zytologische Kriterien des adrenokortikalen Adenoms.

Zytologische Kriterien des adrenokortikalen Adenoms

- Zellkerne: monomorphe runde Zellkerne, jedoch sind Größenvarianzen, wie in anderen endokrinen Organen, keine Seltenheit, vorwiegend feingranuläres Chromatin, mitunter kleine Nukleoli
- Zytoplasma: zumeist weißschaumig durch Lipidvakuolen oder granuliert
- Kern-Plasma-Relation: regelrecht
- Zellverbände: adenoide Zellverbände mit anhaftenden Gefäßkapillaren, jedoch seltener nachweisbar durch Dissoziatiosneigung der Zellverbände
- Besonderheiten: ausgeprägte Dissoziationsneigung mit zahlreichen Nacktkernen, Präparatehintergrund mit reichlich lipidhaltigem Detritus, Adenome mit funktionellen Kernvarianzen können mit einem Karzinom verwechselt werden
- Immunzytologie: Zytokeratin –, α-Inhibin +, Melan A +
- Differentialdiagnosen: regelrechtes kortikales Epithel, gut differenziertes adrenokortikales Karzinom, hellzelliges Nierenzellkarzinom, andere metastatische Karzinome, regelrechte Hepatozyten[a]

---

[a] Im Gegensatz zu kortikalen Proliferaten exprimieren Hepatozyten Hepar 1

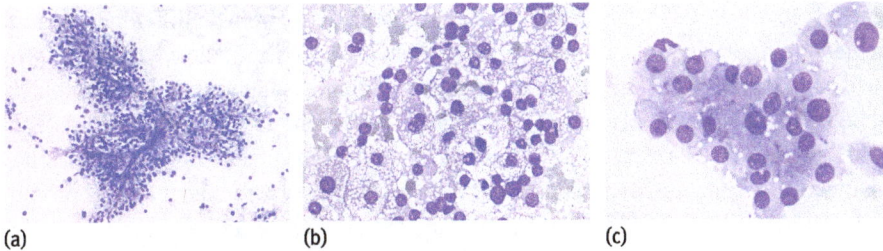

(a) (b) (c)

Abb. 3.7.2: Zytologie des adrenokortikalen Adenoms.
(b) Nachweis zahlreicher Lipidtröpfchen unterschiedlicher Größe sowie eingestreute Nacktkerne ohne Nachweis von Atypien. (a) Zellverband mit zentralen Gefäßkapillaren sowie Zellen mit zytoplasmatischen Lipidvakuolen. Solche Zellverbände können mit einem Nierenzellkarzinom verwechselt werden. (c) Adenomzellen mit grau-granuliertem Zytoplasma, die von regelrechten Zellen der Nebennierenrinde nicht zu unterscheiden sind.

3.7.2.3 Myelolipom

Das Myelolipom ist ein sehr seltener, benigner und zumeist hormoninaktiver Nebennierentumor, dessen Pathogenese ungeklärt ist. In der Histologie zeigt der Tumor einen Aufbau aus reifem Fettgewebe mit eingestreuten Anteilen der trilinearen Hämatopoese. Die wenigen zytologischen Publikationen berichten ebenfalls über diese Kombination aus reifem Fettgewebe und Anteilen der Hämatopoese [16, 19, 22–26]. Diagnoseweisend sind häufig die pathognomischen Megakaryozyten, die durch ihre hervorstechende Größe wie auch durch die typische Mehrkernigkeit auffallen. Daneben kommen auch Anteile der Erythro- und Leukopoese zur Darstellung. Differentialdiagnostisch sollte an ein Angiomyolipom oder eine extramedulläre Hämatopoese gedacht werden.

3.7.3 Maligne Tumoren

3.7.3.1 Adrenokortikales Karzinom

Das seltene adrenokortikale Karzinom ist ein hoch maligner Tumor; seine Inzidenz wird mit 0,7–2,0 Erkrankungen pro 1 Million Einwohnern im Jahr angegeben [27]. Der häufig über 6 cm große Tumor kommt gewöhnlich unilateral vor, unter 5 % entstehen bilateral. Frauen erkranken häufiger als Männer. In der Mehrzahl der Fälle sind diese Tumoren hormonaktiv und bilden, entsprechend ihrem Ausgangsgewebe im Kortex (s. Tab. 3.7.1), Mineralokortikoide, Glukokortikoide oder Sexualhormone mit der entsprechenden klinischen Symptomatik. In der Histologie zeigt der Tumor ein trabekuläres, alveoläres oder diffuses Wachstumsmuster mit ausgeprägter Zellpolymorphie, markanten Kernatypien, gehäuften Mitosen sowie Nachweis von reichlich nekrotischem Material. In den meist zellreichen Feinnadelaspiraten zeigen sich dissoziierte Tumorzellen wie auch größere Zellverbände mit deutlichen Malignitätskriterien [13, 16, 19, 25, 28–32]. Es lassen sich gut differenzierte, weniger differenzierte und schlecht differenzierte Karzinome unterscheiden. Tab. 3.7.6 fasst die wichtigsten zytologischen Kriterien für das adrenokortikale Karzinom zusammen; typische zytologische Befunde sind aus der Abb. 3.7.3 ersichtlich. Während mäßig und schlecht differenzierte kortikale Karzinome auf Grund der Kernatypien gut zu diagnostizieren sind, ist die Feststellung der Malignität an gut differenzierten Karzinomen mitunter problematisch. Das gilt auch für die Unterscheidung gut differenzierter Karzinome von Adenomen. Als diagnostisch relevant hat sich hier die Expression des steroidogenen Faktors (SF-1) wie auch der Matrixmetalloproteinase 2 (MMP-2) erwiesen [27, 33, 34]. Der Ki-67-Index gilt ebenfalls als Hinweis für Malignität, wobei als Cut-off-Wert 2,5–5 % publiziert wurde [13]. Darüber hinaus gilt der Ki67-Index derzeit als der zuverlässigste Marker zur Abschätzung der Prognose des kortikalen Karzinoms, der auch dem Mitoseindex überlegen ist [35, 36]. Zytologische Differenzierungskriterien zwischen kortikalen Adenomen und Karzinomen sind der Tab. 3.7.7 zu entnehmen [16, 18, 25, 32]. Als ein wichtiges prognostisches Kriterium für das kortikale Karzinom gilt die Größe des Tumors, wobei mit zunehmender Größe die Wahrscheinlichkeit für Malignität signifikant ansteigt. So beträgt die Wahrscheinlichkeit für Malignität bei einer 2 cm messenden Läsion 20 %, bei einer 8 cm messenden Läsion 80 % und bei Läsionen ab 10 cm 100 % [37].

3.7.3.2 Phäochromozytom

Das Phäochromozytom bezeichnet einen seltenen Tumor, der sich von den chromaffinen Zellen des Nebennierenmarks ableitet. Die Inzidenz wird mit etwa 1 Erkran-

Tab. 3.7.6: Zytologische Kriterien des adrenokortikalen Karzinoms.

Zytologische Kriterien des adrenokortikalen Karzinoms
– Zellkerne: rund-oval bis elongiert
– Gut differenzierte Karzinome: uniforme Kerne ohne Nachweis nennenswerter Atypien, einzelne Zellen mit monströsen Kernen können vorkommen, kaum Mitosen, Verwechslung mit benignen Läsionen möglich
– Mäßig und schlecht differenzierte Karzinome: ausgeprägte Kernatypien mit Anisokaryose, Kernpleomorphie, Hyperchromasie, unruhige Chromatinstruktur und Nachweis von Nukleoli, Mehrkernigkeit, nicht selten Mitosen, mitunter zytoplasmatische Kerneinschlüsse.
– Zytoplasma: dichtes, granuliertes Zytoplasma bzw. auch klar, lipidhaltig
– Kern-Plasma-Relation: sehr variabel, leicht erhöht bei gut differenzierten Karzinomen, kernverschoben bis zur Anaplasie bei schlecht differenzierten Karzinomen
– Zellverbände: Zellverbände mit diffuser, lockerer Architektur, Einzelzellen
– Besonderheiten: Einzelzellen, im Gegensatz zum Adenom, mit gut erhaltenem Zytoplasma, auch Ausbildung von Riesenzellen
– Immunzytologie: α-Inhibin +, Melan A +, Calretinin +, SF-1+[a], hoch molekulare Zytokeratine –
– Differentialdiagnosen: Adrenokortikales Adenom, Nierenzellkarzinom, hepatozelluläres Karzinom, Phäochromozytom, hellzelliges Ovarialkarzinom, Sarkome

[a] SF-1 (steroidogenic factor) zeigt eine hohe Sensitivität und Spezifität für Tumoren adrenokortikalen Ursprungs [33]

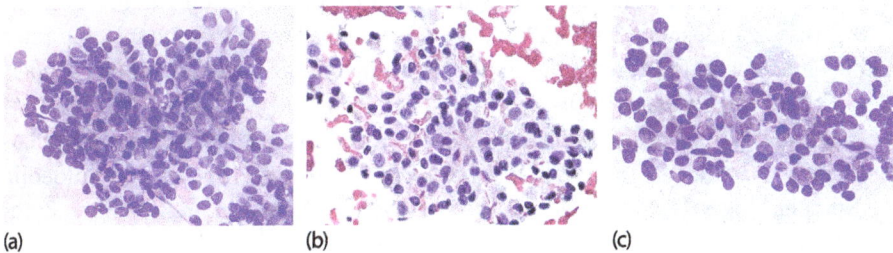

(a) (b) (c)

Abb. 3.7.3: Zytologie des adrenokortikalen Karzinoms.
Adenoide Zellverbände mit Nachweis azinärer Strukturen bei mäßiger Kernpolymorphie, kompaktem Chromatin und grau-granuliertem Zytoplasma. (b) Färbung nach Papanicolaou.

Tab. 3.7.7: Differenzierung zwischen kortikalen Adenomen und Karzinomen.

Zytologische Kriterien	Adenome	Karzinome
Zellularität	Zellreich/mäßig zellreich	Hyperzellulär
Präparatehintergrund	reichlich mikrovesikuläre Lipide	Nekrotisches Material
Kernatypien	Vereinzelt	Häufig
Nachweis von Nacktkernen	Zahlreich	Mäßig viele
Mitosen	Keine	Nachweisbar
Nukleoli	Unscheinbar	Prominent

kung pro 1 Million Einwohner im Jahr angegeben [38]. Zu einem geringen Teil ist die Pathogenese des Phäochromozytoms mit genetischen Dispositionen assoziiert, so z. B. die multiple endokrine Neoplasie (MEN IIa und IIb), Morbus Recklinghausen oder die Hippel-Landau-Erkrankung. Phäochromozytome sind meist unilateral lokalisiert, lediglich 10 % kommen bilateral vor. Etwa 10–15 % der Tumoren entstehen extraadrenal. Phäochromozytome verhalten sich überwiegend benigne, etwa 10–15 % der medullären Tumoren sind als maligne einzustufen, wobei extraadrenale Tumoren deutlich öfter maligne entarten. Einige Tumoren neigen zur Zystenbildung und Verkalkungen. Auf Grund der ausgeprägten Vaskularisierung sind Einblutungen keine Seltenheit. Weitaus die Mehrzahl der Phäochromozytome ist hormonell aktiv und produziert Katecholamine, woraus sich die Klinik mit dem Leitsymptom der Hypertonie nebst Begleitsymptomen erklärt. Die Diagnostik dieser hormonproduzierenden Tumoren erfolgt demzufolge durch die Bestimmung der Ausscheidung von Katecholaminen unter Einbeziehung der klinischen Symptomatik und der Bildgebung [38].

In der Histologie imponieren Phäochromozytome durch trabekuläre oder alveoläre Muster größerer Tumorzellen. In etwa 2 % der Fälle wird eine spindelzellige Differenzierung beobachtet. Nicht selten können erhebliche Kernatypien (Anisokaryose, Kernpleomorphie, Kerneinschlüsse) nachgewiesen werden, die nicht unbedingt mit der malignen Entartung korrelieren. Das Zytoplasma zeigt mitunter hyaline Globuli. In den gewöhnlich zellreichen, bluthaltigen Feinnadelaspiraten ergibt sich ein entsprechender Befund mit teils monomorphen wie auch pleomorphen Tumorzellen mit starker Dissoziationsneigung [13, 15, 16, 39–43]. Das meist reichliche Zytoplasma zeigt häufig eine unscharfe Begrenzung. In der Literatur sind die folgenden drei Zelltypen beschrieben worden (nach [13]):

- neuroendokriner Zelltyp: polygonale Zellen, rund-ovale Kerne exzentrischer Lagerung, granuläres Chromatin, feingranuläres Zytoplasma, Fehlen von Nukleoli,
- spindelzelliger Typ: elongierte Kerne mit grobem Chromatin und reichlich Zytoplasma,
- großzelliger Typ: exzentrische Kernlagerung, helles, granuliertes Zytoplasma, Makronukleoli.

Der Nachweis von Anteilen des großzelligen Typs gilt als diagnoseweisend. Tab. 3.7.8 fasst die wichtigsten zytologische Kriterien wie auch Differentialdiagnosen für das Phäochromozytom zusammen; korrespondierende zytologische Befunde sind aus der Abb. 3.7.4 ersichtlich.

3.7.3.3 Neuroblastom

Das Neuroblastom ist ein seltener embryonaler Tumor des sympathischen Nervensystems, der sich von embryonalen Neuroblasten ableitet und fast ausschließlich im Kindesalter vorkommt. Der Tumor entsteht in den Nebennieren sowie in den zervikalen, thorakalen wie auch abdominalen Grenzsträngen. Die Inzidenz des Neuroblastoms

Tab. 3.7.8: Zytologische Kriterien des Phäochromozytoms.

Zytologische Kriterien des Phäochromozytoms
– Zellkerne: runde, rund-ovale und bisweilen spindelförmige Kerne mit teils ausgeprägter Anisokaryose und Kernpleomorphie, häufig Riesenzellen, Doppelkernigkeit, kompakte Chromatinstruktur mit Ausbildung von Chromozentren, Makronukleoli, nicht selten Nachweis von zytoplasmatischen Kerneinschlüssen
– Zytoplasma: helles Zytoplasma mit teils käftiger eosinophiler Granulation (neurosekretorische Granula)
– Kern-Plasma-Relation: variabel, leicht bis stark kernverschoben (Anaplasie), jedoch bei ausgeprägter Dissoziationsneigung und unscharfen Zellgrenzen häufig nicht zu ermitteln
– Zellverbände: charakteristische Zellballen, Ausbildung von Pseudorosetten, lockere Verbände, gehäuft Einzelzellen
– Besonderheiten: bluthaltiger Hintergund mit zahlreichen Nacktkernen, die teils markanten Kernatypien korrelieren nicht unbedingt mit einer malignen Entartung!
– Immunzytologie: Chromogranin +, Synaptophysin +, Neuronspezifische Enolase (NSE) +, CD 56 +, S 100 +, Pan-Zytokeratin + (30 %)
– Differentialdiagnosen: adrenokortikales Karzinom, malignes Melanom[a], metastatische Karzinome aus Lunge (kleinzelliges Karzinom [44]), Pankreas oder Nieren, mesenchymale Tumoren (Sarkome)

[a] Phäochromozytome können zytoplasmatisches Melanin aufweisen, sodass in derartigen Fällen die immunzytologische Differenzierung unerlässlich ist [45].

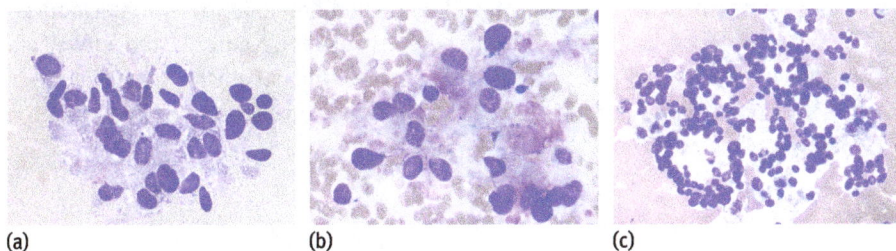

(a) (b) (c)

Abb. 3.7.4: Zytologie des Phäochromozytoms.
(a+b) Tumorzellen mit deutlicher Dissoziationsneigung und markanter Kernpleomorphie, Hyperchromasie, dichtem Chromatin sowie granuliertem Zytoplasma mit z. T. kräftiger eosinophiler Granulation (b). (c) Phäochromozytom mit Ausbildung typischer Pseudorosetten.

wird mit 1,1 pro 100.000 Kinder unter 15 Jahren beziffert [46]. Über 80 % der Tumoren sind hormonaktiv und produzieren Katecholamine, sodass die Diagnose durch Laboruntersuchungen gestützt wird. Neuroblastome metastasieren frühzeitig in periphere und regionäre Lymphknoten, Knochen, Knochenmark, Leber oder Haut.

Histologisch imponiert der Tumor durch kleine, runde Tumorzellen mit Zeichen der Anaplasie und hyperchromatischen Kernen, die einen kleinen Nukleolus erkennen lassen. Die läppchenartig angeordneten Tumorverbände sind durch fibrovaskuläre Septen getrennt. Charakteristisch sind ringförmig angeordnete Tumorzellen mit zentralem eosinophilem Neuropil, sogenannte Homer-Wright-Rosetten. In den gewöhnlich zellreichen Feinnadelaspiraten imponieren meist zahlreiche kleine, runde und monomorphe Tumorzellen und Tumorverbände, die eine Dissoziationsneigung zeigen [46–49]. Der charakteristische Nachweis von Homer-Wright-Rosetten mit neurofibrillärer Matrix wie auch die Expression neuroendokriner Marker stützt die Diagnose. Tab. 3.7.9 fasst wesentliche zytologische Kriterien zusammen; korrespondierende zytologische Befunde sind aus der Abb. 3.7.5 ersichtlich. Der Stellenwert der Aspirationszytologie liegt in der Diagnostik des metastasierten Neuroblastoms. Der für bioptisches Material definierte Prognosescore, der auf genetischen und chromosomalen Veränderungen wie auch auf einem Mitose-Karyorrhexis-Score beruht, ist am zytologischen Material nicht zu ermitteln. Für zytologische Materialien wurde ein prognostischer Score entwickelt, der auf folgenden fünf Parametern fußt und mit einem Wert von 1–3 bewertet wird [49]:

- Zellularität
- Verhältnis Stroma zu Neuroblasten
- Verhältnis reifer zu unreifen Zellen
- Mitose-Karyorrhexis-Index
- Häufigkeit von Homer-Wright-Rosetten

Schlecht differenzierte Neuroblastome sind demzufolge durch zahlreiche Neuroblasten ohne Stromaanteile charakterisiert, während gut differenzierte Neuroblastome einen dominierenden Stromaanteil bei geringerer Anzahl von Neuroblasten aufweisen. Nähere Hinweise zur Anwendung des Prognosescores sind der einschlägigen Literatur zu entnehmen [49]. Die Amplifikation des MYCN-Gens korreliert mit einer schlechten Prognose.

Tab. 3.7.9: Zytologische Kriterien des Neuroblastoms.

Zytologische Kriterien des Neuroblastoms
- Zellkerne: kleine, runde bis ovaläre Kerne mit kompaktem, aufgelockertem Chromatin, Hyperchromasie, mäßige Anisokaryose und Kernpleomorphie
- Zytoplasma: schmales helles Zytoplasma
- Kern-Plasma-Relation: kernverschoben
- Zellverbände: lockere, clusterartige Verbände, häufiger Nachweis von Rosettenbildungen
- Besonderheiten: rosettenartige Formationen mit zentralem, fibrillärem Neuropil, nekrotisches Material
- Immunzytologie: NSE (neuronspezifische Enolase) +, Synaptophysin +, Chromogranin +, CD 56 +
- Differentialdiagnosen: Nephroblastom (Wilms-Tumor), maligne Lymphome, Ewing-Sarkom, kleinzelliges Karzinom (ältere Patienten!)

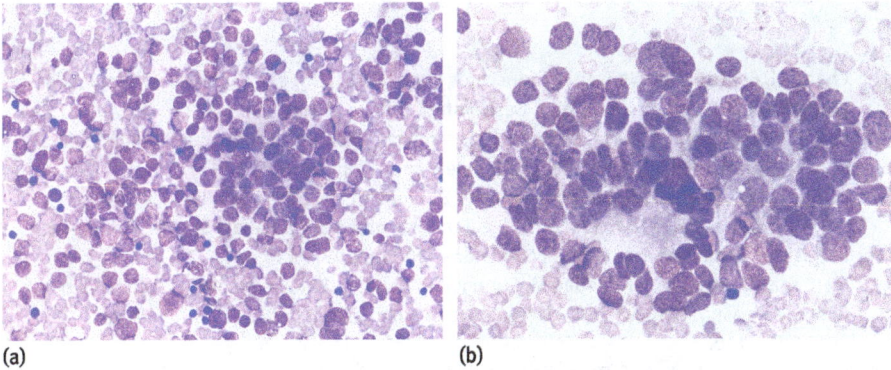

(a) (b)

Abb. 3.7.5: Zytologie des Neuroblastoms.
(a) (Übersicht) Zahlreiche dissoziierte Nacktkerne mit Anisokaryose und Kernpleomorphie und aufgelockerter Chromatinstruktur. Verwechslungsmöglichkeit mit anderen kleinzelligen anaplastischen Tumoren, z. B. Ewing-Sarkom oder kleinzelliges Bronchialkarzinom. (b) Typische Homer-Wright-Rosette mit zentralem gräulich-eosinophil erscheinendem Neuropil.

3.7.3.4 Metastatische Tumoren

Die Nebennieren sind Zielorgane für viele metastatische Tumoren, weswegen die Diagnostik und Differenzierung von Nebennierenmetastasen die häufigste Indikation zur Feinnadelaspiration darstellt [2–4, 15, 19, 25, 40, 50–52]. In einer größeren Untersuchung an 464 Patienten (Autopsie, Adrenalektomie, Feinnadelaspiration) mit einer metastatischen Tumorerkrankung konnten zu 90 % metastasierende Karzinome nachgewiesen werden. In 56 % dieser Fälle wurden Adenokarzinome diagnostiziert. Die häufigsten Primärtumoren entfielen auf Lunge, Magen, Ösophagus sowie Leber und Gallenwege ([51], s. Tab. 3.7.10).

Tab. 3.7.10: Häufigkeitsverteilung metastatischer Karzinome[a].

Primärtumor	Häufigkeit
Lunge	35 %
Magen	14 %
Ösophagus	12 %
Leber/Gallengänge	11 %
Pankreas	7 %
Kolon	5 %
Niere	4 %
Mamma	3 %
Harnblase	2 %
andere Lokalisationen	7 %

[a] nach [51]

Literatur

[1] Chang KJ, Erickson RA, Nguyen P. Endoscopic ultrasound (EUS) and EUS-guided fine-needle aspiration of the left adrenal gland. Gastrointest Endosc 1996,44,568–572.

[2] DeWitt J, Alsatie M, LeBlanc J, McHenry L, Sherman S. Endoscopic ultrasound-guided fine-needle aspiration of left adrenal gland masses. Endoscopy 2007,39,65–71.

[3] Eloubeidi MA, Seewald S, Tamhane A, Brand B, Chen VK, Yasuda I, Cerfolio RJ, Omar S, Topalidis T, Wilcox CM, Soehendra N. EUS-guided FNA of the left adrenal gland in patients with thoracic or GI malignicies. Gastrointest Endosc 2004,59,627–633.

[4] Martinez M, LeBlanc J, Al-Haddad M, Sherman S, DeWitt J. Role of endoscopic ultrasound fine-needle aspiration evaluating adrenal gland enlargement or mass. World J Nephrol 2014,3,92–100.

[5] Uemura S, Yauda I, Kato T, Doi S, Kawaguchi J, Yamauchi T, Kaneko Y, Ohnishi R, Suzuki T, Yasuda S, Sano K, Moriwaki H. Preoperative routine evaluation of bilateral adrenal glands by endoscopic ultrasound and fine-needle aspiration in patients potentially resectable lung cancer. Endoscopy 2013,45,195–201.

[6] Moreira SG, Pow-Sang JM. Evaluation and management of adrenal masses. Cancer Control 2002,9,326–334.

[7] Lumachi F, Borsato S, Brandes AA, Boccagni P, Tregnaghi A, Angelini F, Favia G. Fine-needle aspiration cytology of adrenal masses in noncancer patients: clinicoradiologic and histologic correlations in functioning and nonfunctioning tumors. Cancer 2001,93,323–329.

[8] Gaboardi F, Carbone M, Bozzola A, Galli L. Adrenal incidentalomas: what is the role of fine needle biopsy? Intern Urol Nephrol 1991,23,197–207.

[9] Lumachi F, Basso SM, Borsato S, Tregnaghi A, Zucchetta P, Marzola MC, Cecchin D, Bui F, Favia G. Role and cost-effectiveness of adrenal imaging and image-guided FNA cytology in the management of incidentally discovered adrenal tumours. Anticancer Res 2005,25,4559–4562.

[10] Lumachi F, Borsato S, Tregnaghi A, Basso SM, Marchesi P, Ciarleglio F, Fassina A, Favia G. CT-scan, MRI and image-guided FNA cytology of incidental masses, Eur J Surg Oncol 2003,29,689–692.

[11] Nürnberg D. Sonographie von Nebennierentumoren-wann ist die Punktion indiziert? Ultraschall Med 2005,26,458–469.

[12] Lumachi F, Borsato S, Tregnaghi A, Marino F, Fassina A, Zucchetta P, Marzola MC, Cecchin D, Bui F, Iacobone M, Favia G. High risk of malignancy in patients with incidentally discovered adrenal masses: accuracy of adrenal imaging and image-guided fine-needle aspiration cytology. Tumori 2007,93,269–274.

[13] Spieler P, Rössle M. Adrenal Glands. In: Nongynecologic Cytopathology. A Practical Guide. Springer 2012,766–777.

[14] Jenssen C, Möller K, Wagner S, Sarbia M. Endosonografisch gestützte Biopsie: diagnostischer Ertrag, Fallstricke, Qualitätssicherung. Z Gastroenterol 2008,46,897–908.

[15] De Augustin P, Lopez-Rios F, Alberti N, Perez-Barrios A. Fine-needle aspiration biopsy of the adrenal glands: a ten-year experience. Diagn Cytopathol 1999,21,92–97.

[16] Agrawal P, Singh UR, Kol PC, Sutrakar. Image-guided fine-needle aspiration cytology of adrenal masses. International J Scientific Study 2015,3,45–50.

[17] Chen KT. Extraneous cells of hepatic origin in adrenal fine needle aspiration as a diagnostic pitfall: a case report. Acta Cytol 2005,49,449–451.

[18] Wu HH, Cramer HM, Kho J, Elseikh TM. Fine needle aspiration cytology of benign adrenal cortical nodules. A comparison of cytologic findings with those of primary and metastatic adrenal malignancies. Acta Cytol 1998,42,1352–1358.

[19] Dusenbery D, Dekker A. Needle biopsy of the adrenal gland: retrospective review of 54 cases. Diagn Cytopathol 1996,14,126–134.

[20] Masmann G, Lau J, Balk E, Rothberg M, Miyachi Y, Bornstein SR. The clinically inapparent adrenal mass: update in diagnosis and management. Endocr Rev 2004,25,309–340.

[21] Mantero F, Terzolo M, Arnaldi G, Osella G, Masini AM, Ali A, Giovagnetti M, Opocher G, Angeli A. A survey on adrenal incidentaloma in Italy. J Clin Endocrinol Metab 2000,85,637–644.

[22] Jhala NC, Jhala D, Eloubeidi MA, Chhieng DC, Crowe DR, Roberson J, Eltoum I. Endoscopic ultrasound-guided fine-needle aspiration biopsy of the adrenal glands: analysis of 24 patients. Cancer 2004,102,308–314.

[23] Settakorn J, Sirivanichai C, Rangdaeng S, Chaiwun B. Fine-needle aspiration cytology of adrenal myelolipoma: case report and review of the literature. Diagn Cytopathol 1999,21,409–412.

[24] Hasan M, Siddiqui F, Al-Ajmi M. FNA diagnosis of adrenal myelolipoma: a rare entity. Diagn Cytopathol 2008,36,925–926.

[25] Saboorian MH, Katz RL, Charnsangavei C. Fine needle aspiration cytology of primary and metastatic lesions of the adrenal gland. A series of 188 biopsies with radiologic correlation. Acta Cytol 1995,39,843–851.

[26] Belezini E, Daskalopoulou D, Markidou S. Fine needle aspiration of adrenal myelolipoma: a case report. Cytopathol 1992,3,31–34.

[27] Libè R. Adrenocortical carcinoma (ACC): diagnosis, prognosis, and treatment. Frontiers in Cell and Developmental Biology 2015, doi: 10.3389/fcell.2015.00045.

[28] Katz RL, Patel S, Mackay B, Zornoza J. Fine needle aspiration cytology of the adrenal gland. Acta Cytol 1984,28,269–282.

[29] Dhawan SB, Aggarwal R, Mohan H, Bawa AS. Adrenocortical carcinoma: diagnosis by fine needle aspiration cytology. Indian J Pathol Microbiol 2004,47,44–45.

[30] Ren R, Guo M, Sneige N, Moran CA, Gong Y. Fine-needle aspiration of adrenal cortical carcinoma. Cytologic spectrum and diagnostic challenges. Am J Clin Pathol 2006,126,389–398.

[31] Bhagat VM, Tailor HJ, Dudhat RB, Unjiya RM. Cytological diagnosis of adrenocortical carcinoma with metastatic lesion in liver. Ann Pathol Lab Med 2014,1,C18–C21.

[32] Fassina AS, Borsato S, Fedeli U. Fine needle aspiration cytology (FNAC) of adrenal masses. Cytopathol 2000,11,302–311.

[33] Sbiera S, Schmull S, Assie G, Voelker HU, Kraus L, Beyer M, Ragazzon B, Beuschlein F, Willenberg HS, Hahner S, Saeger W, Bertherat J, Allolio B, Fassnacht M. High diagnostic and prognostic value of steroidogenic factor-1 expression in adrenal tumors. J Clin Endocrinol Metab 2010,95,E161–E171. doi: 10.1210/jc.2010-0653.

[34] Volante M, Sperone P, Bollito E, Frangipane E, Rosas R, Daffara F, Terzolo M, Berruti A, Papotti M. Matrix metalloproteinase type 2 expression in malignant adrenocortical tumors: diagnostic and prognostic significance in a series of 50 adrenocortical carcinomas. Mod Pathol 2006,19,1563–1569.

[35] Beuschlein F, Weigel J, Saeger W, Kroiss M, Wild V, Daffara F, Libè R, Ardito A, Al Ghuzlan A, Quinkler M, Oßwald A, Ronchi CL, de Krijger R, Feelders RA, Waldmann J, Willenberg HS, Deutschbein T, Stell A, Reincke M, Papotti M, Baudin E, Tissier F, Haak HR, Loli P, Terzolo M, Allolio B, Müller HH, Fassnacht M. Major prognostic role of Ki67 in localized adrenocortical carcinoma after complete resection. J Clin Endocrinol Metab. 2015,100,841–8499. doi: 10.1210/jc.2014-3182.

[36] Duregon E, Molinaro L, Volante M, Ventura L, Righi L, Bolla S, Terzolo M, Sapino A, Papotti M. Comparative diagnostic and prognostic performances of the hematoxylin-esosin and phosphor-histone H3 mitotic account and K-67 index in adrenocortical carcinoma. Mod Pathol 2014,27,1246–1254.

[37] Schmoll HJ, Schädlich B, Dralle H. Nebennierenkarzinom. In: Schmoll HJ, Höffken K, Possinger K (Hg). Kompendium Internistische Onkologie. Springer 2006, 4181–4214.

[38] Schuppert F, Schmoll HJ, Hiller WFA. Phäochromozytom und Paragangliom. In: Schmoll HJ, Höffken K, Possinger K (Hg). Kompendium Internistische Onkologie. Springer 2006, 4164–4180.

[39] Nance KV, McLeod DL, Silverman JF. Fine-needle aspiration cytology of spindle cell neoplasms of the adrenal gland. Diagn Cytopathol 1992,8,235–241.

[40] Wadih GE, Nance KV, Silverman JF. Fine needle aspiration cytology of the adrenal gland. Fifty biospies in 48 patients. Arch Pathol Lab Med 1992,116,841–846.

[41] Varma K, Jain S, Mandal S. Cytomorphologic spectrum in paraganglioma. Acta Cytol 2008,52,549–556.

[42] Stelow EB, Debol SM, Stanley MW, Mallery S, Lai R, Bardales RH. Sampling of the adrenal glands by endoscopic ultrasound-guided fine-needle aspiration. Diagn Cytopathol 2005,33,26–30.

[43] Jimenez-Heffernan JA, Vicandi B, Lopez-Ferrer P, Gonzalez-Peramato P, Perez-Campos A, Viguer JM. Cytologic features of pheochromocytoma and retroperitoneal paraganglioma: a morphologic and immunohistochemical study of 13 cases. Acta Cytol 2006,50,372–378.

[44] Deodhare S, Chalvardijan A, Lata A, Marcuzzi D. Adrenal pheochromocytoma mimicking small cell carcinoma on fine needle aspiration biopsy, A case report. Acta Cytol 1996,40,1003–1006.

[45] Handa U, Khullar U, Mohan H. Pigmented pheochromocytoma: report of a case with diagnosis by fine needle aspiration. Acta Cytol 2005,49,421–423.

[46] Berthold F. Neuroblastom. In: Schmoll HJ, Höffken K, Possinger K (Hg). Kompendium Internistische Onkologie. Springer 2006, 5567–5591.

[47] Fröstad B, Tani E, Kogner P, Maeda S, Björg O, Skoog L. The clinical use of fine needle aspiration cytology for diagnosis and management of children with neuroblastic tumours. Eur J Cancer 1998,34,529–536.

[48] Silverman JF, Dabbs DJ, Ganick DJ, Holbrook CT, Geisinger KR. Fine needle aspiration cytology of neuroblastoma, including peripheral neurectodermal tumor, with immunocytochemical and ultrastructural confirmation. Acta Cytol 1988,32,367–376.

[49] Klijanienko J, Couturier J, Brisse H, Pierron G, Freneaux P, Berger F, Maciorowski Z, Sastre-Garau X, Schleiermacher G. Diagnostic and prognostic information obtained on fine-needle aspirates of primary neuroblastic tumors. Cancer 2011,119,411–423.

[50] Jhala NC, Jhala D, Eloubeidi MA, Chhieng DC, Crowe DR, Roberson J, Eltoum I. Endoscopic ultrasound-guided fine-needle aspiration biopsy of the adrenal glands: analysis of 24 patients. Cancer 2004,102,308–314.

[51] Lam KY, Lo CY. Metastatic tumors of the adrenal glands: a 30-year experience in a teaching hospital. Clin Endocrinol 2002,56,95–101.

[52] Katz RL, Shirkhoda A. Diagnostic approach to incidental adrenal nodules in the cancer patient. Results of a clinical, radiologic, and fine-needle aspiration study. Cancer 1985,55,1995–2000.

Weiterführende Literatur

[1] DeMay RM. Adrenal. In: DeMay RM (Hg). The Art & Science of Cytopathology, 2nd edn., Vol. 3. ASCP Press 2012, 1384–1404.

[2] Erozan YS, Tatsas A. Cytopathology of Liver, Biliary Tract, Kidney and Adrenal Gland. Springer 2015.

[3] Renshaw AA, Cibas ES. Kidney and adrenal gland. In: Cibas ES, Ducatman BS (Hg). Cytology. Diagnostic Principles and Clinical Correlates, 3rd edn. Saunders 2009, 403–431.

[4] Spieler P, Rössle M. Adrenal Glands. In: Spieler P, Rössle M (Hg). Nongynecologic Cytopathology. A Practical Guide. Springer 2012, 766–777.

[5] Zaman MB. The Kidney, Adrenals, and Retroperitoneum. In: Koss LG, Melamed MR (Hg). Koss' Diagnostic Cytology and its Histopathologic Bases, 5th edn., Vol. II. Lippincott Willimas & Wilkins, 1458–1507.

3.8 Lymphknoten

Der Lymphknoten (Nodus lymphoideus) zählt zu den sekundären lymphatischen Organen. Die rund-ovalen, bohnenförmigen Lymphknoten messen etwa 2–20 mm; eine Vergrößerung über 20 mm ist suspekt und bedarf der Klärung. Sie sind über zuführende (Vasa afferentia) wie auch abführende Gefäße (Vasa efferentia) dem Lymphgefäßsystem zwischengeschaltet und dienen der Filtration der Lymphe.

Der Architektur des Lymphknotens zeigt eine Gliederung in Cortex (Rinde), Medulla (Mark) und Paracortex (Übergangszone) und umgebende bindegewebige Kapsel. Von dieser Kapsel gehen bindegewebige Ausläufer (Trabekel) ins Innere des Lymphknotens, wodurch drei Sinus entstehen, Randsinus, Intermediärsinus und Zentralsinus. Im Cortex sind Lymphfollikel lokalisiert, die eine zentrale helle und eine umschließende dunkle Zone erkennen lassen. Die Lymphfollikel sind für die Reifung der B-Lymphozyten verantwortlich, die Reifung der T-Lymphozyten erfolgt im Paracortex. Bei einem Antigenkontakt entstehen in den Lymphfollikeln die Keimzentren, sogenannte Sekundärfollikel mit vermehrten Lymphoblasten, Zentrozyten und kleinzelligen Lymphozyten. Als charakteristisch für follikuläre Proliferate gilt auch der Nachweis lympho-histiozytärer Aggregate. Im Paracortex sind große Immunoblasten, T-Vorläuferzellen, kleine kommaartige T-Lymphozyten und Plasmazellen angesiedelt. Das Sinuslumen beherbergt hauptsächlich retikuläre Fasern, Makrophagen, Retikulumzellen, Mastzellen und Lymphozyten. In Feinnadelaspiraten regelrechter Lymphknoten bietet sich somit ein buntes Bild mit zahlreichen lymphozytären Proliferaten aller Reifestufen, Zellen des retikuloendothelialen Systems sowie Zellanteilen des Blutes, das den Lymphknoten durchströmt. Daneben können „lymphoglandular bodies" (Reste lymphozytären Zytoplasmas), Gumprecht'sche Kernschatten (verdämmernde Kerne der Lymphozyten) sowie Chromatinschlieren lädierter Lymphozytenkerne nachgewiesen werden. Tab. 3.8.1 fasst die zytologischen Kriterien ortsüblicher Zellen des Lymphknotens zusammen; die Histoarchitektur des regelrechten Lymphknotens sowie korrespondierende zytologische Befunde sind aus der Abb. 3.8.1 ersichtlich.

3.8.1 Indikationen

Die Lymphknotenzytologie zählt seit ihrer Einführung zu Beginn des 20. Jahrhunderts [3] zu einer weit verbreiteten Methode, die sich anfänglich auf die Punktion peripherer Lymphknoten beschränkte. Durch die Entwicklung bildgebender Verfahren, insbesondere durch die Einführung der EUS-gesteuerten Feinnadelaspiration, wurde auch die Punktion tiefer gelegener Lymphknoten ermöglicht. Somit sind Lymphknotenstationen im Retroperitoneum und Mediastinum punktionstechnisch problemlos zu erreichen, wodurch chirurgische Interventionen zumeist vermieden werden können. Die Vorzüge der Lymphknoten-Feinnadelaspiration liegen in der Schnelligkeit der Methode, den niedrigen Kosten wie auch in der geringen Belastung für den Pa-

Tab. 3.8.1: Ortsübliche Zellen des Lymphknotens[a].

Zellen des Lymphknotens	Morphologische Charakteristik
Reife T- und B-Lymphozyten	Kleine Lymphozyten mit rund-ovalen und mitunter gekerbten Kernen und schmalem Zytoplasmasaum
Zellen des Follikelzentrums	*Lymphoblasten* mit zentralem, grobretikulärem Kern und deutlichem Nukleolus, schmales, hellblaues Zytoplasma *Zentroblasten*: zentrale Kernlagerung, helles, grobes Chromatin, Nukleoli, tief basophiles, schmales Zytoplasma *Zentrozyten*: leiten sich von den Zentroblasten ab und imponieren durch gekerbte Kerne
Immunoblasten	Große blastäre Zellen (25–30 μm) mit großen, rund-ovalen Kernen, retikuläre bis kompakte Chromatinstruktur, prominente Nukleoli, tiefe Basophilie des Zytoplasmas
Plasmazellen, Plasmoblasten	*Plasmazellen*: rund-ovale Zellen (10–18 μm) mit exzentrischer Kernlagerung, aufgelockertes Chromatin mit typischer Radspeichenstruktur, Zytoplasma grau-bläulich, mitunter Nachweis von kristallinem Immunglobulin (Russel bodies) *Plasmoblasten*: kleiner als Immunoblasten, zentrale Kernlagerung, im Verlauf der Reifung Kernverlagerung an den Rand, basophiles Zytoplasma, reifere Formen mit perinukleärer Aufhellung
Retikulumzellen	*Interdigitierende Retikulumzellen*: Zellen mit größeren, pleomorphen Kernen mit aufgelockertem Chromatin und kleinen Nukleoli; helles, zerfließendes Zytoplasma mit unscharfer Begrenzung, Vorkommen in parakortikalen und interfollikulären Zonen des Lymphknotens *Dendritische Retikulumzelle*: Zellen mit rund-ovalen Kernen, aufgelockerte Chromatinstruktur, kleiner blauer Nukleolus, helles und unscharf begrenztes Zytoplasma, Vorkommen in Keimzentren und Primärfollikeln
Histiozyten/Makrophagen	Zellen mit rund-ovalen, nierenförmigen Kernen mit einem kleinen blauen Nukleolus, unterschiedliches, funktionsabhängig verändertes Zytoplasma, meist Nachweis einer deutlichen Granulation bzw. Vakuolisierung. *Kerntrümmermakrophagen* (Sternhimmelzellen): auffällig große Makrophagen mit Phagozytose von größeren grau-schwarzen Partikeln, Bestandteil von Keimzentren.

[a] s. a. [1, 2]

tienten. Als Hauptindikationen für die Lymphknoten-Feinnadelaspiration gelten die Abklärung unklarer Lymphadenopathien, die Diagnostik von Hodgkin-Lymphomen und Non Hodgkin-Lymphomen wie auch das Staging bei bekanntem Primärtumor. Die wichtigsten Indikationen für die Feinnadelaspiration des Lymphknotens sind der Tab. 3.8.2 zu entnehmen.

Die Lymphknoten-Feinnadelaspiration zeichnet sich insgesamt durch eine gute Sensitivität und Spezifität in der Diagnostik metastatischer Tumoren und Lympho-

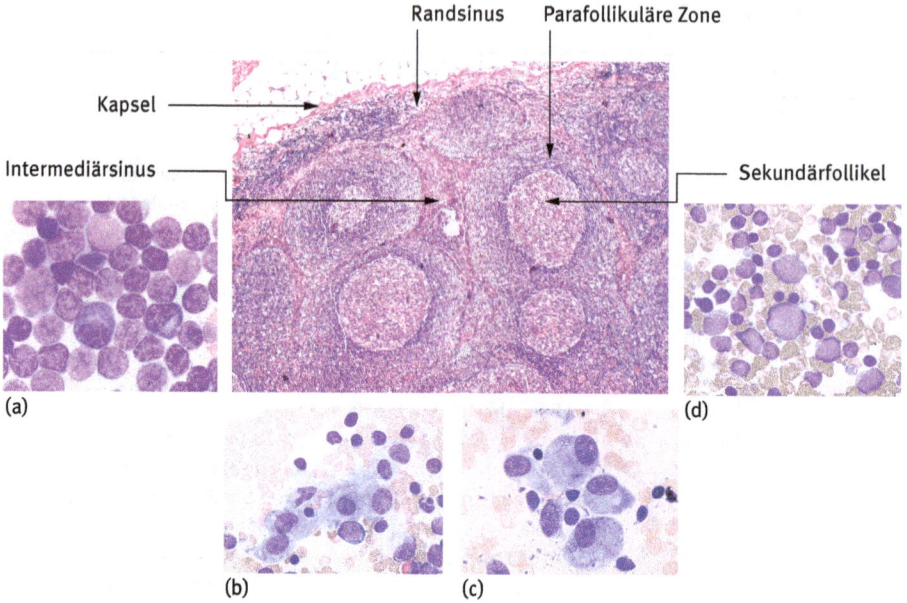

(a) (b) (c) (d)

Randsinus Parafollikuläre Zone
Kapsel
Intermediärsinus
Sekundärfollikel

Abb. 3.8.1: Histologie und Zytologie des regelrechten Lymphknotens.
Histologisches Präparat mit Darstellung von Lymphfollikeln, die ein helles Keimzentrum und eine dunklere parafollikuläre Zone erkennen lassen (HE-Färbung, Präparat Prof. Dehghani, Halle/S.). Korrespondierende zytologische Befunde mit ausgereiften und ausreifenden Lymphozyten und Plasmazellen (a). Anteile eines Keimzentrums mit Keimzentrumsblasten (d). Retikulumzellen (b) und Makrophagen (c).

Tab. 3.8.2: Indikationen zur Feinnadelaspiration des Lymphknotens.

Indikationen	Fragestellungen
Lymphadenopathie unklarer Ätiologie	– Hinweise auf eine unspezifische oder spezifische Entzündung? – Hinweise auf einen malignen Lymphknoten?
Maligner Lymphknoten	– Hinweise auf ein Lymphom? – Hinweise auf einen metastatischen Tumor?

men aus. Einzelne Mitteilungen über sehr geringere Sensitivitäten in der Lymphomdiagnostik [4] sollten hinterfragt werden. Bei ausreichender Kenntnis der Morphologie und gezielter Anwendung der Immunzytologie lassen sich Fehldiagnosen weitestgehend vermeiden. Auch ist es ratsam, zytologische Lymphomdiagnosen durch eine nachfolgende histologische Untersuchung zu sichern. Tab. 3.8.3 fasst repräsentative Literaturdaten zur Sensitivität und Spezifität in der Diagnostik von Lymphomen und metastatischen Tumoren zusammen. Als wertvolle diagnostische Ergänzung zur Zytomorphologie hat sich die Immunphänotypisierung von Feinnadelaspiraten mittels Durchflusszytometrie behaupten können [8, 9, 12–19]. Durch diese Kombination von

Tab. 3.8.3: Sensitivität und Spezifität der Lymphknotenzytologie.

Autoren	Tumoren	Sensitivität	Spezifität
Chih et al., 1950 [5]	Metastatische Tumoren	95 %	97 %
Prasad et al., 1996 [6]	Non-Hodgkin-Lymphome	84 %	92 %
	Metastatische Tumoren	97 %	99 %
Meda et al., 2000 [13]	Non-Hodgkin-Lymphome	85 %	85 %
Liu et al., 2001 [16][a]	Non-Hodgkin-Lymphome	89 %	100 %
Mourad et al., 2003 [17][a]	Non-Hodgkin-Lymphome	100 %	100 %
Zeppa et al., 2004 [18]	Non-Hodgkin-Lymphome	92 %	100 %
Volmar et al., 2007 [7]	Non-Hodgkin-Lymphome	66–100 %	58–100 %
	Hodgkin-Lymphome	48–86 %	98–100 %
	Metastatische Tumoren	91–98 %	95–99 %
Demurtas et al., 2010 [8][a]	Non-Hodgkin-Lymphome	97 %	94 %
Zeppa et al., 2010 [9][a]	Non-Hodgkin-Lymphome	95 %	99 %
Alam et al., 2011 [10]	Non-Hodgkin-Lymphome	95 %	88 %
Attard et al., 2015 [11]	Metastatische Tumoren	88 %	100 %

[a] Feinnadelaspiration plus Durchflusszytometrie

Morphologie und Immunphänotypisierung kann eine zytologische Lymphomdiagnose weitestgehend gesichert werden.

Für die Lymphknotenzytologie sind eine Reihe von Pitfalls beschrieben worden, deren Beachtung vor Fehldiagnosen schützt. Diese beziehen sich auf Fehler bei der Materialgewinnung, die Fehleinschätzung reaktiver Lymphadenopathien, die fehlerhafte Differenzierung von Low grade-Lymphomen oder die Fehlbeurteilung nekrotischer Lymphknoten. Des Weiteren sind undifferenzierte Karzinome wie auch anaplastische Tumoren eine nicht zu unterschätzende Fehlerquelle, die mit einem hoch malignen Lymphom verwechselt werden können (s. Abb. 3.8.18). Eine weitere Quelle für Fehldiagnosen sind unzureichende klinische Informationen. Neben Angaben zur Anamnese sind auch Hinweise auf die genaue Lokalisation, Größe und Beschaffenheit des Lymphknotens sowie auch diagnostisch relevante Laborparameter (u. a. Entzündungsparameter, serologische Befunde, Tumormarker) unerlässlich. Tab. 3.8.4 fasst einige Pitfalls zusammen.

3.8.2 Benigne Lymphadenopathien

3.8.2.1 Chronische Lymphadenitis

Lymphknotenschwellungen sind ein häufiger Befund in der klinischen Routine, hinter dem sich sehr unterschiedliche Ursachen verbergen können [20, 21]. Die weitaus häufigsten Ursachen sind verschiedene Entzündungen, die ein jeweils charakteristisches histologisches Reaktionsmuster im Lymphknoten hervorrufen. So können follikuläre B-Zell-betonte, parakortikale, T-Zell-betonte und sinusoidale Reaktionen unterschie-

Tab. 3.8.4: Fallstricke in der Lymphknotenzytologie.

Fallstricke	Erläuterungen
Hyperplastisch-reaktive Veränderungen	Gefahr eines falsch-positiven Befundes als malignes Lymphom
Nekrotisches Feinnadelaspirat	Entzündung vs. Tumor, z. B. SCLC
Benigne lympho-epitheliale Zyste	Gefahr eines falsch-positiven Befundes als Metastase eines Karzinoms
Zahlreiche kleinzellige, monomorphe Lymphozyten der interfollikuären Zone, meist T-Lymphozyten	Gefahr eines falsch-positiven Befundes als kleinzelliges Lymphom
benigne Lymphozyten + Anteile eines Low grade-Lymphoms[a]	Gefahr eines falsch-negativen Befundes
Low grade-Lymphome[a]	Gefahr eines falsch-negativen Befundes
Mikrometastasen (z. B. Karzinom, Melanom)	Tumorzellen im Aspirat nicht nachweisbar
Hodgkin-Lymphome	Nur wenige Hodgkin-Zellen im Ausstrich
Großzellige Lymphome	Verwechslung mit anaplastischen Karzinomen
Anaplastische Karzinome (z. B. SCC, Seminom, undifferenzierte Karzinome)	Verwechslung mit großzelligen Lymphomen

[a] z. B. follikuläres Lymphom Grad 1, Chronisch lymphatische Leukämie (s. a. Text); SCLC: kleinzelliges Bronchialkarzinom

Tab. 3.8.5: Reaktionsmuster bei Lymphadenopathien und deren Ursachen (Auswahl).

Follikuläre Reaktion	Parakortikale Reaktion	Sinusoidale Reaktion
Unspez. Follikuläre Hyperplasie	unspezifische parakortikale Hyperplasie	Sinushistiozytose
Rheumatoide Arthritis	Epstein-Barr-Virus	Rosai-Dorfmannsche Erkrankung
Sjögren-Syndrom	Cytomegalievirus	Monozytoide B-Zell-Hyperplasie
HIV-assoziiert	Herpesvirus	Hämophagozytisches Syndrom
Kimura-Erkrankung		M. Whipple

den werden. Tab. 3.8.5 gibt einen Überblick über die verschiedenen Reaktionsmuster reaktiver Lymphadenopathien.

Bei *Keimzentrumshyperplasien* (follikuläre oder Hyperplasie der B-Zone) kommen in den Ausstrichen gehäuft B-Zellproliferate (kleinzellige Lymphozyten, Zentrozyten, Zentroblasten, Immunoblasten), sowie fast immer Kerntrümmermakrophagen vor. Keimzentrumsblasten besitzen ein helles Chromatin und ein schmales, helles Zytoplasma. Der zytologische Befund ist der Abb. 3.8.2 zu entnehmen. Bei Dominanz von Keimzentrumsblasten ergibt sich nicht selten der Verdacht auf ein follikuläres Lymphom. Zum Diagnosesicherung eines follikulären Lymphoms kann der immunzytologische Nachweis der Expression von bcl-2 und bcl-6 herangezogen werden, da diese Antigene durch Zellen follikulärer Lymphome exprimiert werden [21].

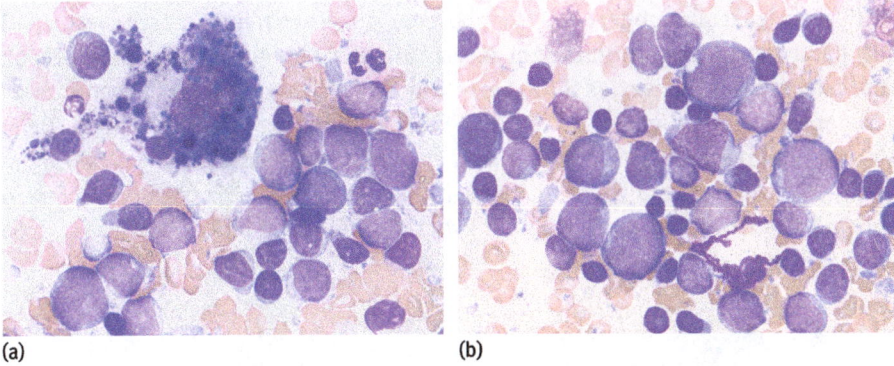

(a)　　　　　　　　　　　　　　　　　(b)

Abb. 3.8.2: Keimzentrumshyperplasie.
Anhäufung von großen Keimzentrumsblasten (a+b), Kerntrümmermakrophagen mit Phagozytose von grau-schwarzen Partikeln (a).

Die *parakortikale Hyperplasie* (Hyperplasie der T-Zone) ist durch Anhäufung von kleinen T-Lymphozyten mit eher länglichen Kernen, T-Vorläuferzellen sowie großen Immunoblasten mit kompaktem Chromatin, markantem Nukleolus und tiefer Basophilie des Zytoplasmas charakterisiert. Bei Virusinfektionen imponieren Immunoblasten mit ausgeprägten viralen Reaktionsformen, die sich vor allem durch die fehlende Monomorphie von einem hoch malignen Lymphom abgrenzen lassen.

Der zytologische Befund ausgeprägter viraler Reaktionsformen bei EBV-Infektion ist in der Abb. 3.8.3 ersichtlich.

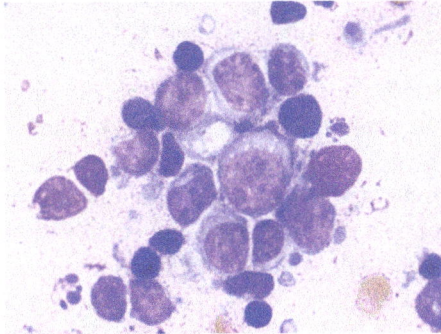

Abb. 3.8.3: Zellbild bei EBV-Infektion. Reichlicher Nachweis pleomorpher Immunoblasten mit markanten reaktiven Kernveränderungen, wobei die Verwechslung mit einem diffusen großzelligen B-Zell-Lymphom möglich ist (s. Text).

Für das Entstehen der *Sinushistiozytose* (Hyperplasie der Sinus), d. h. einer Anhäufung von Histiozyten, sind verschiedene Ursachen beschrieben worden. Sie können in Folge einer Lymphadenitis oder auch als Randreaktion eines Tumors auftreten. Von der Histiozytose bei lymphatischer Hyperplasie wird die Rosai-Dorfmann-Erkrankung, Sinushistiozytose mit massiver Lymphadenopathie, unterschieden. Diese seltene Form der Sinushistiozytose ist durch den Nachweis von großen, zum Teil mehrkernigen

Histiozyten gekennzeichnet, die Lymphozyten phagozytieren (Emperipolese) und sich dadurch von der gewöhnlichen Sinushistiozytose unterscheiden [22–24]. Auch exprimieren diese Histiozyten S-100 bei fehlender Expression von CD 1a, wodurch sie von der seltenen Histiozytosis X (S-100+, CD1a+) abgegrenzt werden können. Beim Morbus Whipple können in abdominalen Lymphknoten weißschaumige Makrophagen vorkommen, die auf Grund des phagozytierten Erregers (*Tropheryma whipplei*) eine kräftige PAS-Reaktion zeigen. Der zytologische Befund einer Sinushistiozytose bei lymphatischer Hyperplasie ist aus der Abb. 3.8.4 ersichtlich.

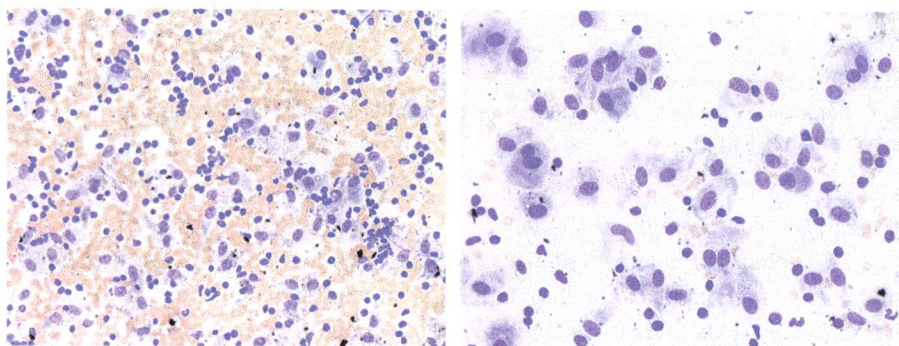

Abb. 3.8.4: Sinushistiozytose.
Zellbild mit dominierender Reaktion regelrechter Histiozyten mit rund-ovalären Kernen und graugranuliertem Zytoplasma.

3.8.2.2 Neutrophile Lymphadenitis

Neutrophile Granulozyten sind in Feinnadelaspiraten normaler Lymphknoten nur spärlich nachweisbar, sodass ihre Häufigkeit unter 2 % der Gesamtzellen beziffert ist [25]. Ein Teil der neutrophilen Granulozyten in den Aspiraten dürfte auch dem aspirierten Blut entstammen. Eine Anhäufung von neutrophilen Granulozyten in repräsentativen Lymphknoten-Feinnadelaspiraten ist daher immer mit einer neutrophilen Lymphadenitis (suppurative Lymphadenitis) vereinbar. Neben Gram-positiven Keimen (*Staphylococcus spec.*) und Gram-negativen Keimen können auch Pilzinfektionen oder *Actinomyces* eine neutrophile Lymphadenitis verursachen. Neben neutrophilen Granulozyten sind häufig Makrophagen und kleinzellige Lymphozyten sowie fibrinöses Eiweißpräzipitat nachweisbar. Im weiteren Verlauf des neutrophilen Entzündungsgeschehens kommt es nicht selten zum Zellzerfall mit Anhäufung von nekrotischem Material (nekrotische Lymphadenitis), vor allem beim Kawasaki-Syndrom wie auch beim systemischen Lupus erythematodes. Da auch metastatische

Tumoren häufig Nekrosen verursachen, sollten die Ausstriche gründlich durchgemustert werden, um Tumoranteile nicht zu übersehen. Zytologische Befunde nekrotischer Lymphknoten sind aus der Abb. 3.8.5 ersichtlich.

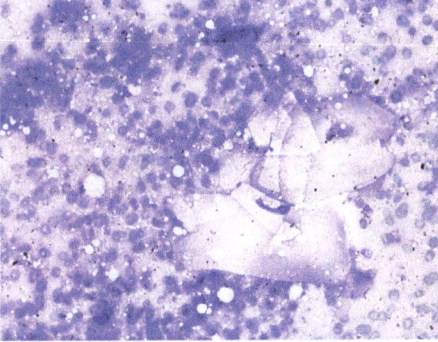

Abb. 3.8.5: Lymphknotennekrose. Zellzerfallsbild mit reichlich amorphem Detritus, Zelldebris und eingestreuten Cholesterintafeln.

3.8.2.3 Granulomatöse Lymphadenitis

Auf Grund verschiedener Infektionen, aber auch durch nicht infektiöse Ursachen, entstehen granulomatöse Lymphknotenreaktionen mit charakteristischer epitheloidzelliger Reaktion. Epitheloidzellen entstehen durch Transformation von Makrophagen. Diese Transformation wird durch überschüssiges Antigen (Erregerantigen, Tumorantigen) bewirkt, das auf üblichem Weg nicht eliminiert werden kann. Epitheloidzellen besitzen länglich-ovaläre Kerne mit einem kleinen Nukleolus bei aufgelockerter Chromatinstruktur. Das bläulich-graue, mitunter wolkenartige Zytoplasma zeigt nicht selten eine unscharfe Begrenzung. Durch Verschmelzung mehrerer Epitheloidzellen kommt es zur Bildung typischer Epitheloidriesenzellen mit konfluierendem Zytoplasma. Diagnostisch relevant ist der Nachweis von nekrotischem Material. So ist der Nachweis nekrotisierender Granulome auch ein Hinweis auf eine Tuberkulose, während nicht nekrotisierende Granulome eher einer Sarkoidose zuzuordnen sind. Epitheloidzellige Reaktionen können auch im Abflussgebiet maligner Tumoren (Hodgkin-Lymphome, T-Zell-Lymphome, Karzinome) auftreten. Diese, als „sarcoid like lesion" bezeichnete Reaktion ist durch vereinzelt eingestreute Epitheloidzellen gekennzeichnet; große Epitheloidriesenzellen fehlen zumeist. Tab. 3.8.6 gibt einen Überblick über die häufigsten Ursachen granulomatösen Lymphadenopathien; typische zytologische Befunde sind aus der Abb. 3.8.6 ersichtlich.

Tab. 3.8.6: Ätiologie von Lymphknotengranulomen (Auswahl).

Granulome nicht infektiöser Ätiologie	Granulome infektiöser Ätiologie
Sarkoidose (M. Boeck)	*Mycobacterium tuberculosis*
Hodgkin- und Non Hodgkin-Lymphome, andere Tumoren	Atypische Mykobakterien
M. Crohn	Leishmaniose
	Pilzinfektionen
	Toxoplasma gondii
	Pneumocystis jirovecii
	Bartonella henselae (Katzenkratzkrankheit)

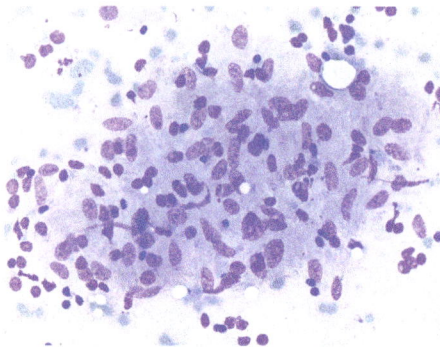
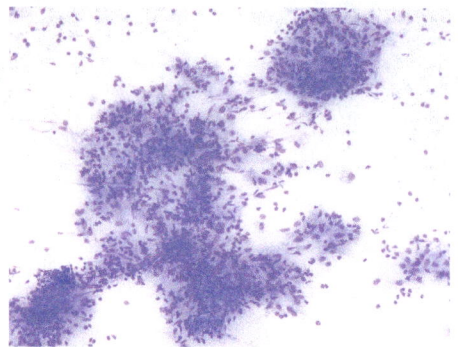

(a) (b)

Abb. 3.8.6: Lymphknotengranulome.
Typische Epitheloidriesenzellen mit zahlreichen elongierten Zellkernen und konfluierendem Zytoplasma. (a) Detailansicht, (b) Übersicht.

3.8.3 Maligne Lymphadenopathien

3.8.3.1 Neoplasien des lymphatischen Systems

Die Inzidenz maligner Lymphome ist in Europa mit etwa 5–10 Erkrankungen pro 100.000 Einwohner beziffert, wovon etwa 40 % auf Hodgkin-Lymphome und 60 % auf Non-Hodgkin-Lymphome entfallen. Die meisten Lymphome, etwa 85–90 %, haben ihren Ursprung in der B-Zelle; nur 10–15 % entfallen auf die T- und NK-Zell-Lymphome. Eine vereinfachte Übersicht über die WHO-Klassifikation der Lymphome ist der Tab. 3.8.7 zu entnehmen (Übersichten bei [26–28]).

Für die Lymphomdiagnostik sind einige adjuvante Methoden notwendig. Neben der obligaten Immunphänotypisierung mittels Immunzytologie oder Durchflusszytometrie kommen auch eine Reihe molekularpathologischer und zytogenetischer Methoden (u. a. Fluoreszenz-in-situ-Hybridisierung, Polymerase-Ketten-Reaktion, southern blot) in Betracht (Übersicht bei [26, 27]). Es ist nicht möglich, allein zytologisch alle Lymphome sicher zu diagnostizieren oder eine Subtypisierung durchzuführen.

Tab. 3.8.7: WHO-Klassifikation der Non Hodgkin-Lymphome (vereinfacht).

B-Zell-Lymphome	T- und NK-Zell-Lymphome
Vorstufen B-Zell-Lymphome	Vorstufen T- und NK-Zell-Lymphome
B-Lymphoblasten-Leukämie/-Lymphom	T-Lymphoblasten-Leukämie/-Lymphom
Reife B-Zell-Lymphome	Reife T- und NK-Zell-Lymphome
Chronische lymphatische Leukämie	Chronische lymphatische Leukämie
Prolymphozytische Leukämie	Prolymphozytische Leukämie
Lymphoplasmozytisches Lymphom	Hepatosplenisches T-Zell-Lymphom
Splenisches Marginalzonen-Lymphom	Mycosis fungoides
Haarzelleukämie	Peripheres T-Zell-Lymphom
Plasmazellmyelom	Angioimmunoblastisches T-Zell-Lymphom
Extraossäres Plasmozytom	Anaplastisches großzelliges T-Zell-Lymphom, ALK+
MALT-Lymphom[a]	Anaplastisches großzelliges T-Zell-Lymphom, ALK−
Nodales Marginalzonen-Lymphom	
Folikuläres Lymphom	
Mantelzell-Lymphom	
Diffuses großzelliges B-Zell-Lymphom	
Burkitt-Lymphom	

[a] Lymphom des mukosassoziierten lymphatischen Gewebes

Von Ausnahmen abgesehen, sollten zytologische Befunde daher histologisch bestätigt werden, jedoch ist der zytologische Nachweis eines Rezidivs bzw. der Transformation eines bekannten Lymphoms in den allermeisten Fällen auch ohne histologische Sicherung möglich.

Non-Hodgkin-Lymphome

Non-Hodgkin-Lymphome leiten sich von den verschiedenen Reifungsstufen der B- oder T-Zell-Reihe ab. Die mit dieser Reifung verbundene morphologische Veränderung wie auch die Bestimmung des Immunphänotyps bilden die Grundlage der Diagnostik und Differenzierung der Lymphome. Die Unterscheidung von niedrig malignen und hoch malignen Lymphomen ist von großer klinischer Bedeutung und allein morphologisch nicht sicher zu treffen. Zur Differenzierung zwischen niedrig malignem und hoch malignem Lymphom ist die Bestimmung des Ki67-Index unerlässlich. Auf den ersten Blick sprechen monomorphe Zellpopulationen für eine lymphatische Neoplasie, wobei auf Grund verschiedener Kerngrößen bereits eine Differenzierung in drei Gruppen ermöglicht wird. Während niedrig maligne Lymphome eher einen kleinzelligen Charakter tragen, imponieren hoch maligne Lymphome meist durch recht große, auffällige Tumorzellen. Eine Zusammenstellung verschiedener Kerngrößen bei Non-Hodgkin-Lymphomen ist der Tab. 3.8.8 zu entnehmen.

Tab. 3.8.8: Verschiedene Zellgrößen bei Non-Hodgkin-Lymphomen[a].

Kleine Zellen[b]	Mittelgroße Zellen[c]	Große Zellen[d]
Chronische lymphatische Leukämie	Lymphoblastisches Lymphom	Diffuses großzelliges B-Zell-Lymphom
Lymphoplasmozytisches Lymphom	Burkitt-Lymphom	Follikuläres Lymphom, Grad III
Marginalzonen/MALT-Lymphom	Mantelzell-Lymphom, blastoid	Großzellig-anaplastisches Lymphom
Follikuläres Lymphom		Angioimmunoblastisches T-Zell-Lymphom
Mantelzell-Lymphom		

[a]nach [28];
[b]wenig größer als Lymphozyten;
[c] deutlich größer als Lymphozyten;
[d] mindestens doppelte Lymphozytengröße; CLL: chronische lymphatische Leukämie; MALT-Lymphom: Lymphom des mukosassoziierten lymphatischen Gewebes.

Tab. 3.8.9: Expression von CD5 und CD10 durch einige B-Zell-Lymphome[a].

CD5+, CD10−	CD5−, CD10+	CD5−, CD10−
Chronische lymphatische Leukämie Mantelzell-Lymphom	Follikuläres Lymphom Diffuses großzelliges B-Zell-Lymphom	Marginalzonen-Lymphom Lymphoplasmazytisches Lymphom
Diffuses großzelliges B-Zell-Lymphom Lymphoplasmazytisches Lymphom	Burkitt-Lymphom	

[a] vereinzelte Abweichungen: diffuses großzelliges B-Zell-Lymphom, Mantelzell-Lymphom, Burkitt-Lymphom: CD5+/CD10+; follikuläres Lymphom: CD5−/CD10−

B-Zell-Lymphome: Die meisten Non-Hodgkin-Lymphome sind B-Zell-Neoplasien, wobei follikuläre Lymphome und diffuse großzellige B-Zell-Lymphome am häufigsten vorkommen. Durch den Nachweis der Antigene CD5 und CD10 ist bereits eine orientierende Differenzierung von B-Zell-Lymphomen möglich (s. Tab. 3.8.9). Zytologische Kriterien sowie diagnostisch relevante Antigene ausgewählter B-Zell-Lymphome sind in Tab. 3.8.10 zusammengefasst (Übersichten bei [12, 19, 26–29]); korrespondierende zytologische Befunde sind aus den Abbildungen 3.8.7–3.8.12 ersichtlich.

Tab. 3.8.10: Zytologische Kriterien ausgewählter B-Zell-Lymphome.

B-Zell-Lymphome	Zytologie, Immunzytologie
B-Lymphoblastische Leukämie	– blastäre Tumorzellen unterschiedlicher Größe, runde bis irregulär begrenzte Kerne, kompakte homogene Chromatinstruktur, kleine Nukleoli, schmales blaues bis tief basophiles Zytoplasma, mitunter Nachweis von Pseudopodien, nicht selten azurophile Granula, gehäuft Mitosen – Differentialdiagnosen: T-Lymphoblastische Leukämie, akute Leukämien, Neuroblastom, Ewing-Sarkom – Immunzytologie: CD19+, CD22+, CD79a+, CD10+, TdT+, PAX5+
Chronische lymphatische Leukämie	– kleine Lymphozyten mit runden Kernen, aufgelockertem und verklumptem Chromatin, schmales Zytoplasma, vereinzelte Prolymphozyten, häufiger Nachweis Gumprechtscher Kernschatten – Differentialdiagnose: reaktive Lymphadenitis, Chronische lymphatische Leukämie vom T-Zell-Typ, follikuläres Lymphom G1, lympho-plasmazytoides Lymphom – Immunzytologie: CD 19+, CD20+, CD 23+, CD 5+, CD 79a, Ki67 < 10 %
Mantelzell-Lymphom, (zentrozytisches Lymphom)	– klassische Variante: mittelgroße Lymphomzellen mit deutlich gekerbten und gelappten Zellkernen, vorwiegend helles und feingranuläres Chromatin, diskrete Nukleoli, schmales hellgraues Zytoplasma – blastäre Variante: große blastäre Zellen, gehäuft Mitosen – Differentialdiagnose: follikuläres Lymphom, Marginalzonen-Lymphom, DGBZL – Immunzytologie: CD 5+, CD9+, CD20+, CD43 +, Cyclin-D1+, bcl-2+ – Ki67: 10–50 %, blastische Variante > 90 %
Follikuläres Lymphom, (zentrozytisch-zentroblastisches Lymphom)	– Lymphomzellen mit zentroblastischem und zentrozytischem Aspekt, eingestreute Epitheloidzellen und Kerntrümmermakrophagen – *Neoplastische Zentrozyten*: runde, gekerbte Zellkerne, helles, aufgelockertes Chromatin, schmaler grauer Zytoplasmasaum – *Neoplastische Zentroblasten*: runde mittelgroße bis große Zellkerne mit retikulärem Chromatin, kleine Nukleoli nahe der Kernmembran – Grading des follikulären Lymphoms s. nachfolgende Tabelle und Text – Differentialdiagnose: reaktive follikuläre Hyperplasie, Mantelzell-Lymphom, DGBZL – Immunzytologie: CD19+, CD20+, CD10+, bcl-2+, bcl-6+, Ki67-Index sehr variabel (5–70 %)
Lymphoplasmozytisches Lymphom	– kleinzellige Lymphozyten, lymphoplasmazytoide Zellen mit basophilem Zytoplasma, Plasmazellen, plasmazytoide Blasten, mitunter Nachweis intranukleärer PAS-positiver Strukturen (*Dutscher bodies*) – Differentialdiagnose: reaktive Lymphadenitis, chronische lymphatische Leukämie – Immunzytologie: CD 19+, CD20+, CD38+, CD79a+, IgM+, Ki67 < 5 %

Tab. 3.8.10: (Fortsetzung).

B-Zell-Lymphome	Zytologie, Immunzytologie
Multiples Myelom	– zahlreiche Plasmazellen aller Reifestufen in typischer Morphologie, fast immer auch Nachweis von mehrkernigen Plasmazellen, reichlich blau-graues Zytoplasma mit perinukleärer Aufhellung, mitunter gespeichertes Immunglobulin (Russell bodies), unreife Myelome mit Anhäufung von Blasten können diagnostische Probleme bereiten (Immunzytologie!) – Immunzytologie: CD38+, CD138+, CD79a+ (> 50 %), Ki67-Index variabel (5–80 %)
Burkitt-Lymphom	– Blastäre Lymphomzellen mittlerer Größe und mäßiger Pleomorphie, grobscholliges Chromatin, kleine Nukleoli, häufig marginale Vakuolisierung des tief basophilen Zytoplasmas, gehäuft Mitosen, reichlich Makrophagen – Differentialdiagnose: Lymphoblastische Lymphome (T- oder B-Zell) – Immunzytologie: CD10 +, CD19 +, CD20 +, bcl-6 +, Ki67-Index: 100 %
Diffuses großzelliges B-Zell-Lymphom	– Blastäre Lymphomzellen in 3 Differenzierungen: zentroblastischer, immunoblastischer und anaplastischer Typ. Atypische, große Blasten mit unregelmäßiger Kernbegrenzung, aufgelockertes Chromatin, prominente Nukleoli, helles bis basophiles Zytoplasma – Differentialdiagnose: follikuläres Lymphom Grad 3, Mantelzell-Lymphom (blastäre Variante), schlecht differenzierte Karzinome, Seminom – Immunzytologie: CD 19+, CD20+, CD79a+, CD 10+ (zentroblastischer Typ), Ki67-Index: ca. 50 %

s. a. [12, 19, 26–29] DGBZL: Diffuses großzelliges B-Zell-Lymphom

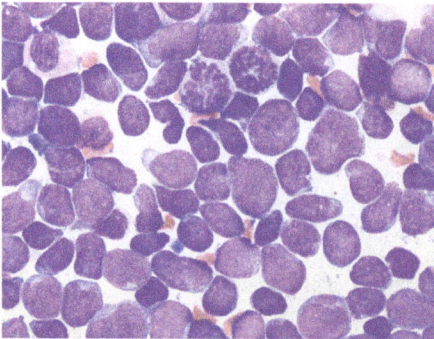

Abb. 3.8.7: B-Lymphoblastische Leukämie. Unterschiedlich große Blasten mit unregelmäßiger Kernbegrenzung und schmalem basophilem Zytoplasma sowie eingestreuten Mitosen.

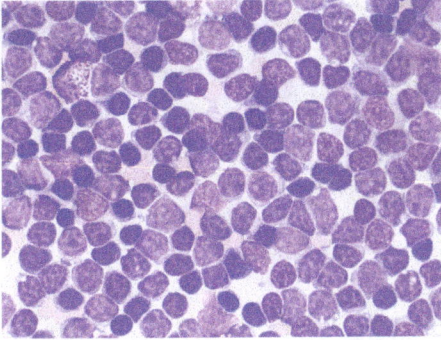

Abb. 3.8.8: Chronische lymphatische Leukämie.
Zahlreiche Lymphomzellen mit aufgelockertem und verklumptem Chromatin und schmalem gräulichem Zytoplasma (s. a. Größenvergleich mit eingestreuten regelrechten Lymphozyten).

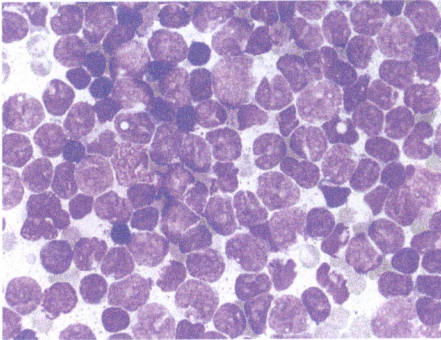

Abb. 3.8.9: Mantelzell-Lymphom (zentrozytisches Lymphom).
Mittelgroße Lymphomzellen mit feingranulärem, hellem Chromatin und charakteristischer Einkerbung der Kerne.

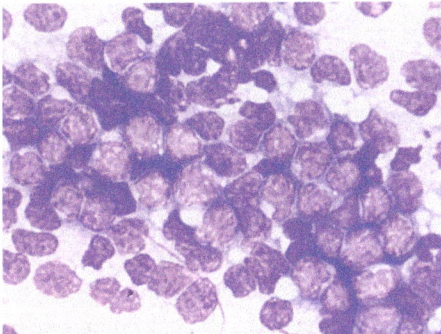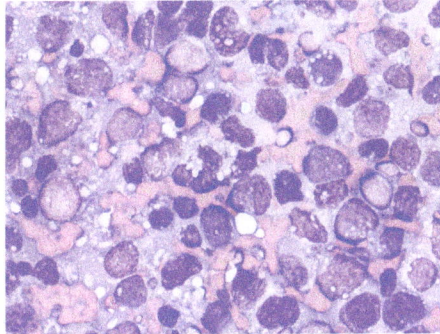

(a)   (b)

Abb. 3.8.10: Follikuläres Lymphom (zentrozytisch-zentroblastisches Lymphom).
(a) Dominierende zentrozytische und vereinzelte zentroblastische Lymphomzellen (Grad 1); (b) Ausschließlicher Nachweis von zentroblastischen Lymphomzellen (Grad 3).

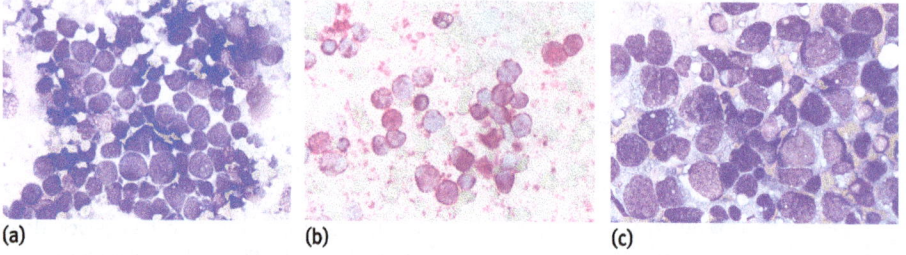

(a)　　　　　　　(b)　　　　　　　(c)

Abb. 3.8.11: Diffuses großzelliges B-Zell-Lymphom.
Zentroblastischer Typ (a+b): Polymorphe Lymphomzellen blastären Charakters mit schmalem basophilem Zytoplasma und Expression von CD20. Immunoblastischer Typ (c): Deutlich größere, pleomorphen Lymphomzellen mit breiterem Zytoplasma (Abbildung aus [49]).

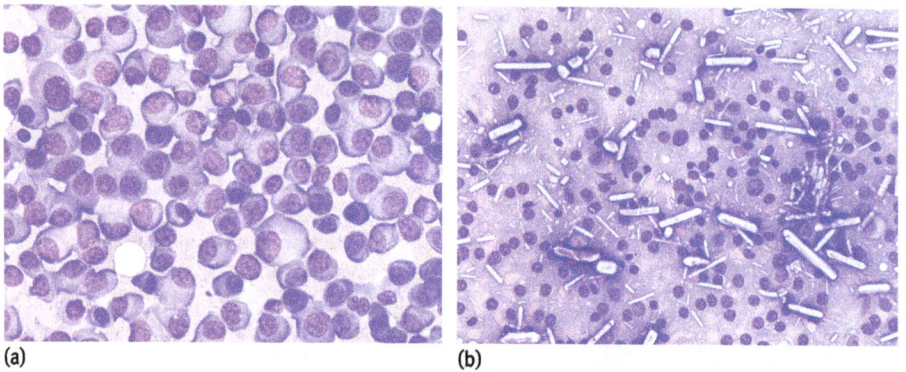

(a)　　　　　　　(b)

Abb. 3.8.12: Multiples Myelom, gut differenziert.
(a) Zahlreiche Plasmazellen in charakteristischer Morphologie mit exzentrischer Kernlagerung und grau-bläulichem Zytoplasma (Abb. aus [49]); (b) Plasmazellen mit extrazellulärem, kristallinem Immunglobulin.

Follikuläre Lymphome können diagnostische Probleme bereiten. Diese beziehen sich unter anderem auf die Fehleinschätzung lymphozytärer Proliferate bei reaktiver follikulärer Hyperplasie. Auch ist das zytologische Grading mit dem histologischen nicht vergleichbar. In Analogie zum histologischen Grading wurden jedoch Vorgehensweisen entwickelt, die auch auf der prozentualen Angabe der Blasten basieren [12, 28, 34]. Empfehlungen verschiedener Autoren zum zytologischen Grading sind der Tab. 3.8.11 zu entnehmen. Das zytologische Grading kann das histologische nicht ersetzen und sollte daher als Orientierung verstanden werden. So ist z. B. bei einem zytologisch ermittelten Grad 2 eine histologische Sicherung zwingend geboten.

Tab. 3.8.11: Zytologisches Grading des follikulären Lymphoms[a].

Autoren	G1	G2	G3
Matsushima et al., 1999 [34]	< 20 %	20–40 %	> 40 %
Caraway und Katz, 2005 [28]	5,1–15,7 %	15,9–35,5 %	37,5–60,8 %
Skoog und Tani, 2009 [12]	< 15 %	15–30 %	> 30 %

[a] Angabe des prozentualen Blastenanteils

Marginalzonen-Lymphome leiten sich von Zellen der Marginalzone der Lymphfollikel ab. Von den splenischen und nodalen Marginalzell-Lymphomen wurde 1994 durch die WHO das sogenannte *MALT-Lymphom* als eigene Entität abgetrennt. MALT-Lymphome leiten sich vom Mukosa-assoziierten lymphatischen Gewebe ab und können daher in fast allen Organen entstehen, werden jedoch am häufigsten im Magen bei Typ B-Gastritis diagnostiziert. Die Inzidenz wird mit 0,6–0,8 Erkrankungen pro 100.000 Einwohner beziffert [30]. Sie machen etwa 50–70 % aller Marginalzell-Lymphome aus. Hinsichtlich der Pathogenese des MALT-Lymphoms des Magens gilt die Infektion mit *Helicobacter pylori* als gesichert. Verschiedene Autoimmunopathien (Sjögren-Syndrom, Hashimoto-Thyreoiditis) werden ebenfalls zu den ätiologischen Faktoren gezählt. In den Feinnadelaspiraten imponieren zentrozytenähnliche und monozytoide Lymphomzellen sowie Plasmazellen und plasmazytoide Zellen. Vereinzelte Immunoblasten sind keine Seltenheit. Da das MALT-Lymphom in ein diffuses großzelliges B-Zell-Lymphom transformieren kann, ist bei Anhäufung von Blasten entsprechende Vorsicht geboten. Zytologische Kriterien des MALT-Lymphoms sind der Tab. 3.8.12 zu entnehmen [29, 31–33]; korrespondierende zytologische Befunde sind in der Abb. 3.8.13 ersichtlich.

Tab. 3.8.12: Zytologische Kriterien des MALT-Lymphoms[a].

MALT-Lymphom: zytologische Kriterien
Kleine bis mittelgroße lymphoide Zellen mit drei Differenzierungen:
1. Zentrozyten ähnelnde Zellen: mittelgroße Zellen mit gekerbten Zellkernen und aufgelockertem Chromatin, kein Nachweis von Nukleoli, reichlich Zytoplasma
2. monozytoide Zellen: mittelgroße Zellen mit rund-ovalen Kernen, unruhiges Chromatin mit Nachweis von Chromozentren, reichlich helles Zytoplasma
3. plasmazytoide Zellen, Plasmazellen
– daneben gehören kleine Lymphozyten, vereinzelte Immunoblasten, Kerntrümmermakrophagen sowie lymphoglandular bodies zum Zellbild
– Immunzytologie: CD19+, CD20+, CD79a+, IgM+, CD5–, CD10–, CD 23–, Cyclin D1–

[a] Lymphom des mukosassoziierten lymphatischen Gewebes

Tab. 3.8.13: Zytologische Kriterien ausgewählter T-Zell-Lymphome[a].

T-Zell-Lymphome	Morphologie, Immunzytologie
T-Lymphoblastische Leukämie	– Große Ähnlichkeit mit Tumorzellen einer B-lymphoblastischen Leukämie, jedoch ausgeprägtere Kernatypien (gelappte und gekerbte Kerne), nur vereinzelte Nukleoli, etwas helleres, fragiles Zytoplasma – Differentialzytologie: B-Lymphoblastische Leukämie, akute Leukämien, Ewing-Sarkom, Neuroblastom – Immunzytologie: CD1a+, CD2+, CD3+, CD4+, CD5+, CD7+, CD8+, CD10+, TdT+
Peripheres T-Zell-Lymphom	– Lymphomzellen mit unterschiedlicher Größe (großzellige, mittelgroße und kleinzellige Variante) ausgeprägte Kernpolymorphie, unruhige Chromatinstruktur, Nachweis von Nukleoli, basophiles bis grau-blaues Zytoplasma, reichlich Mitosen, eingestreute eosinophile Granulozyten, Plasmazellen und Epitheloidzellen – Differentialdiagnose: reaktive Hyperplasie, andere T-Zell-Lymphome (angioimmunoblastisches Lymphom) – Immunzytologie: CD2+, CD3+, CD4+, CD30+ (großzellige Variante), Ki67-Index variabel: 30–70 %
Anaplastisches großzelliges Lymphom (kutane und systemische Variante)	Zwei Differenzierungen: 1. großzelliger Typ: große, anaplastische, pleomorphe Tumorzellen, typisch sind mehrfach lobulierte Kerne in Ring- oder Hufeisenform, mehrere Nukleoli, grau-blaues und meist vakuolisiertes Zytoplasma, gehäuft Mitosen 2. kleinzelliger Typ: mittelgroßen Tumorzellen mit etwas mehr Zytoplasma. – Differentialdiagnose: M. Hodgkin, andere anaplastische Lymphome, schlecht differenzierte Karzinome – Immunzytologie: CD30+, CD45+, CD4+, Ki67 > 70 %, ALK-positive Lymphome mit guter, ALK-negative Lymphome mit schlechterer Prognose
Angioimmunoblastisches T-Zell-Lymphom	– Kleine bis mittelgroße lymphoide Tumorzellen mit polymorphen Kernen und hellem bis kompaktem Chromatin, bläuliches bis vorwiegend helles Zytoplasma, eingestreute follikuläre dendritische Zellen mit ovalen vesikulären Kernen, Plasmazellen, eosinophile Granulozyten und Histiozyten – Differentialzytologie: Reaktive Hyperplasie viraler Ätiologie, peripheres T-Zell-Lymphom, follikuläres Lymphom – Immunzytologie: CD3+, CD4+, CD 8+, CD10+, PD-1+, CXCL 13+

[a] s. a. [12, 19, 26–29, 34–36]

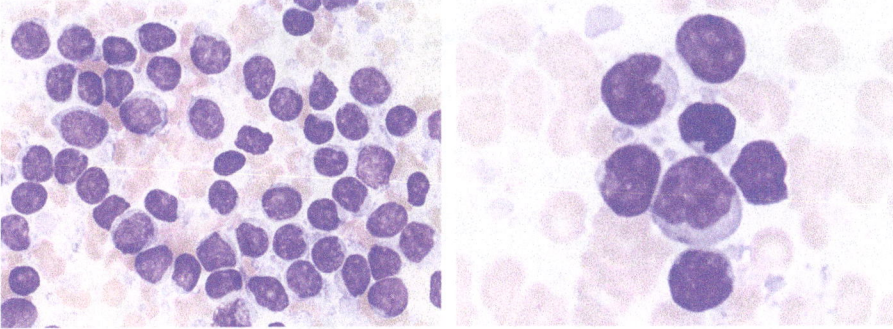

Abb. 3.8.13: MALT-Lymphom (Magen).
Mittelgroße Lymphomzellen mit teils gekerbten Zellkernen, daneben auch Lymphomzellen mit monozytoidem Aspekt und hellem Zytoplasma.

T-Zell-Lymphome: T-Zell-Lymphome zählen zu den selteneren Non Hodgkin-Lymphomen, die sich von maligne transformierten T-Zellen ableiten. Ihre Häufigkeit beträgt etwa 15 % aller Non Hodgkin-Lymphome, wobei das periphere T-Zell-Lymphom, das anaplastische großzellige Lymphom und das angioimmunoblastische Lymphom am häufigsten vorkommen. T-Zell-Lymphome zeigen zumeist eine ausgeprägte B-Symptomatik, sodass die maligne Erkrankung nicht selten relativ spät diagnostiziert wird. Die Prognose von T-Zell-Lymphomen ist schlechter als die der B-Zell-Lymphome. Zytologische Kriterien ausgewählter T-Zell-Lymphome sind in der Tab. 3.8.13 zusammengefasst (Übersichten bei [12, 19, 26–29]); zytologische Befunde ausgewählter T-Zell-Lymphome sind in den Abbildungen 3.8.14 und 3.8.15 ersichtlich.

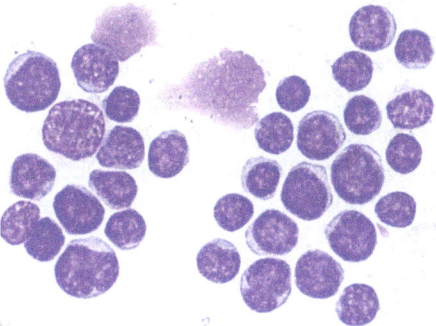

Abb. 3.8.14: T-Lymphoblastische Leukämie.
Pleomorphe Lymphomzellen mit ausgeprägten Kernatypien (Unterschied zur B-Lymphoblastischen Leukämie) sowie schmalem, grauem bis basophilem Zytoplasma.

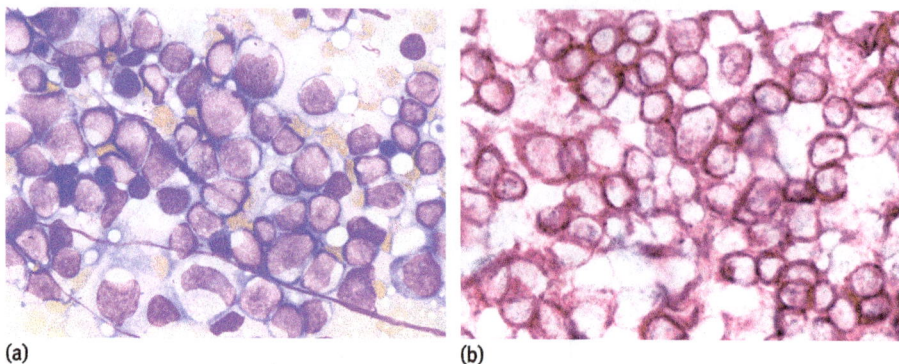

(a)   (b)

Abb. 3.8.15: Angioimmunoblastisches T-Zell-Lymphom.
Histologisch gesicherter Befund: Lymphomzellen mit pleomorphen Kernen und hellem Chromatin,
helles bis grau-bläuliches Zytoplasma. (b) Expression von CD4 (Abb. aus [49]).

Hodgkin-Lymphome

Das Hodgkin-Lymphom (Morbus Hodgkin) ist das am längsten bekannte Lymphom, das bereits 1832 durch Thomas Hodgkin beschrieben wurde. Die erste Diagnose eines Hodgkin-Lymphoms an einem Feinnadelaspirat wurde 1921 durch Guthrie publiziert. Die Inzidenz des Hodgkin-Lymphoms ist für Europa und Amerika mit 2–3 Erkrankungen pro 100.000 Einwohner beziffert [37]. Ätiologisch wird die Infektion mit dem Epstein-Barr-Virus diskutiert; so lässt sich mit einer Häufigkeit von etwa 50 % dieses Virus in den Hodgkin-Zellen nachweisen. Als pathognomisch gelten Hodgkin-Zellen und Sternberg-Reed-Zellen, die sich aus den B-Zellen des Keimzentrums ableiten [38]. Vom klassischen Hodgkin-Lymphom mit vier verschiedenen Subtypen (s. Tab. 3.8.14) wird das wesentlich seltenere nodulär-lymphozytenreiche Hodgkin-Lymphom mit einer Häufigkeit von 3–5 % unterschieden. In den Feinnadelaspiraten des *klassischen Hodgkin-Lymphoms* imponieren, neben einer entzündlichen Begleitreaktion aus eosinophilen Granulozyten, Plasmazellen und Epitheloidzellen, einkernige Hodgkin-Zellen und die meist doppelkernigen Sternberg-Reed-Zellen. Die Begleitreaktion wird offenbar durch von Hodgkin- und Sternberg-Reed-Zellen gebildeten Lymphokinen verursacht. Eine korrekte Zuordnung des klassischen Hodgkin-Lymphoms zu dem jewei-

Tab. 3.8.14: Subtypen des klassischen Hodgkin-Lymphoms[a].

Subtypen	Häufigkeit
Lymphozytenreicher Subtyp	3–5 %
Lymphozytenarmer Subtyp	0,8–1 %
Nodulär-sklerosierender Typ	60–65 %
Gemischtzelliger Subtyp	27 %

[a] Werte aus [37]

ligen Subtyp ist zytologisch nicht sicher möglich [40, 47], jedoch sollte eine orientierende Beschreibung der entsprechenden Begleitreaktion nicht fehlen.

Für das *nodulär-lymphozytenreiche Hodgkin-Lymphom* ist der Nachweis von sogenannten Popcorn-Zellen, auch als LH-Zellen (lymphozytisch-histiozytische Zellen) bekannt, kennzeichnend. Etwa 3–5 % der nodulär-lymphozytenreichen Hodgkin-Lymphome transformieren in ein diffuses großzelliges B-Zell-Lymphom.

Zytologische Kriterien für das klassische Hodgkin-Lymphom wie auch für das nodulär-lymphozytenreiche Hodgkin-Lymphom sind der Tab. 3.8.15 zu entnehmen (s. a. [12, 19, 27, 39–46]); korrespondierende zytologische Befunde sind in den Abbildungen 3.8.16 und 3.8.17 ersichtlich.

Tab. 3.8.15: Zytologische Kriterien bei Hodgkin-Lymphomen[a].

Klassisches Hodgkin-Lymphom
- Hodgkin-Zellen: große, teils monströse einkernige Zellen mit grober Chromatinstruktur, prominente Makronukleoli mit Basophilie, hellgraues bis basophiles Zytoplasma
- Reed-Sternberg-Zellen: große doppel- und mehrkernige Zellen, ähnliche Kern- und Chromatineigenschaften wie bei Hodgkin-Zellen
- Begleitreaktion: Lymphozyten, eosinophile Granulozyten, neutrophile Granulozyten, Histiozyten und Epitheloidzellen in Abhängigkeit vom Subtyp
- *Nodulär-sklerosierender Subtyp*: kleine ausgereifte lymphoide Zellen in unterschiedlicher Häufigkeit, kollagenes Fasermaterial mit anhaftenden Fibroblasten, eosinophile Granulozyten. *Gemischtzelliger Subtyp*: kleine bis mittelgroße Lymphozyten, vereinzelte Zentroblasten, eosinophile und neutrophile Granulozyten, Plasmazellen, Epitheloidzellen. *Lymphozytenreicher Subtyp*: Reichlich Lymphozyten aller Reifestufen, eosinophile Granulozyten und Epitheloidzellen fehlen. *Lymphozytenarmer Subtyp*: wenige, kleine bis mittelgroße Lymphozyten, vermehrt besonders große Hodgkin- und Reed-Sternberg-Zellen
- Differentialzytologie: diffuses großzelliges B-Zell-Lymphom, anaplastisches großzelliges Lymphom, undifferenzierte Karzinome
- Immunzytologie: CD30+, CD 15+/–, CD45–, CD20–/+, CD3–

Nodulär-lymphozytenreiches Hodgkin-Lymphom
- Reichlicher Nachweis von vorwiegend kleinen Lymphozyten, charakteristische Popcorn-Zellen (Reed-Sternberg-Varianten) mit großen, plumpen und eingeschnürten Kernen, die sich von B-Zellen ableiten
- Begleitreaktion: vereinzelte Histiozyten, sehr wenige Plasmazellen, kaum eosinophile Granulozyten
- Differentialdiagnose: T-zellreiches B-Zell-Lymphom, lymphozytenreiches Hodgkin-Lymphom
- Immunzytologie: CD20+, CD45+, CD79a+, CD15–, CD30–

[a] s. a. [12, 19, 27, 39–46], orientierende Beschreibung der Subtypen

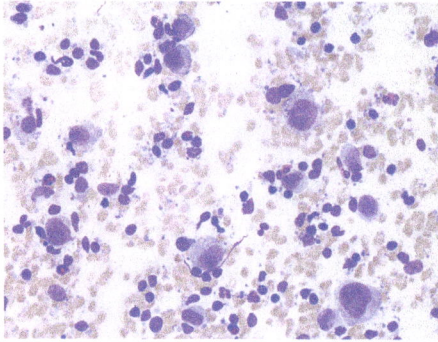
(a)

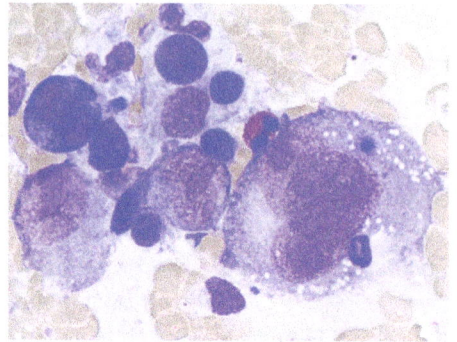
(b)

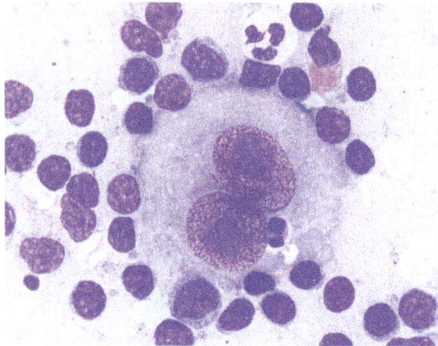
(c)

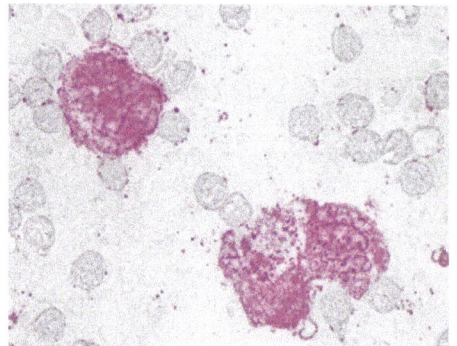
(d)

Abb. 3.8.16: Klassisches Hodgkin-Lymphom.
(a) Übersicht mit eingestreuten einkernigen Hodgkin- und mehrkernigen Reed-Sternberg-Zellen.
(b+c) Detailansicht von Hodgkin- und Reed-Sternberg-Zellen mit ausgeprägten Kernatypien, typischen Makronukleoli und Basophilie des Zytoplasmas. (d) Expression von CD30 durch eine Hodgkin- und eine Reed-Sternberg-Zelle.

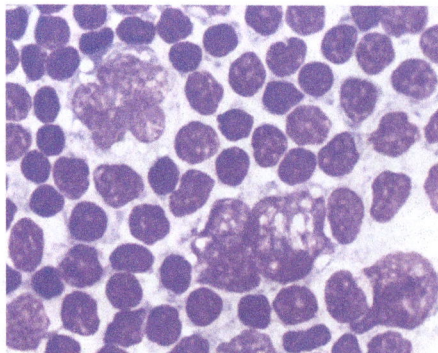

Abb. 3.8.17: Lymphozytenreiches sklerosierendes Hodgkin-Lymphom.
Typische Popkornzellen mit großen plumpen und eingeschnürten Kernen sowie aufgelockerter Chromatinstruktur.

3.8.3.2 Metastatische Tumoren

Der Verdacht auf einen metastatischen Lymphknotenbefall zählt zu den Hauptindikationen zur Feinnadelaspiration des Lymphknotens überhaupt. So sind metastatische Tumoren weitaus die häufigste Ursache maligner Lymphknotenvergrößerungen. Der Hinweis auf einen metastatischen Lymphknoten ergibt sich bereits im Ultraschall. So konnten in einer Studie an 1062 mediastinalen Lymphknoten prädiktive Faktoren für die Diagnostik metastatischer Lymphknoten beschrieben werden [48]. Diese umfassen die unscharfe Begrenzung der rundlichen Lymphknoten, das heterogene Schallmuster sowie Hinweise auf Koagulationsnekrosen der über 2 cm vergrößerten Lymphknoten. Nachfolgend werden Grundlagen der zytologischen Diagnostik metastatischer Tumoren in Lymphknoten kurz umrissen.

In den meisten Fällen metastatischer Lymphknoten liegen Karzinome bekannten Ursprungs vor, deren Diagnostik somit kaum Probleme bereitet. Bei allen Tumoren unklarer Herkunft ist jedoch die immunzytologische Differenzierung unter Verwendung einiger Antigene bzw. Antigenkombinationen zwingend geboten. Die Tab. 3.9.17 (Kap. 3.9) gibt einen Überblick über diagnostisch relevante Antigene. Für die Differenzierung von Karzinomen unklaren Ursprungs ist der Nachweis der Antigene CK 7 und CK 20 sehr hilfreich (s. Tab. 3.9.16, Kap. 3.9). Plattenepithelkarzinome exprimieren diese Antigene nicht, zeigen jedoch eine spezifische Expression von CK 5/6. Einige Tumoren, besonders undifferenzierte Karzinome und anaplastische Tumoren, können morphologisch malignen Lymphomen ähneln und unter Umständen zu Fehldiagnosen führen. Eine Auswahl anaplastischer Karzinome mit Ähnlichkeit maligner Lymphome ist in der Abb. 3.8.18 ersichtlich.

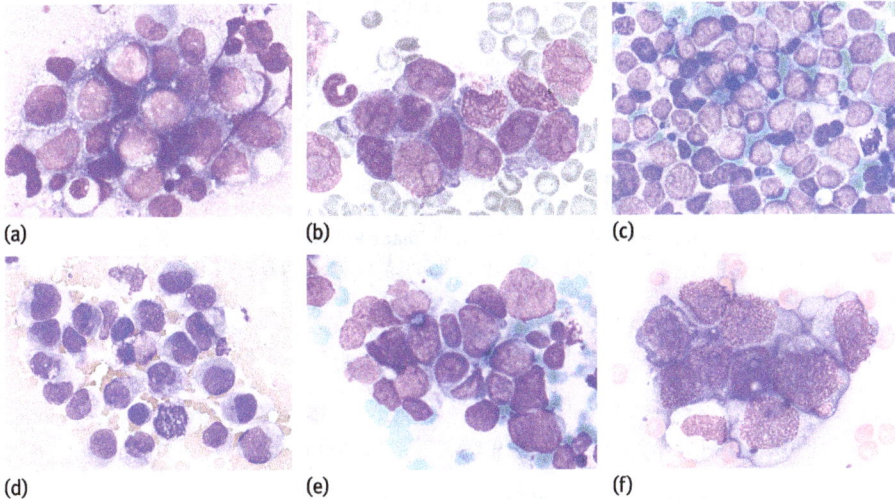

Abb. 3.8.18: Lymphomähnliche anaplastische Karzinome.
(a) Seminom; (b) Schmincke-Tumor (Nasopharynxkarzinom); (c) kleinzelliges Bronchialkarzinom; (d) Magenkarzinom, diffuser Typ nach Lauren; (e) Merkelzellkarzinom; (f) Großzellig-anaplastisches Bronchialkarzinom.

Literatur

[1]   Lennert K. Lymphknoten. Diagnostik in Schnitt und Ausstrich. Bandteil A. Cytologie und Lymphadenitis. In: Uehlinger E (Hg). Handbuch der speziellen pathologischen Anatomie und Histologie. Springer 1961.

[2]   Löffler H, Rastetter J, Haferlach T. Lymphknoten und Milz. In: Löffler H, Rastetter J, Haferlach T (Hg). Atlas der klinischen Hämatologie. Springer 2004, 293–383.

[3]   Hirschfeld H. Über isolierte aleukämische Lymphadenose der Haut. Z Krebsforsch 1912,11,397.

[4]   Hehn ST, Grogan TM, Miller TP. Utility of fine-needle aspiration as a diagnostic technique in lymphoma. Clin Oncol 2004,22,3046–3052.

[5]   Chih H, Leung BSY, Lau SK, Sham JST, Choy D, Unzell U. Efficacy of fine-needle aspiration and sampling of lymph nodes in 1.484 chinese patients. Diagn Cytopathol 1990,6,154–159.

[6]   Prasad RR, Narasimhan R, Sankaran V, Veliath AJ. Fine-needle aspiration cytology in the diagnosis of superficial lymphadenopathy: an analysis of 2.418 cases. Diagn Cytopathol 1996,15,382–386.

[7]   Volmar KE, Singh HK, Gong JZ. The advantages and limitations of the role of core needle and fine needle aspiration biopsy of lymph nodes in the modern era: Hodgkin and Non-Hodgkin lymphomas and metastatic disease. Pathology Case Review 2007,12,10–26.

[8]   Demurtas A, Accinelli G, Pachioni D, Godio L, Novero D, Bussolati G, Palestro G, Papotti M, Staccini A. Utility of Flow Cytometry Immunophenotyping in Fine-needle Aspirate Cytologic Diagnosis of Non-Hodgkin Lymphoma: A Series of 252 Cases and Review of the Literature. Appl Immunohistochemistry & Mol Pathol 2010,18,311–322.

[9]   Zeppa P, Vigliar E, Cozzolino I, Tronzone G, Picardi M, De Renzo A, Grimaldi F, Pane F, Vetrani A, Palombini L. Fine needle aspiration cytology and flow cytometry immunophenotyping of non-Hodgkin lymphoma: can we do better? Cytopathology 2010,21,300–310.

[10] Alam K, Jain A, Maheshwari V, Siddiqui FA, Haider N, Khan AH. Fine-needle aspiration cytology diagnosis of non-Hodgkins lymphoma in a resource-challenged environment. Diagnostic Cytopathol 2011,39,461–467.

[11] Attard J, Galea J, Betts A. The efficacy of lymph node fine needle aspiration cytology. Malta Med J 2015,27,16–21.

[12] Skoog L, Tani E. FNA Cytology in the Diagnosis of Lymphoma. In: Orell SR (Hg). Monographs in Clinical Cytology. Karger, 2009.

[13] Meda BA, Buss DH, Woodruff RD, Capellari JO, Rainer RO, Powel BL, Geisinger KR. Diagnosis and subclassification of primary and recurrent lymphoma: the usefulness and limitations of combined fine needle-aspiration cytomorphology and flow cytometry. Am J Clin Pathol 2000,113,688–699.

[14] Metzgeroth G, Schneider S, Walz C, Reiter S, Hofmann WK, Marx A, Hastka J. Fine needle aspiration and core needle biopsy in the diagnosis of lymphadenopathy of unknown aetiology. Ann Hematol 2012,91,1477–1484.

[15] Gimeno-Garcia AZ, Elwassief A, Paquin SC, Sahai AV. Endoscopic ultrasound-guided fine needle aspiration cytology and biopsy in the evaluation of lymphoma. Endosc Ultrasound 2012,1,17–22.

[16] Liu K, Stern R C, Rogers R T, Dodd L G, Mann KP. Diagnosis of hematopoietic processes by fine-needle aspiration in conjunction with flow cytometry: A review of 127 cases. Diagn Cytopathol 2001,24,1–10.

[17] Mourad WA, Tulbah A, Shoukri M, Al Dayel F, Akhtar M, Ali MA, Hainau B, Martin J. Primary diagnosis and REAL/WHO classification of non-Hodgkin's lymphoma by fine-needle aspiration: cytomorphologic and immunophenotypic approach. Diagn Cytoatho 2003,28,191–195.

[18] Zeppa P, Marino G, Troncone G, Fulciniti F, De Renzo A, Picardi M, Benincasa G, Rotoli B, Vetrani A, Palombini L. Fine-needle cytology and flow cytometry immunophenotyping and subclassification of non-Hodgkin lymphoma: a critical review of 307 cases with technical suggestions. Cancer 2004,102,55–65.

[19] Pambuccian SE, Bardales RH. Lymph Node Cytopathology. In: Rosenthal DL (Hg). Essentials in Cytopathology., Springer 2011.

[20] Hartmann S, Kriener S, Hansmann ML. Das diagnostische Spektrum reaktiver Lymphknotenveränderungen. Pathologe 2008,29,253–263.

[21] Feller AC. Lymphadenopathie. Grenzziehung zu den malignen Lymphomen. Pathologe 2013,34,254–261.

[22] Bhadani PP, Singh RK, Sah SP, Agarwahl A. Sinus histiocytosis with massive lymphadenopathy: diagnosis by fine needle aspiration. Acta Cytol 1991,49,347–348.

[23] Gupta S, Gupta DC. Cytologic appearance of sinus histiocytosis with massive lymphadenopathy: a case report. Acta Cytol 1996,40,595–598.

[24] Lussier C, Klijanienko J, Brisse H, Quintana E, Vielh P, Brousse N. Cytology of Rosai-Dorfman disease. Diagn Cytopathol 2001,24,298–300.

[25] Lucas PF. Lymph node smears in the diagnosis of lymphadenopathy: a review. Blood 1995,1030–1054.

[26] Kocjan G, Gray W, Levine T, Kardum-Skelin I, Vielh P. Haemopoietic. In: Kocjan G, Gray W, Levine T, Kardum-Skelin I, Vielh P (Hg). Diagnostic Cytopathology Essentials. Churchill Livingstone 2013, 173–208.

[27] Field AS, Geddie WR. Lymph Node and Spleen Cytohistology. Cambridge University Press 2014.

[28] Caraway NP, Katz RL. Lymph Nodes. In: Koss L, Melamed MR. Koss' Diagnostic Cytology and its Histopathologic Bases. Lippincott Willimas & Wilkins 2005, Vol. 2, 1186–1228.

[29] DeMay RM. Lymph Node. In: DeMay RM (Hg). The Art & Science of Cytopathology, 2nd edn. ASCP Press Chicago 2012, 966–1049.

[30] Koch P, Willich N, Berdel WE. Primäre gastrointestinale Non Hodgkin-Lymphome. In: Schmoll HJ, Höffken K, Possinger K (Hg). Kompendium Internistische Onkologie. Springer 2006, 3066–3085.

[31] Crapanzano JP, Lin O. Cytologic findings of marginal zone lymphoma. A study of 14 specimens. Cancer 2003,99,301–309.

[32] Siddiqui MT, Pitelka LA, Gattuso P. Extranodal lymphoma: Review of clinicopathologic and cytologic features. Diagn Cytopathol 2009,37,220–229.

[33] Matsushima AY, Hamele-Bena D, Osborne BM. Fine needle aspiration biopsy findings in marginal zone B cell lymphoma. Diagn Cytopathol 1999,20,190–198.

[34] Dey P, Radhika S, Das A. Fine-needle aspiration biopsy of angio-immunoblastic lymphadenopathy. Diagn Cytopathol 1996,15,412–414.

[35] Ng WK, Ip P, Choy C, Collins JR. Cytologic findings of angioimmunoblastic T-cell lymphoma: analysis of 16 fine-needle aspirates over 9-year period. Cancer 2002,96,166–173.

[36] Al Shanqeety O, Mourad WA. Diagnosis of peripheral T-cell lymphoma by fine-needle aspiration biopsy: a cytomorphologic and immunophenotypic approach. Diagn Cytopathol 2000,23,375–379.

[37] Behringer K, Thomas RK, Pfreundschuh M, Diehl V, Wolf J. Hodgkin-Lymphom (Morbus Hodgkin). In: Schmoll HJ, Höffken K, Possinger K (Hg). Kompendium Internistische Onkologie, Bd. 2. Springer 2006, 2777–2827.

[38] Küppers R, Rajewsky K. The origin of Hodgkin and Reed/Sternberg cells in Hodgkin's disease. Annual Rev Immunol 1998,16,471–493.

[39] Das DK, Gupta SK, Datta BN, Sharma SC. Fine needle aspiration cytodiagnosis of Hodgkin's disease and its subtypes. I. Scope and limitations. Acta Cytol 1990,34,329–336.

[40] Das DK, Gupta SK. Fine needle aspiration cytodiagnosis of Hodgkin's disease and its subtypes. II. Subtyping by differential cell counts. Acta Cytol 1990,34,337–341.

[41] Moreland WS, Geisinger KR. Utility and outcomes of fine-needle aspiration biopsy in Hodgkin's disease. Diagn Cytopathol 2002,26,278–282.

[42] Chhieng DC, Cangiarella JF, Symmans, Cohen JM. Fine-needle aspiration cytology of Hodgkin disease. A study of 89 cases with emphasis on the false-negative cases. Cancer 2001,93,52–59.

[43] Funamoto Y, Nagai M, Haba R, Ishikawa M, Kishida F, Kohno K, Matsunaga T, Kushida Y, Kobayashi S. Diagnostic accuracy of imprint cytology in the assessment of Hodgkin's disease in Japan. Diagn Cytopathol 2005,33,20–25.

[44] Das DK, Francis IM, Sharma PN, Sathar SA, John B, George SS, Mallik MK, Shikh ZA, Haji E, Pathan SK, Madda JP, Mirza K, Ahmed MS, Junaid TA. Hodgkin's lymphoma: diagnostic difficulties in fine-needle aspiration cytology. Diagn Cytopathol 2009,37,564–573.

[45] Moriarty AT, Banks ER, Bloch T. Cytologic criteria for subclassification of Hodgkin's disease using fine-needle aspiration. Diagn Cytopathol 1989,5,122–125.

[46] Iyengar KR, Mutha S. Discrete epitheloid cells: useful clue to Hodgkin's disease cytodiagnosis. Diagn Cytopathol 2002,26,142–144.

[47] Bubendorf L, Feichter GE, Obermann EC, Dalquen P. Lymphknoten. In: Bubendorf L, Feichter GE, Obermann EC, Dalquen P (Hg). Zytopathologie. Springer 2011, 476–527.

[48] Fujiwara T, Yasufuku K, Nakajima T, Chiyo M, Yoshida S, Suzuki M, Shibuya K, Hiroshima K, Nakatani Y, Yoshino Y. The utility of sonographic features during EBUS-TBNA for lymph node staging in patients with lung cancer-A standard EBUS image classification system. Chest 2010,138,641–664.

[49] Schubert J. Lymphknoten. In: Leitfaden der Zytopathologie für Internisten. Karger 2014,50–62.

Weiterführende Literatur

[1] Caraway NP, Katz RL. Lymph Nodes. In: Koss L, Melamed MR. Koss' Diagnostic Cytology and its Histopathologic Bases, Vol. 2. Lippincott Willimas & Wilkins 2005, 1186–1228.

[2] DeMay RM. Lymph Node. In: DeMay RM (Hg). The Art & Science of Cytopathology, 2nd edn. ASCP Press Chicago 2012, 966–1049.

[3] Field AS, Geddie WR. Lymph Node and Spleen Cytohistology. Cambridge University Press 2014.

[4] Kocjan G, Gray W, Levine T, Kardum-Skelin I, Vielh P. Haemopoietic. In: Kocjan G, Gray W, Levine T, Kardum-Skelin I, Vielh P (Hg). Diagnostic Cytopathology Essentials. Churchill Livingstone 2013, 173–208.

[5] Lennert K. Lymphknoten. Diagnostik in Schnitt und Ausstrich. Bandteil A. Cytologie und Lymphadenitis. In: Uehlinger E (Hg). Handbuch der speziellen pathologischen Anatomie und Histologie. Springer 1961.

[6] Löffler H, Rastetter J, Haferlach T. Lymphknoten und Milz. In: Löffler H, Rastetter J, Haferlach T (Hg). Atlas der klinischen Hämatologie. Springer 2004, 293–383.

[7] Pambuccian SE, Bardales RH. Lymph Node Cytopathology. Springer 2011.

[8] Skoog L, Tani E. FNA Cytology in the Diagnosis of Lymphoma. In: Orell SR (Hg). Monographs in Clinical Cytology. Karger, 2009.

3.9 Aszites

Die Besonderheit der zytologischen Diagnostik von Ergüssen seröser Höhlen (Pleura, Perikard, Peritoneum) liegt in der Eigenständigkeit der Diagnostik, da es nicht möglich ist, eine zytologische Diagnose am Ergussmaterial histologisch zu bestätigen.

Als Goldstandard der Aufarbeitung von Ergussmaterial gilt die Anreicherung der Zellen durch Zentrifugation mit nachfolgender Präparation des Zellsediments. In der Regel, besonders bei zellreichen Ergüssen, ist die Anfertigung von Sedimentausstrichen völlig ausreichend. Die Sedimente zellarmer Ergüsse oder peritonealen Lavagematerials können mittels einer Zellzentrifuge (Cytospin®, s. Kap. 3.9.4.2) angereichert und präpariert werden. Die Anwendung der Zellblocktechnik, also die Paraffineinbettung des Sediments mit anschließender Anfertigung von Schnittpräparaten, gilt als eine weitere Methode der Anreicherung und Präparation von Ergussmaterial. Diese Methode ist sicher für die immunhistochemische Differenzierung geeignet, zumal sich aus einem Zellblock eine Reihe von Schnitten anfertigen lässt. Auch können die Zellblöcke über einen langen Zeitraum archiviert werden, sodass jederzeit Kontrolluntersuchungen möglich sind. Andererseits ist die Zellblocktechnik hinsichtlich der zytomorphologischen Differenzierung der klassischen Ausstrichtechnik deutlich unterlegen [54, 55], zumal definierte zytologische Kriterien am formalinfixierten Zellmaterial nur begrenzt anwendbar sind.

Die Ergusszytologie gilt seit jeher als eine der schwierigsten Disziplinen der Zytodiagnostik überhaupt, was einerseits in der äußerst vielgestaltigen Morphologie des Mesothels und andererseits in der Diagnostik und Differenzierung maligner Tumoren begründet ist. So sind für die Ergusszytologie einige Pitfalls bekannt, durch deren Beachtung Fehldiagnosen vermieden werden können. In der Tab. 3.9.1 sind einige Pitfalls aufgelistet.

Für die Asziteszytologie wurde an größeren Fallzahlen eine Sensitivität von lediglich 60–62,4 % bei einer Spezifität von 97–100 % mitgeteilt [1, 2]. Zur Steigerung der

Tab. 3.9.1: Fallstricke in der Ergusszytologie (Auswahl).

Morphologischer Befund	Erläuterungen
Fehler bei der Materialgewinnung	Punktion über dem Ergusssediment oder Entnahme des Überstandes aus einem Sammelgefäß (falsch-negativer Befund!)
Reaktive Mesothelverbände	Fehlbeurteilung als Mesotheliom oder Karzinom
Adenokarzinom	Fehlbeurteilung als epitheliales Mesotheliom oder mesotheliale Reizform
Epitheliales Mesotheliom	Fehlbeurteilung als mesotheliale Reizform oder Adenokarzinom
Lymphozytärer Erguss	Benigner Erguss vs. Low-grade-Lymphom
Siegelringformen degenerativer Mesothelien	Fehlbeurteilung als Siegelringzellkarzinom

	1234 Ergüsse	
619 Maligne Ergüsse	603 Karzinomatöse Ergüsse	615 Nicht-maligne Ergüsse

	Zytologie ohne Immunzytologie	Zytologie plus Immunzytologie
Diagnostizierte Karzinome	314 (Sensitivität: 52 %)	561 (Sensitivität: 93 %)
Tumorverdächtige Befunde	161	6
Falsch-positive Befunde	50	0

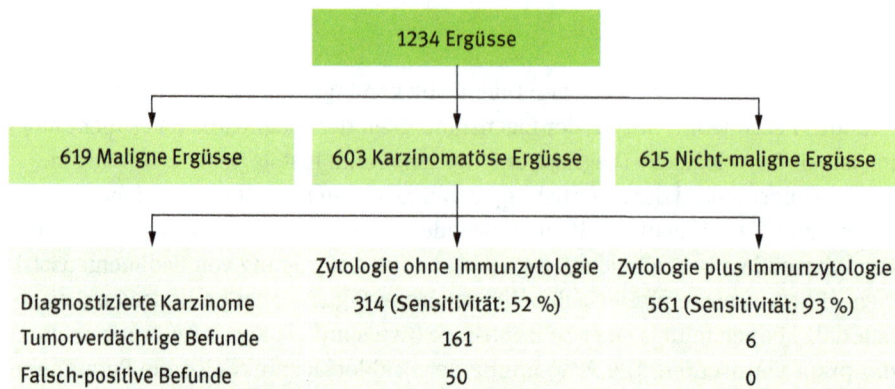

Abb. 3.9.1: Sensitivität der Ergussdiagnostik.
Größere Studie an 1234 Ergüssen, die eine signifikante Steigerung der Sensitivität um 41 % durch zusätzliche immunzytologische Untersuchungen belegt (Werte aus [4]).

Sensitivität der Ergusszytologie und zur Vermeidung falsch-negativer wie auch falsch-positiver Befunde ist vor allem die Einbeziehung immunzytologischer Verfahren, aber auch weiterer adjuvanter Methoden notwendig (Übersicht bei [3, 4]). So konnte in einer großen Studie an 1234 Ergüssen gezeigt werden, dass durch Anwendung der Immunzytologie die diagnostische Sensitivität signifikant gesteigert werden kann (s. Abb. 3.9.1, Werte aus [4]). Im Folgenden wird die zytologische Ergussdiagnostik mit dem Schwerpunkt Aszites vorgestellt.

3.9.1 Ätiologie der Ergussbildung

Ergussmengen, die das physiologische Volumen überschreiten, entstehen durch eine Veränderung des physiologischen Gleichgewichts zwischen Resorption und Filtration der serösen Flüssigkeit, wobei der veränderten Kapillarpermeabilität eine kausale Rolle zukommt. Auf die Beziehung zwischen hydrostatischem und kolloidosmotischem Druck wurde bereits 1909 durch Starling hingewiesen (Übersicht bei [5]). Als Hauptursache für die Bildung von Aszites gilt die Leberzirrhose (portaler Aszites). Herzinsuffizienz, Peritonealkarzinose und entzündliche Prozesse sind ebenfalls Ursache einer vermehrten Bildung von Aszites. Tab. 3.9.2 fasst die häufigsten Formen und Ursachen der Aszitesbildung zusammen.

Zur Unterscheidung zwischen Transsudat und Exsudat dient die Bestimmung des Gesamteiweißes im Aszites, wobei Werte über 3 g/dl für ein Exsudat und Werte unter 3 g/dl für ein Transsudat sprechen [5]. Neben der Bestimmung des Gesamteiweißes haben sich verschiedene Laboruntersuchungen bewährt, die weitere Hinweise auf eine Ergussursache geben und insbesondere mit einer Genauigkeit > 80 % die maligne Genese eines Aszites anzeigen können. Tab. 3.9.3 fasst diese Parameter zur Differen-

Tab. 3.9.2: Ätiologische Aspekte der Aszitesbildung[a].

Ursache	Häufigkeit	Assoziierte Erkrankungen (Auswahl)
Portal	80 %	Leberzirrhose, akute Hepatitis, Fettleberhepatitis, Zystenleber
Maligne	10 %	Peritonealkarzinose, intraabdominale Tumoren, Metastasenleber, Mesotheliom, Lymphome, Pseudomyxoma peritonei
Entzündlich	< 5 %	Bakterielle Peritonitis, spontane bakterielle Peritonitis, Tuberkulose, eosinophile Gastroenteritis
Kardial	3 %	Rechtsherzinsuffizienz
Pankreatogen	< 1 %	Akute Pankreatitis
Nephrogen	< 1 %	Nephrotisches Syndrom

[a] verändert nach [17]

Tab. 3.9.3: Diagnostisch relevante Laborparameter.

Parameter	Hinweise
Gesamt-Eiweiß > 3 g/dl	Exsudat
Gesamt-Eiweiß < 3 g/dl	Transsudat
Serum-Aszites-Albumin-Gradient > 1,1 g/dl; Albumin < 2 g/dl	Portaler Aszites, SBP
Neutrophile Granulozyten > 250/µl	SBP, infektiöse Peritonitis
Laktat > 4,5 mmol/l; pH < 7,3	Infektiöse Ursache
Cholesterin > 45 mg/dl; Fibronektin > 7,5 mg/dl; Aszites/Serum-LDH > 1,1	Maligner Aszites
Erhöhung von Tumormarkern CA 125, CA 15-3, CEA, AFP	Maligner Aszites

SBP: spontane bakterielle Peritonitis

Tab. 3.9.4: Makroskopische Aspekte von Ergüssen.

Farbe	Hinweise auf mögliche Ursachen
Hellgelb, klar	zumeist zellarme Transsudate, portaler Aszites
Gelblich-trüb	Zellreiche Exsudate bei Entzündungen oder Neoplasien
Rötlich-trüb (orange bis tief rot)	Hämorrhagische Ergüsse bei Neoplasien
Dunkelbraun	Erguss bei malignem Melanom
Hellbraun	Zustand nach Einblutungen
Grau-grünlich	Infektiöse (bakterielle) Peritonitis
Chylös	Pankreatitis, Tumoren, vor allem Lymphome, postoperativ durch Verletzung von Lymphgefäßen [11]

tialdiagnostik des Aszites zusammen. Die Farbe der Ergussflüssigkeit kann ebenfalls einen wichtigen Hinweis auf eine mögliche Ergussursache geben. Ein Überblick über makroskopische Aspekte bei Ergüssen ist der Tab. 3.9.4 zu entnehmen.

3.9.2 Zytologie ortsständiger Zellen

3.9.2.1 Morphologie des Mesothels

Die gesamte Peritonealhöhle (Cavitas peritonealis) wird durch eine spezialisierte, mehrschichtige Tunica serosa (Peritoneum) ausgekleidet, vergleichbar der Pleurahöhle (Cavitas pleuralis) oder der Herzbeutelhöhle (Cavitas pericardii). Das Peritoneum viszerale bedeckt Teile der abdominalen Organe, während das Peritoneum parietale die Bauchwand von innen überzieht. Aufgabe des Peritoneums ist die Bildung und Reabsorption (Clearance) von Peritonealflüssigkeit. Das Peritoneum ist aus den folgenden drei Schichten aufgebaut:

- Lamina epithelialis serosae (einschichtiges Mesothel),
- Lamina propria serosae (Bindegewebe),
- Tela subserosa (Bindegewebe).

Die Fläche der auskleidenden Lamina epithelialis beträgt $1,7-2,0\,\mathrm{m}^2$, was etwa der Körperoberfläche des Menschen entspricht und eine effektive Bildung wie auch Reabsorption von Peritonealflüssigkeit gewährleistet. Das Mesothel der Lamina epithelialis entstammt dem mesodermalen Cölomepithel und imponiert im Ergussmaterial in Form flächiger Verbände, kleinerer Zellverbände oder Einzelzellen. Mesothelzellen sind ein Paradebeispiel für biologische Variabilität. Regelrechte Mesothelien bereiten diagnostisch kaum Schwierigkeiten, während aktivierte und proliferierende Mesothelien eine bekannte Ursache für falsch-positive Befunde darstellen (s. Tab. 3.9.1). Zur Differenzierung zwischen mesothelialen und epithelialen Proliferaten in Ergüssen hat sich die Antigenkombination von Calretinin (Mesothelmarker [6]) und BerEp-4 (Marker epithelialer Proliferate [7]) als sehr sensitiv herausgestellt. So ist mit Hilfe dieser Antigenkombination die sichere Abgrenzung epithelialer Neoplasien (Karzinome) in den meisten Fällen möglich. Die Tab. 3.9.5 fasst zytologische Kriterien regelrechter und aktivierter Mesothelzellen zusammen; korrespondierende zytologische Befunde sind den Abbildungen 3.9.2 und 3.9.3 zu entnehmen. In peritonealen oder pleuralen Feinnadelaspiraten können spindelförmig oder histiozytär differenzierte Mesothelien nachgewiesen werden, die kaum exfoliieren und demzufolge im Ergussmaterial nur selten nachgewiesen werden. Entsprechende zytologische Befunde sind in der Abb. 3.9.4 ersichtlich.

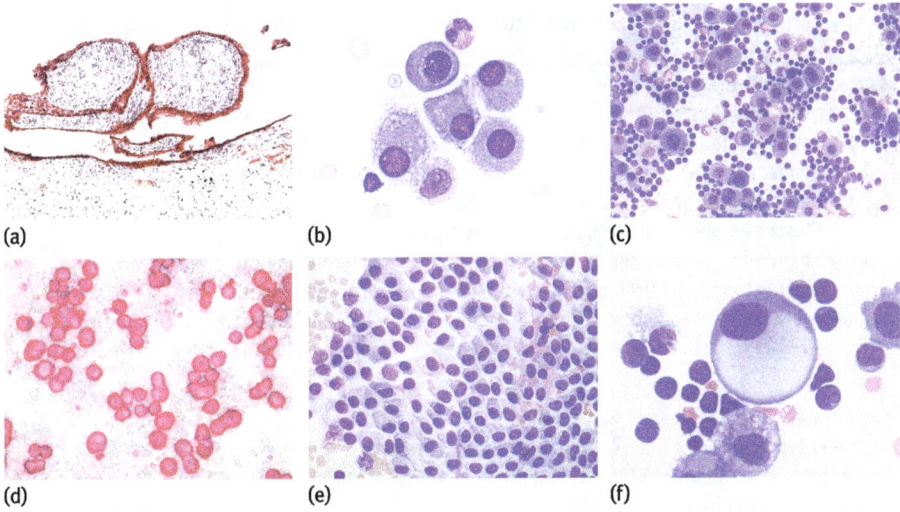

Abb. 3.9.2: Histologie und Zytologie der Serosa.
(a) Histologie der Serosa mit Darstellung der Mesothelschicht durch Expression von Calretinin (Präparat Prof. Altmannsberger, Frankfurt/M); (b) regelrechte Mesothelien mit sehr diskreten Kernvarianzen und hellgrauem Zytoplasma; (c+d) Lympho-mesothelialer Reizerguß mit zahlreichen Mesothelien und gereizten Mesothelien sowie Expression von Calretinin (d); (e) Flächige Mesothelverbände aus peritonealem Lavagematerial; (f) Mesotheliale Degenerationsform; Vakuolige Degeneration mit Ausbildung von Pseudosiegelringzellen. Abb. c, d und f aus [97].

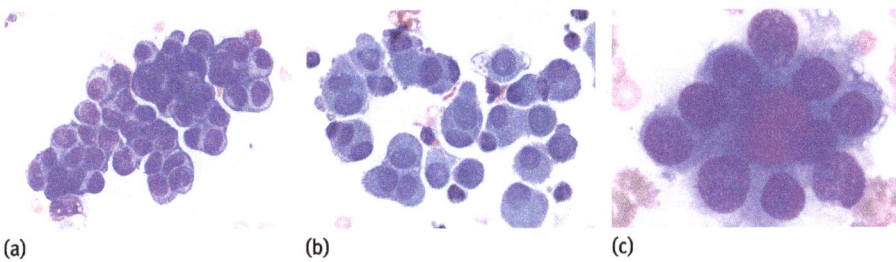

Abb. 3.9.3: Zytologie aktivierter Mesothelien.
Proliferierende Mesothelien mit deutlich kernverschobener Kern-Plasma-Relation, vergrößerten, hyperchromatischen Kernen, kompaktem Chromatin und zentralem, ovalärem pink center (c), a und c aus [97].

Tab. 3.9.5: Zytologische Kriterien regelrechter und aktivierter Mesothelien.

Regelrechte Mesothelien

- Zellkerne: zentral gelagerte, rund-ovaläre, hyperchromatische Kerne mit feingranulärem Chromatin, kleine, zarte Nukleoli, mitunter Mehrkernigkeit mit Anisokaryosen
- Zytoplasma: variabel, meist hellgrau bis basophil, mitunter Nachweis einer Granulation, nicht selten Differenzierung in Endo- und Ektoplasma
- Kern-Plasma-Relation: variabel, häufig kernverschoben
- Zellverbände: kleinere, adenoid anmutende Zellgruppen, papilläre oder kugelige Verbände, im peritonealen Lavagematerial häufig flächige Mesothelverbände (sheets)
- Besonderheiten: Degenerationsformen (Pseudosiegelringzellen), mitunter Psammomkörperchen
- Immunzytologie: Calretinin +, CK 5/6 +, CK 7+, CK 8+, CK 19 +, Vimentin +, Mesothelin +, BerEp-4 –

Aktivierte bzw. proliferierende Mesothelien

- Zellkerne: vergrößerte Kerne mit deutlicher Formvarianz, auch Nachweis von Riesenkernen, kompakte Chromatinstruktur, Nukleoli, Doppel- und Mehrkernigkeit
- Zytoplasma: tief basophil bis grau-opak, häufige Differenzierung in Endo- und Ektoplasma
- Kern-Plasma-Relation: betont kernverschoben
- Zellverbände: kleinere kohäsive wie auch papilläre Verbände, häufiger Nachweis eines ovalären pink centers[a]
- Besonderheiten: Mesothelien mit phagozytischer Aktivität, nicht selten Nachweis des Zell-in-Zell-Phänomens wie bei Tumorzellen
- Immunzytologie: s. o.

---

[a] kollagenes Material

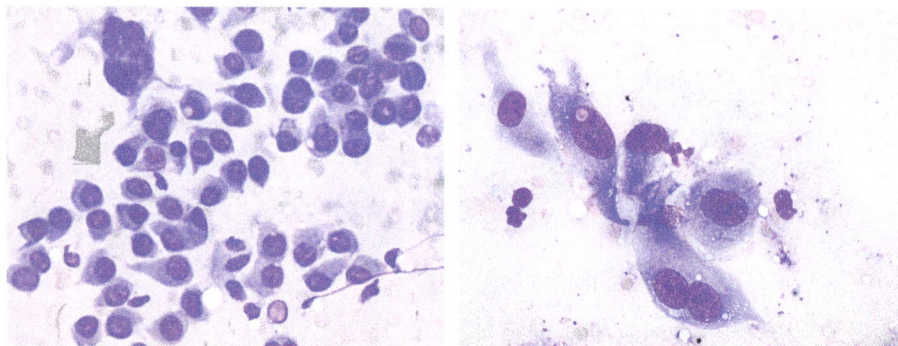

Abb. 3.9.4: Mesothelien aus Imprintzytologien.
Histiozytär differenzierte Mesothelien mit vergrößerten Kernen, unruhiger Chromatinstruktur, Ausbildung von Nukleoli sowie grau-granuliertem und zipflig ausgezogenem Zytoplasma.

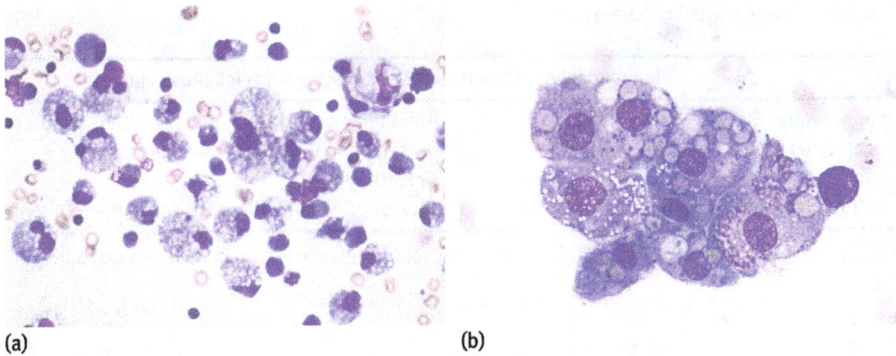

(a)   (b)

Abb. 3.9.5: Makrophagen.
Zellen mit vorwiegend exzentrischer Lagerung ovalärer, bohnenförmiger Kerne und lockerem, weiß-
schaumigem Zytoplasma. (b) Makrophagen mit Speicherung von Erythrozyten und Blutpigment als
Hinweis auf eine Einblutung.

3.9.2.2 Weitere Zellen in Ergüssen

Der Nachweis vereinzelter Makrophagen in Ergüssen gilt als physiologisch; eine forcierte phagozytäre Reaktion ist vereinbar mit einer Abräumreaktion (resorptio et
remotio) bei ausklingendem Entzündungsgeschehen oder als Begleitreaktion eines
malignen Geschehens. Makrophagen mit Speicherung von Erythrozyten und/oder
Blutpigment gelten als Hinweis auf eine Einblutung bei Tumorverdacht, während
weißschaumige Makrophagen gehäuft bei Entzündungen oder Zellzerfall durch Tumoren auftreten (s. Abb. 3.9.5). Vereinzelte Lymphozyten und Monozyten zählen ebenfalls zum regelrechten Befund in Ergüssen.

3.9.3 Aszites bei entzündlichen Prozessen

Entzündliche Ergüsse werden auf Grund der jeweiligen Entzündungszellreaktion klassifiziert. So wird zwischen lymphozytären, neutrophilen, eosinophilen und Ergüssen
mit gemischtzelliger Entzündungszellreaktion unterschieden. Tab. 3.9.6 fasst zytologische Kriterien und mögliche Ursachen entzündlicher Ergussbildungen zusammen;
korrespondierende zytologische Befunde sind der Abb. 3.9.6 zu entnehmen.

3.9.3.1 Aszites bei Leberzirrhose

Die Aszitesbildung bei Leberzirrhose wird initial durch portale Hypertension verursacht, wobei der zytologische Befund hierbei unspezifisch ist. Neben reaktiven Mesothelien sind, vor allem bei länger bestehenden Ergüssen, degenerative Mesothelverän-
derungen charakteristisch. Die Diagnostik des portalen Aszites erfolgt laborchemisch
durch die Bestimmung des Gesamteiweißes und des Albumins in Serum und Aszites, wobei der Serum-Aszites-Albumin-Gradient und die Konzentration des Aszites-

Tab. 3.9.6: Formen entzündlicher Ergüsse.

	Diagnostische Kriterien	Diagnostische Hinweise (Auswahl)
Lymphozytärer Erguss	Lymphozyten > 50 %	Infektionen (viral, Tbc), Kollagenosen, Tumoren
Eosinophiler Erguss	Eosinophile > 10 %	Eosinophile Gastroenteritis, Parasitosen, Infektionen
Neutrophiler Erguss	Neutrophile > 50 %[a]	Bakterielle Peritonitis, Kollagenosen

[a] Spontane bakterielle Peritonitis: absolute Zahl der Neutrophilen > 250/µl (s. Text und nachfolgende Tab. 3.9.7)

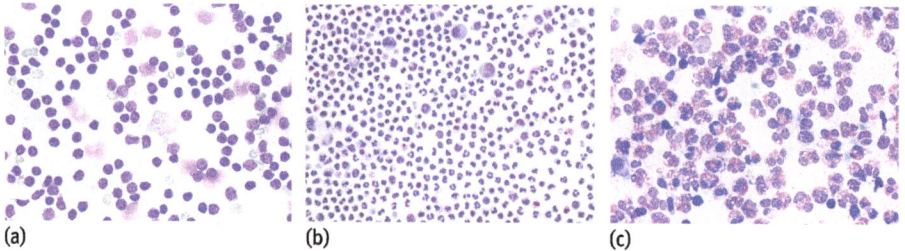

(a) (b) (c)

Abb. 3.9.6: Formen entzündlicher Ergussbildungen.
(a) Lymphozytärer Erguss mit reichlichem Nachweis ausgereifter kleinzelliger Lymphozyten und Gumprecht'schen Kernschatten. (b) Neutrophiler Erguss bei sekundärer Peritonitis mit zahlreichen Neutrophilen und wenigen Mesothelien und Makrophagen (Papanicolaou-Färbung). (c) Eosinophiler Erguss mit ausschließlichem Nachweis eosinophiler Granulozyten.

Albumins diagnostisch relevant sind (s. Tab. 3.9.3). So ist ein Serum-Albumin-Aszites-Gradient über 1,1 mit einer Sensitivität von 95 % mit einem portalen Aszites vereinbar, während Werte unter 1,1 mit einer Sensitivität von 95 % auf einen nicht portalen Aszites hinweisen [8–10]. Die Bestimmung des Gesamteiweißes beim portalen Aszites ist nur mit Einschränkung verwertbar, da auch 12–17 % der Patienten mit einer Leberzirrhose Werte über 3 g/dl aufweisen [5].

3.9.3.2 Befunde bei Peritonitis

Die *spontane bakterielle Peritonitis* bezeichnet eine potentiell lebensbedrohliche Komplikation, die bei bis zu 30 % der Patienten mit Leberzirrhose und Aszites auftritt. Charakteristisch ist der fehlende Nachweis einer intraabdominalen Infektionsquelle. Pathogenetisch wird eine transmurale Migration von Bakterien sowie ein Transport über die Lymphwege in den Aszites postuliert, eine hämatogene Infektion gilt als weitere Ursache für einen infizierten Aszites [12–15]. Diagnostisch relevant ist die absolute Zahl der neutrophilen Granulozyten über 250/µl Aszites sowie der Erregernachweis in der Kultur. In den Kulturen werden zumeist Gram-negative Keime (*E. coli, Klebsiella, Pseudomonas* u. a.), aber auch Gram-positive Keime (*Staphylococcus sp., Streptococcus sp., Enterococcus sp.* u. a.) nachgewiesen. Von der klassischen spontanen bakte-

Tab. 3.9.7: Differenzierung des entzündlichen Aszites.

	Neutrophile Granulozyten	Kultur
Spontane bakterielle Peritonitis	> 250/µl	Positiv, meist ein Erreger
Kultur-negativer neutrozytischer Aszites	> 250/µl	negativ
Monomikrobieller Bakteraszites	< 250/µl	positiv
Polymikrobieller Bakteraszites	< 250/µl	positiv
Sekundäre Peritonitis	> 250/µl	Positiv, meist mehrere Erreger

riellen Peritonitis können andere Formen der Peritonitis mittels Kultur und quantitativer Bestimmung neutrophiler Granulozyten abgegrenzt werden. So kommen auch spontane bakterielle Peritonitiden mit positiven Kulturen bei fehlender Reaktion neutrophiler Granulozyten sowie Fälle mit negativen Kulturen und erhöhten Werten für neutrophile Granulozyten vor (s. Tab. 3.9.7).

Die *sekundäre Peritonitis* tritt bei abdominalen Läsionen auf und ist somit von der spontanen bakteriellen Peritonitis unterschieden. Charakteristisch für die sekundäre Peritonitis sind sehr hohe Werte für neutrophile Granulozyten, wobei Werte über 10.000 neutrophile Granulozyten/µl eine weiterführende Diagnostik erfordern [16]. Ursachen für diese Form der bakteriellen Peritonitis sind unter anderem Perforationen bei Appendizitis und Divertikulitis, Darmwandnekrosen bei Infarkten sowie chronisch-entzündliche Darmerkrankungen, weswegen die meisten Erreger der Darmflora entstammen. Zytologisch zeigt sich ein ausgeprägtes Entzündungsgeschehen mit forcierter Reaktion neutrophiler Granulozyten; neben reichlich amorphem Detritus und Zelldebris kommt in der Regel auch reichlich fibrinöses Material zur Darstellung. Ein typischer zytologischer Befund bei sekundärer Peritonitis ist in der Abb. 3.9.6 ersichtlich.

3.9.3.3 Seltenere Entzündungen

Hierzu zählen die tuberkulöse Peritonitis mit lymphozytär dominierter Entzündungsreaktion, die Pilzperitonitis, die pankreatogene Peritonitis, die durch Protozoen verursachte Peritonitis, die sehr seltene virale Peritonitis sowie mit Kollagenosen assoziierte Entzündungen (Übersicht bei [13]). Eine Beteiligung der Serosa bei Kollagenosen ist nicht selten. So können beim systemischen Lupus erythematodes die sogenannten LE-Zellen nachgewiesen werden. Hierbei handelt es sich um phagozytierende Zellen, die im Zytoplasma reichlich phagozytiertes Kernmaterial aufweisen, woraus eine randständige Kernlagerung resultiert. Der zytologische Befund von LE-Zellen im Ergussmaterial bei Lupus erythematodes ist in der Abb. 3.9.7 ersichtlich. Als Hinweis auf eine Serosabeteiligung bei rheumatoider Arthritis gelten mehrkernige histiozytäre Riesenzellen (s. Abb. 3.9.8). Der Nachweis von LE-Zellen und mehrkernigen histiozytären Riesenzellen ist jedoch keineswegs spezifisch, sodass eine serologische Untersuchung indiziert ist.

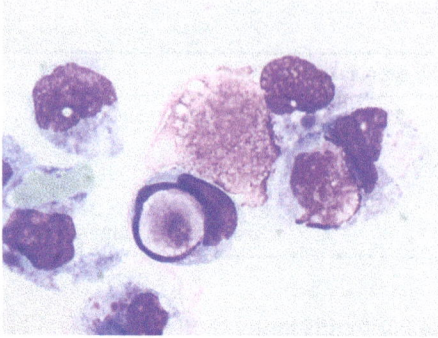

Abb. 3.9.7: LE-Zellen.
Typische LE-Zelle mit randständiger Kernlagerung durch phagozytiertes Kernmaterial.

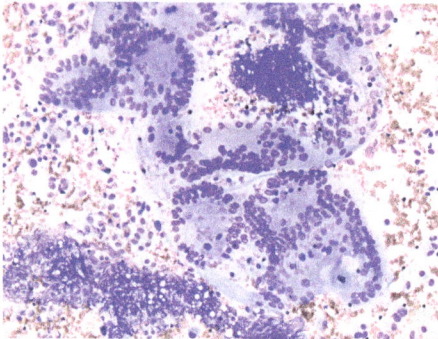

Abb. 3.9.8: Histiozytäre Riesenzellen.
Zahlreiche histiozytäre Riesenzellen im Pleuraerguß bei rheumatoider Arthritis.

3.9.4 Maligner Aszites

Der Ausbreitung metastatischer Tumoren des Peritoneums liegen folgende Mechanismen zu Grunde:
– Ausbreitung über peritoneale Ligamente, Mesenterien und Omenta
– Intraperitoneale Ausbreitung über Ergussflüssigkeit
– Hämatogene Ausbreitung
– Lymphatische Ausbreitung

Etwa 10 % aller Peritonealergüsse sind maligner Ätiologie. In den allermeisten Fällen entwickelt sich ein maligner Aszites als Folge einer Peritonealkarzinose; auch können Lymphome und primäre Neoplasien des Peritoneums zur Bildung eines Aszites führen. Die häufigsten metastatischen Tumoren sind der Tab. 3.9.8 zu entnehmen. Die Malignitätsdiagnostik in Ergüssen kann durch die morphologische Variabilität der Mesothelien erhebliche Schwierigkeiten bereiten, sodass eine verbindliche Diagnostik ohne Einbeziehung der Immunzytologie häufig nicht möglich ist. Diese Schwierigkeiten beziehen sich unter anderem auf die Unterscheidung zwischen reaktiven Mesothelien und Zellen eines Mathelioms wie auch auf die Differenzierung zwischen epithelialem Mesotheliom und Adenokarzinomen. Für die Differenzierung zwischen mesothelialen Reaktionsformen und Mesotheliomen sind in den letzten Jahren

Tab. 3.9.8: Die häufigsten metastatischen Tumoren im Aszites[a].

Männer	Frauen
Kolonkarzinome	Ovarialkarzinome
Pankreaskarzinome	Mammakarzinome
Magenkarzinome	Kolonkarzinome
Lungenkarzinome	Magenkarzinome
Maligne Lymphome	Pankreaskarzinome
Melanom	Lungenkarzinome
Nierenzellkarzinome	Maligne Lymphome
Urothelkarzinome	Melanome
	Nierenzellkarzinome

[a] in abnehmender Häufigkeit

einige, zum Teil sehr sensitive Antigene beschrieben worden. So werden die Antigene GLUT-1 und E-Cadherin durch reaktive Mesothelproliferate nicht exprimiert, während deren Expression durch neoplastische Mesothelien als ein wichtiger diagnostischer Baustein gilt (s. nachfolgendes Kapitel).

3.9.4.1 Primäre Neoplasien des Peritoneums

Primäre Neoplasien des Peritoneums umfassen eine Reihe seltener benigner wie maligner Tumoren, unter anderem Mesotheliome, epitheliale Tumoren (seröse Borderline-Tumoren), Mischtumoren (maligner Müller-Mischtumor), Keimzelltumoren (Teratome), Weichteiltumoren (Lipom, Fibrom, Sarkome, extragastrointestinale Stromatumoren) und Lymphome (Übersicht bei [18]). Von den primären Neoplasien ist zytodiagnostisch vor allem das Mesotheliom von Interesse, während alle anderen Tumoren kaum oder sehr selten mit einer Aszitesbildung einhergehen.

Peritoneales Mesotheliom

Das seltene peritoneale Mesotheliom bezeichnet einen hoch malignen Tumor, der sich vom Mesothel ableitet und bereits 1908 erstmals beschrieben wurde [19]. Wie für das pleurale Mesotheliom gilt auch für das peritoneale Mesotheliom die Asbestexposition als wichtigster ätiologischer Faktor [20]. Es wird vermutet, dass der Transport von Asbestkörperchen aus der Lunge lymphogen oder hämatogen erfolgt, auch ist ein Weg über den Magen-Darm-Trakt denkbar. Die Inzidenz für Mesotheliome ist insgesamt mit 1–2 Erkrankungen pro 1 Million Einwohner beziffert, wobei auf peritoneale Mesotheliome etwa 5–17 % entfallen [20]. Entsprechend dem pleuralen Mesotheliom werden auch beim peritonealen Mesotheliom drei Differenzierungen unterschieden:
– epitheloider Typ,
– sarkomatoider Typ,
– biphasischer Typ.

Tab. 3.9.9: Zytologische Kriterien des peritonealen Mesothelioms (epithelialer Typ).

Zytologische Kriterien des peritonealen Mesothelioms (epithelialer Typ)
– Zellkerne: Anisokaryose und Kernpleomorphie, Hyperchromasie, retikuläres bis kompaktes Chromatin, 1–2 Nukleoli, vereinzelte Mitosen
– Zytoplasma: grau-opak bis feingranulär, zumeist ausgeprägte Differenzierung in Endo- und Ektoplasma
– Kern-Plasma-Relation: meist kernbetont verschoben
– Zellverbände: variabel, neben adenoid bis papillär anmutenden Zellverbänden häufig morulaartige Verbände
– Besonderheiten: unscharf begrenztes pink center
– Immunzytologie: Calretinin +, Mesothelin +, GLUT-1 +, E-Cadherin +, CK 5/6 +, WT-1 +

Der häufigste Typ ist der epitheloide, während der sarkomatoide Typ am seltensten vorkommt; der biphasische Typ, Mischtyp mit epitheloiden und sarkomatoiden Anteilen, ist der zweithäufigste Typ. Schwierigkeiten in der Diagnostik des peritonealen Mesothelioms ergeben sich aus der Seltenheit dieses Tumors wie auch aus der Abgrenzung von reaktiven Mesothelproliferaten oder eines metastatischen Karzinoms. Die schwierige morphologische Differenzierung zwischen reaktiven Mesothelien und Mesotheliomen kann durch die Immunzytologie erleichtert werden [21, 22], wobei vor allem die Expression von GLUT-1 durch neoplastisches Mesothel von diagnostischer Relevanz ist [22–24]. Die Ergüsse bei epithelialen Mesotheliomen sind gewöhnlich sehr zellreich und imponieren zumeist durch kugelige, adenoid oder auch papillär anmutende Zellverbände sowie Einzelzellen mit atypischen Veränderungen. Tab. 3.9.9 fasst zytologische Kriterien für das peritoneale Mesotheliom zusammen (s. a. [21–26]). Korrespondierende zytologische und immunzytologische Befunde des epithelialen Mesothlioms sind in der Abb. 3.9.9 ersichtlich. Das seltene peritoneale Mesotheliom mit sarkomatoider Differenzierung exfoliiert nur selten in Form von Einzelzellen, sodass es in Ergüssen kaum diagnostiziert wird. Die Einzelzellen zeigen ausgeprägte Kernatypien (vergrößerte pleomorphe Kerne mit Kernabsprengungen, grobscholliges Chromatin, prominente Nukleoli, gehäufte Mitosen) bei Basophilie des Zytoplasmas. Der zytologische Befund eines sarkomatoiden Pleuramesothelioms ist in der Abb. 3.9.10 ersichtlich.

3.9.4.2 Metastatische Tumoren

Die weitaus häufigsten metastatischen Tumoren im Aszites entfallen auf intraabdominale Neoplasien, vor allem auf Karzinome von Magen, Kolon, Ovar, Pankreas sowie abdominale Lymphome und maligne Melanome. Die häufigsten metastatischen Tumoren sind in der Tab. 3.9.8 aufgeführt; morphologische Kriterien, Immunzytologie sowie zytologische Befunde sind den nachfolgenden Kapiteln zu entnehmen.

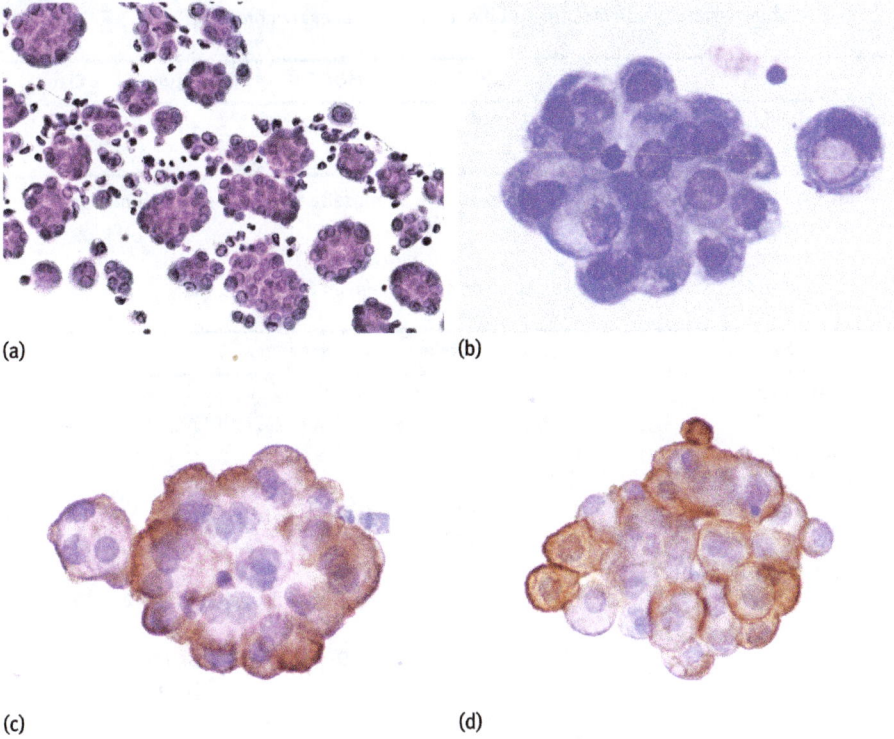

(a)

(b)

(c)

(d)

Abb. 3.9.9: Peritoneales Mesotheliom, epitheloid differenziert.
Zellreicher Aszites mit zahlreichen morulaartigen Tumorzellverbänden, Anisokaryose, Kernpleo-morphie sowie Differenzierung des Zytoplasmas in Endo- und Ektoplasma. Kräftige Expression von Calretinin (c) und GLUT-1 (d).

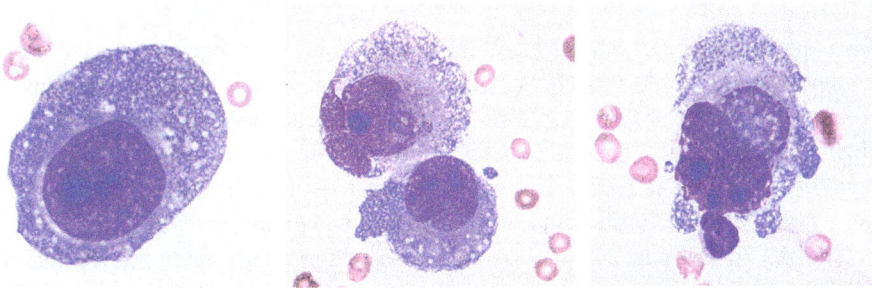

Abb. 3.9.10: Pleurales Mesotheliom, sarkomatoid differenziert.
Ausschließlich einzelne Tumorzellen mit markanten Kernatypien (Anisokaryose, Kernpleomorphie, grobscholliges Chromatin, prominente Nukleoli mit Aniso- und Poikilonukleolose) und basophilem Zytoplasma.

Tab. 3.9.10: Differenzierung von Mesothelproliferaten und Adenokarzinomen.

	Calretinin	MOC 31	BerEp-4[a]	Claudin 4
Adenokarzinome	–	+	+	+
Reaktive Mesothelien, Mesotheliom	+	–	–	–

[a] Hepatocelluläre Karzinome zeigen keine Expression; vereinzelte Mesothelien können neben Calretinin auch BerEp-4 exprimieren.

Tab. 3.9.11: Antigenpanel zur Differenzierung von Karzinomen im Ergussmaterial.

Metastatischer Tumor	Diagnostisch relevante Antigene
Magenkarzinom	CK 7+, CK 20 +, CDX2 +
Barrett-Karzinom	CK 7+, CK 20 – (selten +), CDX2 +/–, MUC5AC, MUC 6: +/–
Kolonkarzinom	CK7 –/CK20 + (80 %), CDX2 +,
Duktales Pankreaskarzinom	CK7 +, CK 19+, CA 19-9 +, CEA +, MUC5AC +
Hepatozelluläres Karzinom	CK 7 –, HepPar-1, α-FP + (30–60 %), p-CEA + (80 %), Glypican und Arginase1 +.
Gallengangskarzinom	m-CEA +, CK 19 + (70–100 %)
Seröses Ovarialkarzinom	CK7 +, CK20 –, CA 125 +, Vimentin +, WT-1 +, PAX 8 +, ER/PR + (ca. 50 %)
Mammakarzinom	CK7 +, CK20 –, ER/PR + (60–75 %), GCDFP und Mammaglobin + (ca. 50 %)
Bronchiales Adenokarzinom	CK7 +, CK20 –, TTF-1 + (85 %)[a], Napsin +
Kleinzelliges Bronchialkarzinom	CD56 +, Chromogranin +, Synaptophysin +, TTF-1 + (90 %), Ki67 ++
Urothelkarzinom	CK7 +, CK20 +, Uroplakin +, p63 +
Hellzelliges Nierenzellkarzinom	CK7 –, CK20 –, PAX8 und PAX2 +, CD10 +, Vimentin +, CAIX +
Prostatakarzinom	CK7 –, CK20 –, PSA +, PSAP +

[a] bezogen auf nicht muzinöse Adenokarzinome (muzinöse Karzinome: 10–20 %)

Karzinome

Die Diagnostik metastatischer Karzinome ist ohne immunzytologische Zusatzuntersuchungen häufig problematisch. Schwierigkeiten ergeben sich hauptsächlich aus der Abgrenzung reaktiver wie neoplastischer Mesothelproliferate von Zellen einer epithelialen Neoplasie sowie in der Bestimmung des Primärtumors. Zur Differenzierung zwischen mesothelialen und epithelialen Proliferaten ist die Bestimmung der Antigene BerEp-4, MOC 31, Claudin und Calretinin die Methode der Wahl ([6, 7, 27–29], s. Tab. 3.9.10). Die meisten metastatischen Karzinome sind Adenokarzinome, die größtenteils überlappende morphologische Kriterien aufweisen, sodass eine immunzytologische Bestätigung für die Zuordnung zu einem Primärtumor unerlässlich ist. Eine Auswahl diagnostisch relevanter Antigene ist der Tab. 3.9.11 zu entnehmen (s. a. Tab. 3.9.17).

Gastrointestinale Karzinome: Zu den häufigsten gastrointestinalen Karzinomen, die peritoneal metastasieren, zählen das Magenkarzinom und das Kolonkarzinom. Maligne Ergüsse beim *Magenkarzinom* sind in der Regel sehr zellreich, insbesondere bei Vorliegen des diffusen Typs nach Lauren. Häufig dominieren Einzelzellen, sodass dem Ungeübten die Diagnose eines Adenokarzinoms mitunter schwer fallen kann; auch ist die Intrazelluläre Schleimbildung nicht selten in nur wenigen Zellen erkennbar. Vielfach hilfreich ist daher eine zusätzliche PAS-Färbung wie auch der gezielte Nachweis definierter Antigene (CK7, CK20, gegebenenfalls Ki67). Eine detaillierte Beschreibung zytologische Kriterien ist dem Kapitel 3.2 zu entnehmen, zytologische Befunde des Magenkarzinoms im Aszites sind in den Abbildungen 3.9.11 und 3.9.12 ersichtlich.

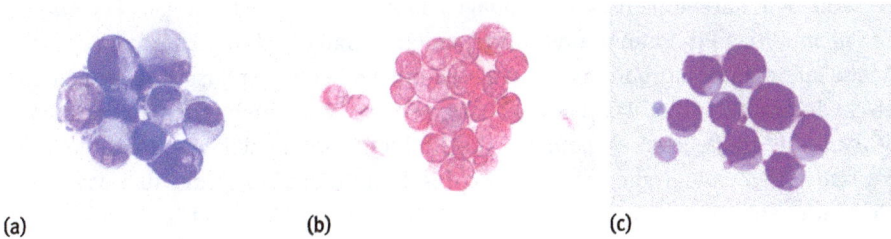

(a) (b) (c)

Abb. 3.9.11: Magenkarzinom, diffuser Typ.
Meist einzelne Tumorzellen und Ausbildung kleinerer Verbände mit markanten Kernatypien und randständiger Kernlagerung durch intrazelluläre Schleimbildung. (b) Expression von CK 20; (c) PAS-positive Tumorzellen.

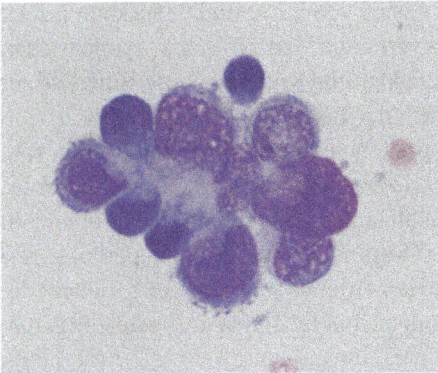

Abb. 3.9.12: Magenkarzinom, intestinaler Typ. Typische adenoide Zellverbände mit deutlichen Kernatypien und basophilem wie granuliertem Zytoplasma.

Das peritoneal metastasierte Magenkarzinom ist mit einer schlechten Prognose assoziiert. Das gilt auch für den Nachweis einzelner Tumorzellen in der Peritoneallavage [30–35]. So ist der Nachweis vereinzelter Tumorzellen mit einem Stadium IV der japanischen Klassifikation für das Magenkarzinom vereinbar [36, 37]. Die zytologische Anreicherung einzelner Tumorzellen aus der Peritoneallavage umfasst zunächst die Anreicherung der meist voluminösen Lavage durch Zentrifugation. Die quantitative Präparation des angereicherten Materials erfolgt durch eine Cytospin-Zentrifuge mit anschließender Färbung der Präparate nach May-Grünwald-Giemsa. Die immunzytologische Bestätigung des morphologischen Befundes vereinzelter Tumorzellen ist durch die Expression eines epithelialen Antigens, z. B. BerEp-4, möglich. In den letzten Jahren wurde zudem die Bestimmung molekularer Marker mittels PCR (u. a. CEA, MMP-7, CK20, Trypsinogen-1) als sensitive Alternative zur klassischen Zellanreicherung favorisiert [38, 39]. Der Ablauf der Anreicherung, Präparation wie auch die immunzytologische Detektion einzelner Tumorzellen aus peritonealem Lavagematerial ist in der Abb. 3.9.13 ersichtlich.

Von den Karzinomen des Ösophagus metastasiert vorzugsweise das *Barrett-Karzinom* in das Peritoneum und führt somit zur Ergussbildung. Es ist von anderen Adenokarzinomen morphologisch kaum zu unterscheiden, sodass eine gezielte klinische Information die Diagnose am ehesten stützt. Wesentlich seltener verursachen *ösophageale Plattenepithelkarzinome* die Bildung peritonealer wie auch pleuraler Ergüsse [51]. Zytologische Befunde für das Barrett-Karzinom und das ösophageale Plattenepithelkarzinom sind in den Abbildungen 3.9.14 und 3.9.15 ersichtlich (s. a. [51]); detaillierte zytologische Kriterien sowie diagnostisch relevante Antigene sind dem Kapitel 3.2 wie auch aus der Tab. 3.9.11 zu entnehmen.

Kolorektale Karzinome metastasieren sehr häufig in das Peritoneum. Der Nachweis von isolierten Tumorzellen in der Peritoneallavage gilt auch für kolorektale Karzinome als Hinweis auf eine schlechtere Prognose [40–42]. Im Lavage- und Ergussmaterial zeigen kolorektale Karzinome nicht immer die typische palisadenartige Lagerung der Zellkerne, wie sie in Feinnadelaspiraten oder Bürstungen zur Darstellung kommen. Durch den Nachweis der Expression von CK 20 und CDX-2 kann jedoch die Diagnose gesichert werden. Abb. 3.9.16 vermittelt den typischen zytologischen Befund eines Kolonkarzinoms im Aszites; zytologische Kriterien sowie Hinweise zur Immunzytologie sind dem Kapitel 3.3 wie auch der Tab. 3.9.11 zu entnehmen.

Zu den sehr seltenen Tumoren, die zur peritonealen Ergussbildung führen, zählen die *epithelialen muzinösen Tumoren der Appendix*, die als eine Ursache für das Pseudomyxoma peritonei, einer massiven Schleimansammlung im Bauchraum, gilt. Auch können schleimbildende Tumoren des Ovars ein Pseudomyxoma peritonei verursachen. Erstmals wurde das Pseudomyxoma peritonei als Folge eines Tumors der Appendix 1909 beschrieben [43]. Die WHO unterscheidet drei verschiedene Differen-

Abb. 3.9.13: Anreicherung und Präparation einer Peritoneallavage.
(a) Cytospin-Zentrifuge der Firma Thermo Fisher Scientific (links); Cytofunnel mit Darstellung des Zentrifugationsprinzips (rechts). Das Prinzip der Zellpräparation liegt in der Entfernung der Flüssigkeit des Lavagematerials durch eine zwischen Cytofunnel und Objektträger eingelegte Filterkarte.

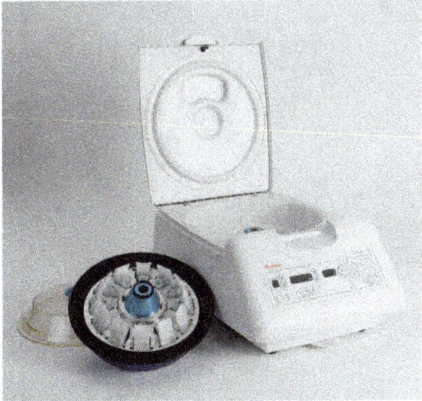

(a)

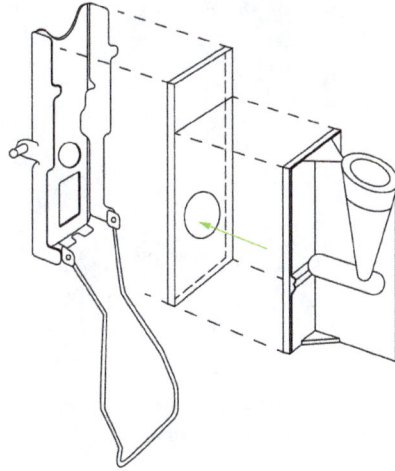

Peritoneales
Lavagematerial

Anreicherung
→
Zentrifugation
1000 × g/10 Min

Sediment

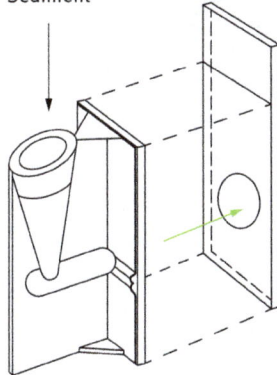

Cytospin
1000 × g/10 Min

May-Grünwald-Giemsa
Färbung

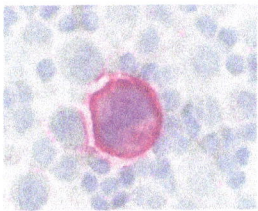

Immun-
zytologie

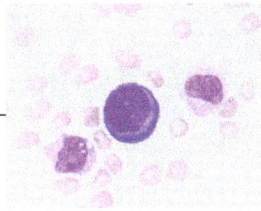

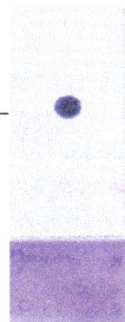

BerEp-4-positive Tumorzelle

(b)

(b) Ablauf einer Lavageanreicherung durch Zentrifugation, Präparation mittels Cytospin, Beurteilung der Präparate in der MGG-Färbung sowie einer bestätigenden Immunzytologie durch den Nachweis eines epithelialen Antigens, z. B. BerEp-4.

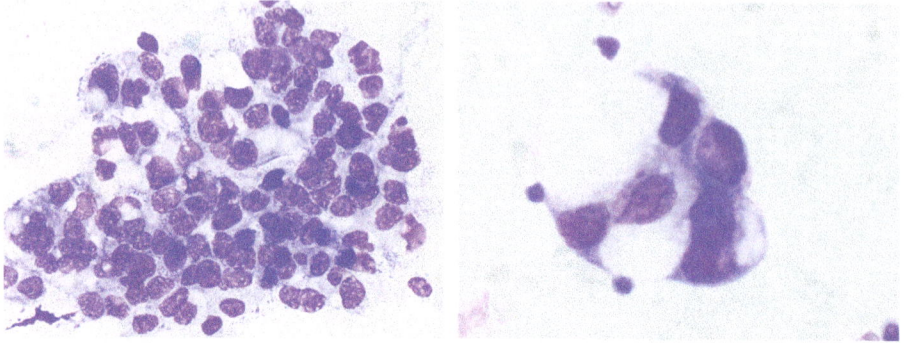

Abb. 3.9.14: Barrett-Karzinom.
Adenoide Tumorzellverbände mit pleomorphen Kernen und Zeichen intrazellulärer Schleimbildung mit randständiger Kernlagerung.

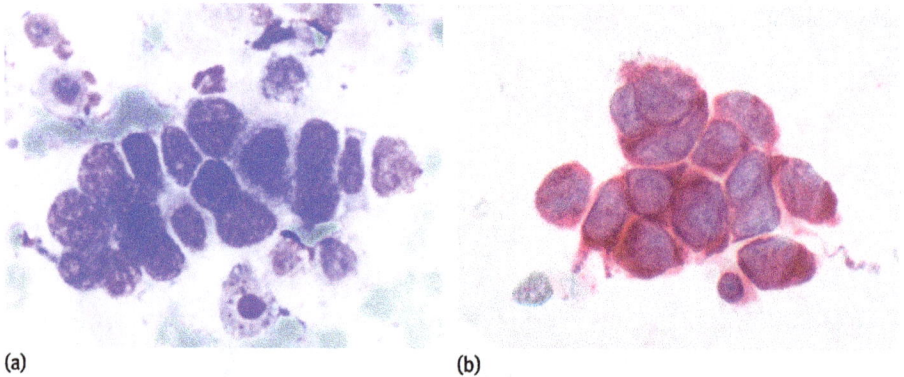

(a)   (b)

Abb. 3.9.15: Ösophageales Plattenepithelkarzinom, unverhornt.
Plattenepithelial differenzierte Tumorzellverbände mit markanten Kernatypien und Expression von CK 5/6 (b).

zierungen epithelialer muzinöser Tumoren der Appendix mit sehr unterschiedlichem Malignitätspotential [44]:

– Adenom,
– muzinöse Neoplasie low grade,
– muzinöses Adenokarzinom.

In der zytologischen Literatur wurde über das Pseudomyxoma peritonei bislang eher sporadisch berichtet [45–48]. Auf Grund der massiven Schleimbildung zeichnet sich der Aszites durch eine charakteristische gelatinöse Beschaffenheit aus, weswegen die Gewinnung wie auch die Präparation des aspirierten Materials Schwierigkeiten bereiten kann. Der Nachweis von Tumorzellen kann häufig nicht erbracht werden, da diese durch den hohen Schleimanteil im Ergussmaterial überlagert werden. Auch be-

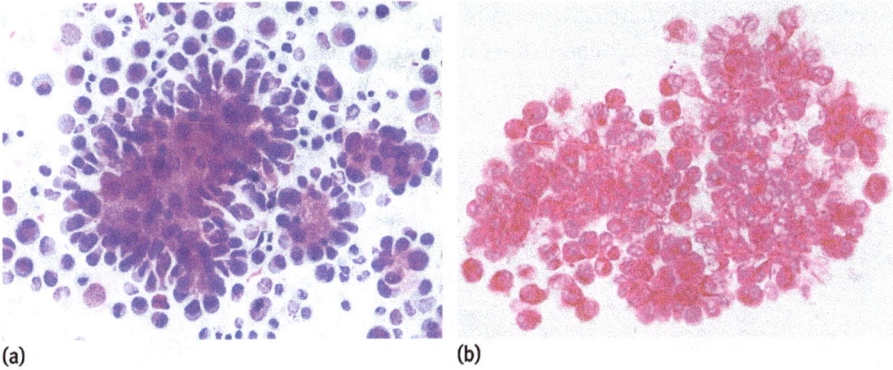

(a)　　　　　　　　　　　　　　　(b)

Abb. 3.9.16: Kolonkarzinom.
Adenoide Tumorzellverbände mit typischer palisadenartiger Anordnung der pleomorphen Kerne und
kräftiger Expression von CK 20 (b).

reitet die Dignitätsklärung vereinzelt eingestreuter Epithelien Schwierigkeiten, da die
Atypien der Kerne häufig diskret ausgebildet sind. Der zytologische Befund eines muzinösen Adenokarzinoms der Appendix ist in der Abb. 3.9.17 ersichtlich.

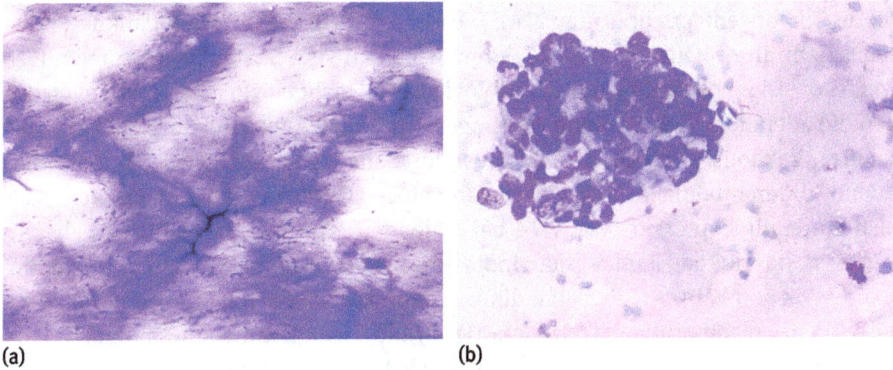

(a)　　　　　　　　　　　　　　　(b)

Abb. 3.9.17: Muzinöses Adenokarzinom der Appendix (*Pseudomyxoma peritonei*).
Aszites mit massenhaftem Nachweis von teils metachromatischem Schleim (a) und sehr vereinzelt
eingestreuten adenoiden Tumorzellverbänden mit Zeichen der Schleimbildung (b).

Als ebenfalls seltener Tumor, der auch zur Bildung von peritonealen Ergüssen führen
kann, gilt das *schleimbildende Karzinoid der Appendix*, über das in der zytologischen
Literatur nur vereinzelte Publikationen vorliegen [49, 50]. Die Tumorzellen weisen eine neuroendokrine wie auch glanduläre Differenzierung auf. Durch die intrazelluläre Schleimbildung sind die Zellkerne randständig gelagert (Goblet-cell-Aspekt); nennenswerte Kernatypien sind kaum nachweisbar. Im Erguss imponieren sowohl Ein-

zelzellen wie auch tubuläre Zellverbände. Der zytologische und histologische Befund eines typischen schleimbildenden Karzinoids ist in der Abb. 3.9.18 ersichtlich.

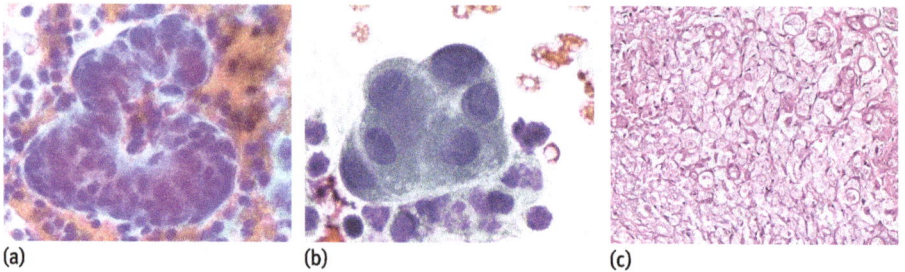

(a)   (b)   (c)

Abb. 3.9.18: Schleimbildendes Karzinoid der Appendix.
Größere Tumorzellverbände mit adenoid-papillärem Aspekt (a) und intrazellulärer Schleimbildung mit randständiger Kernlagerung (b). (c) Histologischer Befund mit schleimbildenden Tumorzellen (Präparat Dr. Rappel, Kulmbach).

Pankreaskarzinome, Karzinome der Leber und Gallenwege: Von den Pankreastumoren wird *das duktale Pankreaskarzinom* mit seinen verschiedenen Varianten mit großem Abstand am häufigsten im Ergussmaterial diagnostiziert, was der Häufigkeit dieses Tumors entspricht (s. Kap. 3.6). Die Morphologie des duktalen Pankreaskarzinoms kann in Abhängigkeit vom Grading wie auch vom Subtyp sehr variieren [52], sodass die Diagnostik ohne Immunzytologie häufig nicht möglich ist. Nicht selten zeigen die adenoiden Zellverbände eine scheibenförmige Anordnung der Zellkerne bei häufiger Vakuolisierung des Zytoplasmas. Durch die Vakuolisierung des Zytoplasmas kommt differentialdiagnostisch auch das seröse Ovarialkarzinom in Betracht, das sich durch die Expression von WT-1 bei fehlender Expression von MUC5AC abgrenzen lässt. Das duktale Pankreaskarzinom hingegen exprimiert MUC5AC bei fehlender Expression von WT-1 [53]. Schlecht differenzierte Karzinome imponieren meist durch dissoziierte, pleomorphe Einzelzellen. Der zytologische Befund eines duktalen Pankreaskarzinoms ist in der Abb. 3.9.19 ersichtlich. Diagnostisch relevante Antigene sind der Tab. 3.9.11 zu entnehmen (s. a. Kap. 3.6).

Das *hepatozelluläre Karzinom* gilt als seltene Ursache einer Ergussbildung, weswegen über die Morphologie des hepatozellulären Karzinoms in der Literatur bisher nur vereinzelt berichtet wurde [56–59]. Die Ergussbildung durch hepatozelluläre Karzinome ist mit einer sehr schlechten Prognose verbunden [60]. Zytodiagnostisch bereitet das hepatozelluläre Karzinom kaum Schwierigkeiten. So bestehen hinsichtlich der Morphologie des hepatozellulären Karzinoms in Ergüssen kaum Unterschiede zu den Befunden in Feinnadelaspiraten (s. Kap. 3.5.1.4). Neben Einzelzellen mit großen vesikulären Kernen und prominenten Nukleoli kommen auch lockere Zellaggregate zur Darstellung. In etwa 30 % der Fälle ist eine neutrophile Reaktion ohne Hinweis auf eine Superinfektion nachweisbar [56]. Differentialdiagnostisch kommt das epit-

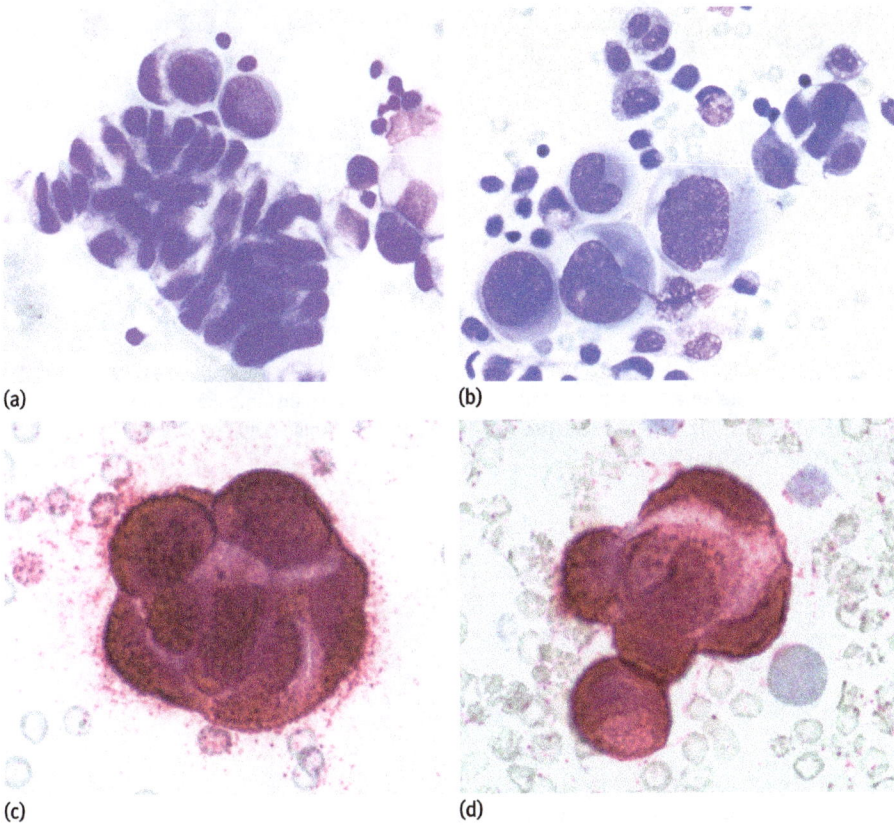

Abb. 3.9.19: Duktales Pankreaskarzinom.
(a) Adenoide Tumorzellverbände mit deutlichen Kernatypien, kernverschobener Kern-Plasma-Relation und scheibenartig angeordneten Kerne. (b) Duktales Pankreaskarzinom, undifferenzierter Typ, mit fast ausschließlichem Nachweis pleomorpher Einzelzellen. (c) kräftige Expression von MUC-1 und CA 19-9 (d).

heloide Mesotheliom wie auch andere Adenokarzinome in Betracht. Bei immunzytologischen Untersuchungen ist die fehlende Expression von BerEp-4 zu berücksichtigen. Der zytologische Befund eines hepatozellulären Karzinoms ist in der Abb. 3.9.20 ersichtlich; zytologische Kriterien sowie Hinweise zur Immunzytologie sind dem Kapitel 3.5.1.4 sowie der Tab. 3.9.11 zu entnehmen.

Cholangiozelluläre Karzinome verursachen selten Ergüsse. Neben Einzelzellen kommen auch typische adenoide Tumorzellverbände zur Darstellung, die sich rein morphologisch kaum von anderen Adenokarzinomen abgrenzen lassen. Der Befund eines cholangiozellulären Karzinoms ist in der Abb. 3.9.21 ersichtlich; zytologische Kriterien sowie Hinweise zur Immunzytologie sind den Kapiteln 3.5.1.4 und 3.5.2 und der Tab. 3.9.11 zu entnehmen.

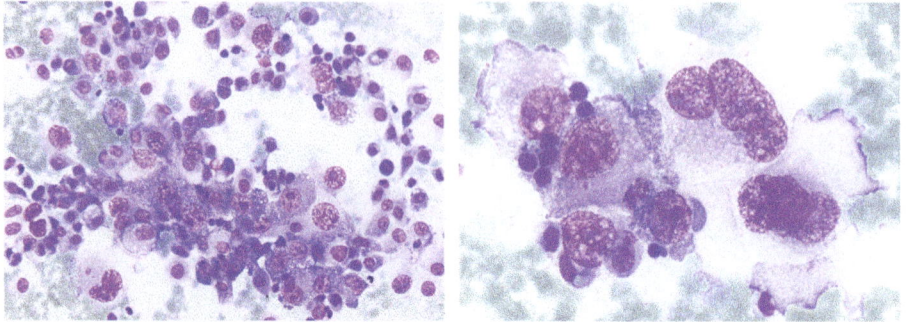

Abb. 3.9.20: Hepatozelluläres Karzinom.
Tumorzellen und kleinere Zellverbände mit ausgeprägten Kernatypien (Anisokaryose, Kernpleomorphie, unruhige Chromatinstruktur, prominente Nukleoli mit Aniso- und Poikolonukleolose) bei
grau-granuliertem Zytoplasma.

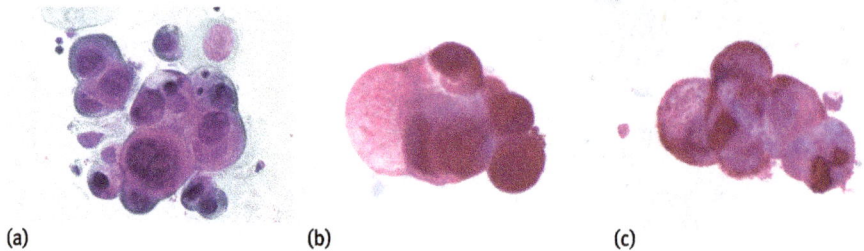

(a)   (b)   (c)

Abb. 3.9.21: Cholangiozelluläres Karzinom.
Adenoide Tumorzellverbände mit markanten Kernatypien (Anisokaryose, Kernpleomorphie, Hyperchromasie) sowie kräftiger Expression von CK 19 (b) und CA 19-9 (c).

Ovarialkarzinome: Ovarialkarzinome metastasieren sehr häufig und frühzeitig in das
Peritoneum, weswegen durch die Aszioteszytologie nicht selten die Primärdiagnose eines Ovarialkarzinoms gestellt wird. Ovarialkarzinome leiten sich vom mesonephri-
schen Zölomepithel ab und können dementsprechend in folgende Gruppen unterteilt
werden:
– epitheliale Tumoren,
– Keimstrang-Stroma-Tumoren,
– Keimzell-Tumoren.

Die weitaus meisten Ovarialtumoren in Ergüssen umfassen Karzinome, wobei seröse
Karzinome am häufigsten vorkommen, seltener dagegen muzinöse und endometrioi-
de. Alle weiteren Ovarialtumoren werden nur sehr selten im peritonealen Ergussmaterial diagnostiziert. Zytologische Kriterien sowie Hinweise zur Immunzytologie des

Tab. 3.9.12: Zytologische Kriterien des serösen und muzinösen Ovarialkarzinoms.

Seröses Ovarialkarzinom
- Zellkerne: variabel, mäßige Anisokaryose und Kernpleomorphie, kompakte Chromatinstruktur, häufig Nukleoli, schlecht differenzierte Karzinome mit ausgeprägter Größen- und Formvarianz der Kerne bei Mehrkernigkeit mit unterschiedlichen Kerngrößen und Nachweis von Mitosen
- Zytoplasma: grau-granuliert, nicht selten vakuolisiert, mitunter Mikrovilli
- Kern-Plasma-Relation: meist deutlich kernverschoben
- Zellverbände: häufig papilläre bzw. adenoide Zellverbände
- Besonderheiten: gehäufter Nachweis von Psammomkörperchen, nicht selten ausgeprägte Vakuolisierung des Zytoplasmas (Verwechslung mit intrazellulärer Schleimbildung!)
- Differentialdiagnose: andere papilläre Karzinome (Uterus, Gastrointestinaltrakt), seröse Borderlinetumoren
- Immunzytologie: s. Tab. 3.9.11

Muzinöses Ovarialkarzinom
- Zellkerne: geringe Kernatypien, dichtes Chromatin, mitunter kleine Nukleoli
- Zytoplasma: schaumiges Zytoplasma mit Nachweis von Schleimkugeln
- Kern-Plasma-Relation: kaum verschoben
- Zellverbände: meist Einzelzellen
- Besonderheiten: Tumorzellen ähneln weißschaumigen Makrophagen und können leicht übersehen werden
- Differentialdiagnose: kaum Verwechslungsmöglichkeiten
- Immunzytologie: CK7 +, CK20 +, CDX-2 +, CEA +, CA 125 –, ER –, PR –

---

serösen und muzinösen Ovarialkarzinoms sind den Tabellen 3.9.11 und 3.9.12 zu entnehmen (s. a. [61–65]); korrespondierende zytologische Befunde sind in den Abbildungen 3.9.22 und 3.9.23 ersichtlich.

Mammakarzinome: Mammakarzinome sind sehr häufige Ursachen maligner Pleuraergüsse, während peritoneale Metastasen eher seltener auftreten und stets mit einer sehr schlechten Prognose verbunden sind [66, 67]. Zumeist metastasieren duktale Mammakarzinome, während lobuläre und insbesondere medulläre Mammakarzinome sehr selten im Ergussmaterial nachgewiesen werden. Das duktale Mammakarzinom imponiert in der Regel durch zahlreiche charakteristische morulaartige Verbände, die durch Zusammenschluss aus duktalen Verbänden gebildet werden. Für das lobuläre Mammakarzinom ist der Befund einzelner Tumorzellen charakteristisch. Die bekannten Prognosefaktoren wie HER-2-Neu und Hormonrezeptoren können an luftgetrockneten Sedimentausstrichen problemlos bestimmt werden. Die wichtigsten zytologischen Kriterien sowie die Immunzytologie des duktalen und lobulären Mammakarzinoms sind der Tab. 3.9.13 zu entnehmen (s. a. [48, 63, 68–70, 74]); zytologische Befunde sind in den Abbildungen 3.9.24 und 3.9.25 ersichtlich.

Lungenkarzinome: Bronchiale Adenokarzinome und kleinzellige Bronchialkarzinome metastasieren selten in das Peritoneum, die Häufigkeit von peritonealen Metastasen wird in einer größeren Studie mit 1,2 % angegeben [66, 71, 72].

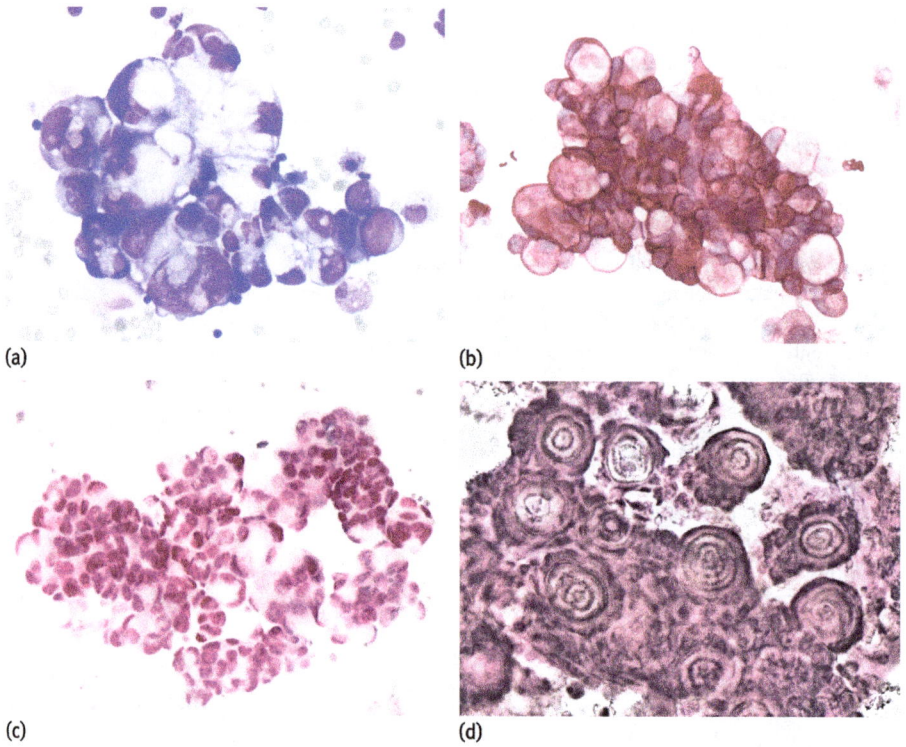

(a)

(b)

(c)

(d)

Abb. 3.9.22: Seröses Ovarialkarzinom.
Größere adenoide Tumorzellverbände mit starker Vakuolisierung des Zytoplasmas sowie Expression von CA 125 (b) und Kernexpression von WT-1 (c). (d) Aszitessediment mit reichlichem Nachweis von runden Psammomkörperchen in typischer konzentrischer Schichtung (Papanicolaou-Färbung). Abb. b aus [97].

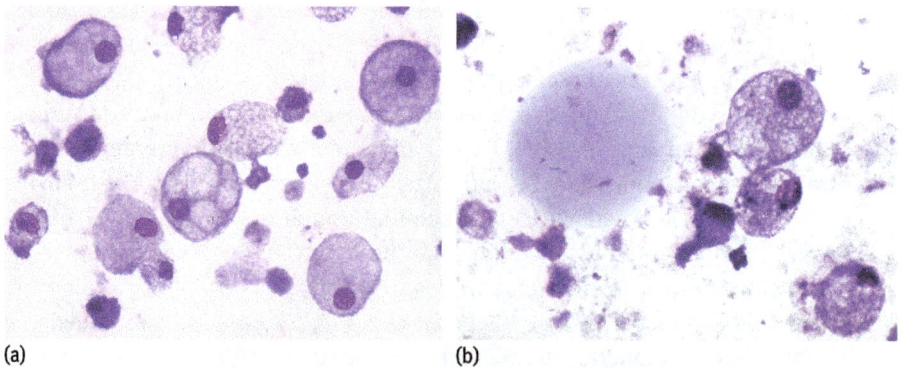

(a)

(b)

Abb. 3.9.23: Muzinöses Ovarialkarzinom.
Meist einzelne Tumorzellen ohne auffällige Kernatypien, grau-granuliertes Zytoplasma sowie Nachweis intrazellulärer Schleimkugeln, die auch häufig extrazellulär nachweisbar sind. (b) Große extrazelluläre Schleimkugel.

Tab. 3.9.13: Zytologische Kriterien des duktalen und lobulären Mammakarzinoms.

Duktales Mammakarzinom
- Zellkerne: Anisokaryose und Kernpleomorphie, Hyperchromasie, verdichtetes Chromatin, Nukleoli
- Zytoplasma: grau-opak, mitunter auch granuliert, auch Schleimbildung mit randständiger Kernlagerung (Siegelringaspekt)
- Kern-Plasma-Relation: kernbetont verschoben
- Zellverbände: adenoide und teils papillär anmutende oder kugelige Zellverbände
- Besonderheiten: Nachweis morulaartiger Verbände („Proliferationskugeln")
- Differentialdiagnose: Adenokarzinom mit Ausbildung morulaartiger Verbände, vor allem Ovarialkarzinome, Mesotheliome
- Immunzytologie: s. Tab. 3.9.11

Lobuläres Mammakarzinom
- Zellkerne: meist markante Kernatypien, Hyperchromasie, verdichtete Chromatinstruktur, selten Nukleoli
- Zytoplasma: grau-opak bis granuliert
- Kern-Plasma-Relation: kernverschoben
- Zellverbände: kaum nachweisbar, zumeist Einzelzellen mit häufig exzentrischer Kernlagerung
- Besonderheiten: ausschließlich Einzelzellen mit häufig plasmazytoidem Aspekt durch exzentrische Kernlagerung
- Differentialdiagnose: Adenokarzinome mit Einzelzellaspekt, vor allem das diffuse Magenkarzinom
- Immunzytologie: s. Tab. 3.9.11

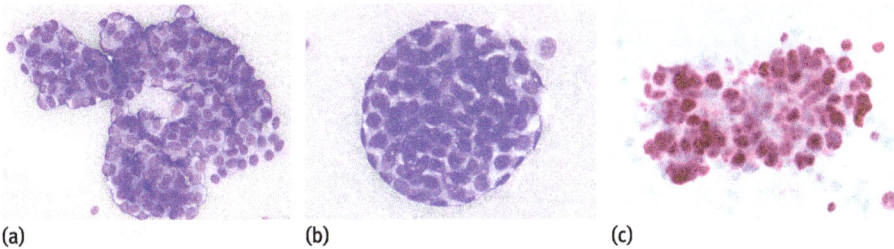

(a)　　　　　　　　　　(b)　　　　　　　　　　(c)

Abb. 3.9.24: Duktales Mammakarzinom.
Adenoide Tumorzellverbände mit eher diskreten Kernatypien (a). Die Ausbildung morulaartiger Verbände (b) ist charakteristisch. (c) Kernexpression von Mammaglobin A.

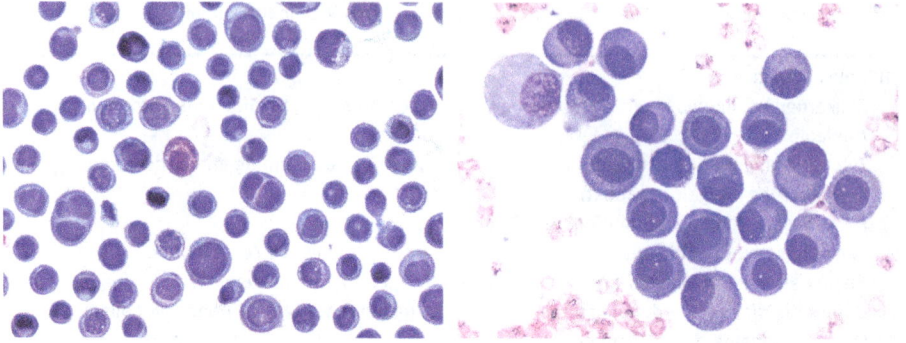

Abb. 3.9.25: Lobuläres Mammakarzinom.
Fast ausschließlich Einzelzellen mit Anisokaryose und Kernpleomorphie, Hyperchromasie und kompakter Chromatinstruktur, kernverschobener Kern-Plasma-Relation und leichter Plasmabasophilie.

Bronchiale Adenokarzinome ähneln in ihrer Morphologie Adenokarzinomen anderer Organe, sodass bei unklarem Primärtumor die Diagnose immer immunzytologisch gesichert werden sollte. Hierbei hat sich der Nachweis von TTF-1 als diagnostisch relevant erwiesen, das in etwa 85 % durch bronchiale Adenokarzinome exprimiert wird. Die wichtigsten zytologischen Kriterien sowie die Immunzytologie bronchialer Adenokarzinome sind der Tab. 3.9.14 zu entnehmen (s. a. [48, 63, 70, 73, 74]); zytologische Befunde sind in der Abb. 3.9.26 ersichtlich.

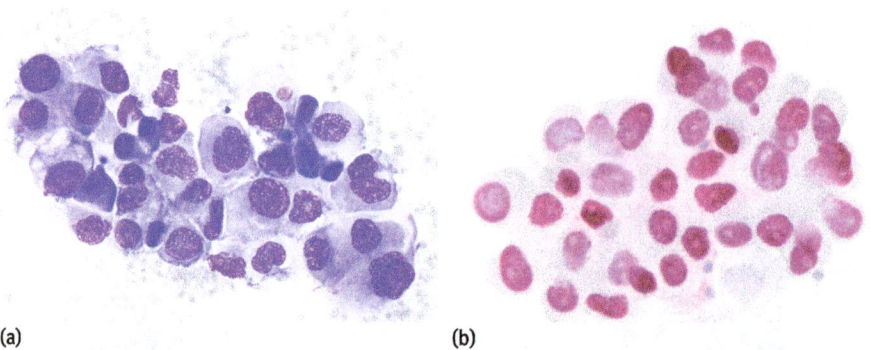

(a) (b)

Abb. 3.9.26: Bronchiales Adenokarzinom.
Adenoide Tumorzellverbände mit deutlichen Kernatypien und grau-granuliertem Zytoplasma sowie kräftiger Kernexpression von TTF-1 (b).

Kleinzellige Bronchialkarzinome imponieren durch ihre ausgeprägte Anaplasie und die typische moulding-Lagerung der Zellen in den Verbänden. Die Ergüsse sind in der Regel eher mäßig zellreich, sodass besonders dissoziierte Tumorzellen schnell übersehen werden können. Zytologische Kriterien wie auch die Immunzytologie des kleinzel-

Tab. 3.9.14: Zytologische Kriterien von Bronchialkarzinomen.

Bronchiales Adenokarzinom
- Zellkerne: Anisokaryose und Kernpleomorphie, Hyperchromasie mit Nachweis von Chromozentren, nicht selten Mehrkernigkeit mit unterschiedlichen Kerngrößen, prominente Nukleoli
- Zytoplasma: grau-opak bis basophil, nicht selten eosinophile Granulation, randständige Kernlagerung bei intrazellulärer Schleimbildung
- Kern-Plasma-Relation: kernbetont verschoben
- Zellverbände: adenoide wie auch papillär anmutende Zellverbände
- Besonderheiten: Verwechslungsmöglichkeit des Siegelringzelltyps mit einem Magenkarzinom (diffuser Typ)
- Differentialdiagnose: Adenokarzinome des Gastrointestinaltrakts, Mesotheliom, reaktive Mesothelien
- Immunzytologie: s. Tab. 3.9.11

Kleinzelliges Bronchialkarzinom
- Zellkerne: relativ kleine Kerne (ca. 3-fache Größe von Lymphozyten), Anisokaryose, Kernpleomorphie, Hyperchromasie, feingranuläres Chromatin, kein Nachweis von Nukleoli (MGG-Färbung)
- Zytoplasma: grau bis basophil, meist schlecht erhalten
- Kern-Plasma-Relation: maximal kernverschoben (Anaplasie)
- Zellverbände: häufig mittelgroße Zellgruppen, dissoziierte Tumorzellen
- Besonderheiten: Lagerung der Zellen in moulding-Form
- Differentialdiagnose: Lymphozytose, Lymphome, Ewing-Sarkom, Merkelzellkarzinom
- Immunzytologie: s. Tab. 3.9.11

ligen Bronchialkarzinoms sind der Tab. 3.9.14 zu entnehmen (s. a. [48, 63, 70, 73, 74]); zytologische Befunde sind in der Abb. 3.9.27 ersichtlich.

Nierenzellkarzinome: Nierenzellkarzinome metastasieren selten in das Peritoneum, jedoch etwas häufiger in die Pleura [75, 76], wobei das *hellzellige Nierenzellkarzinom* wesentlich häufiger als das papillär-chromophile Nierenzellkarzinom diagnostiziert wird. Die morphologischen Eigenschaften beider Entitäten überlagern sich häufig, sodass eine sichere Unterscheidung mitunter nicht möglich ist. In den zellarmen bis zellreichen Ergüssen kommen neben Einzelzellen auch lockere Zellverbände in teils papillärer Differenzierung zur Darstellung. Neben Kernatypien mit Anisokaryose, Kernpleomorphie und unruhiger Chromatinstruktur finden sich nicht selten prominente Nukleoli [60, 63, 74, 77–79]. Das Zytoplasma ist hell-facettiert bzw. vakuolisiert und zeigt gehäuft eine eosinophile Granulation. Als diagnostisch relevante Antigene gelten Vimentin und CD10 (s. a. Tab. 3.9.11). Der zytologische Befund eines hellzelligen Nierenzellkarzinoms ist in der Abb. 3.9.28 ersichtlich.

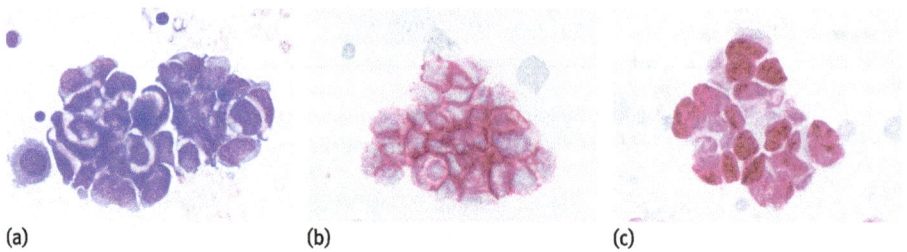

(a)   (b)   (c)

Abb. 3.9.27: Kleinzelliges Bronchialkarzinom.
Tumorzellverband anaplastischer Tumorzellen mit deutlicher Anisokaryose und Kernpleomorphie, feingranulärer Chromatinstruktur und charakteristischer Moulding-Lagerung der Zellen. (b) Expression von CD 56; (c) kräftige Expression von Ki 67 durch ca. 80 % der Tumorzellen.

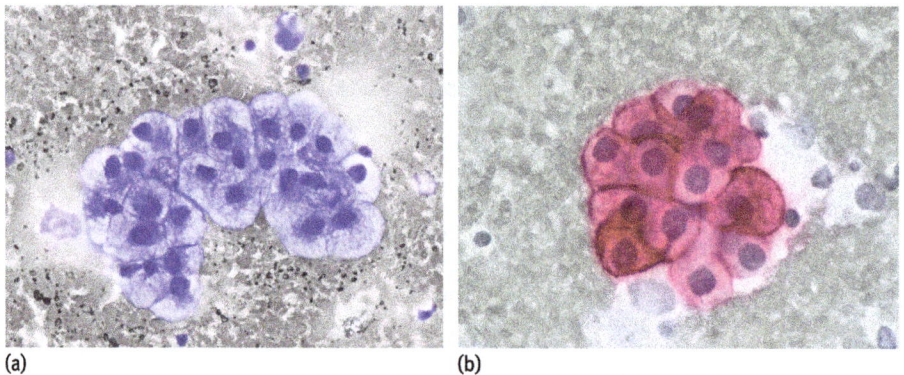

(a)   (b)

Abb. 3.9.28: Hellzelliges Nierenzellkarzinom.
Adenoid-papillärer Tumorzellverband mit charakteristischem hell-facettiertem Zytoplasma (Pflanzenzellaspekt) und Expression von CD 10.

Lymphome

Maligne Lymphome verursachen relativ oft Ergussbildungen. Ihre Häufigkeit wird mit 10–15 % aller malignen Ergüsse beziffert [80], wobei Non Hodgkin- und Hodgkin-Lymphome in Pleuraergüssen mit 20–30 % am häufigsten diagnostiziert werden [81]. Mit 15–95 % ist die diagnostische Genauigkeit sehr variabel beziffert und zeigt eine deutliche Abhängigkeit vom Lymphomtyp [82]. Im Gegensatz zu Karzinomen, welche über die Infiltration in die Serosa eine Ergussbildung verursachen, ist die Entstehung sekundärer Ergüsse durch Obstruktion lymphatischer Gefäße bedingt [83]. Hieraus erklärt sich auch der häufig chylöse Aspekt der Ergüsse.

Als Ausnahme gilt das *primäre Ergusslymphom*, welches überwiegend bei AIDS-Patienten entsteht und in der Regel nur in einer serösen Höhle nachgewiesen werden kann. Weitere Ursachen für die Entstehung dieses Lymphoms sind immunsuppressive Therapien älterer Patienten sowie eine Leberzirrhose nach Hepatitis C. Die Lymphomzellen sind morphologisch sehr variabel. Neben immunoblastischen und plasmoblastischen Zellen können auch Hodgkin-ähnliche Zellen nachgewiesen werden. Die Kerne sind unregelmäßig begrenzt und zeigen prominente Nukleoli. Der Nachweis einer perinukleären Aufhellung wie auch die Expression von CD38 und CD138 gelten als Hinweis auf eine plasmoblastische Differenzierung. Des Weiteren exprimieren die Tumorzellen CD 45 bei fehlender Expression von CD19 und CD20 [83, 84].

Ergüsse bei malignen Lymphomen sind in der Regel sehr zellreich und zeigen zumeist eine deutliche Monomorphie lymphoider Zellen, wobei schon die Größe der Lymphomzellen eine erste Orientierung erlaubt (s. Tab. 3.8.8, Kap. 3.8). Eine weitere morphologische Differenzierung ist durch die Ausprägung von Kernatypien, Eigenschaften des Zytoplasmas und der Kern-Plasma-Relation gegeben. Eine weitere diagnostische Orientierung ist durch den immunzytologischen Nachweis weniger Antigene möglich (s. Abb. 3.9.29). Auf Grund der Morphologie und des orientierenden immunzytologischen Befundes kann ein definiertes Antigenpanel zur diagnostischen Klärung eingesetzt werden. Die wichtigsten zytologische Kriterien und korrespondierenden Zellbilder sowie Angaben zur Immunphänotypisierung der geläufigsten Lymphome sind dem Kapitel 3.8 „Lymphknoten" zu entnehmen. Eine Auswahl zytologischer Befunde maligner Lymphome im peritonealen Ergussmaterial ist in den Abbildungen 3.9.30–3.9.32 ersichtlich.

Besonders durch den Einsatz der Durchflusszytometrie zur Immunphänotypisierung von Lymphomen in Ergüssen gilt die zytologische Ergussdiagnostik als sehr sensitiv [80, 85, 86], sodass in den meisten Fällen eine der Histologie entsprechende Diagnostik erreicht werden kann. Dies gilt besonders für die Diagnostik von Rezidiven.

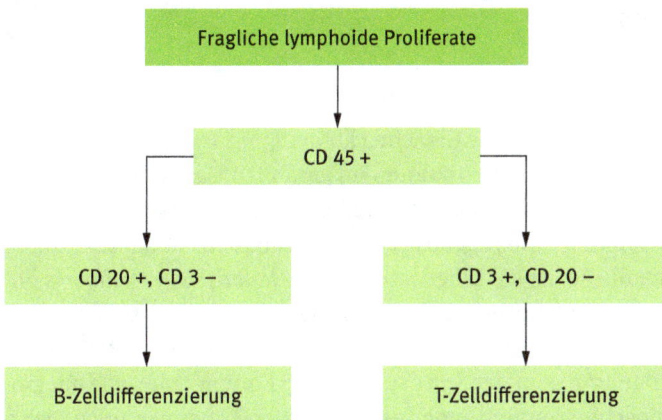

Abb. 3.9.29: Orientierende immunzytologische Differenzierung von Lymphomen. Durch Bestimmung weniger Antigene ist eine orientierende Diagnostik eines Lymphoms in den meisten Fällen möglich, jedoch ist zur definitiven Klärung die weiterführende Diagnostik indiziert.

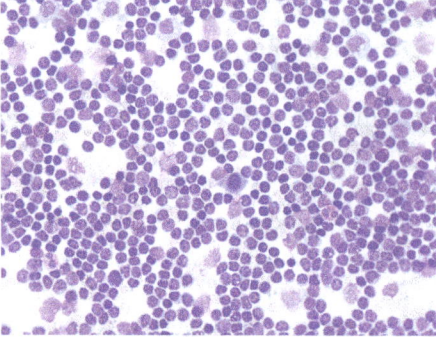

Abb. 3.9.30: Chronische lymphatische Leukämie (B-CLL).
Rasenartige Verteilung von Lymphomzellen mit aufgelockerter Chromatinstruktur und vereinzelt eingestreuten Prolymphozyten.

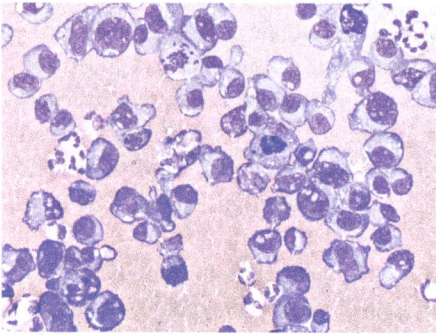

(a)

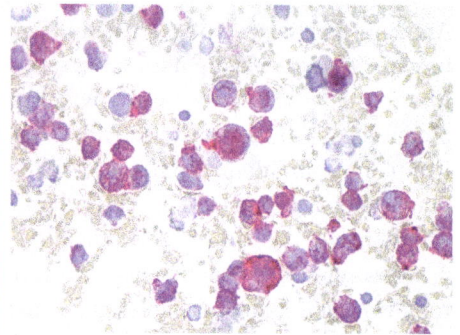

(b)

Abb. 3.9.31: Multiples Myelom.
Zahlreiche Plasmazellen mit Kernatypien und grauem Zytoplasma, eingestreuten Mitosen (a) sowie kräftiger Expression von CD 138 (b).

Malignes Melanom

Maligne Melanome gelten als eher seltene Ursachen für maligne Ergussbildungen [76], wenngleich sie häufig als metastatische Tumoren im gesamten Gastrointestinaltrakt vorkommen. Da Spätrezidive keine Seltenheit darstellen, kann ein entsprechender Erguss Fragen aufwerfen. Während die Diagnose eines *melanotischen Melanoms* kaum Schwierigkeiten bereiten dürfte, ist die Diagnostik des *amelanotischen Melanoms* ohne immunzytologische Untersuchungen häufig problematisch. Im Ergussmaterial imponiert das maligne Melanom in Form von Einzelzellen oder losen Aggregaten. Neben vergrößerten Kernen mit teils maximaler Anisokaryose und Kernpleomorphie mit grobem Chromatin, Kerneinschlüssen und prominenten Nukleoli kommen auch Mehrkernigkeit mit unterschiedlichen Kerngrößen sowie Riesenzellen zur Darstellung. Die Kerne sind häufig randständig angeordnet. Das zumeist reichliche Zytoplasma zeigt eine Pigmentierung mit grün-schwarzem Melanin in der May-Grünwald-Giemsa-Färbung. Amelanotische Melanome weisen ein grau-opakes und nicht selten vakuoliges Zytoplasma mit eosinophiler Granulation auf. Die Kern-Plasma-Relation ist äußerst

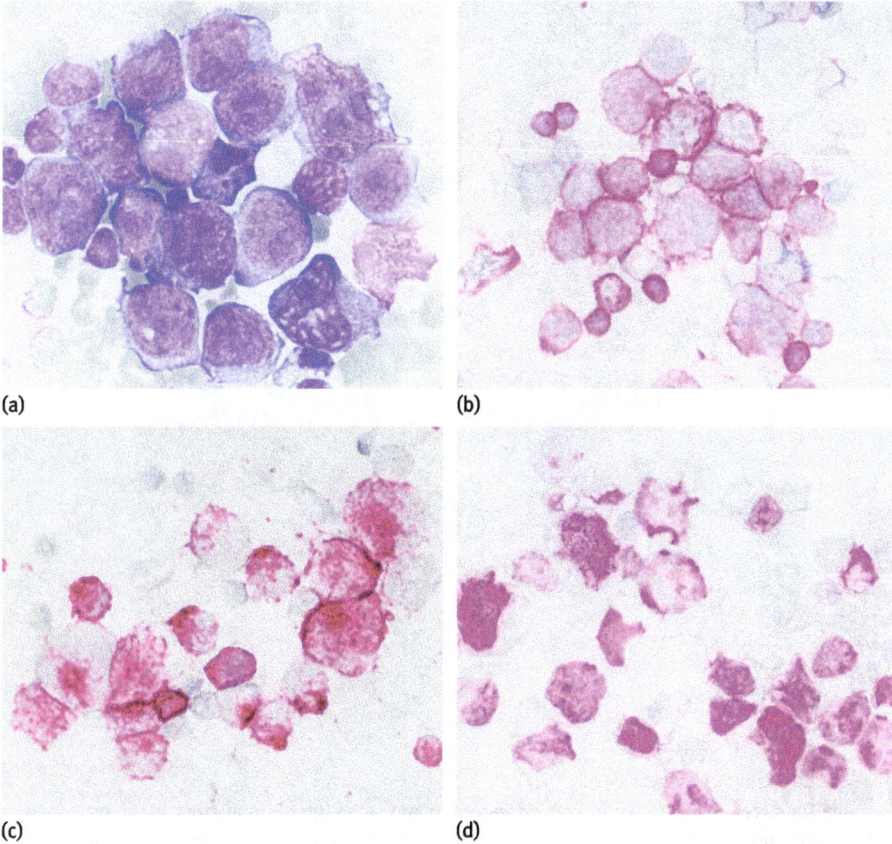

Abb. 3.9.32: Diffuses großzelliges B-Zell-Lymphom.
Blastäre Lymphomzellen mit markanter Pleomorphie, grober Chromatinstruktur, prominenten Nukleoli und Basophilie des Zytoplasmas. (b) Expression von CD 145; (c) Expression von CD 20; (d) kräftige Expression von Ki 67 durch 75 % der Lymphomzellen.

variabel. Melanome exprimieren die Antigene HMB45, Melan-A und S-100 [87–90]. Zytologische Befunde sind in der Abb. 3.9.33 ersichtlich.

Carcinoma of unknown primary

Unter einem Carcinoma of unknown primary (CUP-Syndrom) werden Tumorarten zusammengefasst, bei denen sich die Primärdiagnostik auf Metastasen beschränkt, ohne dass ein Primärtumor ermittelt werden kann. Die Inzidenz wird mit 6,5–9 Erkrankungen/100.000 Einwohnern beziffert [91]. Charakteristisch für diese Tumoren ist die abweichende Wachstumskinetik, wonach die Metastasen schneller wachsen als der Primärtumor. Auffällig sind auch atypische Wege der Metastasierung sowie die disseminierte Ausbreitung des Tumors [91]. Die meisten Primärtumoren sind in Lunge,

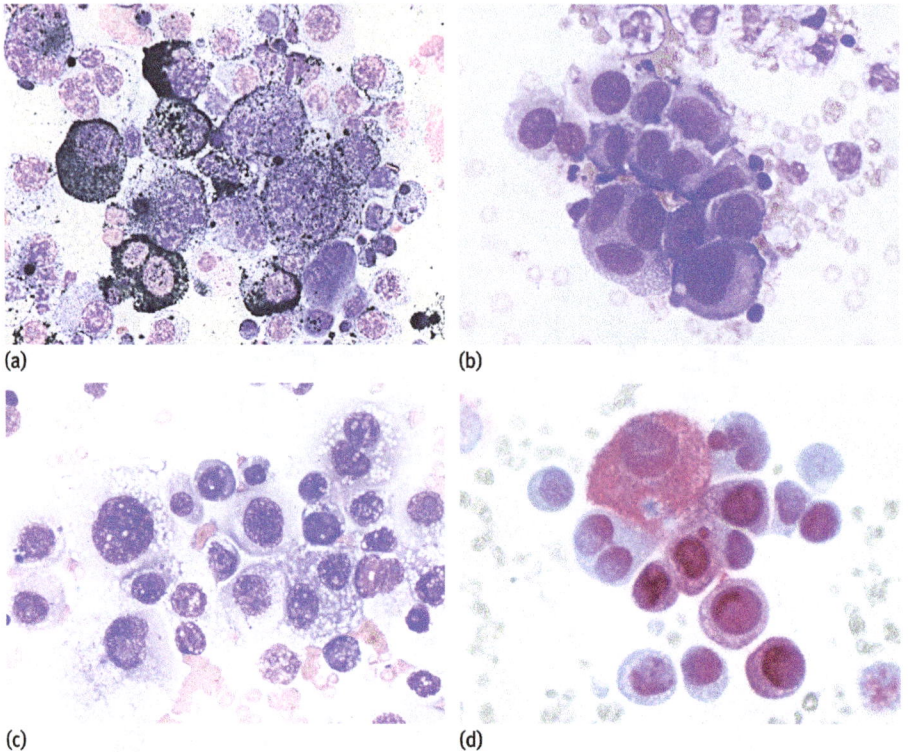

Abb. 3.9.33: Malignes Melanom.
Einzelne Tumorzellen mit ausgeprägter Pleomorphie, grobscholliger Chromatinstruktur, prominenten Nukleoli und kernverschobener Kern-Plasma-Relation. (a) Melanotische Form mit reichlichem Nachweis zytoplasmatischen Melanins. (b) Partiell melanotische Form mit diskretem Gehalt an rauchgrauem, zytoplasmatischem Melanin. (c+d) Amelanotische From mit hell-vakuolisiertem Zytoplasma mit eosinophiler Granulation sowie kräftiger Kernexpression von Melan A (d).

Pankreas, Leber- und Gallenwegen, Kolon, Rektum sowie in den Nieren lokalisiert [75, 76, 92–94].

In der Ergussdiagnostik entfallen etwa 15 % der malignen Ergüsse auf Primärtumoren unbekannten Ursprungs [76]. Zur Bestimmung des Ursprungs eines Primärtumors sind immunzytologische Bestimmungen unerlässlich, jedoch ergibt sich nicht selten aus der gezielten Anwendung einzelner zytologischer Kriterien bereits ein Hinweis auf einen möglichen Primärtumor ([93]. s. Tab. 3.9.15).

Die meisten der Primärtumoren unklaren Ursprungs entfallen mit einer geschätzten Häufigkeit von 45–60 % auf Adenokarzinome [91], deren orientierende Differenzierung durch die unterschiedliche Expression von CK 7 und CK 20 möglich ist (s. Tab. 3.9.16). In Ergänzung zum morphologischen Befund ist die Bestimmung der Expression einiger Leitantigene ebenfalls hilfreich (s. Tab. 3.9.17).

Tab. 3.9.15: Allgemeine zytologische Kriterien zur Differenzierung (Auswahl)[a].

Morphologie der Zellverbände	Möglicher Primärtumor (Auswahl)
Einzelzellen	Magenkarzinom (diffuser Typ), lobuläres Mammakarzinom, Urothelkarzinom, Melanom, Sarkome, Lymphome
Papillär	Seröses Ovarialkarzinom, Mesotheliom
Azinär	Adenokarzinome der Lunge, Mamma, Kolorektum, Magen, Ovar, Endometrium
Kugelförmig, morulaartig	Duktales Mammakarzinom, Mesotheliom, Ovarialkarzinom, papillär-chromophobes Nierenzellkarzinom, reaktive Mesothelverbände
Pseudomyxoma peritonei	Karzinome aus Appendix, Ovar oder Pankreas
palisadenartige Kernanordnung	Kolonkarzinom
Einzelzellkriterien	
Anaplasie	Lymphome, Melanom, kleinzelliges Bronchialkarzinom, Sarkome
Prominente Nukleoli	Hepatozelluläres Karzinom, Prostatakarzinom, Nierenzellkarzinom, undifferenzierte Karzinome
Pleomorphe Einzelzellen	Undifferenzierte Karzinome, Sarkome, Weichteiltumoren
Spindelzellen	Sarkome, Melanome
Riesenzellen	Großzelliges Bronchialkarzinom, Pankreaskarzinom, Sarkome
Siegelringzellen	Magenkarzinom, Pankreaskarzinom, Kolorektale Karzinome
Polyedrische Zellen	Hepatozelluläres Karzinom, Urothelkarzinom
Zytoplasmatisches Pigment	Hepatozelluläres Karzinom, Melanom
Helles, vakuolisiertes Zytoplasma	Nierenzellkarzinom, Adrenocorticales Karzinom, benigne Mesothelien, hellzellige Karzinome aus Pankreas und Endometrium
Zeichen der Verhornung	Plattenepithelkarzinome, Mukoepidermoidkarzinome, adenosquamöse Bronchialkarzinome und Pankreaskarzinome

[a] [94, 96]

Tab. 3.9.16: Differenzierung von Karzinomen durch die Zytokeratine 7 und 20[a].

CK7+/20+	CK7−/CK20+	CK7−/CK20−	CK7+/CK20−
Urothelkarzinom	Kolonkarzinom	Hepatozelluläres	Ovarialkarzinom[d]
Pankreaskarzinom	Merkelzellkarzinom	Karzinom	Endometriumkarzinom
Ovarialkarzinom[b]		Prostatakarzinom	Schilddrüsenkarzinom
Cholangiokarzinom		Nierenzellkarzinom[c]	Speicheldrüsenkarzinom
Magenkarzinom		Adrenokortikales	Mammakarzinom
		Karzinom	Lungenkarzinom
			Nierenzellkarzinom[e]

[a] ohne Berücksichtigung von Abweichungen (hierzu s. [95]);

[b] muzinös;

[c] hellzellig;

[d] nicht muzinös;

[e] papillär.

Tab. 3.9.17: Leitantigene zur Differenzierung von Tumoren unklaren Ursprungs[a].

Antigene	Tumoren
Zytokeratine, EMA, BerEp-4	Karzinome
CD45, CD20, CD3	Lymphome
CD56, Synaptophysin, Chromogranin	Neuroendokrine Tumoren
PSA, PSAP	Prostatakarzinom
GCDFP, Mammaglobin	Mammakarzinom
TTF-1	Bronchiales Adenokarzinom, Schilddrüsenkarzinom
Thyreoglobulin	Schilddrüsenkarzinom
HMB45, Melan A, S-100	Malignes Melanom
Uroplakin	Urothelkarzinom
WT-1, CA125	Seröses Ovarialkarzinom
CD10, Vimentin	Nierenzellkarzinom
Vimentin, Desmin, SMA	Sarkome
AFP β-HCG, PLAP	Keimdrüsentumoren
CDX-2	Kolonkarzinom, Pankreaskarzinom
HepPar-1, AFP	Hepatozelluläres Karzinom (BerEp-4 −)

[a] verändert nach [95]; EMA: Epitheliales Membranantigen; PSA: Prostataspezifisches Antigen; PSAP: Prostata Saure Phosphatase; GCDFP: Gross Cystic Disease Fluid Protein; TTF-1: Thyreoidaler Transkriptionsfaktor; WT-1: Wilms Tumorprotein; SMA: Smooth muscle actin; AFP: α1-Fetoprotein, β-HCG: Humanes Choriongonadotropin; PLAP: Plazentale Alkalische Phosphatase

Literatur

[1]   Motherby H, Nadjari B, Friegel P, Kohaus J, Ramp U, Böcking A. Diagnostic accuracy of effusion cytology. Diagn Cytopathol 1999,20,350–357.
[2]   Karoo ROS, Lloyd TDR, Garcea G, Redway HD, Robertson GSR. How valuable is ascitic cytology in the detection and management of malignancy? Postgrad Med J 2003,79,292–294.
[3]   Mohanty SK, Dey P. Serous effusions: diagnosis of malignancy beyond cytomorphology. An analytic review. Postgrad Med J 2003,79,569–574.
[4]   Metzgeroth G, Kuhn C, Schultheis B, Hehlmann R, Hastka J. Diagnostic accuracy of cytology and immunocytology in carcinomatous effusions. Cytopathol 2008,19,205–211.
[5]   Lie TS, Ogawa K. Aszites. Pathogenese, Diagnostik und Therapie. Schattauer 1996.
[6]   Doglioni C, Dei AP, Laurino L, Iuzzolino P, Chiarelli C, Celio M, Viale G. Calretinin: A novel immunochemical marker for mesothelioma. Amer J Surg Pathol 1996,20,1037–1046.
[7]   Latza U, Niedobitek G, Schwarting R, Nekarda H, Stein H. Ber-Ep4: A new monoclonal antibody which distinguishes epithelia from mesothelia. J Clin Pathol 1990,43,213–219.
[8]   Wiest R, Schölmerich J. Diagnostik und Therapie des Aszites. Dtsch. Ärzteblatt 2006,103,A1972–A1981.
[9]   Gerbes AL, Gülberg V, Sauerbruch T, Wiest R, Appenrodt B, Bahr MJ, Dollinger MM, Rössle M, Schepke M. S3-Leitlinie „Aszites, spontane bakterielle Peritonitis, hepatorenales Syndrom" Z Gastroenterol 2011,49,749–779.
[10] Pare P, Talbot J, Hoefs JC. Serum-ascites albumin concentration gradient: a physiologic approach to the differential diagnosis of ascites. Gastroenterology 1983,85,240–244.
[11] Almakdisi T, Massoud S, Makdisi G. Lymphomas and chylous Ascites: Review of the Literature. The Oncologist 2005,10,632–635.

[12] Schölmerich J. Leberzirrhose. In: Riemann JF, Fischbach W, Galle PR, Mössner J (Hg). Gastroenterologie. Das Referenzwerk für Klinik und Praxis, Bd. 2. Thieme 2008, 1422–1486.

[13] Offner FA. Peritonitis. In: Stolte M, Rüschoff J, Klöppel G (Hg). Verdauungstrakt und Peritoneum, Reihe Pathologie (Hg Klöppel G, Kreipe HH, Remmele W). Springer 2013, 884–911.

[14] Dever JB, Sheikh MY. Review article: spontaneous bacterial peritonitis – bacteriology, diagnosis, treatment, risk factors and prevention. Aliment Pharmacol Ther 2015,41,1116–1131.

[15] Schölmerich J, Glück T. Spontane bakterielle Peritonitis. Internist 1998,39,263–271.

[16] Wettstein M, Kudlek C, Häussinger D. Spontane bakterielle Peritonitis. Diagnose, Therapie und Prophylaxe. Dtsch. Ärzteblatt 2000,97,A2789–A2792.

[17] Schulze-Bergkamen H, Galle PR. Aszites. In: Riemann JF, Fischbach W, Galle PR, Mössner J (Hg). Gastroenterologie. Das Referenzwerk für Klinik und Praxis, Bd. 1. Thieme 2008, 24–31.

[18] Offner FA. Tumoren und tumorartige Läsionen des Peritoneums. In: Stolte M, Rüschoff J, Klöppel G (Hg). Verdauungstrakt und Peritoneum, Reihe Pathologie (Hg Klöppel G, Kreipe HH, Remmele W). Springer 2013,924–966.

[19] Miller J, Wynn WH. A malignant tumor arising from endothelium of the peritoneum and producing a mucoid ascitic fluid. J Path Bact 1908,12,267.

[20] Neumann V, Müller KM. Peritoneale Mesotheliome-Häufigkeiten und Ätiologie. Pathologe 1999,20,169–176.

[21] Nishino M. Is the cytodiagnosis of mesothelioma any easier this days? Cancer Cytopathol 2014, doi: 10.1002/cncy.21488.

[22] Hasteh F, Lin GY, Weidner N, Michael CW. The use of immunohistochemistry to distinguish reactive mesothelial cells from malignant mesothelioma in cytologic effusions. Cancer 2010,118,90–96.

[23] Kato Y, Tsuta K, Seki K, Maeshima AM, Watanabe S, Suzuki K, Asamura H, Tsuchiya R, Matsuno Y. Immunohistochemical detection of GLUT-1 can discriminate between reactive mesothelium and malignant mesothelioma. Mod Pathol 2007,20,215–220.

[24] Michael CW. Malignant Mesothelioma. In: Davidson B, Firat P, Michael CW (Hg). Serous Effusion. Etiology, Diagnosis, Prognosis and Therapy. Springer 2012,79–98.

[25] Patel NP, Taylor CA, Levine EA, Trupiano JK, Geisinger KR. Cytomorphologic features of primary peritoneal mesothelioma in effusion, washing, and fine-needle aspiration biopsy specimens. Examination of 49 cases at one institution, including post-intraperitoneal hyperthermic chemotherapy findings. Am J Clin Pathol 2007,128,414–422.

[26] Nasit JG, Dhruva G. Well-differentiated papillary mesothelioma of the peritoneum. A diagnostic dilemma on fine-needle aspiration cytology. Am J Clin Pathol 2014,142,233–242.

[27] Kundu UR, Krishnamurthy S. Use of the monoclonal antibody MOC-31 as an immunomarker for detecting metastatic adenocarcinoma in effusion cytology. Cancer 2011,119,272–278.

[28] Chhieng DC, Yee H, Schaefer D, Cangiarella JF, Jagirdar J, Chiriboga LA, Cohen JM. Calretinin staining pattern aids in the differentiation of mesothelioma from adenocarcinoma in serous effusions. Cancer 2000,90,194–200.

[29] Jo VY, Cibas ES, Pinkus GS. Claudin-4 immunohistochemistry is highly effective in distinguishing adenocarcinoma from malignant mesothelioma in effusion cytology. Cancer 2014,122,299–306.

[30] Schott A, Vogel I, Krueger U, Kalthoff H, Schreiber HW, Schmiegel W, Henne-Bruns D, Kremer B, Juhl H. Isolated tumor cells are frequently detectable in the peritoneal cavity of gastric and colorectal cancer patients and serve as a new prognostic marker. Ann Surg 1998,227,372–379.

[31] Hermanek P, Hutter RVP, Sobin LH, Wittekind C. Classification of isolated tumor cells and micrometastasis. Cancer 1999,86,2668–2673.

[32] Griniatsos J, Michail O, Dimitriou N, Karavokyros I. Lymph node, peritoneal and bone marrow micrometastasis in gastric cancer: their clinical significance. World J Gastrointest Oncol 2012,15,16–21.

[33] Pecqueux M, Fritzmann J, Adamu M, Thorlund K, Kahlert C, Reißfelder C, Weitz J, Rahbari NN. Free intraperitoneal tumor cells and outcome in gastric cancer patients: a systematic review and meta-analysis. Oncotarget 2015,6,35.564–35.578.

[34] Maeda H, Kobayashi M, Sakamoto J. Evaluation and treatment of malignant ascites secondary to gastric cancer. World J Gastroenterol 2015,21,10.936–10.947.

[35] Leake, PA, Cardoso R, Seevaratnam R, Lourenco L, Helyer L, Mahar A, Rowsell C, Coburn NG. A systematic review of the accuracy and utility of peritoneal cytology in patients with gastric cancer. Gastric Cancer 2012,15(1),S27–S37.

[36] Kodera Y. Gastric cancer with minimal peritoneal metastasis: is this a sign to give up or to treat more aggressively? Nagoya J Med Sci 2013,75,3–10.

[37] Aiko T, Sasako M. The new Japanese Classification of gastric carcinoma: points to be revised. Gastric Cancer 1998,1,25–30.

[38] Chae HD. Role of genetic detection in peritoneal washes with gastric carcinoma: the past, present and future. World J Gastrointestinal Oncol 2016,8,289–296.

[39] Marutsuka T, Shimada S, Shiomori K, Hayashi N, Yagi Y, Yamane T, Ogawa M. Mechanisms of Peritoneal Metastasis after Operation for Non-Serosa-invasive Gastric Carcinoma: An Ultrarapid Detection System for Intraperitoneal Free Cancer Cells and a Prophylactic Strategy for Peritoneal Metastasis. Clin Cancer Res 2003,9,678–685.

[40] Passot G, Mohkam K, Cotte E, Glehen O. Intra-operative lavage for colorectal cancer. World J Gastroenterol 2014,20,1935–1939.

[41] Mohan HM, O'Connor DB, O'Riordan JM, Winter DC. Prognostic significance of detection of microscopic peritoneal disease in colorectal cancer: a systematic review. Surg Oncol 2013,22,e1–e6.

[42] Rossi Del Monte S, Ranieri D, Mazzetta F, Kazemi Nava A, Raffa S, Torrisi MR, Ziparo V. Free peritoneal tumor cells detection in gastric and colorectal cancer. J Surg Oncol 2012,106,17–23.

[43] Fränkel E. Über das sogenannte Pseudomyxoma peritonei. Münchner Med Wochenschr 1901,48,965–970.

[44] Misdraji J. Mucinous epithelial neoplasms of the appendix and pseudomyxoma peritonei. Mod Pathol 2015,28,S67–S79.

[45] Shin HJC, Sneige N. Epithelial cells and other cytologic features of pseudomyxoma peritonei in patients with ovarian and/or appendiceal mucinous neoplasms. A study of 12 patients including 5 men. Cancer 2000,90,17–23.

[46] Pisharodi LR, Bedrossian CWM. Cytologic diagnosis of pseudomyxoma peritonei: common and uncommon causes. Diagn Cytopathol 1996,14,10–13.

[47] Mulvany N, Ooi K. Pseudomyxoma peritonei: a cytohistopathologic study of nine cases. Diagn Cytopathol 1996,15,144–150.

[48] Spieler P, Rössle M. Effusions. In: Nongynecologic Cytopathology. A Practical Guide. Springer 2012, 241–313.

[49] Zafar S, Chen H, Sun W, Das K. Cytology of metastatic appendiceal goblet cell carcinoid in pleural effusion fluid: a case report. Diagn Cytopathol 2008,36,894–898.

[50] Li X, Shukla P, Sinclair C, Czok S, Wei XJ, Simsir A. Goblet cell carcinoid in ascitic fluid. Diagn. Cytopathol 2013,41,922–925.

[51] Renshaw AA, Nappi D, Sugarbaker DJ, Swanson S. Effusion cytology of esophageal carcinoma. Cancer 1997,81,365–372.

[52] Di Bonito L, Dudine S, Falconieri G. Cytopathology of exocrine pancreatic carcinoma in effusion. Acta Cytol 1991,35,311–314.

[53] Han L, Pansare V, Al-Abbadi M, Husain M, Feng J. Combination of MUC5ac and WT-1 immuno-histochemistry is useful in distinguishing pancreatic ductal carcinoma from ovarian serous carcinoma in effusion cytology. Diagn Cytopathol 2010,38,333–336.

[54] Luse SA, Reagan JW. A histocytological study of effusions. II. Effusions associated with malignant tumors. Cancer 1954,7,1167–1181.

[55] Thapar M, Mishra K, Sharma A, Goyal V, Goyal V. Critical analysis of cell block versus smear examination in effusions. J Cytol 2009,26,60–64.

[56] Colli A, Coccioli M, Riva C, Marcassoli L, Pirola M, Di Gregorio P, Buccino G. Ascitic fluid analysis in hepatocellular carcinoma. Cancer 1993,72,677–683.

[57] Rosendale BE, Dusenbery D. Cytology of hepatocellular carcinoma in serous fluids: a report of three cases. Diagn Cytopathol 1996,15,127–131.

[58] Morishita Y, Etori F, Sawada K, Kachi H, Yamada T, Kawamori T, Tanaka T. Sarcomatous hepato-cellular carcinoma with malignant ascites. A report of two cases. Acta Cytol 1998,42,759–764.

[59] Heagley D, Gates JP, Schein C, Kluskens L, Reddy V, Gattus P. Serous fluids involved by hepato-cellular carcinoma: a review. Am J Clin Pathol 2012,138,A266.

[60] Davidson B, Michael CW, Firat P. Cancer of other origin. In: Davidson B, Firat P, Michael CW (Hg). Serous Effusions. Etiology, Diagnosis, Prognosis and Therapy. Springer 2012, 105–144.

[61] Bandyopadhyay A, Chakraborty J, Chowdhury AR, Bhattacharya A, Bhattacharya P, Chowdhury MK. Fine needle aspiration cytology of ovarian tumors with histological correlation. J Cytol 2012,29,35–40.

[62] Goel S, Argawal D, Goel N, Naim M, Khan T, Ekramulah M. Ultrasound guided fine needle aspiration cytology in ovarian neoplasms: An assessment of diagnostic accuracy and efficacy and role in clinical management. Internet J Pathol 2011, doi: 10.5580/a92.

[63] Roh MH, Michael CW. Common metastatic epithelial neoplasms. In: Michael CW, Chhieng DC, Bedrossian CWM (Hg). Cytohistology of the Serous Membranes. Cambridge University Press 2015, 169–194.

[64] Davidson B. Ovarian/primary peritoneal carcinoma. In: Davidson B, Firat P, Michael CW (Hg). Serous Effusion. Etiology, Diagnosis, Prognosis and Therapy. Springer 2012, 47–68.

[65] Schubert J. Leitfaden der Zytopathologie für Internisten. Karger 2014, 165–166.

[66] Ayantunde AA, Parsons SL. Predictors of poor prognosis in patients with malignant ascites: a prospective study. Clin Med Diagn 2012,2,1–6.

[67] Tuthill M, Pell R, Guiliani R, Lim A, Gudi M, Contractor KB, Lewis JS, Coombes RC, Stebbing J. Peritoneal disease in breast cancer: a specific entity with an extremely poor diagnosis. Eur J Cancer 2009,45,2146–2149.

[68] Schmitt F, Davidson B. Breast Carcinoma. In: Davidson B, Firat P, Michael CW (Hg). Serous Effusion. Etiology, Diagnosis, Prognosis and Therapy. Springer 2012, 69–77.

[69] DiBonito L, Falconieri G, Colautti I, Bonofacio D, Dudine S. The positive peritoneal effusion. A retrospective study of cytopathologic diagnoses with autopsy confirmation. Acta Cytol 1993,37,483–488.

[70] Sidham VB, Atkinson BF. Cytopathologic Diagnosis of Serous Fluids. Elsevier 2007.

[71] Sereno M, Rodriguez-Esteban I, Gomez-Raposo C, Merino M, Lopez-Gomez M, Zambrana F, Casado E. Lung cancer and peritoneal carcinomatosis. Oncol Letters 2013,6,705–708.

[72] Satoh H, Ishikawa H, Yamashita YT, Kurishima K, Ohtsuka M, Sekizawa K. Peritoneal carcino-matosis in lung cancer patients. Oncol Rep 2001,8,1305–1307.

[73] Michael CW. Lung Carcinoma. In: Davidson B, Firat P, Michael CW (Hg). Serous Effusion. Etiology, Diagnosis, Prognosis and Therapy. Springer 2012, 27–45.

[74] Atay Z, Topalidis T. Cytodiagnostik seröser Höhlen. Atlas und Lehrbuch. Pabst Verlag 1994.

[75] Spieler P, Gloor F. Identification of types and primary sites of malignant tumors by examination of exfoliated tumor cells in serous fluids. Comparison with the diagnostic accuracy on small histologic biopsies. Acta Cytol 1985,29,753–767.

[76] Sears D, Hajdu SI. The cytologic diagnosis of malignant neoplasms in pleural and peritoneal effusions. Acta Cytol 1987,31,85–97.

[77] Renshaw AA, Comiter CV, Nappi D, Granter SR. Effusion cytology of renal cell carcinoma. Cancer 1998,84,148–152.

[78] Gupta R, Mathur SR, Iyer VK, Kumar AS, Seth A. Cytomorphologic consideration in malignant ascites with renal cell carcinoma: a report of two cases. Cytojournal 2010, doi: 10.4103/1742-6413.62256.

[79] Chute DJ, Kong CS, Stelow EB. Immunohistochemistry for the detection of renal cell carcinoma in effusion cytology. Diagn Cytopathol 2011,39,118–123.

[80] Tong LC, Ko HM, Saieg MA, Boerner S, Geddie WR, Santos G. Subclassification of lymphoproliferative disorders in serous effusions. Cancer 2013,121,261–270.

[81] Das DK. Serous effusion in malignant lymphomas: a review. Diagn Cytopathol 2006,34,335–347.

[82] DeMay RM. Fluids. In: The Art & Science of Cytopathology, Vol. 1. ASCP Press 2012, 267–372.

[83] Tierens AM. Hematologic and lymphoid neoplasia. In: Davidson B, Firat P, Michael CW (Hg). Serous Effusion. Etiology, Diagnosis, Prognosis and Therapy. Springer 2012, 99–104.

[84] Brimo F, Michel RP, Khetani K, Auger M. Primary effusion lymphoma. A series of 4 cases and review of the literature with emphasis on cytomorphologic and immunocytochemical differential diagnosis. Cancer 2007,111,224–233.

[85] Czader M, Ali SZ. Flow cytometry as an adjunct to cytomorphologic analysis of serous effusions. Diagn Cytopathol 2003,29,74–78.

[86] Das DK. Serous effusions in malignant lymphomas: a review. Diagn Cytopathol 2006,34,335–347.

[87] Longatto FA, de Carvalho LV, Oyafuso MS, Lombardo V, Bortolan J, Neves JI. Cytologic diagnosis of melanoma in serous effusions. A morphologic and immunocytochemical study. Acta Cytol 1995,39,481–484.

[88] Sheffield MV, Yee H, Dorvault CC, Weilbaecher KN, Eltoum IA, Siegal GP, Fisher DE, Chhieng DC. Comparison of five antibodies as markers in the diagnosis of melanoma in cytologic preparations. Am J Clin Pathol 2002,118,930–936.

[89] Betay MW, Fetsch P, Wilder AM, Marincola F, Abati A. Effusion cytology of malignant melanoma. A morphologic and immunocytochemical analysis including application of MART-1 antibody. Cancer 1997,81,57–63.

[90] Ikeda K, Tate G, Iezumi K, Suzuki T, Kitamura T, Mitsuya T. Effusion cytomorphology and immunocytochemistry of malignant melanoma: five cases of melanotic melanoma and one case of amelanotic melanoma. Diagn Cytopathol 2009,37,516–521.

[91] Hübner G, Wildfang I, Schmoll HJ. Metastasen bei unbekanntem Primärtumor-CUP-Syndrom. In: Schmoll HJ, Höffken K, Possinger K (Hg). Kompendium Internistische Onkologie. Springer 2006, 5317–5364.

[92] Elsheikh TM, Silverman JF. Differential diagnosis of metastatic tumors. In: Silverberg's Principles and Practice of Surgical Pathology and Cytopathology, 5th edn. Cambridge University Press 2015, 255–290.

[93] Silverman JF. Effusion cytology of metastatic malignancy of unknown primary. Pathol Case Rev 2001,6,154–160.

[94] Sidham VB, Falcon M. Serous effusions. In: Gray W, Kocjan G (Hg). Diagnostic Cytopathology, 3rd edn. Churchill Livingstone 2010, 115–175. PMID:7762336.

[95] Dabbs DJ, Silverman JF. Immunohistochemical workup of metastatic carcinoma of unknown primary. Pathol Case Rev 2001,6,146–153.

[96] Bean SM, Ustun B, Chhieng DC. Malignant effusion of unknown primary. In: Michael CW, Chhieng DC, Bedrossian CWM (Hg). Cytohistology of the Serous Membranes. Cambridge University Press 2015, 258–269.

[97] Schubert J. Leitfaden der Zytopathologie für Internisten. Karger 2014.

Weiterführende Literatur

[1] Ali SZ, Cibas ES. Serous cavity fluid and cerebrospinal fluid cytopathology. Springer 2012.

[2] Atay Z, Topalidis T. Cytodiagnostik seröser Höhlen. Atlas und Lehrbuch. Pabst Verlag 1994.

[3] Bubendorf L, Feichter GE, Obermann EC, Dalquen P. Seröse Höhlen. In: Klöppel G, Kreipe HH, Remmele W (Hg). Zytopathologie, Reihe Pathologie. Springer 2011, 307–346.

[4] Davidson B, Firat P, Michael CW. Serous Effusions. Etiology, Diagnosis, Prognosis and Therapy. Springer 2012.

[5] Ganjei-Azar P, Jorda M, Krishan A. Effusion cytology. Transatlantic publishers 2011.

[6] Koss L, Melamed MR. Koss' Diagnostic Cytology and its Histological Bases. 2 vols. Lippincott Williams & Wilkins 2005.

[7] Michael CW, Chhieng DCV, Bedrossian CWM. Cytohistology of the Serous Membranes. Cambridge University Press 2015.

[8] Schubert J. Leitfaden der Zytopathologie für Internisten. Karger 2014.

[9] Sidham VB, Atkinson BF. Cytopathologic diagnosis of serous fluid. Sounders WB Co. 2007.

[10] Sidham VB, Falcon M. Serous effusions. In: Gray W, Kocjan G (Hg). Diagnostic Cytopathology, 3rd edn. Churchill Livingstone 2010, 115–175. PMID:7762336.

[11] Spieler P, Rössle M. Effusions. In: Nongynecologic Cytopathology. A Practical Guide. Springer 2012, 241–313.

[12] Spriggs A, Boddington MM. Cytology of effusions in pleural, pericardial and peritoneal cavities and of cerebrospinal fluids. Heinemann Medical Books Ltd. 1969.

Stichwortverzeichnis

A

Adenokarzinom der Appendix, muzinöses
– zytologischer Befund 295
– zytologischer Befund, Pseudomyxoma
   peritonei 295
Adenokarzinom NOS, Speicheldrüsen 68
– Differentialdiagnose 68
– Zytologie 69
– zytologischer Befund 68
Adenokarzinom, Ampulla Vateri 117
Adenokarzinom, ampulläres 119
Adenokarzinom, Barrett-Adenokarzinom 84
– Häufigkeit 84
– Risikofaktor 84
Adenokarzinom, bronchiales 299, 303
– Häufigkeit 299
– zytologische Befunde 302
– zytologischen Kriterien 302
Adenokarzinom, duktales 213
Adenokarzinom, duktales, Pankreas 213, 214
– adenosquamöses 218
– adenosquamöses, zytologischer Befund 218
– Immunzytologie 216
– muzinöses nichtzystisches Karzinom,
   zytologischer Befund 221
– Siegelringzellkarzinom 219
– Siegelringzellkarzinom, zytologischer Befund
   220
– undifferenziertes (anaplastisches) 218
– undifferenziertes (anaplastisches),
   zytologischer Befund 218
– undifferenziertes Karzinom mit osteoklastären
   Riesenzellen 218
– undifferenziertes Karzinom mit osteoklastären
   Riesenzellen, zytologischer Befund 219
– zytologische Befunde 215
– zytologische Kriterien 215
Adenokarzinom, Dünndarm 117
– gut differenziert 118
– Präkanzerose 117
– schlecht differenziert 119
– zytologische Befunde 117
– zytologische Kriterien 117, 118
Adenom und Karzinom, kortikales
– zytologische Differenzierungskriterien 242

Adenom, adenoid-zystisches Karzinom
– Unterrscheidungskriterium 65
Adenom, adrenokortikales 240
– Differentialdiagnosen 241
– Immunzytologie 241
– Zytologie 241
– zytologische Befunde 240
– zytologische Kriterien 240
Adenom, hepatozelluläres 160
Adenom, kolorektales
– Differenzierung 122
Adenom, pleomorphes, Speicheldrüsen
– Unterrscheidungskriterium 65
Adenome, Kolon 121
– serratiert 121
– tubulär 121
– tubulovillös 121
– villös 121
Analregion
– Adenokarzinom 125
– AIN 125
– HPV-Infektion 125
– Inzidenz 125
– Plattenepithelkarzinom 125
– zytologischer Befund 126
Angiomyolipom 161
Architektur, Lymphknoten 252
– Cortex 252
– Medulla 252
– Paracortex 252
– Trabekel 252
Aszites
– Cytospin 277
– häufige metastatische Tumoren 287, 288
– Leberzirrhose 283
– Sedimentausstrich 277
– Sensitivität 284
– Serum-Aszites-Albumin-Gradient 283
– Zellblocktechnik 277
– Zentrifugation 277
Aszites, entzündlicher
– Differenzierung 285
Aszites, maligner 286
– Ausbreitung metastatischer Tumoren 286

– häufige metastatische Tumoren 286
– primäre Neoplasien des Peritoneums 286
Aszitesbildung
– ätiologischer Aspekt 279
Autoimmunpankreatitis 201, 202
– Typ 1 201
– Typ 2 201
– zytologische Befunde 200, 201
– zytologische Kriterien 201
Azinuszellkarzinom, Speicheldrüse, Pankreas
– Differentialdiagnose 61
– Häufigkeit 61, 222
– Immunzytologie 62, 222
– Subtypen 61
– Zytologie 62
– zytologische Befunde 222
– zytologische Kriterien 222
– zytologischer Befund 61
– zytologisches Kriterium 61

B
Barrett-Epithel 84
– Morphogenese 84
– Refluxösophagitis, chronische 84
– zytologische Befunde 85
– zytologische Kriterien 85
Barrett-Karzinom 292, 294
– adjuvante Methoden 88
– diagnostische Sensitivität 88
– Dysplasiekriterien, zytologische 86
– High-grade-Dysplasie 85
– Low-grade-Dysplasie 85
– Metaplasie-Dysplasie-Karzinom-Sequenz 85
– Morphogenese 85, 87
– zytologische Befunde 89
– zytologische Kriterien 89
Barrett-Karzinom, Präkanzerose 84
– Klassifikation 85
Basalzelladenom 58
– Differentialdiagnose 58
– Häufigkeit 58
– zytologisches Kriterium 58
B-Gastritis
– Helicobacter pylori 97
– zytologischer Befund 98
Biliäre intraepitheliale Neoplasie (BiliN) 182
– high grade 182
– low grade 182

– Zytodiagnostik 182
– zytologische Befunde 182
Bronchialkarzinom, kleinzelliges 302
– Immunzytologie 302
– zytologische Befunde 303
– zytologische Kriterien 302
B-Zell-Lymphom
– B-Lymphoblastische Leukämie 263
– Burkitt-Lymphom 264
– chronische lymphatische Leukämie 263
– diffuses großzelliges B-Zell-Lymphom 264
– Expression von CD5 und CD10 262
– follikuläres Lymphom 263
– lymphoplasmozytisches Lymphom 263
– Mantelzell-Lymphom 263
– multiples Myelom 264
– zytologische Kriterien 263

C
Candida-Ösophagitis
– Befund, zytologischer 81
Carcinoma of unknown primary 307
Cholangiokarzinom 169, 182
– Differentialdiagnostik 184
– Klassifikation 182
– zytologische Befunde 183
– zytologische Kriterien 183
Cholangiokarzinom, extrahepatisches 185
– adenosquamöse Variante 185
– gut differenziert 184
– hellzellige Variante 185
– Klassifikation 183
– schlecht differenziert 184
– Sensitivität 176
– Spezifität 176
Cholangiokarzinom, intrahepatisches 171
– Adenokarzinomtyp 172
– Gallengangstyp 172
– Risikofaktoren 172
– zellarmer Typ 172
– zytologische Befunde 172
– zytologische Kriterien 172
Cholangitis
– reaktive Epithelveränderungen 178
Cholangitis, akute 177
Cholangitis, primäre sklerosierende 178

D

Differenzierung von Karzinomen, CUP-Syndrom
– allgemeine zytologische Kriterien 309
– Expression 308
– Leitantigene 308
– Zytokeratine 7 und 20 309
Differenzierung von Pankreaskarzinomen
– relevante Antigene 217
Dünndarmtumoren 116
– benigne 117
– Häufigkeit 116
– maligne 117
– neuroendokrine 116
Dysplasie, hepatozelluläre 163
– großzelliger Typ 163
– kleinzelliger Typ 163
– zytologische Befunde 163
– zytologische Kriterien 163

E

EBV-Infektion, Lymphknoten
– Zellbild 257
Echinococcus-Zyste 156
Epitheldifferenzierungen, Speicheldrüsen 52
– assoziierte Tumoren 52
Erguss
– Laborparameter 279
– Makrophagen 283
– makroskopischer Aspekt 279
Erguss, entzündlicher 283
– Entzündungszellreaktion 283
– zytologische Befunde 283
– zytologische Kriterien 283
Ergussbildung
– Ätiologie 278
– Exsudat 278
– Laboruntersuchung 278
– makroskopischer Aspekt 280
– Parameter zur Differentialdiagnostik 280
– Transsudat 278
Ergussdiagnostik
– Sensitivität 278
Ergusslymphom, primäres 304
– AIDS-Patienten 304
– immunoblastische Zellen 304
– plasmoblastische Zellen 305
Ergusszytologie
– Immunzytologie 278
– Pitfalls 277

– Sensitivität 277
– Spezifität 277

F

Feinnadelaspirat, Leber
– Fallstricke 150
Feinnadelaspiration Speicheldrüsen 45
– Indikationen 45
– Pitfalls 45

G

Gallenblasenkarzinom 185
Gallengangszytologie
– Indikationen 175
Gallenwege, extrahepatische
– Histologie 175
– regelrechte Epithelien 174
– Zytologie 175
Gallenwege, extraheptische
– Tumoren 179
Gallenwegsentzündung 177
– infektiöse Cholangitis 177
– primäre sklerosierende Cholangitis 178
– reaktive Epithelveränderung 178
– zytologische Befunde 178
Gangepithel
– reaktive Epithelveränderungen 179
Gastritis
– reaktive Epithelveränderungen 100
Gastritis, chronische 97
– Typ-A-Gastritis 97
– Typ-B-Gastritis 97
– Typ-C-Gastritis 97
Gastrointestinaltrakt, Wandschichten 130

H

Hämochromatose 154
– Grading Eisenbeladung 154
– Hämosiderin in Hepatozyten 154
– zytologischer Befund 154
Hepatitis, chronische 151
– Ätiologie 151
– zytologische Befunde 151
Hepatoblastom 171
– Subtypen 171
– Subtypen, anaplastisch 171
– Subtypen, epithelial 171
– Subtypen, Mischtyp 171
Hepatozelluläres Karzinom 169

Hodgkin-Lymphom 270
– Inzidenz 270
Hodgkin-Lymphom, klassisches 270
– Differentialzytologie 271
– Hodgkin-Zellen 270, 271
– Immunzytologie 271
– Sternberg-Reed-Zellen 270, 271
– Subtypen 271
Hodgkin-Lymphom,
    nodulär-lymphozytenreiches 271
– Differentialdiagnose 271
– Immunzytologie 271
– Popcorn-Zellen 271
– zytologische Befunde 271
– zytologische Kriterien 271
Hyperplasie, lymphatische 257

I
Intraduktale papilläre Neoplasie des
    Gallengangs (IPBN) 182
Inzidentalome, Nebennieren
– Tumorverteilung 239

K
Karzinoid der Appendix, schleimbildendes 295
Karzinom, adenoid-zystisches, Speicheldrüsen
    61
– Differentialdiagnosen 63
– Häufigkeit 61
– Immunzytologie 64
– Subtypen 61
– Zytologie 64
– zytologisches Kriterium 63
Karzinom, adrenokortikales 242
– Differentialdiagnosen 243
– Immunzytologie 243
– Inzidenz 242
– Zytologie 243
– zytologische Befunde 242
– zytologischen Kriterien 242
Karzinom, cholangiozelluläres 297, 298
– Immunzytologie 297
– zytologische Kriterien 297
Karzinom, hepatozelluläres 163, 296
– altersabhängige Inzidenz 163
– Differentialdiagnose 296
– granuläres Verteilungsmuster 166
– gut differenziert 166
– Immunzytologie 297

– immunzytologische Differenzierung 169
– mäßig differenziert 168
– Pathogenese 162
– Pitfalls 164
– relevante Antigene 165
– schlecht differenziert 168
– WHO-Grading 164
– zytologische Befunde 165
– zytologische Kriterien 165, 297
– zytologischer Befund 297
Karzinom, kolorektales 292
– Immunzytologie 292
– zytologische Kriterien 292
– zytologischer Befund 292
Karzinome, anaplastische
– Ähnlichkeit maligner Lymphome 273
Karzinome, Differenzierung, Ergussmaterial
– Antigenpanel 290
Kollagenose 285
– histiozytäre Riesenzellen 285
– LE-Zellen 285
– zytologischer Befund 285
Kolonadenom
– zytologischer Befund 123
Kolonkarzinom 295
– hellzellig differenziertes 126
– histologische Klassifikation 123
– Inzidenz 120
– Inzidenz Adenom-Karzinom-Sequenz 121
– Präkanzerose 121
– Sensivität 122
– Spezifität 122
– zytologische Kriterien 121, 122
– zytologischer Befund 122, 123
Kolontumoren 121
– benigne 121
– maligne 121
– neuroendokrine 121

L
Leber, ortsübliche Zellen 146
– Endothelzellen 146
– Epithelien der Gallengänge 146
– Hepatozyten 146
– Kupffer'sche Sternzellen 146
Leberabszess 155
– Bakterien 155
– Parasiten 155

– Pilze 155
– zytologischer Befund 155
Lebertumor, maligner
– Sensitivität 150
– Spezifität 150
Leberzirrhose 153
– Stellenwert Aspirationszytologie 153
– zytologische Befunde 152, 153
Leberzyste 155
– Ätiologie 155
– zystische Echinococcose 156
– zytologische Befunde 156
Leiomyom 137
– definierter Antigene 137
– Differentialdiagnose 137
– Ösophagus 138
– zytologische Befunde 137
Leiomyosarkom 137
– Differentialdiagnose 138
– immunzytologische Zusatzuntersuchungen
    138
– Kolorektum 139
– zytologische Befund 138
Leukämie, B-Lymphoblastische 264
Leukämie, chronische lymphatische 265, 306
Leukämie, T-Lymphoblastische 269
LE-Zellen 286
Linitis plastica 140
– desmoplastischen Reaktion 140
– infiltrierende Tumorzellen 140
– intramurales Feinnadelaspirat 140
Lymphadenitis, chronische 255
Lymphadenitis, granulomatöse 259
– Epitheloidzellen 259
– sarcoid like lesion 259
– Ursachen 259
– zytologische Befunde 259
Lymphadenitis, neutrophile 258
– Häufigkeit 258
– Nekrosen 259
– zytologische Befunde 259
Lymphadenopathie 256
– follikuläre Reaktion 256
– Keimzentrumshyperplasie 256
– parakortikale Hyperplasie 257
– parakortikale Reaktion 256
– Sinushistiozytose 257
– sinusoidale Reaktion 256

– virale Reaktionsform 257
– zytologischer Befund 256
Lymphknoten, Feinnadelaspiration
– Indikation 253
– Pitfalls 255
– Sensitivität 253
– Spezifität 253
Lymphknoten, ortsübliche Zellen 252
– Histiozyten/Makrophagen 253
– Immunoblasten 253
– Plasmazellen, Plasmoblasten 253
– reife T- und B-Lymphozyten 253
– Retikulumzellen 253
– zytologische Kriterien 252
Lymphknoten, regelrechter
– Histologie 254
– Zytologie 254
Lymphknotengranulom
– Ätiologie 260
Lymphknotennekrose 259
Lymphom
– immunzytologische Differenzierung 305
Lymphom, follikuläres 265, 266
– zytologisches Grading 267
Lymphom, follikuläres, zytologischesa Grading
    266
Lymphom, malignes 304
– Häufigkeit 304
– Immunphänotypisierung 305
– Inzidenz 260
– Monomorphie lymphoider Zellen 305
– Obstruktion lymphatischer Gefäße 304
– sekundäre Ergüsse 304
– zytologische Befunde 305
– zytologische Kriterien 305
Lymphom, primär malignes 108
– diffuses großzelliges B-Zell-Lymphom 108
– MALT-Lymphom 108
Lymphom, WHO-Klassifikation 260

M
Magen
– Diagnostik, zytologische, Fallstricke 96
– Diagnostik, zytologische, Indikationen 96
– Diagnostik, zytologische, Sensitivität 96
– Diagnostik, zytologische, Spezifität 96
Magen, Zytologie 94
– Cardia 94
– distales Antrum 94

– Fundus 94
– Korpus 94
– Tunica mucosa 94
– Tunica submucosa 94
– zytologische Befunde regelrechter Epithelien 94
Magendrüsen
– Cardiadrüsen 95
– Fundusdrüsen 95
– Fundusdrüsen, Belegzellen 95
– Fundusdrüsen, Hauptzellen 95
– Fundusdrüsen, Nebenzellen 95
– histologischer Aufbau 95
– Pylorusdrüsen 95
Magenkarzinom 101, 291
– allgemeine Malignitätskriterien 102
– diffuser Typ 104, 140, 291
– Helicobacter pylori 103
– intestinaler Typ 104, 291
– Inzidenz 101
– Karzinogenese 104
– Klassifikation nach Lauren 102
– Risikofaktor 103
– WHO-Klassifikation 102
– WHO-Systematik 104
– zytologische Befunde 291
– zytologische Kriterien 105, 291
– zytologische Kriterien , diffuser Typ nach Lauren 103
– zytologische Kriterien , intestinaler Typ nach Lauren 103
Magenkarzinom, Diagnostik
– Sensitivität 97
– Spezifität 97
Magenkarzinom, diffuser Typ
– Zytologie 106
Magenkarzinom, intestinaler Typ
– Morphogenese 104
– Zytologie 105
Magenkarzinom, intramurales
– diffuser Typ 141
Magentumor, neuroendokriner 107
– gut differenziert 107
– schlecht differenziert 107
Magentumoren 101
– epitheliale 101
– mesenchymale 101
MALT-Lymphom. Zytologische Kriterien 267

Mammakarzinom 299
– duktales 299, 301
– lobuläres 299, 302
Mantelzell-Lymphom 265
Marginalzonen-Lymphom 267
– Helicobacter pylori 267
– Inzidenz 267
– MALT-Lymphom 267
– Pathogenese 267
– zytologische Befunde 267
– zytologische Kriterien 267
Melanom, malignes 306
– amelanotisches 306
– grün-schwarzes Melanin 306
– melanotisches 306
– zytologische Befunde 307
Mesothel
– aktivierte und proliferierende Mesothelien 280
– Calretinin 280
– histiozytär differenziert 280, 282
– regelrechte Mesothelien 280
– zytologische Befunde 280
– zytologische Kriterien 282
Mesotheliom, peritoneales 287
– Asbestexposition 287
– biphasischer Typ 287
– epitheloid differenziert 289
– epitheloider Typ 287
– immunzytologische Befunde 288
– Inzidenz 287
– sarkomatoider Typ 287
Mesotheliom, pleurales
– sarkomatoid differenziert 289
Mesothelproliferat und Adenokarzinom
– Differenzierung 290
Mukoepidermoidkarzinom, Speicheldrüsen 63
– Differentialdiagnose 63
– Differenzierungsgrad 63
– Häufigkeit 63
– Immunzytologie 65
– zytologische Kriterien 65
– zytologischer Befund 63
Myelolipom, Nebennieren 241
– Differentialdiagnose 242
– pathognomische Megakaryozyten 241
– reifes Fettgewebe 241
– trilineare Hämatopoese 241
Myelom, multiples 266, 306

N
Nebennieren 237
– Histologie 237
– Nebennierenmark (Medulla) 237
– Nebennierenrinde (Cortex) 237
– Zytologie 237
Nebennieren, Feinnadelaspiration 238
– Indikationen 239
– Pitfalls 240
– Sensitivität 239
– Spezifität 239
Neoplasie, intraduktale papillär-muzinöse
    (IPMN) 209
– Adenom-Karzinom-Sequenz 210
– Häufigkeit 209
– high grade 212
– intermediate grade 212
– low grade 212
– Subtypen 209
– Subtypen, gastrale 209
– Subtypen, intestinale 209
– Subtypen, onkozytär 209
– Subtypen, pankreatobiliäre 209
– zytologische Befunde 209
– zytologischen Kriterien 209
Neoplasie, muzinös-zystische 207
– Differentialdiagnose 208
– dysplastische Epithelveränderungen 207
– Häufigkeit 207
– intrazelluläre Schleimbildung 208
– low-grade 208
– WHO-Klassifikation 207
– zytologische Befunde 208
Neoplasie, pankreatische intraepitheliale 214
– histologische Kriterien 215
– Inzidenz 214
– PanIN 1A 214
– PanIN 1B 214
– PanIN 2 214
– PanIN 3 214
Neoplasie, solide pseudopapilläre 224
– Differentialdiagnose 225
– dissoziierte Nacktkerne 225
– metachromatisches myxoides Stroma 224
– papilläre Zellverbände 224
Neuroblastom 244
– Differentialdiagnosen 246
– Homer-Wright-Rosetten 246
– Immunzytologie 246

– Inzidenz 244
– Neuropil 246
– prognostischer Score 246
– zytologische Befunde 246
– zytologische Kriterien 246
Nierenzellkarzinom 303
– diagnostisch relevante Antigene 303
– hellzelliges 303
– papillär-chromophiles 303
– zytologischer Befund 303
Non Hodgkin-Lymphome 261
– hoch maligne 261
– Kerngrößen 261
– niedrig maligne 261
– WHO-Klassifikation 261

O
Onkozytäres Adenom, Speicheldrüse 58
– Differentialdiagnose 58
– Häufigkeit 58
– Zytologie 59
– zytologische Kriterien 58
– zytologischer Befund 58
Ösophagitis
– Entzündungszellreaktion 79
– Erreger, häufige 80
– Infektion, virale 80
– Spezialfärbung 80
Ösophagitis, bakterielle 80
Ösophagitis, Candida 81
Ösophagitis, eosinophile 81
– Diagnostik, zytologische 83
– Semiquantifizierung eosinophile Granulozyten
    83
– Sensitivität 83
Ösophagitis, infektiöse
– Erreger 81
Ösophagitis, nicht infektiöse 81
Ösophagus 76
– Basalzellschicht 76
– Histoarchitektur 76
– Intermediärzellschicht 76
– Superfizialzellschicht 76
Ösophagus, benigne Tumoren 83
Ösophagus, maligne Tumoren 83
Ösophagusschleimhaut, regelrechte
– Histologie 76
– Zytologie 76

Ösophaguszytologie
– Fallstricke 78
– Indikation 77
– Materialgewinnung 77
– Sensivität 78
– Spezifität 78
Ovarialkarzinom, Aszites 298
– Immunzytologie 298
– muzinöse 298
– serös 298
– zytologische Kriterien 298

P
Pankreas 194, 195
– azinäres Epithel 195
– duktales Epithel 195
– endokriner 194
– endokriner, ortsständige Epithelien,
    zytologische Kriterien 194
– exokriner 194
– Histologie 196
– Inselzellen 195
Pankreas-Feinnadelaspirat
– Kontaminationen 195
Pankreaskarzinom, duktales 296
– diagnostisch relevante Antigene 296
– Differentialdiagnose 296
– zytologischer Befund 296
Pankreasläsion, zystische 203
Pankreastumor, maligner 213
– epithelial 213
– nicht epithelial 213
– sekundär 213
Pankreastumor, neuroendokriner
– Differentialdiagnose 228
– Dignitätsklärung 225
– funktionell aktive 226
– Grading 226
– Häufigkeit 225
– Immunzytologie 226
– Ki67-Index 225
– WHO 201 225
– zytologische Befunde 228
– zytologische Kriterien 226, 228
Pankreastumor, sekundärer 228
– Häufigkeit 228
– Übersicht 228
Pankreastumor, solider 212
– epithelial 212

– nicht epithelial 212
– sekundär 212
Pankreaszyste, Differenzierung
– Laborparameter 203
Pankreaszytologie
– Indikationen 195
– Pitfalls 197, 198
– ROSE-Technik 196
– Sensitivität 196
– Spezifität 196
Pankreatitis, akute 199
– Zellbild 200
– zytologische Befunde 200
– zytologische Kriterien 200
Pankreatitis, chronische 200
– Zellbild 201
– zytologische Befunde 200, 201
– zytologische Kriterien 201
Pankreatoblastom 224
– biphasische Differenzierung 224
– Differentialdiagnose 224
– Knorpelanteil 224
– plattenepitheliale Korpuskel 224
Peritonealhöhle 280
Peritoneallavage
– Anreicherung und Präparation 292
– Cytospin-Zentrifuge 292
Peritoneum
– primäre Neoplasien 287
Peritonitis, pankreatogene 285
Peritonitis, sekundäre 285
– zytologischer Befund 285
Peritonitis, spontane bakterielle 284
– Erregernachweis 284
– Pathogenese 284
– Zahl der neutrophilen Granulozyten 284
Peritonitis, tuberkulöse 285
Peritonitis, virale 285
Phäochromozytom 242
– Differentialdiagnosen 244, 245
– großzelliger Typ 244
– Immunzytologie 245
– Inzidenz 242
– neuroendokriner Zelltyp 244
– spindelzelliger Typ 244
– zytologische Befunde 244
– zytologische Kriterien 244
Pigmente, Leber 148
– Gallepigment 148

– Hämosiderinpigment 148
– Lipofuszinpigment 148
– Melanin 148
Plattenepithel, intraepitheliale Neoplasie,
    Ösophagus
– zytologische Kriterien 92
Plattenepithel, ösophageales
– Veränderung, entzündliche reaktive 80
Plattenepithelkarzinom, ösophageales
– Carcinoma in situ 91
– Differentialdiagnose 91
– formale Pathogenese 90
– Low- und High grade-Dysplasie 91
– Morphogenese 90
– Präkanzerose 93
– Zytologie 93
– zytologische Befunde 91, 292
– zytologische Kriterien 91, 92, 292
Plattenepithelkarzinom, Speicheldrüsen
– Differentialdiagnose 68
– Häufigkeit 68
– Zytologie 70
– zytologischer Befund 68
Pleomorphes Adenom 53
– Differentialdiagnose 54, 56
– duktale Zellen (epithelialer Anteil) 55
– Immunzytologie 54
– Myoepithelzellen (mesenchymaler Anteil) 55
– zytologische Kriterien 55
– zytologischer Befund 55
Pleuramesotheliom, sarkomatoides
– zytologischer Befund 288
Proliferat, benigne und maligne
– Differenzierung 100
Pseudozyste, pankreatische 203, 204
– Pathogenese 203
– zytologische Befunde 204

R
Raumforderung, submuköse 130
– Indikation Feinnadelaspiration 130, 131
Reaktion, desmoplastische, duktales
    Pankreaskarzinom 215
Refluxösophagitis 79
Riesenzellen, Formen von 50
Riesenzellen, histiozytäre, Aszites 286

S
Schwannom 138
– Differentialdiagnose 138
– zytologischer Befund 138
Serosa
– Histologie 281
– Zytologie 281
Sialadenitis, chronische 48
Sinushistiozytose 258
Speicheldrüsen 45
– azinäres Epithel 45
– duktales Epithel 45
– laterale Halszyste 49
– metastatische Tumoren 71
– Mukozelen 49
– myoepitheliale Zellen 45
– regelrechte Histologie 46
– Veränderungen, entzündliche 47
– Veränderungen, entzündliche, akute
    Sialadenitis 48
– Veränderungen, entzündliche, chronische
    Sialadenitis 48
– Veränderungen, entzündliche, fibrosierende
    Sklerose 48
– Veränderungen, entzündliche, virale
    Sialadenitis 49
Speicheldrüsenkarzinome
– biphasische Tumoren 60
– Grading 60
– Häufigkeitsverteilung 60
– WHO-Nomenklatur 58
Speicheldrüsentumoren 51
– immunzytologische Untersuchung 52
– Klassifikation 51
– orientierender Leitbefund 53
– WHO-Klassifikation 52
– zytologischer Leitbefund 54
Speicheldrüsentumoren, maligne
– Inzidenz 58
– Sensitivät 47
– Spezifität 47
Speicheldrüsenzyste, benigne 49
Speicheldrüsenzytologie 47
– Sensitivität 47
– Spezifität 47
Speichelgangkarzinom (Duktales Karzinom) 63
– Differentialdiagnosen 66
– Häufigkeit 63
– Immunzytologie 67

– Zytologie 67
– zytologische Kriterien 66
– zytologischer Befund 66
Steatose 151
– zytologische Befunde 151
Stromatumor, gastrointestinaler (GIST) 132
– diagnostische relevante Antigene 136
– epitheloider Typ 135
– Expression von CD 117 132
– Inzidenz 132
– Ki67-Index 132
– Mitoseindex 132
– morphologischer Typ 133
– Risikoabschätzung 132
– Sensitivität 133
– Spezifität 133
– spindelzelliger Typ 134
– zytologische Befunde 132
– zytologische Kriterien 132, 133

T
Tumor der Appendix, epithelialer muzinöser
– Pseudomyxoma peritonei 292
Tumor, metastatischer 108, 173, 185, 273
Tumor, neuroendokriner, Magen 105
Tumor, neuroendokriner, Magen, Ki67-Index
107
Tumor, neuroendokriner, Magen, Inzidenz 105
Tumor, neuroendokriner, Magen, Typen 106
Tumor, neuroendokriner, Magen, zytologische
Befunde 106
Tumor, neuroendokriner, Magen, zytologische
Kriterien 106
Tumor, submuköser 130
– diagnostische Orientierung 131
– Lokalisation 131
– Lokalisation im Gastrointestinaltrakt 130
– morphologisches Grundmuster 131
Tumoren extrahepatische Gallenwege 179
– benigne, Adenom 180
– benigne, Adenom, intestinaler Typ 180
– benigne, Adenom, zytologischer Befund 180
– maligne, Cholangiokarzinom 180
– maligne, Cholangiokarzinom,
extrahepatisches, Präneoplasie 181
– maligne, Cholangiokarzinom,
extrahepatisches, Präneoplasie, BiliN 181
– maligne, Cholangiokarzinom,
extrahepatisches, Präneoplasie, IPBN 181

– maligne, Cholangiokarzinom,
extrahepatisches, Präneoplasie,
zytologische Kriterien 181
– maligne, Cholangiokarzinom, Inzidenz 180
– maligne, Cholangiokarzinom, Risikofaktoren
180
Tumoren, Leber 157
– benigne 157
– benigne, Angiomyolipom 161
– benigne, Angiomyolipom, Expression von
HMB4 161
– benigne, Angiomyolipom, Subtypen 161
– benigne, Angiomyolipom, zytologischer
Befund 161
– benigne, fokale noduläre Hyperplasie 158
– benigne, Hämangiom 157
– benigne, Hämangiom, Differentialdiagnose
158
– benigne, Hämangiom, Feinnadelaspirat 157
– benigne, Leberzelladenom 158
– benigne, Leberzelladenom, ätiologische
Faktoren 158
– benigne, Leberzelladenom, β-Catenin 158
– benigne, Leberzelladenom, Entartungsrisiko
159
– benigne, Leberzelladenom, Subtypen 159
– benigne, Leberzelladenom, zytologischer
Befund 161
– diagnostischer Algorithmus 157
– Häufigkeit 157
– maligne 157
– maligne, Sensitivität 158
– maligne, Spezifität 158
– maligne, hepatozelluläres Karzinom 162
– maligne, hepatozelluläres Karzinom,
dysplastischer Focus 162
– maligne, hepatozelluläres Karzinom,
dysplastischer Knoten 162
– maligne, hepatozelluläres Karzinom,
Leberzelladenom 162
– maligne, hepatozelluläres Karzinom, noduläre
regeneratorische Hyperplasie 162
– maligne, hepatozelluläres Karzinom,
Pathogenese 162
– maligne, hepatozelluläres Karzinom,
Präneoplasie 162
Tumoren, neuroendokrine, Dünndarm
– Ki67-Index 117
– Typen 117

– zytologische Kriterien 117
– zytologischer Befund 120
Tumoren, weitere submuköse 141
– Diagnostisch relevante Antigene 141
T-Zell-Lymphom 269
– anaplastisches großzelliges Lymphom 268
– angioimmunoblastisches T-Zell-Lymphom 268
– Häufigkeit 269
– peripheres T-Zell-Lymphom 268
– T-Lymphoblastische Leukämie 268
– zytologische Kriterien 268

U
Ulcera, Magen 97
Ulcus ventriculi 98
– regenerative Epithelveränderungen 100
– zytologischer Befund 98

V
Varianten hepatozelluläres Karzinom 165
– fibrolamelläre 168
– klarzellige 169
– lipidreiche 168
– riesenzellige 170

Z
Zystadenokarzinom, muzinöses, Pankreas 209
Zystadenolymphom, Speicheldrüse
– Differentialdiagnose 57
– Häufigkeit 56
– Subtypen 56
– Zytologie 57

– zytologische Kriterien 56
– zytologischer Befund 57
Zystadenom, seröses, Pankreas 206
– Häufigkeit 206
– Immunzytologie 207
– Tumormarker 207
Zyste, entzündliche (infektiöse) 204
Zyste, kongenitale 204
Zyste, lympho-epitheliale, Pankreas 205
– Häufigkeit 205
– zytologischer Befund 205
Zyste, neoplastische, Pankreas 205
– Laborparameter 206
– Lokalisation 206
– muzinöse 205
– nicht-muzinöse 205
Zyste, nicht neoplastische, Pankreas 202
Zyste, Retentions- 204
Zytodiagnostik, Leber
– Fallstricke 149
Zytologie Gallenwege 175
– Dünnschichtpräparation 176
– Indikationen 175
– Pitfalls 176
– Sensitivität 175
– Spezifität 175
– Tumorzellverschleppung 175
Zytologie, gastroenterologische
– Entwicklung 4
– Erstbeschreibung atypischer Zellen 1
– historischer Abriss 1

www.ingramcontent.com/pod-product-compliance
Lightning Source LLC
Chambersburg PA
CBHW081509190326
41458CB00015B/5327